근막 통증유발점 진단 및 도수치료

Praxisbuch Myofasziale Triggerpunkte

# 근막 통증유발점 진단 및 도수치료

정 형 국 외 옮김

Heidi Tanno-Rast

## Praxisbuch Myofasziale Triggerpunkte

Diagnostik – Therapie – Wirkungen

제 1 판

추천 서문 첨부자:

Dr. phil. Dr. med. Beat Dejung, Winterthur (스위스)

Dr. med. Hannes Müller-Ehrenberg, Münster (독일)

영 문 출 판 사

■ **옮긴이** (가나다 순)

**김명준** 경동대학교 물리치료학과 교수
**김승재** 경복대학교 물리치료과 겸임교수
**김효철** 원광디지털대학교 한방미용예술학과 교수
**서현규** 대구보건대학교 물리치료과 교수
**성기석** 한국과학마사지협회 협회장
**엄기매** 여주대학교 물리치료과 교수
**정형국** 안산대학교 물리치료과 교수
**채정병** 마산대학교 물리치료과 교수
**최종원** MFR KOREA 한국근막이완치료학회 학회장

**Praxisbuch Myofasziale Triggerpunkte** Diagnostik – Therapie – Wirkungen, ISBN 978-3-437-45032-7

by **Heidi Tanno-Rast**



사용자를 위한 중요한 참고사항
연구와 임상 경험에 의해 물리치료와 의학에 대한 지식이 계속 변화되고 있다. 본 책의 저자는 그에 관해 큰 정성을 쏟고 있으며, 본 책에서 다뤄지는 치료에 대한 설명(특히 징후, 용량 그리고 예상치 못한 작용)은 최신 지식과 관련되어 있다. 그러나 본 책은 독자가 동 주제의 다른 전문서적을 참조하여 서술된 정보가 상이함에 관하여 보증하지 않으며, 치료 결정 또한 독자 스스로의 책임임을 명시한다.

출판사는 열거된 약제의 완전성이나 선정에 관하여 보증하지 않는다.
등록된 상품명(상표)에 대해서는 특별히 기재하고 있다(®). 하지만 표기가 없다 하여, 해당 상품에 상표권이 없다고 추단할 수는 없다.

사용된 사진자료의 저작권은 삽화소개를 참조하기 바란다.

본 책은 제 3자의 외부 웹사이트 링크를 포함하고 있다. 해당 웹사이트는 출판사 소유의 내용을 다루지 않으며, 그에 대한 관계가 없다. 링크를 통해 접할 수 있는 정보의 정확성은 각 제공자에게 책임이 있다. 따라서, 본 출판사는 그 정보가 정확한지, 완전한지 그리고 최신인지 보장할 수 없다. 본 출판사는 불법에 대한 확실하고 구체적인 근거가 존재하지 않는 한 링크된 사이트의 내용을 검토하지 않는다. 하지만, 그와 같은 근거가 알려지면, 본 출판사는 즉각적인 검토에 들어갈 것이며 수정된 해당 내용을 개정판에 제공할 것이다.



문맥을 해치지 않기 위해, 환자와 직업 명에 있어서 문법적으로 남성에 해당되는 형태를 선택하였으나, 항상 여성과 남성 모두를 뜻한다.



# 근막 통증유발점 진단 및 도수치료

2018년 6월 22일 초판인쇄
2018년 6월 29일 초판발행

지은이 : Heidi Tanno-Rast
옮긴이 : 정 형 국 외
발행인 : 박 병 조
발행처 : 도서출판 영문출판사
등 록 : 1987년 12월 21일 제2-419호
주 소 : 서울시 강남구 삼성동 69-1
전 화 : (02) 514-5590, 776-5590
팩 스 : (02) 756-8943
홈페이지 : www.ymsbook.net
E-mail : yeongmunsa@empal.com
정 가 : 40,000 원
ISBN 978-89-7224-434-9 93510

※ 파본은 교환해 드립니다.

# 추천 서문 Geleitwort

근육뼈대 계통에 위치한 상세불명의 통증(평생 유병률 80%)이 대부분 근육통이란 지식이 1983년 되어서야 Janet Travell과 David Simons의 두 권짜리 논문 "근막 통증과 기능장애"를 통해 수많은 예시와 함께 공표되었다.

과부하와 외상은 해당 근육에서 국부 수축(이른바 통증유발점)을 유발할 수 있으며, 이 수축은 통증을 동반한 허혈을 일으킨다. 대개 이러한 허혈은 국소 괴사를 유발하며, 이는 항상 결합조직의 단축으로 이어진다. Travell과 Simons가 묘사한 치료법들 중 스위스의 도수치료는 하나의 체계로 발전하였으며, 이 체계는 근육의 통증유발점 치료와 단축된 결합조직의 치료를 포함한다. 이러한 치료는 급성 근육통의 치료법으로 빈번히 선택되었고 때때로 십년이 넘는 만성 근육통에도 효과적이다.

나는 1991년 9월에 티치노(Tessin)주 노바기오(Novaggio)의 군병원에서 본 지침서의 저자가 나의 통증유발점 도수치료 입문 강좌를 들으면서 그녀를 알게 됐다. 그녀는 금방 근막 통증 환자들에게 능숙한 치료사가 되었고 그라우뷘덴(Graubünden)주의 내 담당 환자들 모두의 치료사가 되었다. 그녀는 통증유발점 도수치료와 건침요법(Dry needling)에 대한 그녀의 지식과 서술을 본인의 강좌에서 전수하라는 나의 조언을 흔쾌히 받아들였다. 그녀는 1995년 IMTT(스위스 근막 통증유발점치료 협회)의 창립멤버이고 2004년부터 그곳의 대표를 맡고있다.

Heidi Tanno는 스위스의 수많은 통증유발점 강좌 이외에도 독일, 오스트리아, 슬로베니아, 그리스, 헝가리 그리고 키프로스에서도 강좌를 제공하고 있다. 그리고, 바라건대 통증유발점 치료가 독일어권이 아닌 많은 나라에도 퍼지길 바란다.

빈터투어(Winterthur) 스위스, 2014년 봄에<br>
Dr. phil. Dr. med. Beat Dejung<br>
류머티스 전공의, 물리의학 전공의<br>
통증유발점 및 결합조직 도수치료 개발자, IMTT(Interessengemeinschaft für Myofasziale Triggerpunkt-Therapie)의<br>
오랜 대표이자 설립자

# 추천 서문 Geleitwort

근막 통증유발점 치료는 최근 몇 년 동안 유럽에서 근육뼈대계 통증 치료로 자리를 잡았다. 스위스 윈터투어의 Dr. Beat Dejung 와 1995년 스위스에서 근막 통증유발점 치료협회를 설립한 관련 치료사들의 모임이 이러한 발전에 큰 기여를 하였다.

Travell과 Simons가 50년 이상 수집해온 중요한 지식들은, 결합조직과 근육의 구조를 중점적으로 다룬 도수 검사의 핵심 내용을 갖춘 적절한 교육 과정의 개발 이후에야 포괄적인 전이가 이루어졌다. 이러한 확산만으로도 통증관리의학에 있어서 큰 성취다. 양질의 교육과 교습 내용의 지속적인 발전으로 인해 교육 과정의 표준화를 이뤄냈고, 이는 국제적으로 선구적인 표준이 됐으며 IMTT의 기준으로서 최고의 공인을 얻었다.

강좌에서 수강생들에게 전수된 지식 덕에, 많은 환자들이 의사와 물리치료사들로부터 더욱 정확히 통증유발 구조를 치료받을 수 있게 되었다. 이러한 양질의 지식은 환자 개인의 치료뿐만 아니라 근육뼈대계 통증의 정확한 진찰을 통한 학습을 위해 중요하며, 과학적 연구에 사용될 수 있게 신뢰성을 바탕으로 재현성을 갖춘 자료를 제공한다.

뛰어난 강사들의 열정적인 활동 덕분에 교습 내용이 스위스 내에서 빠르게 전이되었을 뿐만 아니라 국제적으로도 널리 전이되었다.

Dr. Beat Dejung의 후원아래 2016년 독일 내에도 독일 통증유발점 치료 전문협회가 조직됐다: 근막 통증 의학회(MGMS: die Medizinische Gesellschaft für myofasziale Schmerzen).

그때부터 스위스와 독일의 양 협회는 생산적인 협력을 전개했다.

IMTT기준 교육 과정과 교습내용들은 독일협회의 직업교육에 사용되고 있다. 최근 MGMS의 초대 협회장으로서 본인과 IMTT의 대표로서 저자가 합동 회의에 대한 정기적인 의견 교환, 전문강연의 개최 그리고 국내외 회의 및 연수회와 같은 많은 활동을 같이 하였다. 특히 본인은 Heidi Tanno-Rasts와 수많은 공동 강연을 통해 그녀에게 많은 경험과 지식에 도움을 줄 수 있었다.

본 학습서는 일상 임상 실무에 맞게 구성되었으며, 통증유발점 치료에 훌륭한 입문일 뿐만 아니라, 고급자에게도 주제와 치료상황을 다시 한번 빠르게 복습하기에 좋은 참고서이다. 본 책이 영어로 번역이 될 수 있고, 이로 인해 국제 학회와 연수회에서 적절한 연구자료를 물어보는 더 많은 청중들에게 알기 쉬운 교재를 손쉽게 제공할 수 있기를 바란다.

본인은 본 책의 큰 성공과 국제적인 전이를 희망하며, 독자들이 배움과 참조에 기쁨을 느끼길 바란다.

뮌스터(Münster) 독일, 2014년 2월

Dr. med. Hannes Müller-Ehrenberg

정형외과 전문의

근막 통증 의학회(MGMS: die Medizinische Gesellschaft für myofasziale Schmerzen) 회장

# 서문 Vorwort

1970년대 물리치료법은 무엇보다도 근육의 기능적 활성화에 중점을 두었다. 기능적 마사지(Functional Massage)나 결합조직 마사지(Connective Tissue Massage)같은 간접적인 방법들은 치료적 중재 중 오히려 하찮은 요소이었다. 그럼에도 불구하고, 도수법과 그 효과는 주목할만 했다: 환자들은 도수 치료가 직관적으로 근육긴장이나 근경화를 향할 때도 긍정적인 효과를 보였다.

80년대 초, 미국인 의사 Janet Travell과 David Simons가 그들의 논문 "근막 통증과 기능장애"를 발표했다. 그들은 해당 논문에서 통증유발점, 근막 통증 그리고 기능이상에 대해 근본적이고 상세하게 서술했다. 특히 그들은 치료방법으로 스프레이법(Spraymethod)와 신장법(Stretchmethod)를 언급했다. 80년대 말, 스위스 의사 겸 류머티즘학자 Beat Dejung은 도수 기법, 폄(Extension) 그리고 인체공학적인 고찰을 포함하는 치료방법을 발전시켰다. Dejung은 근육을 폄(Extension)–적응(Adaptation) 검사를 통해 연구하였고, 그 결과 근육통에 대한 보다 빠른 분석과 명확한 치료가 가능해졌다. 다행히도 Dejung은 물리치료사도 이 기법을 교육시키길 결정했다. 이를 위해 의사들과 물리치료사들이 모인 근막 통증유발점–치료 협회(IMTT: die Interessengemeinschaft für Myofasziale Triggerpunkt–Therapie)는 적합한 체계를 제공했다.

본인은 Dejung으로부터 개별 근육을 대상으로 한 당시에는 아직 구체적이지 못했던 도수법을 배웠다. 또한, Dejung은 만성통증에 특별히 효과적이라 증명되었던 결합조직 기법에 대한 중요성을 강조했었다. 강사단의 수많은 연수회와 회의동안 이 기법들은 계속 발전하고 서술되었다. IMTT의 강사단은 교재를 완성시켰고, 이를 바탕으로 유럽의 강좌와 세미나들이 개최되었다. 90년대에 IMTT–강사들은 통증유발점들에 침술을 접목시키기 시작했다. 이는 다시금 진단과 특히 정확한 작업이 이러한 적용에 얼마나 중요한가를 보여줬다.

통증유발점과 결합조직 치료는 임상에서 입증됐고, 신경근육뼈대계 문제의 관리에 필수적인 방법이 되었다. 이러한 경험이, 본인이 임상에 대한 본 책을 저술하는 동기가 되었다. 본 책은 근육계 문제들을 정확히 분별하고 해당 부위를 치료할 수 있게 도와줄 뿐만 아니라, 원인이 근육 전체인지 아니면 부분에 한정되는 지의 판별도 도와준다. 치료사들과 환자들은 본 책을 통해 더 효과적인 움직임과 기능을 위한 운동 이외에 자가 치료를 위한 방법들을 찾을 수 있다.

쿠어(Chur, 스위스), 2014년 3월

Heidi Tanno–Rast

응용학문대학 물리치료학과 디플롬(dipl. Physiotherapeutin FH) IMTT 원로강사 및 대표

# 감사의 말 Danksagung

Rainer Simader에게 특별히 감사의 말을 전하고 싶다. 그가 없었더라면, 이 책 또한 존재하지 않았을 것이다.

원고 심사 및 항상 친절하고, 끈기있게 훌륭한 지원을 해준 Astrid Wieland, Ingrid Stoeger 그리고 Ines Merge hagen에게 감사한다.

또한 내 스승 Dr. med. Beat Dejung에게도 깊은 감사를 표한다. 그는 내게 그의 모든 지식을 전수하였고, 추천서문을 썼을 뿐만 아니라 열렬히 도와주었다.

사려깊은 사진 작업과 구성을 함께하고 같이 고민해준 Dani Bühler, 원고를 읽고 조언을 해줬으며 영감의 제공을 및 호의를 보여준 Yvone Mussato, 원고를 읽고 사려깊은 도움을 제공해준 Dr. phil. Jürgen Ramm, 각 장을 읽고 귀중한 조언을 해 준 Dr. med. Heinz Hofer, 11장 죄임과 활주에 대한 비평적 검열을 해 준 Gerti Dollenz Bucher, 촬영에 협조해 주고 턱 근육 부분에 대한 편집을 해 준 Petra Wagelaar와 Alexander Gürtler에게 감사의 말을 전한다.

Dr. med. Hannes Müller-Ehrenberg에게는 추천서문에 대한 특별한 감사를, 아테네 출신의 동료 Kostas Kypriglis-Kypriotis에겐 제 15장 근거에 대한 협력에 특별한 감사를 드린다.

내 동료들 Birgit Boner, Gaby Camenisch, Maya Heini, Silvia Kobler, Marina Manyanell, Vicky Peer, Christa Rageth, Ursina Sax 그리고 Patrizia Zulauf의 도움과 의욕적인 토론에 감사하며, 모든 IMTT 강사팀의 동료들에게도 감사의 말을 올린다.

환자와 일선 의사들에게도 매우 감사를 드린다. 그들은 나에게 근육뼈대계의 통증과 기능장애에 대한 매일 같은 토론을 통해 새로운 인식을 알려주었으며 이러한 문제들을 더욱 보다 잘 이해할 수 있게 해주었다.

무엇보다도 내 가족들에게 감사한다: Georg, Alexander 그리고 집중적인 협력을 해준 아주 특별한 Aline.

쿠어(Chur, 스위스), 2014년 3월

Heidi Tanno-Rast

# 역자 서문

요즈음, 근막 통증유발점을 다룬 교재들이 많이 쏟아져 나오고 있지만, 그 중에서 이 책이 최고라고 개인적으로 생각된다.

근막 통증유발점에 대한 이론(기본 해부학, 병인학 및 병리생리학 등)이 자세하게 기술되어 있고, 근막통증유발점에 대한 임상적 진단과 감별진단이 상세히 설명되어 있다는 점이 이 책의 장점이다. 그렇다고 치료에 대한 내용도 알차게 수록되어 있다.

이 책은 학생들을 위한 교재로서도 충분한 능력을 가지고 있지만, 임상에서 바로 적용할 수 있도록 책의 구성이 좋은 편이다. 그리고 근거중심을 토대로 한 근막 치료법들을 제시하고 있다는 점이 좋다.

끝으로 이 책을 출판하는데 도움을 주신 많은 분들에게 감사드린다. 특히 영문사 박병조 사장님 이하 임직원들에게 감사드린다.

역자 대표 정 형 국

# 사용자 참조 Benutzerhinweise

본 책은 기초서 및 실습서로 기획되었다: 15장까지는 근막 통증유발점 치료에 대한 배경지식과 이론적 고찰을, 16장부터는 각 근육별로 구체적인 치료단계들을 서술했다. 매우 중요한 통증유발점 부위는 각기 소견 – 및 치료 기법의 앞에 언급되어 있다. – Travell & Simons의 논문에 나온 삽화들이 사용된 곳에서는: 검은 십자표시가 가장 빈번한 통증유발점의 위치이고, 통증 전이지역은 붉은색 면이나 붉은 점으로 표시되었다.

본 책이 아주 실제적인 치료상황과 운동상황에 합리적이고 도움이 되는 사용을 위해 몇 가지 "부가적 구성" 을 포함시켰다:

- 각 근육의 빠른 참조를 위해 뒤표지를 열면, 알파벳 순으로 색인이 있다 – 그리고 이 목록은 펴 놓은 책 옆에 놓을 수 있다.

저자와 출판사는 독자들에게 내용 정독 및 본 책의 사용 시 큰 즐거움과 근막 통증유발점에 대한 깊은 이해를 얻기를 바란다.

# 약자 Abkürzungen

| | |
|---|---|
| **ACH** | 아세틸콜린(Acethylcholin) |
| **AIGS** | 이상자극생성부위(abnormale Impuls generierende Stellen) |
| **ATP** | 삼인산아데노신(Adenosintriphosphat) |
| **ATrP** | 삽입통증유발점(Insertionstriggerpunkt) |
| **BK** | 브라디키닌(Bradikinin) |
| **BWS** | 흉추(Brustwirbelsäule) |
| **Ca** | 칼슘(Kalzium) |
| **CGRP** | 칼시토닌 유전자 관련 펩티드(Calcitonin gene-related peptide) |
| **COPD** | 만성폐쇄성 폐 질환(Chronic obstructive pulmonary disease) |
| **CTrP** | 중심통증유발점(Zentraler Triggerpunkt) |
| **DASH** | 팔, 어깨, 손 동작 장애(Disability of arm, shoulder and hand) |
| **EMG** | 근전도검사(Elektromyografie) |
| **ESWT** | 체외충격파치료(Extrakorporale Stoßwellentherapie) |
| **GABA** | 감마아미노부티르산(Gamma-Amino-Buttersäure) |
| **GS** | 장딴지근-가자미근(Gastrocnemius-soleus) |
| **HLA** | 사람백혈구항원(Humane Leukozyten-Antigene) |
| **HWS** | 목뼈(Halswirbelsäule) |
| **IMTT** | 근막 통증유발점 치료 협회(Interessengemeinschaft für Myofasziale Triggerpunkt – Therapie) |
| **INR** | 국제 표준화 비율(International Normalised Ratio) |
| **ISG** | 엉치엉덩관절(Iliosakralgelenk) |
| **LBH** | 요추, 골반, 허리(Lendenwirbelsäule, Becken, Hüfte) |
| **Lig.** | 인대(Ligamentum) |
| **LWS** | 허리뼈(Lendenwirbelsäule) |
| **M.** | 근육(Musculus) |
| **MCP** | 손허리손가락(Metacarpophalangeal) |
| **MGMS** | 근막 통증 의학회(Gesellschaft für Myofasziale Schmerzen) |
| **Mm.** | 근육들(Musculi) |
| **mTrP** | 근막 통증유발점(Myofaszialer Triggerpunkt) |
| **N.** | 신경(Nervus) |
| **NGF** | 신경 성장 인자(Nerve growth factor) |
| **Nn.** | 신경들(Nervi) |
| **NRS** | NRS통증척도(Numerische Ratingskala) |
| **OSG** | 윗발목관절(Oberes Sprunggelenk) |
| **PCP** | 만성 류머티스 관절염(Primär chronische Polyarthritis) |
| **PG** | 프로스타글란딘(Prostaglandin) |
| **PKB** | 엎드려 무릎굽힘(Prone knee bend) |
| **PNF** | 수동적 목굽힘(Passive neck flexion) |
| **RCT** | 무작위 대조 시험(Randomisierte kontrollierte Studien) |
| **SLR** | 뻗은발 올림(Straight leg raise) |
| **SOM** | 성장호르몬억제호르몬(Somatostatin) |
| **SP** | 물질 P(Substance P) |
| **TENS** | 경피신경 자극(Transkutane elektrische Nervenstimulation) |
| **TrP** | 통증유발점(Triggerpunkt) |
| **ULNT** | 상지 신경동역학 검사(Upper limb neurodynamic test) |
| **VAS** | VAS 통증척도(Visuelle Analogskala) |
| **ZNS** | 중추신경계(Zentralnervensystem) |

# 삽화출처 Abbildungsnachweis

각 삽화출처의 참조 부호는 책의 모든 삽화들의 해설 마지막에 대괄호로 표기되어 있다. 특별한 표시가 없는 그림이라 삽화 모두는 Elsevier GmbH, München에게 그 저작권이 있다.

**E102** Georg Thieme Verlag, Stuttgart
**F596** Mense S (2005): Muskeltonus und Muskelschmerz. Man Med 43/3, 156–161, Springer
**F597** Hubbard DR, Berkoff GM (1993): Myofascial triggerpoints show spontaneous needle EMG activity. Spine 18, 1803–1807, Wolters Kluwer
**F598** Shah JP, Phillips TM, Danoff JV, Gerber LH (2005): An in vivo microanalytical technique for measuring the local biochemical milieu of human skeletal muscle. J Appl Physiol 99, 1977–1984, American Physiological Society
**F599** Brückle W, Suckfüll M, Fleckenstein W, Weiss C, Müller W (1990): Gewebe-$pO_2$-Messung in der verspannten Rückenmuskulatur [im erector spinae]. Z Rheumatol 49: 208–216, Springer Verlag
**F600** McNulty WH, Gewirtz RN, Hubbard DR, Berkoff GM (1994): Needle electromyographic evaluation of trigger point response to a psychological stressor. Psychophysiology 31, 313–316, Wiley
**F601** Simons DG, Stolov WC (1976): Microscopic feature and transient contraction of palpable bands in canine muscle. In: J Phys Med, Volume 55, Issue 2, Elsevier Masson
**G100** Travell JG, Simons DG: Myofascial Pain and Dysfunction. The trigger Point manual, Vol. 1 Upper half Body, 2nd ed. 1999, Lippincott Williams & Wilkins
**G106** Gautschi R: Manuelle Triggerpunkt-Therapie, 1. A. 2010, Thieme Verlag
**G178** Travell, JG; Simons DG: Myofascial Pain and Dysfunction. The trigger Point manual, Vol. 2 The lower Extremities, 1st ed. 1992, Lippincott Williams & Wilkins
**G179** Butler D: Mobilisation of the Nervous System, 1st ed. 1991, Churchill Livingstone
**G180** Gunn C. Chan: The Gunn Approach to the Treatment of Chronic Pain, 2nd ed. 1996, Elsevier Churchill Livingstone
**G181** Mense S, Pongratz D: Chronischer Muskelschmerz, 1. A. 2003, Springer
**K348** Daniel Bühler, Gockenhausen (Schweiz)
**L138** Martha Kosthorst, Borken (Deutschland)
**L190** Gerda Raichle, Ulm (Deutschland)
**M816** Heidi Tanno-Rast, Chur (Schweiz)
**X243** Beer HG, Filgueira L: Labor für experimentelle Mikroskopie, Oberasbach (Deutschland)

# 목차 Inhaltsverzeichnis

# B 개별 근육에 대한 치료

Behandlung der einzelnen Muskeln

# A 기초 Grundlagen

CHAPTER

# 1 요점

Auf den Punkt kommen

## 소개(들어가는 말) Einführung

근육은 인체에서 가장 큰 단일 기관으로, 가장 높은 기초대사율을 갖고 있으며 체중의 40~50%를 차지한다.

650개 이상의 근육들이 우리 몸의 균형을 유지하며, 우리 뼈와 신경 그리고 혈관의 움직임, 지탱, 보호를 수행한다.근육과 그 결합조직은 수많은 통각수용기를 공급되므로 특히 편향 하중, 이상 자세, 부상으로 인해 과부하가 걸릴 때 집중적이고 지속적인 통증을 느낄 수 있다.

각 근섬유의 부상으로 인해 해당 근섬유의 만성긴장을 유발하는 장애가 발생한다. **통증유발점**(TrP: Triggerpunkt)이라 불리는 이것은 단단하게 긴장된 섬유의 밀리미터 이하의 부위에서는 극도로 통증에 민감하다. 통증유발점은 오랜 시간 동안 존재하며, 점 별로 통증이 존재하고, 떨어진 신체부위로도 영향을 줄 수 있어서, 종종 통증의 실제 원인을 찾기가 힘들다. 그래서 통증유발점은 대개 근골격계 통증의 원인으로 간과된다(Travel & Simons 2002). **근막 통증유발점**(mTrP: myofaszialer Triggerpunkte)의 치료는 몇 개월 또는 몇 년 동안 지속된 오래된 통증이라 하더라도 놀라운 효과를 보인다.

근육이 통증을 유발하는 구조로 초점이 맞춰진 것에 대해, 우리는 무엇보다 과학적인 통증유발점-의학의 실제 선구자이자 설립자인 Janet Travell(1901-1997)과 David Simons(1922-2010)에게 감사를 드린다. Travell은 1930년경 미국의 워싱턴 DC에서 내과의사 겸 연구자로 재직했다. 1950년 그녀는 근막에서 근육에서와 비슷한 통증전달모형을 관찰을 통해 알아냈다. 그 결과, 그녀는 "근막 통증"이라는 용어를 사용하기 시작했다. 근육통에 대한 본인의 경험에 입각하여 그녀는 "통증유발점"이라는 주제를 집중적으로 연구했으며, 1952년에 32개의 "연관통증 양식"에 대한 첫 번째 저서를 저술하였다. Simons는 미국 해군의 군의였다. Travel & Simons는 1983년 그들의 임상 경험 모음집을 "근막 통증과 장애"라는 제목으로 1권을 출간하였고, 1992년 2권을 출간하였다.

1983년 Simons는 취리히에서 제 7회 FIMM (Fédération Internationale de Médicine Manuelle) 국제 회의에서 근막통증유발점과 스프레이-스트레칭-기법을 이용한 치료에 대한 개념을 발표하였다. 그 결과, 스위스의 윈터투르(Winterthur) 류머티스와 물리치료의학 전문의인 Beat Dejung는 근막통증유발점 도수치료를 시작했다.

Dejung은 그의 심리학 및 의학 활동에서 "롤핑(Rolfing)" 경력을 쌓았고 결합조직 유착이 Ida Rolf(Rolf 1977)의 서술로 분리가 될 수 있음을 인지했다. Ida Rolf는 생화학자였고, 근막의 점탄성과 특히 강한 변형 또는 영구 변형은 일시적인 탄성뿐만 아니라, 영속적인 형태변형에 반응하는 그 특성을 강조했다. Rolf는 중력의 작용이 각 신체 구조와 근육 불균형에 일생동안 지대한 영향을 준다고 추정했다. 근막 해결 도수의 사용으로 국부 경화 또는 유착이 임상에서 몇 분 안에 감지가 가능할 정도로 완화시킬 수 있다. Rolf는 이러한 변형이 지속적인지는, 신체 전반이 새롭게 더 효율적이고 올바른 자세를 취할 수 있는지에 달렸다고 했다.

Dejung(1988)은 Travell & Simons에서 서술된 근막 통증유발점(mTrP)의 허혈성 압박을 결합조직 치료법과 합쳤다. 그는 만성통증은 근육과 결합조직 치료법만으로 영구적으로 제거가 가능함을 깨달았다. Dejung은 이러한 치료방법을 먼저 자신의 병원에서 근무하는 물리치료사들에게 전수했으며, 후에는 오늘날까지 수 천명이 넘는 물리치료사와 의사들이 수료한 강좌를 개설했다. 1990년 근막 유발점 치료 협회(IMTT: die Interessengemeinschaft für Myofasziale Triggerpunkt-Therapie)의 설립이 이루어졌다. 오늘날에는 600명이 넘는 물리치료사와 의사들이 이 협회의 회원이다. 2003년 Dejung은 근막 통증에 대한 그의 오랜 경험을 종합하여 "통증유발점-치료"라는 책을 저술하였다.

IMTT는 영도적이고 지속적으로 치료법의 발전에 힘쓰고 있으며, 스위스 및 유럽의 많은 나라에서 물리치료사와 의사들을 양성하고 있다. 독일 내의 IMTT 협력 단체는 2006년 설립되고 Prof. Dr. Siegfried Mense 또한 소속되어 있는 근막 통증 의학회(MGMS: Medizinische Gesellschaft für

Myofasziale Schmerzen)이다. Mense는 하이델베르크 대학(Universität Heidelberg)의 세포생물학 제 3 연구소의 교수이며, 수년간 근막 통증에 대한 연구를 하였다. 그는 Simons와 함께 2001년 기초서 "근육통: 이의 본질, 진단 그리고 치료(Muscle Pain: Understanding its Nature, Diagnosis, and Treatment" 를 저술했으며, 후에 Pongratz와 "만성 근육통" (2003)을 저술했고 특히 근육통의 독립적인 성질에 대해 설명했다. 우리는 Mense에게 에너지 순환 모델, 연관통증 가설 및 근막 통증의 Chrono fizierung 작업에 대해 감사한다.

그 동안에 다른 기본서들이 출판되었다: "통증유발점-치료(Triggerpunktt-Therapie)" (Beat Dejung, 제 2판, 2006), "통증유발점 입문서(Leitfaden Triggerpunkte)" (Dominik Irnich, 2009) 그리고 "통증유발점 도수 치료(Manuelle Triggerpunkt-Therapie)" (Roland Gautschi, 2010, 제 2판 2013). 이 서적들은 실제 임상경험이 풍부하고 일선에서 근무하고 있는 전문가들이 저술하으며, 병인학, 진단 그리고 치료 이외에도 "통증유발점과 근막 통증" 에 대한 광범위한 견해를 제공한다.

본 책은 본래 임상을 위한, 하지만 중요한 이론적 배경 또한 포함된 소형 실습서가 목표였다.

또한, 근육의 목표한 신전과 훈련 및 환자 자가치료의 안내서와 같은 물리치료적 방법, 그리고 더 나은 신경 가동성을 위한 운동에 대해 다뤄진다. 근육의 포괄적인 진찰과 치료를 위해서는 정확한 해부학적 지식이 필요하다.

> "근육은 지금 많은 연구자들이 뇌 다음으로 가장 복잡하다고 생각하는 기관이다."
>
> M. Henk 2009

CHAPTER

# 2 용어정의

Definition der Begriffe

### 통증유발점(TrP: Triggerpunkt)

통증유발점은 기계적 자극(압박이나 당김)에 과민하게 반응하는 하나의 세포 내 민감한 자극 감수성의 중추다. 발생하는 증상은 국부에 국한될 수 있다; 대개 이 통증은 퍼져나가며, 때때로 자극부위에서 멀리 떨어진 신체부위로 영향을 줄 수 있다(연관통증, 전이현상).

자극과민성 세포구조에 따라, 근막-, 힘줄-, 인대-, 피하-, 골막 통증유발점이 구별된다. 본 책에서는 주로 근막 통증유발점에 대해서만 다룬다.

통증유발점은 활성상태에 따라 활동성 통증유발점(active TrP)과 잠재성 통증유발점(latent TrP)으로 나뉜다.

각 통증유발점 생성의 방법와 시간에 따라 일차 통증유발점(primäre TrP), 이차 통증유발점(sekundäre TrP), 위성 통증유발점(Satelliten TrP)으로 나뉜다.

### 근막 통증유발점(mTrP: Myofaszialer Triggerpunkt )

하나의 근육이나 그 근막에 위치한 통증유발점을 근막 통증유발점(mTrP)이라 한다. 근막 통증유발점은 뼈대근육 내에 위치한 과민부위이며 기계적인 자극(압박과 당김)에 과민하게 반응한다. 이 때, 통증, 감각이상(Dysästhesien), 무기력(Kraftlosigkeit), 협동이상(Koordinationsstörung) 또는 자율신경계 현상을 유발할 수 있다. 이러한 증상의 전이는 국소부위에 한정지어질 수 있고 떨어진 부위로 전이될 수 있다. 근막 유발점은 힘줄, 인내, 골막 또는 피하에 위치한 비근막 유발점과 구분되어진다.

### 활동성 통증유발점(Aktiver Triggerpunkt)

활동성 유발점은 안정 시 그리고/또는 운동 시 통증이 있는 근육 내 과민성 부위를 지칭한다. 압력, 신장 또는 찌름으로 활동성 통증유발점에 기계적 자극을 주면, 이미 언급한 통증 양상을 (국소 또는 퍼지며) 전이한다.

### 잠복성 통증유발점(Latenter Triggerpunkt)

잠복성 근막 통증유발점은 자발적인 통증을 유발하진 않고 촉진 시에만 유발한다. 잠복성 근막 통증유발점은 활동성 근막 통증유발점의 모든 임상적 특징을 보일 수 있으나, 다음과 같은 예외가 있다: 환자의 현재 통증 전이가 잠복성 근막 통증유발점을 통해서는 불가능하다.

### 일차성 통증유발점(Primärer Triggerpunkt)

급성 또는 만성 과부하 또는 다른 근육의 통증유발점 활성화와 상관없이 관계된 근육의 과도한 사용으로 인해 활성화되는 근막 통증유발점을 일차성 통증유발점이라 한다.

### 이차성 통증유발점(Sekundärer Triggerpunkt)

일차성 통증유발점에 관련된 근육의 대항근과/또는 협동근에서 이차적으로 발생되는 통증유발점을 이차성 통증유발점이라 한다. 근육이 일차성 통증유발점이 위치한 근육의 협동근으로서 과도하게 지지하거나, 대항근으로서 일차성 통증유발점이 위치한 근육의 높은 긴장을 낮추어야만 함으로써 과부하를 통해 이차성 통증유발점이 발생한다.

### 기능장애 관련 통증유발점 (Dysfunktionsrelevante Triggerpunkte)

통증유발점은 기능 장애를 유발할 수 있다: 위축없는 근육 약화, 협동 장애, 변화된 활성화 방식, 다른 근육의 억제 또는 자극. 근막 통증유발점은 통증과 관련해서 잠재적이지만, 기능장애와 관련해서는 활동성일 수 있다. 따라서 통증유발점이 있는 근육은 통증이 없어도 촉감이 약할 수 있다.

### 위성 통증유발점(Satelliten-Triggerpunkte)

일차성 통증유발점의 연관 통증 부위에서 발생한 통증 유발점들을 위성 통증유발점이라고 한다. 위성 통증유발점들은 다른 근육의 통증유발점 활성화를 통해 생성되고 이로 인해 연합 통증유발점을 보여준다. 위성 통증유발점은 이차성 통증유발점과 구별된다. 위성 통증유발점의 부근에서는 통각 수용기가 흥분된다.

2

### 연합 통증유발점 (Assoziierte Triggerpunkte)

연합 통증유발점은 다른 근육의 통증유발점 활성화로 인해 발생한다. 이 통증유발점은 일차성 근막 통증유발점의 연관 통증 부위 또는, 대항근이나 협동근의 이차성 통증유발점에서 생성된다.

### 근막 통증증후군 (Myofasziales Schmerzsyndrome)

통증유발점들은 수많은 다양한 증후근들을 유발할 수 있다. 주된 증상인 "통증"외에 동작제한, 무력증, 협동상실과 같은 기능장애가 있다. 혈관운동장애, 땀남, 닭살 같은 자율신경반응들 또한 자주 관찰된다. 통증유발점으로 인해 유발되는 모든 증상들의 총합을 근막 통증증후군이라 한다.

### 연관 통증 (Übertragungsschmerz – referred pain)

통증 유발점으로부터 나온 통증은 국소 부위에 발생 또는 인접하거나 떨어진 몸의 부위들로 퍼져나가게 된다. 통증전이란 통증이 근막 통증유발점의 위치에서 국소적일뿐만 아니라 아니라 인접한 근육들, 힘줄들 또는 뼈들 발생하는 것을 뜻한다. 이 전이는 근막 통증유발점 지역 내 근육의 통각 수용기로의 자극유입을 통해 발생한 척수의 시냅스 내 전환을 통해 이뤄진다.

전이된 통증을 자각하고 있는 몸의 부위들의 조직은 병리학적인 변형이 이뤄지지 않고, 이 부위의 통각 수용기들은 흥분하지 않는다(Mense 2003).

### 근경화띠 (Muskelhartspann – taut band)

치료사는 섬유방향을 기준으로 가로 또는 세로로 근육을 진찰할 때 양쪽 방향으로 근육이 닿는 곳까지 뻗어있는 경화를 발견한다. 이 긴장된 섬유다발을 촉진할 시 깊은 부분에 위치한 근육들보다 얕은 부분의 근육들에서 더욱 쉽게 확인할 수 있다. 검사자는 경화띠 안에서 부종처럼 부어오르고 고통이 느껴지는 부분 즉, 통증유발점을 발견한다. 통증유발점의 비활성화 후에, 이러한 손으로 만져지는 소견은 완화되고, 보통 사라지지만, 항상 완치되지는 않는다.

### 근경화 (Myogelose)

근경화는 한 근육의 국소 부위 경화와 압통을 뜻한다; 이는 통증유발점과 같은 의미를 지닌다.

### 국소 경련반응
(Lokale Zuckungsreaktion – local twitch response)

촉진 시 손가락이 섬유방향에 수직하는 경화 띠에 위치한 통증 유발점을 누를 때, 경직된 섬유다발들의 번개같이 빠른 경련을 보통 느끼고 볼 수 있다. 경련은 섬유다발을 이는곳부터 닿는곳 까지 움켜쥐며 반복해서 발생한다. 국소 경련반응은 도수 기법뿐만 아니라 자입 시에도 관찰할 수 있다. 경련반응은 유효한 진단기준이며, 이는 통증유발점이 어디에 위치해 있는지 정확히 알려준다.

### 전이 현상 (Übertragene Phänomene)

전이 현상은 감각형(통증, 감각이상), 운동형(무력증, 협동결핍), 자율신경형(혈관확장, 혈관수축, 발한, 구토; 현기증)의 현상이며, 근막 통증유발점으로 유발되고 대부분 해당점으로부터 일정한 거리에 발생한다. 연관 통증은 전이 현상의 가장 빈번하게 발생하는 형태이다.

### 통증유발점–연쇄 (Triggerpunkt-Ketten)

근막 문제가 이미 오래전부터 존재했다면, 이는 확산될 수 있다. 연쇄는 여러 개의 통증 유발점들, 해당 기계적 연쇄에 위치한 근육들 또는 결합조직의 구조적 연관성에 의해 생성될 수 있다 (▶제 14장, 통증만성화 그리고 통증유발점–연쇄).

### 근육 기능 및 협동 장애
(Störungen der Muskelfunktion und Koordination)

통증 유발점은 정상적인 근육 기능을 교란하거나 방해한다. 기능적으로 근육은 통증 유발점으로 인해 세 가지 문제를 보인다: 구체적으로 과민 반응, 지연된 이완, 높은 피로도. 근간형 및 근내형 협동장애들은 직접적으로 통증유발점을 통해 유발될 수 있다(▶제 6장 증상 및 징후 참조).

CHAPTER

# 3 해부학적 기초와 생리학적 기초

## Anatomische und physiologische Grundlagen

근육과 그 결합 조직의 구조와 기능에 대한 지식은 이 구조 내의 병리학적 메커니즘을 이해하고 영향을 미치는 기초가 된다.

### 3.1 근섬유 Muskelfaser

직경이 0.2–0.5mm인 골격근 섬유는 방적사(Spinning thread)만큼 얇으며, 대부분 10cm정도 길이지만 40cm까지 긴 개체도 있다. 소단위는 근육섬유(Muskelfibrillen) 또는

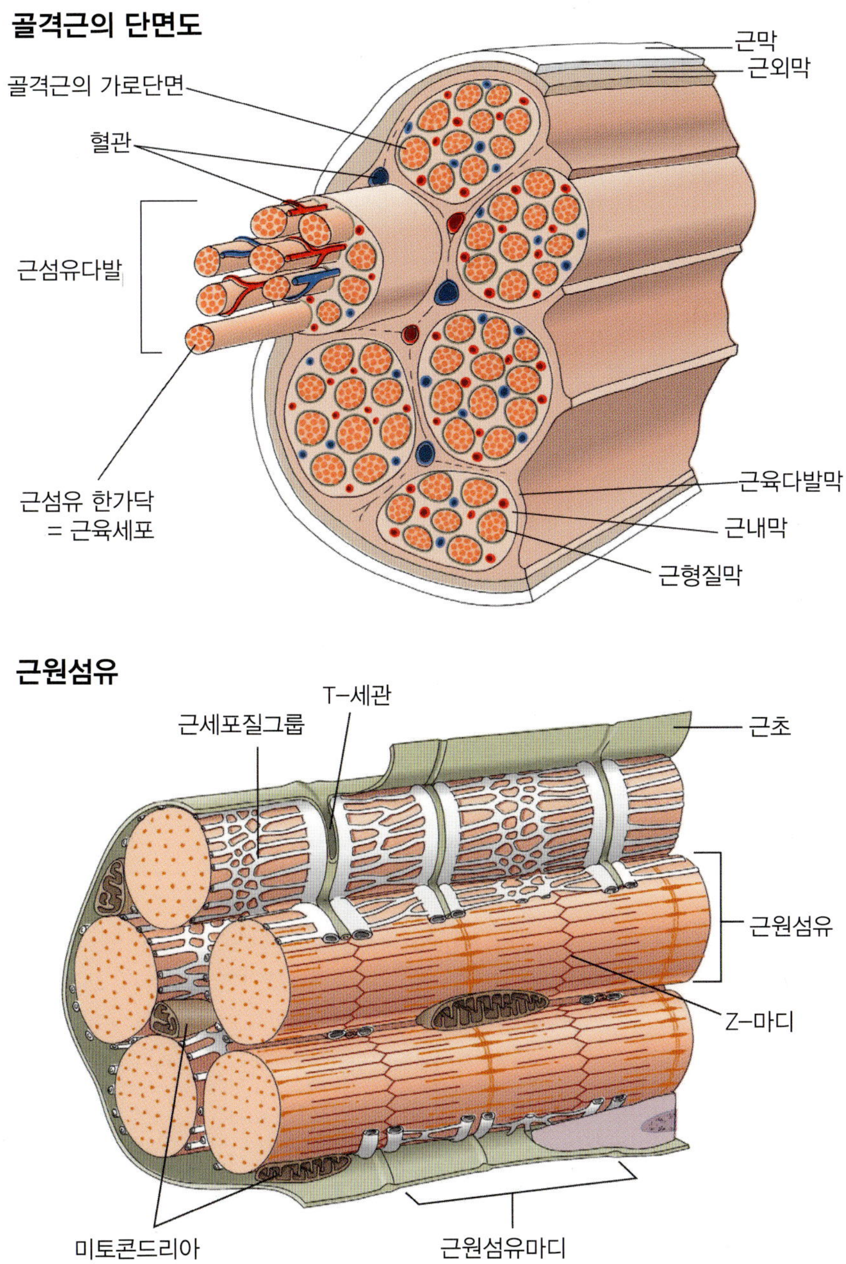


**그림 3.1** 골격근의 단면도, 근원섬유
[L190]

근육원섬유(Myofibrillen)로 이루어져 있다 (▶그림 3.1). 하나의 골격근 섬유는 1,000~2,000개의 근원섬유로 형성되며, 하나의 근원섬유에는 굵은근육미세잔섬유(Myosin filament)와 가는근육잔섬유(Actin filament)가 존재한다. 이것들은 근육 섬유의 수축 단위를 형성한다. 굵은근육미세잔섬유는 액틴이 결합할 장소를, 얇은 가는근육잔섬유는 미오신에 대한 결합 장소를 갖고 있다. 액틴과 미오신의 맞물림은 근원섬유마디(근절, Sarcomere)의 전형적인 가로무늬를 생성한다. 근원섬유마디는 1,500개 이상의 두꺼운 굵은근육미세잔섬유와 약 3,000개의 얇은 가는근육잔섬유로 구성되어 있으며, 근원섬유 하나의 길이는 대략 1,5 - 2,2 μm 이다. 근원섬유마디는 근원섬유의 가장 작은 기능 단위로, 기능하기 위해서 여러가지의 단백질을 필요로 한다(▶그림 3.2). 가는근육잔섬유는 Z선과 연결된다. 알파 액틴(Alpha actin)은 얇은 근육잔섬유를 그 자리에 고정하며, 데스민(Desmin) 은 인접한 근원섬유의 Z선을 연결하고 이로 인해 근원섬유마디 내에서 정확한 공간 배열을 제공한다.

티틴(Titin)은 탄성력이 높은 스프링처럼 작용하여 두 개의 Z마디 사이의 중간부분이 수축하는 동안 두꺼운 근육잔섬유를 고정한다. 네불린(Nebulin)은 얇은 근육잔섬유와 함께 뻗어있다. 미오네신(Myomesin)과 M단백질과 같은 다양한 단백질은 두꺼운 섬유의 규칙적인 배치를 제공한다 (Fransvan den Berg 2003).

근섬유는 근초(Sarcolemma)라고 불리는 세포막으로 둘러싸여 있으며, 이 막은 비스듬히 함입되어 T-세관을 형성한다.

근육 섬유는 방추형(위팔두갈래근; M. biceps brachii), 부채꼴모양(관자근; M.temporalis) 또는 두 개의 널힘줄(Aponeurosis)사이에 비스듬히 (장딴지근; M.gastrocnemicus) 배치될 수 있다. 그 외에 힘줄로 나눠진 근육(배곧은근; M. rectus abdominis) 및 복잡하게 조직된 구조의 근육 (어깨세모근; M.deltoideus)이 존재한다.

근육의 혈관 및 신경 공급은 근육 결합 조직 내에 위치한다.

## 3.2 근육결합조직 Muskelbindegewebe

결합 조직 또는 "우리를 묶어주는 끈" (die Bande, die uns zusammenhalten) (Myer, 2004)은 인체에서 매끄럽게 결합된 움직임을 가능하게 한다. 한 부분이 움직이면, 전신이 반응을 한다. 기능적인 면에서 결합 조직 은 매개 기능을 처리할 수 있는 유일한 조직이다.

2007년 보스턴에서 열린 첫번째 근막 연구 학회부터 결합조직 구조는 복잡한 "주머니 속 주머니"-꾸러미 구조로 간주된다. 사이막(중격;Septum), 캡슐 형태의 보강, 평면 형태로

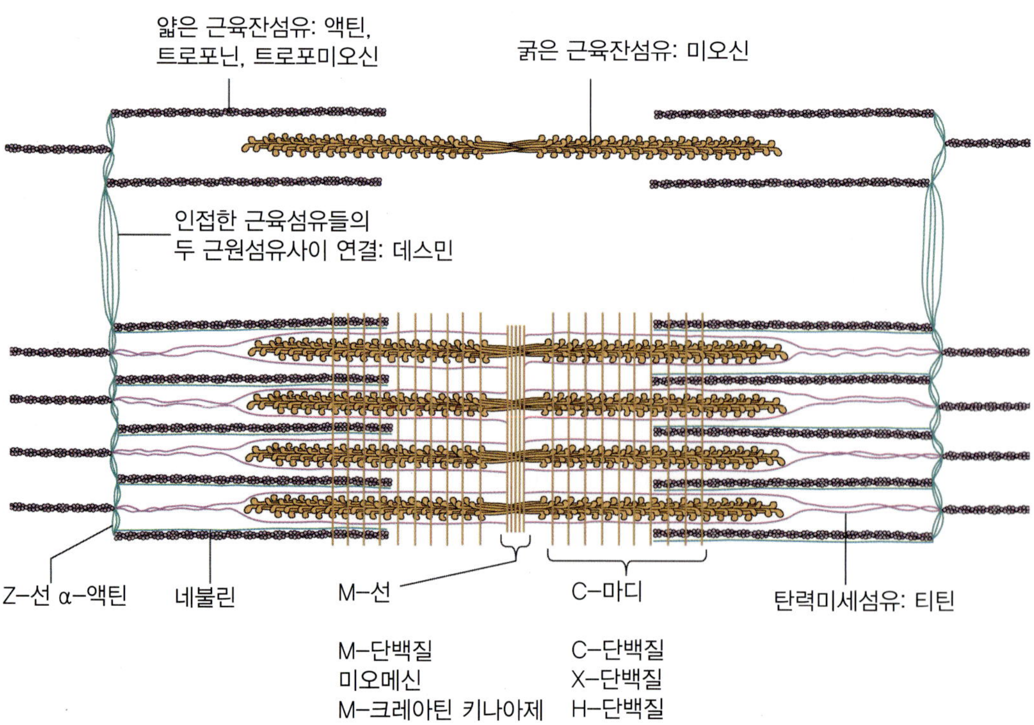


**그림 3.2** 근원섬유마디의 단백질 [E102]

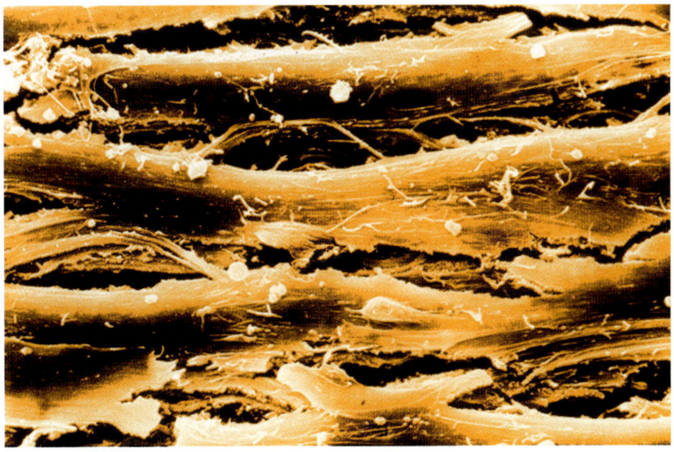

**그림 3.3** 콜라겐섬유의 주사전자현미경 사진 [X 243]

강화된 널힘줄은 이 모델에 따르면, 연결된 결합조직망의 국소 변형일 뿐이다. 결합조직으로 이루어진 비수축성인 근육의 부위는 근막연속체(Fascial continuum)로 연결된다. 근육의 배위(근복, musclebelly) 내 힘줄, 근힘줄이음부(Myotendinal junction), 결합조직은 근육결합조직을 형성한다. 근막 통증유발점과 관련해서 특히 근복부의 결합조직은 흥미롭다: 근육속막(Endomysium), 근육다발막(Peri mysium), 근육바깥막(Epimysium). 근육속막(Endomy sium)은 섬세한 거미줄 형태의 결합조직껍질로 이루어져있고 근육섬유를 각기 하나씩 감싼다. 근육섬유다발은 근육다발막에 의해 서로 분리되고 다발(Fascicle)로 세분화 된다. 전체 근육은 촘촘한 결합 조직층인 근육바깥막으로 둘러싸여 있다.

근복부의 결합조직은 대개 다음의 요소들로 구성되어 있다: 콜라겐섬유 Type I, 그물모양으로 연결된 결합조직세포, 미성형 세포바깥바탕질(Extracellular matrix). 이러한 끈적끈적한 물질의 농도와 점성은 날달걀 흰자와 비슷하고, 히알루론산(Hyaluronic acid), 당-단백질-결합 및 절대 다수의 물로 구성되어 있다. 콜라겐섬유는 이 물질에 파묻혀있다 (Laurent et al. 1991, Schleip 2013).

결합조직의 특색은 대단한 적응력이다: 결합조직은 자신의 길이, 견고성, 윤활성을 변경하여 반복되는 신전운동과 압력운동에 반응한다. 이 때, 게다가 근섬유모세포(Myofi bro-blast)는 물리적인 자극 후에 콜라겐을 부착하고 움직임이 원활하지 않을 시 콜라겐을 분해하여 활동적인 네트워크 관리자 임무를 수행한다.

섬유망의 건강은 기초 구성물질의 건강과 직접적으로 연관되어 있다. 산성도가 균형잡혀있고(pH 중성) 움직이는 경우에 섬유망 또한 근막이 된다 (Schleip 2013).

콜라겐섬유의 연결로 구성된 복합망은 (▶그림 3.3) 근육 내에서 생체 기계적 특성의 적절한 전달을 보증하고 근육 기능을 지원하는 중요한 기능 구성요소이다 (Montiet al. 1999). 근육 결합조직은 혈관과 신경이 지나가는 층으로서 중요한 보호기능과 전달 기능을 가지고 있으며 우리의 가장 큰 감각기관이다 (Schleip 2013). 뼈, 근육부분, 근막의 협력은 건축분야에서 유명한 텐세그리티이론(Tensegrity Prinn zip)과 비교된다. 이 이론에서 단단한 부품은 서로 직접 닿지 않고 인장 플린지(테두리)만을 사용하여 긴장상태의 단위를 생산하여 서로를 연결한다.

## 3.3 근육수축 Muskelkontraktion

골격근이 수축하기 위해서는, 해당 근육이 알파-운동신경세포(Alpha-Motoneuron)에 의한 자극을 받아야 한다 (▶그림 3.4, ▶그림 3.5). 운동 신경 세포로부터 근육섬유까지의 흥분 전달은 특수한 시냅스인 운동종말판(motor end-plate)에서 이뤄진다.

이곳에 신경전달물질인 아세틸콜린(Acethylcholin)을 담고있는 분비소포낭이 위치한다. 자극이 신경 세포의 축삭돌기끝에 도달하면, 그 주변에서 나온 칼슘 이온이 축삭 돌기끝으로 침투하여 아세틸콜린이 운동신경세포와 근초 사이 의 시냅스 틈으로 분비된다. 근초에서 아세틸콜린 분자는 수용기와 결합하고 이 자극은 근초를 거쳐 T-세관까지 퍼진다.

근초의 자극은 근세포질그물(sarcoplasmic reticulum)에

**근섬유 하나의 신경지배**

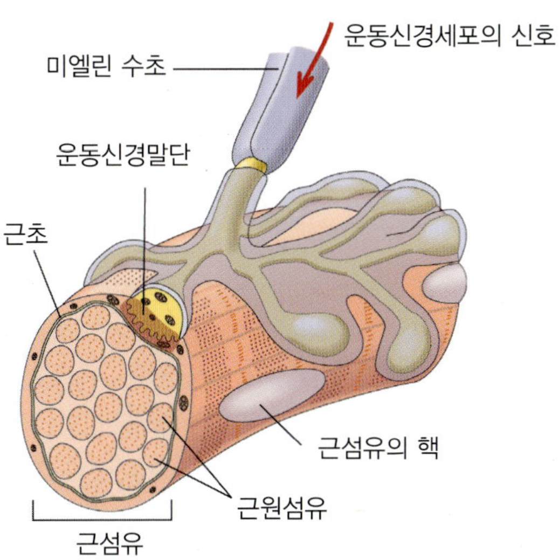


**그림 3.4** 근섬유의 신경지배 [L190]

3

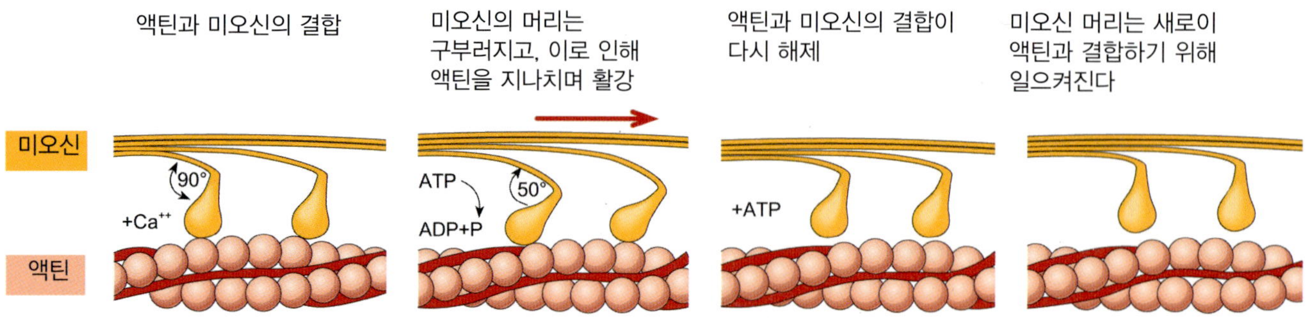


**그림 3.5** 근육수축의 메커니즘 [L190]

서 칼슘을 분비시켜, 근형질(sarcoplasma) 내 칼슘 농도가 증가한다. 이 때, 굵은근육미세잔섬유의 머리부분이 가는근육미세잔섬유와 교차결합 형태로 연결될 수 있다. 굵은근육미세잔섬유의 머리 부분은 구부려지고, 가는근육미세잔섬유와 굵은근육미세잔섬유는 나란히 서로를 지나치며 미끄러진다. Z마디는 서로 가까워지고, 근원섬유마디는 짧아진다. 활강은 주기 별로 근육을 1%정도 수축시킨다. 따라서 50%의 근육 수축을 위해서는 많은 근원섬유의 반복적인 결합과 분리가 필요하다. 주기적 교차결합은 APT(Adenosintro phosphate)를 에너지원으로 사용하므로, APT의 부족 시 가는근육잔섬유와 굵은근육잔섬유가 서로 떨어지지 않게 될 수 있고 근육이 경직된다. 아세틸콜린의 분비에서 근육 수축의 시작까지의 시간(반응 시간)은 단지 약 1밀리초이다.

아세틸콜린이 시냅스 틈에 존재하는 동안 근육섬유이 자극되고, 아세틸콜린이 아세틸콜린에스테르분해효소에 의해 분해되면 자극은 끝이 난다. 분열 생성물인 콜린과 칼슘 이온은 축삭 돌기(Axon)에 의해 다시 흡수된다. 자극의 완료 후에 전기기계적 결합에 의해 근형질에서 분비된 칼슘은 다시 근형질세망(sarcoplasmatic reticulum)로 펌프를 통해 되돌아가고 근육은 이완된다. 이 펌프를 작동하려면 마찬가지로 ATP가 필요하다 (Menche 2012). 시냅스 틈에 존재하는 동안 근육섬유이 자극되고, 아세틸콜린이 아세틸콜린에스테르분해효소에 의해 분해되면 자극은 끝이 난다. 분열 생성물인 콜린과 칼슘 이온은 축삭 돌기(Axon)에 의해 다시 흡수된다. 자극의 완료 후에 전기기계적 결합에 의해 근형질에서 분비된 칼슘은 다시 근형질세망(sarcoplasmatic reticulum)로 펌프를 통해 되돌아가고 근육은 이완된다. 이 펌프를 작동하려면 마찬가지로 ATP가 필요하다 (Menche 2012).

## 3.4 근섬유의 종류 Muskelfasertypen

굵은근육미세잔섬유의 구조, 신경의 공급, 효소 함량에 따라 지근섬유와 속근섬유로 분류된다:

- 제 1형 섬유 ("느린 경련(slow-twitch)" 또는 적색 섬유)
  이 섬유는 느린 수축 속도, 호기성 대사(산소 대사), 큰 피로 저항(피로에 강하다)이 특징이다. 이 섬유는 전달 속도가 느린 작은 알파운동신경세포에 지배당한다. 근육 섬유의 소수만 활성화되고 작업 능력 또한 낮다. 일반적으로 자세유지근은 이 유형의 근섬유함량이 더 높다. 싸이클 선수, 장거리 달리기 선수(마라토너), 크로스 컨트리 스키어와 같이 지구력을 단련한 운동 선수들은 더 많은 함량의 제 1형 섬유를 보유하고 있다.
- 제2-b형 섬유 ("빠른 경련(fast twitch" 또는 백색 섬유)
  이 유형의 섬유는 빠른 수축 속도, 무산소대사(혐기 대사), 낮은 피로 저항이 특징이다. 이 섬유는 빠른 전달 속도와 높은 자극 빈도를 가진 큰 알파운동신경세포에 의해 지배당한다. 각 섬유의 최대 힘은 크고 빨리 피로를 느끼는 경향이 있다. 위상성 근육(Phasic muscle)은 제2형 섬유의 함량이 더욱 높다. 단거리 달리기선수, 역도 선수, 멀리뛰기 선수, 높이뛰기 선수는 제2형 섬유의 비율이 높다.
- 제 2-a형 섬유 (중간섬유)
  근육이 활성화될수록 제2-b형섬유로부터 중간섬유가 형성된다. 이 유형은 호기성 산화 에너지대사를 선호하며 중간 정도의 피로 저항력을 가지고 있다. 집중적인 인터벌 운동은 제 1형 섬유의 수를 증가시키고, 제 2-b형 섬유의 수는 감소시킨다 (Müller Wohlfahrt 2010).

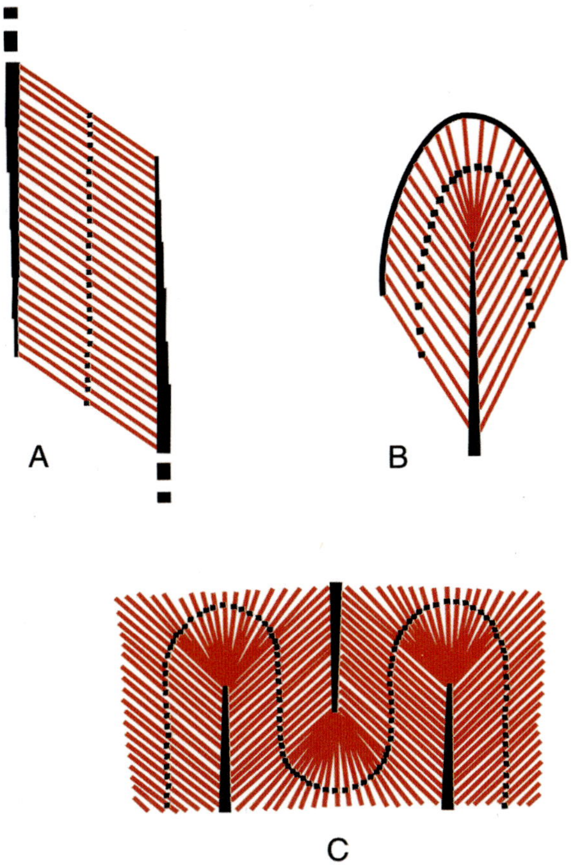


**그림 3.6** 종말판의 위치 [G100]

## 3.5 근육의 신경지배 Innervation der Muskulatur

각 근육은 신경을 통해 움직임, 감각, 혈관운동을 지배받는다. 말초 신경에는 운동신경 섬유보다 훨씬 많은 감각신경 섬유가 존재하며, 하나의 운동신경 안에서 감각신경 섬유와 운동신경 섬유의 비율은 2:1이다. 운동종말판(Motor endplate)은 (▶그림 3.6) 신경근(neuromuscular)의 전달장소이며, 일반적으로 근섬유의 중앙에 위치한다. 근육힘줄계의 광범위한 구조는 운동 종말판이 중심에 위치하는 것뿐만 아니라, 수시로 근육의 넓은 부분을 넘어서 배치되게 한다.

근육 내 위치한 근육방추(Muscle spindle)는 소근육 운동기능(Fine motor skill)과 자세유지에 관여하고, 끝부분만 수축하는 근육 섬유들로 이루어져 있다. 수축되지 않는 중심부분에는 신장 수용기가 위치한다. 이 수용기는 감각신경과 자율신경의 지배를 받고 긴장 상태와 통증 상태의 정보를 전달한다.

자유 신경 종말(free nerve ending)은 인체에서 가장 많은 수용기며 (Mense 2007), 대부분은 통각 수용기(Nociceptor)이다. 기능에 따라 기계수용기(Mechanoreceptor), 통각수용기, 온도수용기와 화학수용기로 나눠진다. 많은 기계수용기(Mechanoceptor)가 내수용기(interoceptor) 와 고유수용기(proprioceptor)로 작용한다. 내수용기는 가벼움, 무거움 또는 좁음 같은 신체감각을 전달하는 반면, 고유감각기는 자신의 자세와 팔다리(사지)의 움직임과 관련된 자기 인식 및 몸 전체 자세를 전달한다 (Gautschi 2010).

파치니 소체(Pacini's corpuscles)는 급격한 압력 변화와 움직임의 변화에 의해 자극되고, 루피니 수용기(Ruffini corpuscles)는 느린 활강(미끄러지는) 움직임에 자극되며, 자율신경계와 관련이 있다. 느린 신장자극은 교감 신경 활성화를 감소시킨다 (Schleip 2003). 골지 힘줄 기관은 주로 근육 - 힘줄 경계에 위치하고 근육 긴장과 근육 신장에 의해 활성화된다.

## 3.6 통각수용기 Nozizeption

근육과 결합 조직의 통각수용체는 강력한 기계적 자극(외상, 과부하)과 내부의 통증을 유발하는 물질, 예를 들어, 브라디키닌(BK), 프로스타글란딘(PG) 그리고 세로토닌(5-HT)에 의해 활성화된다(▶그림 3.7). 통각신경 말단은 자신의 세포막 안에 내부의 자극물질(내인성 각성제)를 위한 다양한 결합 부위를 다량 가지고 있고 이 결합 부위에는 ATP에 대한 수용체 분자들 또한 포함된다. APT는 근육 내에서 높은 농도로 존재하고, 이로 인해 근육 손상 시 통증을 위한 물질들은 중요한 역할을 한다. 근육의 통각 수용체는 신경펩티드, 예를 들어, 서브스탠스P(Substance P), 칼시토닌 유전자 관련 펩티드(Cacitonin generelated peptid:CGRP), 소마토스타틴(성장호르몬억제인자, Somatostatin, SOM)를 수용한다. CGRP는 혈관을 확장하는 작용을 하며, 서브스탠스P는 혈관의 투과성(침투성)을 증가시킨다. 이 두가지 물질의 결합된 작용을 통해 국소 부종이 발생되며 이 부분에 브라디키닌(Bradykinin)이 분비되고, 또다시 통각수용체의 민감도는 상승한다. 따라서 국소 부종과 통각 수용체의 민감도 증가가 유지되는 부분적인 악순환을 발전시킨다. 통각 신경 종말에서 모든 통증의 형태와 관련된 현상은 축삭(axon)반사다. 활동전위(Action Potential)는 수용신경 종말에서 중추신경계로 흐르고, 동시에 모든 신경의 잔가지에도 흐르며 그곳에서 신경펩티드(Neuropeptid)가 분비된다 (Mense 2003).

다음과 같은 요소들과 물질들은 통각을 민감하게 할 수 있다: 산성의 pH, 아데노신3인산(Adenosintriphosphate), 신경펩티드 서브스탠스 P 와 CGRP, 내부의 염증전달물질인 브라드키닌(Bradykinin), 세로토닌(Serotonin) 그리고 프로스타글란딘 E2, 신경성장인자(Nerve growth factor; NGF), 인터류킨 6(Interleukin 6), 수용체막의 변화와 자율신경섬유에서 분비된 노르아드레날린(Noradrenalin) (Gautschi 2010). 통각은 유해한 신호의 전체 수용, 전달, 중추신경의 과정이다.



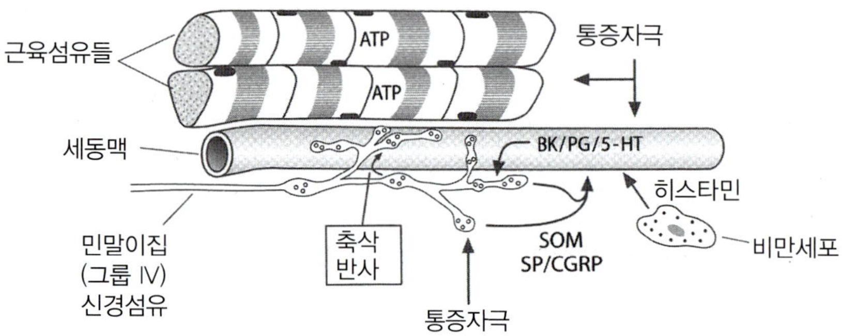


**그림 3.7** 물리적인 통증자극이 발생하는 동안의 주변 통각수용체의 작용들 [G181]

CHAPTER

# 4 병인학
Ätiologie

## 4.1 유발 인자 Auslösende Faktoren

근막 통증유발점(MTrP, Myofazialer Triggerpunkt)은 급성 및 만성 과부하, 급성 과다 신전 또는 근육의 직접적인 외상에 의해 유발된다. 간접적으로는 기존의 통증유발점들로 인해 새로운 통증유발점들이 생길 수 있다. 또한, 유발 요인 및 근막 통증유발점 유지요인은 대개 통증유발점들의 치료를 어렵게 한다.

### 4.1.1 직접적 유발인자

만성 과부하는 단조로운 작업과정이나 악기연주 같이 소수의 근육근이 수시간동안 활성화 될 때 발생한다. 오랫동안 지속된 근육의 물리적 과부하는 척추 측만증 또는 다리의 길이 차이로 인한 근육의 편측 부하로 인해 발생한다. 척추 측만증 자체는 통증이 없으나 등허리의 폄근이 과도하게 신전되면서 볼록면에 대립하여 신장성 수축을 하게 되므로, 이 근육은 가슴(Thorax)의 볼록한(Convex) 부위에 통증을 유발할 수 있다.

만성 과부하는 주로 근막 통증유발점을 점진적으로 유발하고, 특히 오랜 시간동안 같은 자세에서의 반복적인 움직임이나 멈춤은 매번 동일한 운동 단위(Motor unit)를 움직이므로 해당 근육에 과부하를 준다.

**신데렐라 가설**

반복적 운동 시 한 근육의 지속적 활성은 교대 원리(Rotation principle)에 의해 근활성의 분산이 보장된다. Seidel 과 Bräuer(1988)는 관여하는 근섬유들의 숫자가 적어서 중추신경계로의 피로 신호가 교대를 유발하기엔 너무 약하기 때문에, 특정 조건에서 교대 이상이 발생할 수 있다고 추측했다.

Hägg(1991)은 이 개념을 받아들이고 자신의 신데렐라 가설(Cinderella-Hypothesis)을 설정했다. 준 최대운동(Submaximal)에서 근력은 사용가능한 운동 단위 중 한 부분만을 사용한다. 이 섬유는 지속적으로 활성화되어 신진대사가 과하게 일어나는 반면, 주변의 섬유들은 비활성된 상태로 남아있고 이와 관련되지 않기 때문에, 주로 제 1형 섬유들로 이루어진 이 운동 단위를 신데렐라 섬유라고 부른다. 이는 국소 근육통과 경련을 유발하므로, 컴퓨터 작업과 간단한 작업 또한 신데렐라 섬유들을 만성 과활성화시키고 쉽게 손상시킬 수 있다 (Irnich, 2009).

근막 통증증후군은 무거운 중량을 들어올릴 때, 넘어질 때, 넘어지지 않으려 할 때와 같이 갑자기 과부하가 걸리는 근육들에서 주로 발생한다.

급성 과신장(Akute Überdehnung)은 주로 운동할 때, 특히 기계 체조, 발레, 장애물 달리기와 같이 큰 움직임이 필요한 운동 종목에서 발생한다. 넘어짐과 추돌사고 또한 근육의 과다신장을 흔하게 유발한다.

격투기 종목에서의 격렬한 부딪힘 또는 타격과 같은 근육의 직접적 외상은 근막 통증유발점을 발생시킬 수 있다.

임계 하중한계의 초과는 근세포질그물(Sarkoplasmic reticulum)의 손상과 수축성을 증가시키는 칼슘이온들의 분비를 유발한다. 기능 장애가 있는 신경말단은 이 상태를 계속 유지하고, 지속적인 수축은 혈관압박을 초래한다. 혈관신경 자극성 물질들의 분비는 통각 수용기들을 민감하게 하여, 결과적으로 일차적 근막 통증유발점이 발생한다.

### 4.1.2 간접적 유발 인자

일차적 근막 통증유발점은 연관통증(Referred pain)을 유발한다. 연관통증 영역에서는 새로운 근막 통증유발점 즉, 위성 통증유발점(Satellite trigger point)들이 형성될 수 있다. 위성 통증유발점들 내에서는 통각 수용기들이 자극되므로, 필히 치료되어야 한다.

일차적 통증 유발점들은 협력적 또는 길항적으로 동작하는 근육들 내에 이차적 통증유발점들을 생성할 수 있다. 시간이 지남에 따라 근막 통증증후군은 퍼지고 통증유발점들의 완전한 띠를 형성할 수 있다.

엉치엉덩관절 제한(SI-Joint Blockade) 또는 척추 제한(Spinal Blockade)과 같은 기능 장애 또한 근막 통증유발점을 형성할 수 있다. 이러한 근막 통증유발점들은 관절 가동술(Joint Mobilization) 기법 실시 후에도 거의 사라지지 않는다. 새로운 운동 제한(Blockade)의 형성을 저지하기 위해서는, 운동 제한을 해소하는 관절 가동술과 더불어 근막 통증유발점 치료를 실시해야만 한다.

관절염, 윤활주머니 염증과 관절증(Arthrosis)은 대개 관절 가동 범위를 제한한다. 신체는 고통이 따르는 움직임들을 피하고, 이 움직임에 사용되는 각 근육들을 보호하며 다른 근육들에 부담을 주게 되고, 이로 인해 새로운 통증 유발점이 생긴다.

신경 압박을 동반한 추간판 탈출(Disc Hernia)은 압박된 신경의 목표 조직에서 통증유발점들을 형성할 수 있다.

근육뼈대계통 내 특히 배안(Abdominal Cavity)에 부챗살 통증을 유발하며, 해당 위치에서 위성 통증유발점을 형성하는 이상 기관들에 의해 근막 통증유발점 형성 위험도가 높아진다.

## 4.2 유지와 촉진 인자들

Aufrechterhaltung und begünst Faktoren

### 4.2.1 물리적 부하

이미 형성된 근막 통증유발점이 유지되는 원인에는 여러 가지가 있다. 예를 들어, 척추 후만증(뒤굽음증, Kyphosis)으로 완전히 펴지지 않은 직립 자세에서 대흉근의 이는곳과 닿는곳이 가까워지고, 신장성 수축을 통해 반대로 작용하는 가시 아래근(M. Infra spinatus)은 과도하게 늘어난다. 근육의 균형이 다시 회복되어야만 이러한 상태가 유지되는 것을 멈출 수 있다. 또한 운동 부족, 근무력, 부적절한 움직임으로 인해 새로운 통증유발점이 형성될 수 있다.

인체 공학적으로 부적합한 가구 및 작업 장비 역시 통증유발점의 유지 요인이 된다.

### 4.2.2 심리적 요인

불안 및 만성 스트레스와 같은 심리적인 요인들은 근막 통증유발점들이 유지시키는 원인이 된다. McNulty(1994)는 건강한 근육 조직이 스트레스를 받을 때와 안정 시 근막 통증유발점을 갖고 있는 근육과 같은 방식으로 동작하는지 의문을 가졌다. 그는 등세모근 내림부분(M. Trapezius – Pars Descendens)에 잠복성(즉각적인 통증이 없는) 근막 통증유발점을 갖는 14명의 피실험자를 검사했다. 하나의 전극은 통증유발점에, 다른 하나는 1cm떨어진 건강한 근육조직에 위치시키고, 먼저 실험자에게 0에서 120까지 숫자를 세도록 하였다.

근전도검사(EMG) 기록에서는 이 간단한 과제 수행 시 양쪽 영역에 거의 변화가 없었다. 짧은 휴식 이후에 피실험자들에게 되도록이면 빠르게 902에서부터 7씩 빼는 뺄셈과제를 요구하였다. 추가적으로 실험대상자들에게 이 과제를 신속하

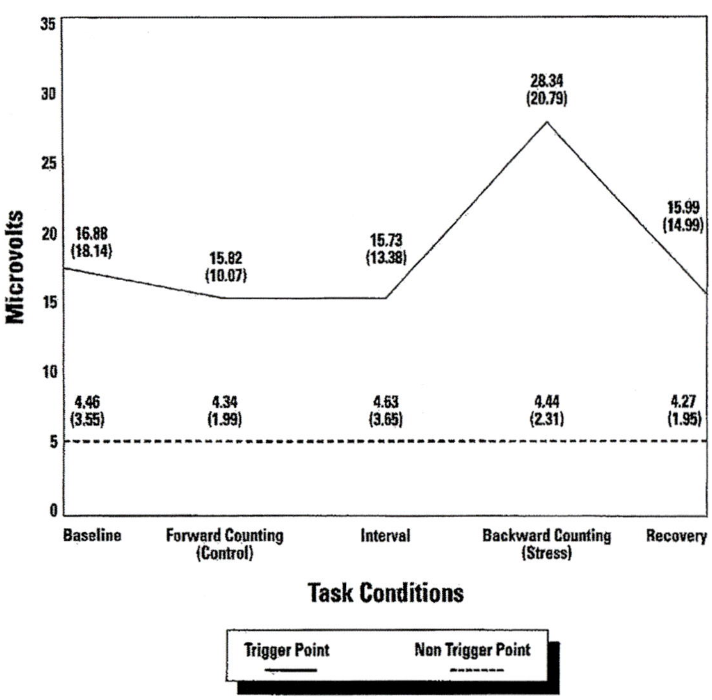


그림 4.1
스트레스에 반응하는 근막 통증유발점
[F600]

고 실수 없이 계산하도록 요구하여 스트레스를 주었다. 이 실험의 결과는 놀라웠다: 뺄셈 과제를 하는 스트레스 상태에서 건강한 근육조직에서는 활성도 변화가 전혀 없다시피 하였지만, 근막 통증유발점의 근활성도(EMG-Activity)는 현저하게 증가되었다. 명백히 근육 전체가 스트레스에 반응하지 않고, 오로지 근막 통증유발점을 가진 근육섬유만 반응한다. (▶그림 4.1)

Bank 외 몇 명은 1988년 유사한 결과를 도출했다. 만성 통증을 가진 환자 21명의 등세모근 내림부분(M.trapezieus descendens)에 위치한 근막 통증유발점을 전극센서를 이용하여 EMG활성도를 아우토겐 트레이닝(Autogenic training) 도중과 이후, 그리고 그 후에 정신적 스트레스를 주는 수학문제 과제를 수행시킨 후 측정하였다. 그 결과 이완 단계에서는 뚜렷한 근막 통증유발점 내 EMG활성도의 뚜렷한 감소가, 스트레스가 많은 수학문제 과제에서는 활성도의 증가가 나타났다. Bank는 아우토겐 트레이닝이 자율신경계(autonomic nervous system)를 통해 근육 방추(muscle spindle)에 영향을 줄 수 있다고 결론지었다.

일부 환자들은 자신들의 고통은 신체적인 원인, 예를 들어, 퇴행성 관절질환, 압박된 신경 또는 류마티스 성 질환에 영향을 받지 않는다고 굳게 믿는다. 이러한 잘못된 정보로 인해 그들은 대부분 통증을 유발하는 모든 움직임이나 활동이 자신의 상태를 계속 악화시킬 수 있다는 끊임없는 두려움 속에서 살아간다. 처음이자 가장 중요한 단계는 이 환자들에게 그들의 통증이 전적으로 또는 적어도 부분적으로 근육에 원인이 있으며 따라서 치료할 수 있다는 것을 설득시키는 것이다. 환자들은 근막 통증유발점들을 제거하고 고통을 없애기 위해서 어떤 활동을 피하고 스스로 무엇을 할 수 있는지 알아야 한다(Travell Simons 2002).

우울증과 만성 통증은 서로 밀접한 관련이 있다(Sternbach, 1974). 특히 자신의 상태가 악화될 것을 두려워하면서 통증의 원인에 대해 아무것도 할 수 없으므로 통증을 갖고 살 수 밖에 없다고 확신하는 환자들에게 해당된다. 통증이 길고 심할수록 우울증이 더 두드러진다(Fordyce 1976). 우울증을 간과해서는 안 된다. 우울증을 방치하거나 충분히 치료하지 않으면 근막 통증증후군의 회복을 방해한다.

두려움은 대개 근육 긴장(Muscle tension)의 증가와 관련이 있다. 이러한 경우에는 근육이 지속적으로 과부하되어 통증유발점의 잔류를 돕는다. 불안에 시달리는 환자들은 불필요하게 긴장된 근육들을 풀어주는 것을 배워야 한다. 지속적 회복을 위해서는 불안과 긴장의 가장 중요한 원인에 대한 규명이 필요할 수 있다(Travell and Simons 2002).

### 4.2.3 영양 결핍증

영양 결핍증은 근막 통증유발점의 존속에 대한 원인이 될 수 있고 일반적으로 기계적 부하요인들과 함께 작용한다. 정상보다 낮은 비타민 B1, B6, B12 및 엽산 수치는 대개 해당 근육들에 대한 특정 치료가 일시적인 개선만을 가져오게 한다. 철분 결핍과 빈혈 또한 같은 증상을 보인다. 칼륨, 칼슘, 철분 및 다양한 미량 원소(trace elements)들의 적절한 공급은 근육기능에 필수적이다 (Travell and Simons 2002).

### 4.2.4 갑상선 기능 저하증

경험적으로 갑상선 기능 저하증을 가진 여성 환자들은 근막 통증유발점에 취약하다. 근육통증, 경직, 무력증, 경련 및 몸살은 주로 갑상선 기능 저하증(Hypothyroidism)의 징후이다 (Travell & Simons 2002).

### 4.2.5 보조인자

추위, 습기 또는 찬바람과 같은 날씨 관련 영향에 사람들이 노출 되면, 열 생산을 위해 근육 긴장(Muscle tone)이 증가한다. 추위 자극은 과부하에 대한 보조 인자로서 작용할 수 있으며, 이로 인해 근막 통증유발점 형성의 원인이 된다. 원인인자가 대개 활성화 메커니즘으로서 작용하므로, 잠복성 근막 통증유발점이 활동성으로 변한다 (Gautschi 2010).

CHAPTER

# 5 병리생리학

Pathophysiologie

## 5.1 근막 통증유발점 형성의 종말판 가설

근막 통증유발점의 형성 메커니즘은 아직 상세하게 알려지지 않았다. Simon은 1996년 제대로 기능하지 않는 종말판에 대한 가설을 수립했다.(Simons 1996, Mense et al., 2001)(▶그림 5.1). 이는 다음의 가정에 기초한다.

- 근막 통증유발점 형성의 발병 원인은 과부하, 과도긴장 또는 직접적인 외상으로 인한 근육 조직의 병변(장애)이다.
- 근육 손상은 신경근육 종말판의 기능 장애를 야기하며, 이는 신경 근육 종말판의 시냅스 틈으로 아세틸콜린(Ach)의 계속된 분비를 야기한다.
- 과도하게 분비된 아세틸콜린은 시냅스이후에 영구적 탈분극(Permanent depolarization)과 유사하게 작용하는 고주파의 미세 종말판 전위(Miniature endplate potential)들을 야기한다. 이 종말판 전위(Endplate potential)는 즉각적인 전기적 활성(Spontaneous electrical activity)로서 관찰된다.
- 이 탈분극은 근육 세포의 세포 간 칼슘 저장소들(근육세포질 그물; Sarcoplasmic reticulum)에서 Ca2+를 계속 분비하여, 종말판 아래의 액틴(가는근육미세잔섬유) 및 미오신 필라멘트(굵은근육미세잔섬유)들을 지속적으로 수축시킨다.
- 탈분극은 역치이하에서 발생하므로, 활동 전위가 발생하지 않고, 이에 따라 수축(수축 결절의)이 종말판 아래의 영역으로 제한된다. 따라서 해당 근육의 표면 근전도에서는 통증유발점이 감지될 수 없다. 수축 결절(또는 이러한 결절의 집단)은 근육에서 두꺼운 지점으로서 촉진될 수 있다(▶그림 5.2).
- 근섬유들의 나머지 부분들은 반사적으로 늘어난다. 늘어나고 수축된 근섬유 구성요소들의 집합은 근경화띠(Hartspannstrang, Taut muscle band)를 형성한다.
- 수축 결절은 주위의 모세 혈관을 압박하여 국소적

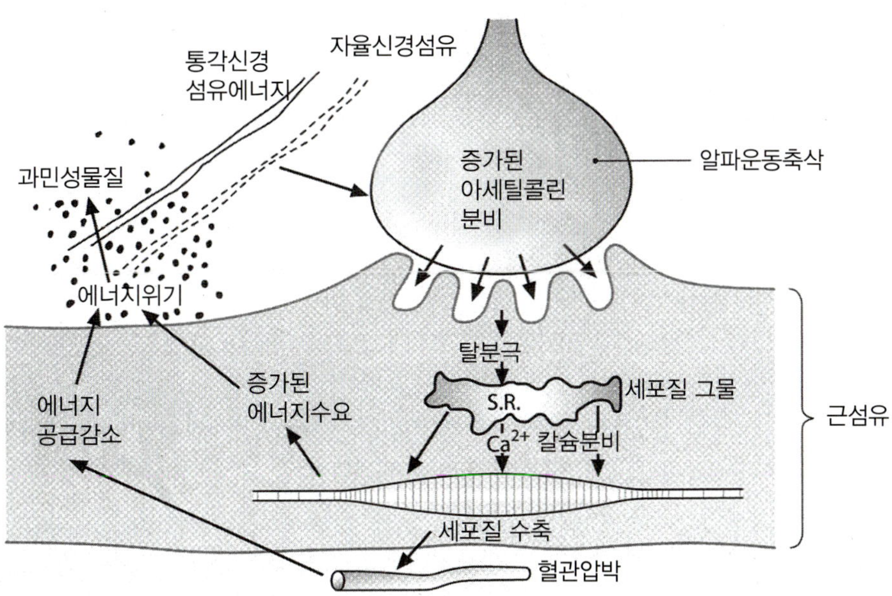


**그림 5.1** 근막 통증유발점 형성의 종말판 가설, 소위 통합 가설의 묘사 [G181]

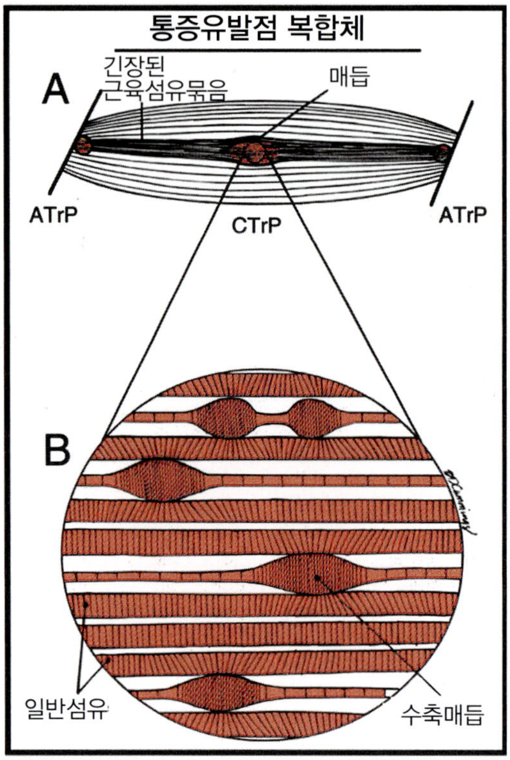


**그림 5.2** 근막 통증유발점 영역의 세로단면(종단면) 도식화
A: 중앙 트리거 포인트(CTrP), 삽입 트리거 포인트(ATrP)
B: 수축 및 과도하게 늘어난 부분의 분포 [G100]

허혈(local ischemia)을 발생시킨다.

- 액틴과 미오신 필라멘트의 지속적 활성화는 에너지를 소비한다. 허혈(Ischemia)이 동반된 에너지 소비 증가는 국소적 저산소증을 야기한다. 따라서 통증유발점 영역에서 전개되는 상황은 에너지 소비 증가와 결부된 에너지 부족이 두드러진다. 이 두 가지 요인들은 함께 국소적 에너지 위기를 형성한다. 실제로 통증유발점 영역에서의 산소 분압은 너무 낮아서, 액틴과 미오신 필라멘트 사이의 결합을 분해하기 위한 충분한 에너지가 없을 가능성이 매우 높다. 근막 통증유발점에서의 이러한 상황을 국소적 사후 경직(rigor mortis)과 비교할 수 있다.
- 이 국소적 허혈은 브라디키닌(Bradykinin)과 다른 물질들의 분비를 유발하고, 이는 통각 수용기(Nociceptor)를 민감하게 하여 근막 통증유발점의 압통을 초래한다. 혈관신경 활성화 물질(예, 브라디키닌, 세로토닌과 히스타민은 투과성 증가를 일으켜, 조직 부종을 악화시킨다.
- 이 허혈은 종말판을 계속해서 손상시키고, 다른 요인들과 함께 기능 장애를 지속시킨다.

## 5.2 에너지 위기 가설

Die Energiekrisenhypothese, energy crisis hypothesis

일련의 과정이 근육과 신경의 경계에 위치한 손상된 막(Membrane)에서 발생하든지(경로 A: 종말판(endplate) 가설) 근육 세포 자체의 근형질세망(원형질세망 sarcoplasmic reticulum)의 손상이 원인이 되어 발생하는지(경로 B)에 상관없이 결과는 항상 동일하다: ① 근경화띠의 형성, ② 통각 수용기의 활성화 및 아래에서 상세히 서술된 이와 연관된 근육의 에너지 위기 (▶그림. 5.3).

1. 근막 통증증후군의 원인은 항상 해당되는 근육의 급성 또는 만성 과부하, 과다 신장 또는 직접적인 외상이다.
2. 과다 신장과 과부하는 근육원섬유(Myofibril)의 파괴를 초래하거나 경로 “A”나 “B”, 또는 두 경로 모두를 통한 근막 통증증후군을 일으킨다.
3. 근육 부위의 외상(Traumatization)은 하나 또는 여러 개의 종말판에서 기능 장애를 초래한다(경로 A).
   이 기능 장애는 알파 운동 뉴런(Alpha motoneuron)이 활동 전위를 발생하지 않는 동안 지속적으로 적은 양의 아세틸콜린(Ach)이 시냅스 틈새로 분비되는 것이다.
4. 아세틸콜린의 분비는 근육 섬유의 시냅스이후막(연접이후막, postsynaptic membrane)에서 영구적 탈분극(Permanent depolarization)을 일으킨다. 이 전위는 종말판의 즉각적인 전기적 활동으로서 관찰될 수 있다.
5. 근육 섬유의 국소적인 손상은 원형질세망(Sarcoplasmic reticulum)의 손상과 관련이 있다(경로 B).
6. 활동 전위(Aktions potential)는 근섬유의 막 위에서 전방향으로 이동하고 가로세관(T-Tubule)들을 거쳐 근섬유의 원형질세망에 도달한다. 여기에서 섬유 내 칼슘(Ca2+)의 지속적인 분비가 일어난다. 원형질세망의 구멍은 같은 결과를 갖는다.
7. 손상된 종말판 또는 손상된 칼슘(Ca2+) 이온 저장소 부근의 액틴과 미오신 분자들은 에너지 운반체인 아데노신삼인산(Adenosine triphosphate, ATP)을 소비하며 지속적 수축 상태로 빠진다.
8. 기능 장애가 있는 종말판 부근에서 수축 결절은 더 많은 수의 수축된 근육원섬유마디(근섬유분절, Sarcomere)들로부터 발생한다. 이러한 수축 결절의 그룹은 촉진 가능한 통증유발점을 형성한다.
9. 해당되는 근육 섬유들의 나머지는 과도하게 늘어나고 촉진 가능한 근경화띠를 형성한다.

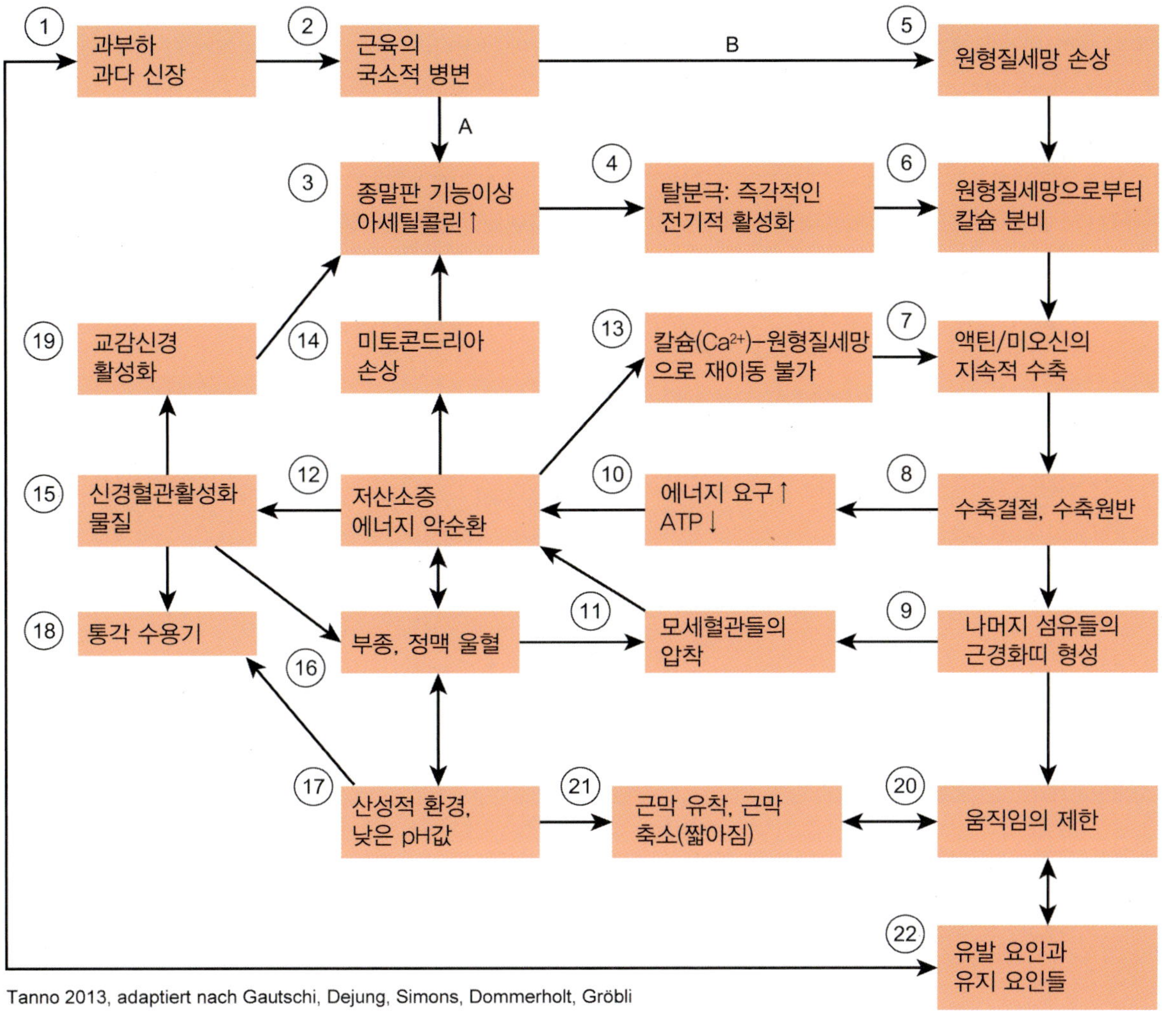


Tanno 2013, adaptiert nach Gautschi, Dejung, Simons, Dommerholt, Gröbli

**그림 5.3** 근막의 통증 및 기능 이상에 대한 병리 생리학: 자세한 설명은 본문에 있다.

10. 7번과 8번의 결과, 해당되는 근육부위 부근의 에너지 운반체(ATP) 비축분이 고갈된다.
11. 9번에서 서술한, 영향을 받은 근섬유의 과다 신장은 모세혈관의 괄약(Strangle)을 초래하고, 이로 인해 관련된 근육 영역에 허혈을 발생시킨다.
12. 이 허혈은 저산소증(Hypoxia)을 발생시킨다. 통증유발점의 산소 분압은 0에 가깝게 감소하고, 이는 새로운 에너지 운반체들의 준비를 막는다. 그 결과 증가된 ATP 수요(7번과 10번)와 함께 에너지 위기가 발생한다.
13. 특히 트로포닌(Troponin)으로 부터 칼슘(Ca2+) 이온을 분해시키고 다시 원형질세포망으로 이동시키기 위해서는 ATP가 부족하므로, 미오신 머리들은 더 이상 액틴 사슬에서 떨어지지 않는다. 따라서 해당 근원섬유마디(경직 복합체, Rigor complex)들의 수축은 영구적인 상태가 되고 악순환이 발생한다.
14. 저산소증(Hypoxia)은 미토콘드리아를 손상시키고 종말판의 기능 장애를 악화시킨다.
15. 저산소증과 에너지 위기는 혈관신경활성화 물질들(브라디키닌, 세로토닌, 히스타민 등)의 분비로 이어진다.
16. 이 혈관 활성화 물질들은 혈관 투과성을 증가시키고 이로 인해 국소적 부종을 유발한다. 이는 정맥 울혈(정맥 정체, Venous stasis)과 세동맥(Arterioles) 부근에 유입 정체(Einflussstauung)를 유발하고, 이는 통증유발점의 허혈을 악화시킨다.
17. pH값이 감소하고, 생화학적 환경이 산성화 된다(Shah 2005). 통증유발점의 낮은 pH값은 통증유발점의 에너지 위기에 대한 표현일 수 있다(Dejung 2009). 낮은 pH값은 근막의 수축 경향을 증가시킨다

(Pipelzadeh 1998).

18. 혈관 신경 활성화 물질들은 근육의 통각 수용기들을 민감하게 한다.
19. 혈관 신경 활성화 물질들은 또한 자율 신경계(Autonomic nervous system)의 들신경섬유들(구심신경섬유, Afferent nerve fiber)을 활성화 시킨다. 특히, 교감 신경의 활동이 강화된다. 교감 신경의 활성화는 오작동하는 종말판의 아세틸콜린(Acetylcolin) 분비를 증가시킨다 (Hubbard 1996).
20. 근경화띠는 근육의 완전 신장을 저지하고, 움직임은 제한된다.
21. 손상 후 회복 단계에서 콜라겐 섬유들은 조직에 병합된다. 약 2주 후에 새로 형성된 결합 조직은 근육모세포들(Myoblast)의 작용 하에 수축하며(Van Wingerden 1995), 이는 근막 유착을 유발할 수 있다.
22. 근막 유착, 움직임 제한, 잘못된 자세 또는 다른 뒷받침 요소들(예: 운동 부족)에 기인한 유발 요인들은 또 다른 악순환을 낳는다.

CHAPTER

# 6 증상과 징후
Symptome und Merkmale

근육 통증은 피부 통증과 확연히 다르다. 근육 통증은 둔한 특징을 가지며, 정확한 위치를 찾기 어렵고, 종종 자율 신경의 증상들과 관련이 있다. 이는 주로 근육, 관절, 근막과 힘줄로 전달된다(Mense 2003).

이어지는 단락은 근막 통증유발점들의 증상들과 신체적 소견에 대한 내용이다. 환자가 이러한 증상들을 호소하거나 이 증상들이 검사 중에 확인되면, 근막 통증유발점들이 문제의 원인이거나 문제와 관련되어 있다는 것이다.

## 6.1 활동성 및 잠복성 통증유발점, 근막통증유발점, 위성(Satellite) 통증유발점

활동성 통증유발점(Active trigger point)은 근막 통증 유발점에 압력을 가했을 때 환자가 재인지하는 명확한 증상을 야기한다. 잠복성 통증유발점(Latent trigger point)은 근막 통증 유발점의 나머지 전형적인 영향을 야기할 수 있지만, 당장의 통증은 동반하지 않는다.

활동성 근막 통증유발점을 유발하는 요소들은 정도는 덜하지만 잠복성 근막 통증유발점 또한 유발한다. 활동성 근막 통증유발점은 연관 통증(referred pain)부위에서 위성(satellite) 통증 유발점을 형성할 수 있다. 근막 통증유발점은 통증과 기능 장애와 관련하여 활동적일 수 있다. 또한 근막 통증 유발점이 통증에 대해선 잠복적일 수 있지만, 기능 장애와 관련해서는 활동적일 가능성이 있다.

## 6.2 환자가 호소하는 증상
Von Patienten geschilderte Symptome

환자는 대부분 통증들 때문에 전문적인 도움을 찾는다. 이러한 통증들의 활성화는 대개 근육 과부하와 직접적인 연관이 있다. 이 통증들은 대개 서서히 발생하며, 반복적이고 유사한 부하를 통해 심해진다. 근육 통증들은 다소 둔한 특징을 가지지만, 환자들은 이를 당기는 느낌, 꿰뚫리는 느낌 또는 찌르는 느낌으로 설명한다. 통증들은 어느 부위라고 특정하기 어렵고, 감각 장애들(예: 방사 통증 radiating pain)과 증감하는 민감도(국소 부위 또는 영향 부위)와 관련돼 있다. 또한, 환자들은 인접한 신체 부위들의 경련이나 관련된 근육들의 무력증을 호소한다.

균형감각장애들(전정 장애, vestibular disorders), 어지럼증, 이명(tinnitus) 및 소름(goose bumps)이 드물지 않게 언급된다. 가동성의 손실과 경직 또한 자주 언급된다. 환자들은 통증을 유발하는 운동 및 움직임이 고통에 시달리는 구조들을 손상시키고 자신의 상태를 더 악화시킬 수 있을지도 모른다는 두려움에 고통스런 부하(Belastung)를 피한다. 수면을 방해하고 다음 날 통각을 더욱 과민하게 만드는 통증들을 토로하는 환자들이 드물지 않다.

## 6.3 근막 통증유발점의 징후들
Merkmale myofaszialer Triggerpunkte

### 6.3.1 국소적 압통들

국소적 근육통들은 근육의 통각수용기(nociceptor)들의 흥분으로 인해 발생하고 병변 부위에서 발견된다. 대부분 근막 통증들은 과부하, 과다 신장 및 직접적인 외상으로 인해 발생한다. 이로 인한 브라디키닌(Bradykinin), 프로스타글란딘(Prostaglandin), 시브스탠스 P(물질 P, Substance P, SP) 및 칼시토닌 유전자 관련 펩티드(calcitonin generelated peptide, CGRP)와 같은 내인성 (endogenous) 물질들의 분비는 근육의 통각수용기들을 민감하게 한다. 주변 민감성(periphery sensitization)은 국소적 압통의 원인일 확률이 높다.

### 6.3.2 전이된 통증 – 연관 통증(referred pain)

근막 통증유발점(mTrP)에서 기인하는 통증은 국소적으로

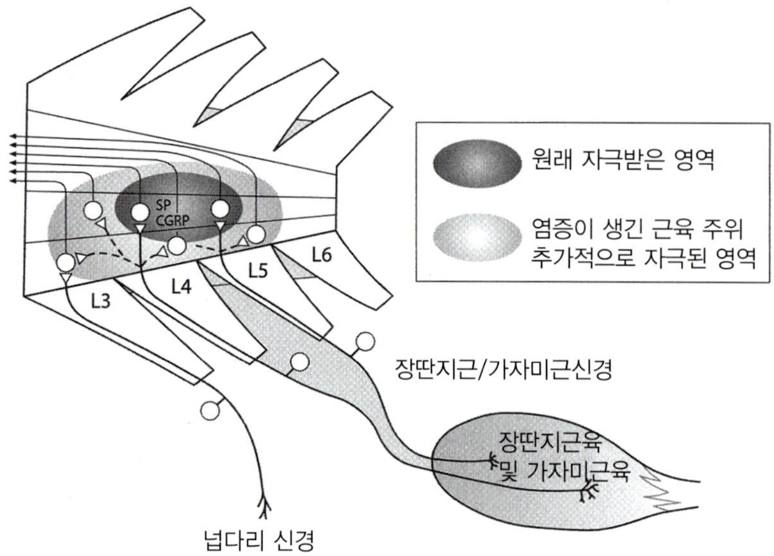


**그림 6.1** 쥐에게 급성 근육염(Myositis)을 유발시킨 후, 장딴지-가자미 근육(gastrocnemius-soleus muscle:GS) 신경의 척수 쪽 영향 부위 확산
**짙은색:** 손상되지 않은 근육을 가진 동물에서 GS신경의 영향권.
**옅은색:** 염증이 있는 근육을 가진 동물에서 GS신경 영향권의 확산 [G181]

나타나거나, 인접 또는 멀리 떨어진 신체 부위들로 전달될 수 있다(▶그림 6.1). 전이 통증은 아마 근막 통증유발점 부위의 근육 통각수용기들로부터의 자극 유입으로 인해 유발되는 척수(spinal cord) 내 시냅스(synaps)들의 신호전달에 기인할 것이다(Mense 1999). 근육 통각수용기에서 척수로의 더 오랜 자극 유입은 척수의 뒤뿔(posterior horn of spinal cord) 내 강한 연결(Verschaltung)을 유도한다. 전이된 통증이 느껴지는 신체 부위들에서 조직은 병리학적 변형이 일어나지 않았으며, 통각수용기들은 흥분하지 않는다. 근육 통증의 전이는 사실상 환자들이 통증의 발원 위치를 잘못 인식한 것이다. 이것을 중추 신경 현상(central nervous phenomenon)이라 한다(Mense 1999, Travell & Simon 2002). 방사통증은 다양한 양상들을 보이는데, 이는 Travell & Simons의 유명한 저서 "근막 통증과 기능 장애" 에서 처음으로 자세히 서술되었다.

전이된 통증의 강도와 범위는 근육의 크기와는 상관없고, 통증유발점이 얼마나 자극에 민감한지와 관련이 있다. 국소적 통증들은 등근육에서 주로 관찰된다. 통증들이 신체 중앙으로 방사되는 일은 더 드물게 일어난다. 통증 유발점이 더 활성화 될수록, 안정 시 지속적인 통증이 심해진다(Mense 2003).

이 확산은 특히 L3부분에서 강하게 나타났으며, 해당 부분의 신경 세포는 일반적으로 GS신경의 자극 활성을 통해 흥분되지 않는다. 이 확산은 일반적으로는 무반응인 시냅스들(점선으로 표기)이 SP및 CGRP의 영향을 받을 때, 보다 효과적이라는 사실로 설명될 수 있다. 따라서, 통증 연관부위는 하나 이상의 부분(segment)으로 퍼져 나갈 수 있다.

### 6.3.3 근경화띠 (Hartspannstrang)

촉진 가능한 긴장된 섬유 다발은 수축 매듭에서 수축된 근육섬유마디의 증가된 장력과 늘어난 다른 근육섬유마디의 증가된 장력으로 인해 발생한다. 다수의 다발들에서 충분히 많은 수의 근육 섬유가 영향을 받으면 근육 내 전체 섬유 다발은 촉진이 가능하다.

촉진 가능한 근육에서 근막 통증유발점은 긴장된 섬유 다발의 일부로서 언제나 손으로 만질 수 있다. 긴장된 섬유 다발은 근막 통증유발점의 기본 판정 기준이다.(Travell & Simons 2002).

### 6.3.4 촉진 가능한 매듭

수축 매듭 내 근육섬유마디(sarcomere)는 같은 근육 섬유에서 수축 매듭에 속하지 않고 멀리 떨어진 곳에 위치한 근육섬유마디와 대략 비슷한 크기이다. 이 작은 매듭은 주변의 근육 조직보다 더 큰 크기와 부피를 가지는 것처럼 느껴진다. 촉진 시의 이러한 단단함은 각 근육 내 수축 요소의 높은 밀집에 의해 설명된다. 근막 통증유발점의 압통은 통각수용기의 민감성에 기인한다(Travell & Simons 2002).

### 6.3.5 통증재인식

활동성 또는 잠복성 근막 통증유발점을 손가락으로 누르면 근육마다 특유의 통증 패턴이 생성된다. 환자가 근막 통증유발점을 손가락으로 압력을 가할 때 이에 대한 환자 자신의 특정한 통증을 재인지하면, 활동성 근막 통증유발점에 대한 진단이 확실하다 여겨진다. 상응하는 촉진 검사소견의 경우, 이는 가장 중요하고 유용한 진단 기준 중 하나이다(Gerwin et al. 1997, Simons 1996).

이 책의 B 부분에서는 Travell & Simons의 책에 나온 통증 패턴이 사용된다. 각 근육의 통증 분포는 빨간색 또는 빨간 점선으로 표시된다.

### 6.3.6 국소적 경련 반응 (local twitch response)

국소적 경련 반응은 촉진 가능한 섬유 다발의 빠르고 일시적인 번개 같은 수축들로서, 해당 섬유 다발 내 근막 통증유발점의 자극에 의해 유발된다. 근막 통증유발점에 압력을 가하는 검사 중 경련 반응이 일어나는 경우, 이는 항상 근막 통증유발점을 가리키는 뚜렷한 징후이다(Travell & Simons 2002).

### 6.3.7 고통스런 수축

통증유발점을 보유한 근육의 강력한 수축은 환자에게 고통스럽다.(Macdonald, 1980) 특히 이 현상은 수축된 근육이 다시 수축될 때 두드러진다.

### 6.3.8 근육 신장으로 인한 통증

근육의 통증유발점은 항상 근경화띠 내에 위치한다. 주변 근육과 비교할 때, 이는 항상 수축된 상태를 보인다. 제한된 탄력성은 전체 근육에 영향을 미친다. 이러한 수축은 상대적이며, 과운동성 환자들에게선 거의 진단되지 않는다(Dejung 2009).

### 6.3.9 운동 범위의 제한

Macdonald(1980)는 활성 통증유발점들을 포함하는 근육은 신장 시 고통으로 인해 제한되는 수동적 운동 범위를 보임을 입증했다. 해당 근육 섬유들은 이미 안정 시 상당히 늘어난 상태이기 때문에, 근육을 수동적으로 더 늘이려는 시도는 통증을 강화시킨다. 만성 단계에서는 결합 조직의 수축과 유착이 긴장된 근육들을 겹쳐 놓는다(Dejung2009). 통증유발점으로 인한 운동 제한이 모든 근육들에 동일한 영향을 미치지는 않는다. 환자들은 통증을 피하려는 행동을 함으로써 자신의 움직임을 제한한다. 또한, 운동제한은 근육, 관절, 결합 조직에서 나타나며, 그 위에 위치한 피부에서도 자주 나타난다.

### 6.3.10 일차적 위축이 없는 근무력증

근무력증은 활성 통증유발점이 있는 근육의 명백한 특징이다. 하지만 그것의 특징은 근육별로 그리고 사람에 따라 크게 다르다. 영향을 받는 근육들의 무력증 및 감소된 부하 수용력(Belastbarkeit)은 훈련량을 증가시켜야한다는 신호로 오해되기도 한다. 그러나 원인이 되는 통증유발점의 비활성화 없이 훈련을 하는 것은 단지 다른 근육들의 보상적 과부하로 이어질 뿐이다. 이 해당 근육들은 약한 상태로 남아있다(Travell & Simons 2002).

### 6.3.11 자율 신경계(autonomic nervous system)에 의한 장애

통증유발점 부위뿐만 아니라 방사 통증의 부위에서는 다수의 자율신경계 증상들(autonome Phänomene)이 규칙적으로 발생한다. 이것은 교감 신경계의 반사 반응이다. 주로 혈관 수축이 발생하며, 이는 창백한 피부 부위들로 알 수 있다. 마찬가지로 땀과다증 및 모발기립증(horripilation)과 같은 털운동 반사(pilomotor reflex) 또한 멀리 떨어진 신체 부위들에서 나타날 수 있다. 이 자율신경계 증상들은 그들의 특징에 따라 매우 뚜렷한 차이를 보인다.

통증유발점의 자율신경 기능장애들에는 현기증과 균형 장애 또한 포함한다. 이러한 장애들은 더부신경(accessory-nerve)에게 지배되는 근육들의 근막 통증유발점과 관련이 있으며, 특히 목빗근(흉쇄유돌근)에서 흔히 관찰된다.

### 6.3.12 근육 기능의 장애

통증유발점은 정상적인 근육 기능을 교란하거나 방해한다. 기능적 측면에서 통증유발점이 있는 근육은 다음과 같은 삼중의 문제를 지닌다: 증가된 반응성, 이완까지 걸리는 시간 증가, 피로도 증가.

이 증가된 반응성은 근육이 자율적으로 수축하는 즉시 이를 나타내는 근전도의 진폭이 높아짐으로 알 수 있다. 근육이 통증유발점을 보유할 경우, 80%의 경우에서 근전도의 진폭이 20% 증가함을 등세모근 윗부분(Trapezius descendes muscle)과 목빗근(sternocleidomastoid muscle)에서 입증하였다(Donaldson 1994).

Hagberg와 Kvarnström(1984)는 실례로 등세모근 윗부분에 통증 유발점을 가진 실험 대상자의 경우, 건강한 세모근을 가진 대상자를 대조군으로 비교하였을 때 더 빨리 피로해진 것을 발견하였다. 정상적인 근육 활동성을 갖고 반복 운동들

6

을 하는 동안, 표면 근전도 신호에 짧은 중단들이 나타났다. 이러한 중단들로 인한 손실은 근육의 피로에 현격히 기여한다.

Headley(1997)는 지칠 때 까지 운동한 후, 회복 소요시간이 늘어난 것에 대해 발표했다. 이처럼 통증유발점이 있는 근육들은 운동 종료 후 7분 동안 최소 회복만을 보였지만, 건강한 근육은 1분 안에 70–90%를 재생하였다.

명백히 각 근육들이 다른 근육들에 경련(spasm)을 전달할 수 있는 반면, 다른 근육들은 또 다른 근육들을 억제하는 방향으로 영향을 줄 수 있다. 근육의 고통스런 기능 장애는 해당 근육의 쇠약을 보상하는 다른 근육의 과부하로 이어질 수 있다(Mense 2003 참조). 이러한 특징들은 과부하의 증가와 부하 수용력(load capacity) 감소의 원인이 된다(Travell & Simons 2002). 또한, 이는 통증유발점 치료를 받지 않은 환자가 어째서 강도 높은 근력 운동 시 더욱 큰 고통을 받을 수 있는지를 설명한다.

### 6.3.13 협동 장애 (coordination disorder)

근막 통증유발점은 협동 장애를 유발할 수 있다. Ivanchev(2007)는 바르게 편 손을 빠르게 위 아래로 들었다 내리는(Handflexions- und -extensionsbewegungen) 동작을 50회 실시할 때, 근막 통증유발점을 가진 실험 참가자는 근막 통증유발점이 없는 참가자보다 두 배의 시간이 필요함을 입증했다.

표면 근전도를 사용하여 Lucas 등 (2004)은 팔 굽힘(Arm flexion)과 팔 벌림(Armabduction) 동작 중에 다양한 목 및 팔이음뼈 근육들의 활성화에 대한 일반적인 순서를 검사했다. 그들은 잠복적인(즉각적인 통증이 없는) 통증 유발점도 직접 근육 활성화 패턴을 바꿀 수 있다는 것을 밝혀냈다.

근막 통증유발점이 없는 피실험자의 팔 굽힘과 팔 벌림은 대조군인 어깨이음구조(팔이음뼈 Schultergürtel, shoulder girdle)와 목 근육에서 항상 같은 순서로 발생하였다. 즉, 등세모근 윗부분(trapezius descendens muscle), 가시 아래근(infraspinatus muscle), 삼각근( deltoid muscle), 앞톱니근(serratus anterior muscle), 등세모근 아랫부분(trapezius ascendens muscle)의 순서였다. 잠복성 통증 유발점을 가진 피험자는 다른 순서를 보였다. 그들은 먼저 가시아래근(infraspinatus muscle)을, 그 다음으로 등세모근 윗부분(trapezius descendens muscle) 그리고 마지막으로 나머지 근육들을 활성화 시켰다. 이 때, 잠복성 통증 유발점을 가진 피실험자는 두 그룹으로 나눠졌다: 한 그룹은 침술(acupuncture needles) 치료를 받았다. 두 번째 그룹은 초음파 플라세보 치료(ultrasonic placebo treatment)를 받았다(실제로는 초음파 장비를 켜지 않았다).

치료 직후, 침술을 시술받은 그룹에서 대조군의 활성화 패턴이 관찰되었으나, 플라세보 그룹은 변화를 보이지 않았고 여전히 등세모근 윗부분(trapezius descendes muscle)앞의 가시아래근(infraspinatus muscle)을 활성화 시켰다.

### 6.3.14 수면 장애

활성 통증유발점들을 가진 환자의 경우 수면 장애가 심각한 문제가 될 수 있다. 활성 근막 통증유발점들은 근육이 장기간 수축된 상태에서 체중이 통증유발점을 압박할 때 더욱 고통이 심화된다. 통증 유발점을 가진 근육이 수면 중에 과도하게 늘어나게 되면, 심한 통증이 유발되고 거의 모든 부위에 통증이 생긴다. 수면 장애는 또한 다음날의 통증 민감도를 증가시킬 수 있다.

### 6.3.15 폐색 (Entrapments)

긴장된 근육 섬유 다발들 사이 또는 근경화띠와 뼈 사이로 신경이 지나갈 때 말초 신경에 미치는 지속적인 압력은 국소적인 생리적 신경 차단(Neuropraxia)를 유발할 수 있는데, 이는 말초 신경 자체, 신경 지배 조직 그리고 중추신경계(CNS)의 민감성 상태에 대해 광범위한 결과를 초래할 수 있다. 때에 따라서는 근전도에서 생리적 신경 차단(Neropra xia)에 이어 신경 절단(Neurotmesis)이 발견된다(Travell & Simons 2002). 또한, 신경내(intraneural) 결합 조직 유착은 신경 동역학(Neurodynamic)을 방해한다. (▶제 11장, 폐색(Entrapments)).

CHAPTER

# 7 근막 통증유발점의 존재에 대한 객관적인 증거

통증 유발점들에 대한 포괄적이고 객관적인 설명을 위한 의학 연구가 여전히 진행 중이다. 이러한 연구가 끝나지 않는 한, 치료사는 근막 통증유발점(mTrP)의 식별을 위해 자신의 촉진(palpation) 능력과 환자의 정보에 의존한다. 일반적으로 검사실 진단은 정상적인 수치를 가리키며 또한 근막 통증유발점에 대한 표면 근전도 검사(SEMG, Surface EMG)에서도 이상 수치를 보이지 않는다. 그러나 최근에 근막 통증유발점의 존재를 증명하는 몇 가지 객관적인 특징들이 확인되었다.

## 7.1 산소 측정 Sauerstoffmessungen

환자들의 근육 내 산소를 측정한 결과, 촉진으로 만져지는 근경화띠(Hartspannstrang)의 중심에 산소부족이 극심함이 나타났다. 이 측정들은 바늘모양의 산소 마이크로센서를 손상되지 않은 근육조직을 통과해 근육경화증(Myogelosis)이 있는 방향으로 밀어넣어서 진행되었다(▶그림 7.1)(Brücle 등 1990). 이 때, 섬유다발의 가장자리에서는 산소 농축이 발생하였고, 중심부는 극도의 저산소 상태에서 거의 무산소(Hypoxie) 상태로 변하였다(Mense 2003). 이 입증된 저산소증은 ATP결핍을 유발하며 이로 인해 경직복합체(Rigor complex)를 형성한다(Gautschi 2010).

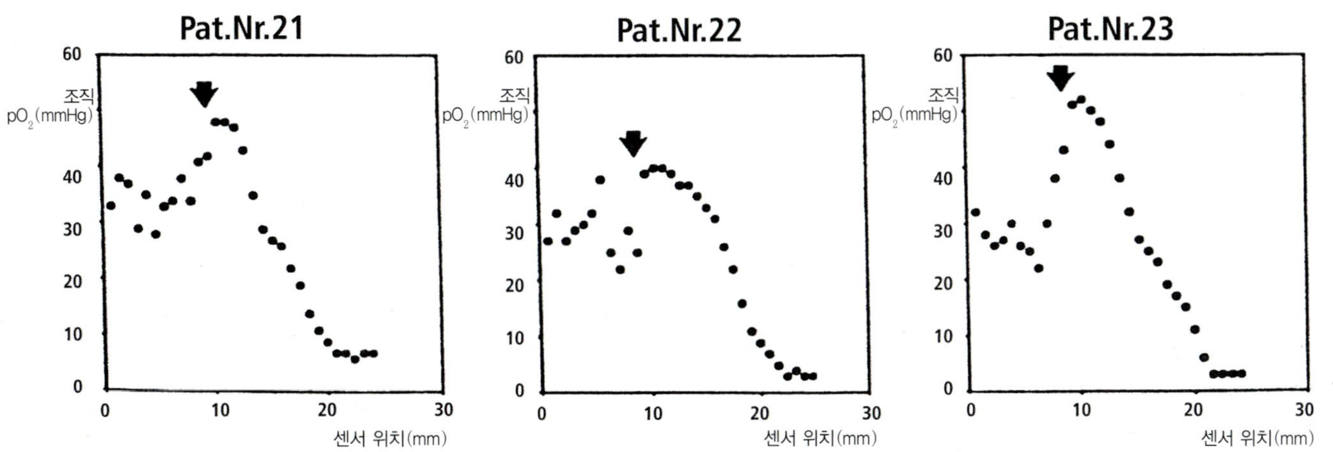


**그림 7.1** 정상적인 근육조직에서 근막 통증유발점으로 밀어 넣은 바늘모양의 센서를 이용한 경화된 근육의 산소 분압 측정 [F599]

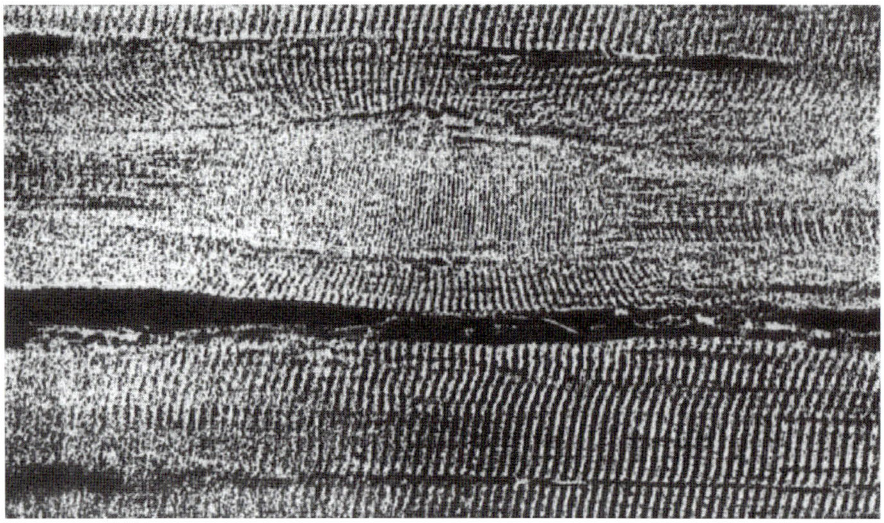

그림 7.2 개의 두덩정간근(박근, gracillis muscle)에서의 수축 매듭 세로단면 [F601]

## 7.2 생검연구 Biopsiestudien

Simons와 Stolov는 1976년 두덩정간근(박근, gracilis muscle)에서 촉진 가능한 근경화띠의 중심에서 일명 수축 매듭(Kontraktionsknoten)을 발견했다. 매듭 모양의 영역은 가로무늬근(striated muscle)의 세로단면 상에서 관찰할 수 있다(▶그림 7.2). 이러한 매듭들은 국소적 수축들로서, 운동 종말판(motor endplate) 바로 밑에 위치하는 반면에, 동일한 근육 섬유의 나머지 부분은 과도하게 늘어나 있다(Simons u. Stolov 1976).

유사한 매듭들이 또한 사후 경직 발생 전인 시체의 생검 재료에서 서술되었다(Reitinger 등, 1996). 이는 수축 매듭이 운동계의 뉴런 활동에 의존하지 않는 국소적인 병리적 상태임을 시사한다(Mense 2003).

과부하 된 쥐의 근육에서는 근육 섬유의 여러 위치에서 수축된 근원섬유마디로 이루어진 원반모양의 영역들이 발견되었다. 그러나 Simons와 달리 Mense는 종말판이 이 영역에 위치하기는 하지만 수축 원반들(디스크) 바로 위에 위치하지는 않는다고 주장한다(▶그림 7.3)(Mense 2005).

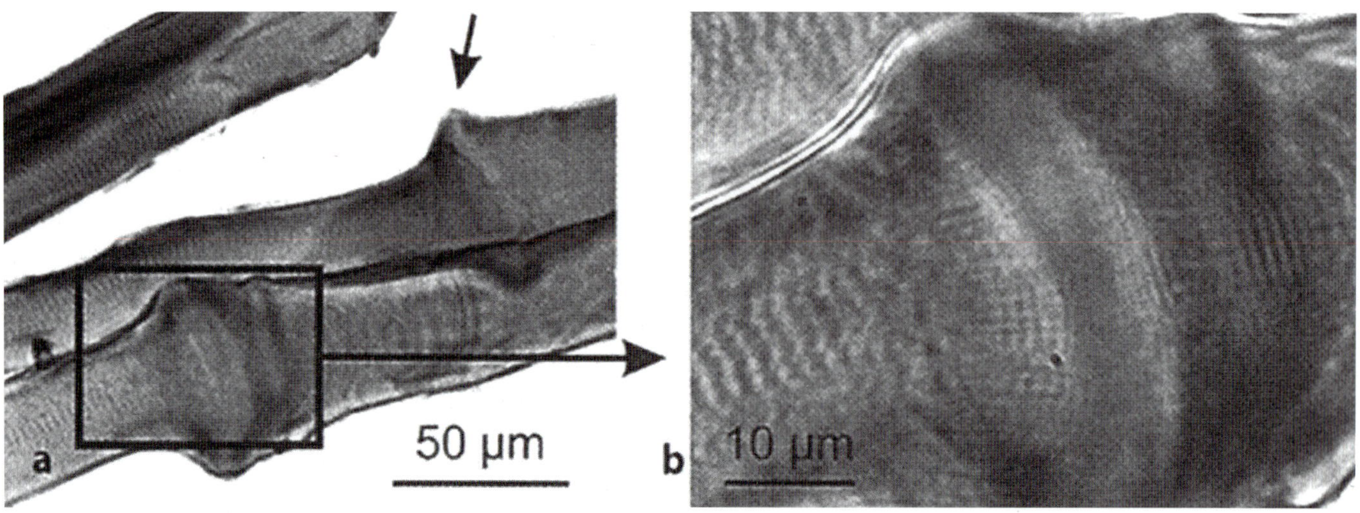


그림 7.3 아세틸콜린 에스테라제(분해효소) 차단제와 전기적 근육 수축에 의해 발생한 아세틸콜린 농도의 증가로 인한 쥐의 장딴지근(gastrocnemius muscle)에서의 수축 원반들(국소적 수축). 수축 원반들은 대부분 종말판 근처에 위치한다. [F596]

## 7.3 즉각적인 전기적 활동
Spontane elektrische Aktivität

안정 상태(휴식 상태)의 근육의 표면 근전도(SEMG)는 근막 통증 유발점(mTrP)의 유무에 관계없이 반응을 보이지 않는다. 침전극(needle) 근전도 검사를 이용하여 건강하면서 비활성인 근육에서 소위 꼬마 종말판 전위(미세 종말판 전위, miniature endplate potential)를 측정한다. 이 전위는 아세틸콜린이 신경 근육 종말판(neuromuscular end plate)의 시냅스 이전(presynaptic) 부분에서 시냅스 틈새(synaptic cleft)로 분비되면서 발생하는데, 이는 그 밑에 위치한 근원섬유마디와 유수하지만 근육 세포의 수축 상태에는 영향을 주지 않는다.

침전극을 근막 통증유발점에 삽입하게 되면, 근막 통증유발점의 중심에서 작은 진폭을 가진 고주파 전위를 측정할 수 있다(▶그림 7.4a, 그림 7.4b). Weeks와 Travell은 1957년에 처음으로 이런 근막 통증유발점의 특수한 근전도 활동에 대해서 발표하였다(Travell and Simons 2002). 이 근전도 활동은 잠복성 근막 통증유발점에서 보다 활동성 근막 통증유발점에서 더 활발하다(Hubbard and Berkoff 1993). 근막 통증유발점에 대한 많은 검사들에서 전위(Potenzial)는 건강한 근육에서보다 10배 더 큰 진폭을 보인다. 처음에는 이 전기 신호가 근전도 기록의 종말판 잡음(Endplatten rausch, end plate noise)에 해당되거나 근육 방추(muscle spindle)들의 근육방추근섬유(intrafusal musclefiber)에서 발생하는 활동전위(action potential) 때문인 것으로 생각되었다(Hubbard and Berkoff 1993). 그래도 많은 저자들은 이때까지 Simons의 종말판 가설을 선호해왔다. 그들은 근막 통증유발점 위치의 고주파 신호를 근막 통증유발점의 중심에서 비정상적으로 높은 주파수와 진폭을 보이는 다수의 미세 종말판 전위(miniature endplate potential)의 합으로 해석한다(Mense 2003).

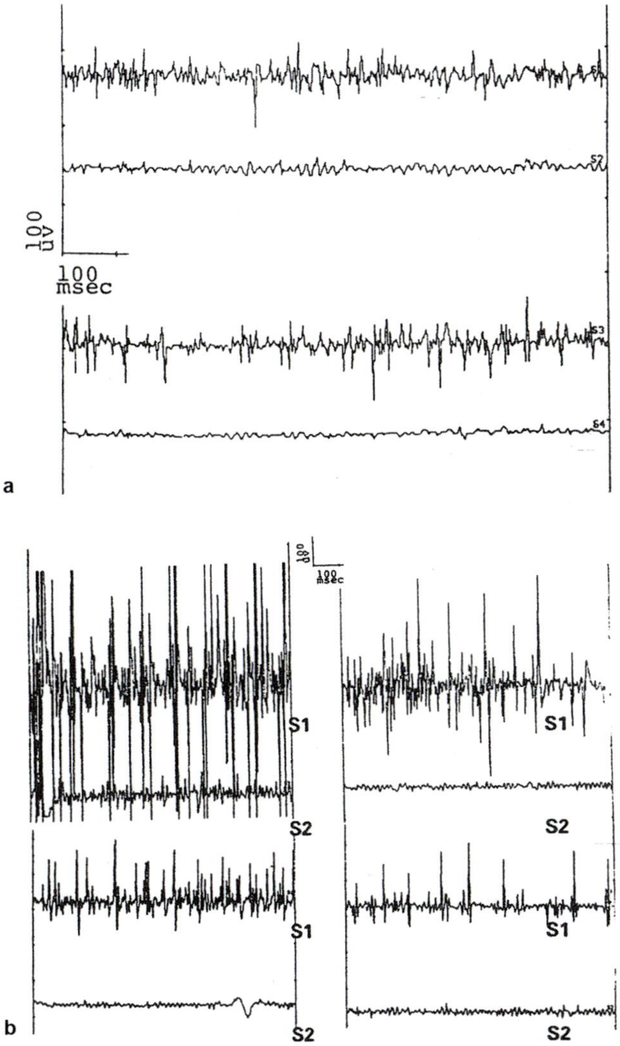


**그림 7.4** a. 잠복성의 예민한 등세모근 통증유발점(Trapezius–Triggerpunkt)과 그로부터 1cm 떨어진 둔감한 근육 부분에서 측정한 즉각적인 근전도 활동. 건강한 환자 두 명의 안정 상태의 등세모근에서 측정. b. 환자 네 명의 등세모근 윗부분(trapezius descendens muscle)에서 동일한 근전도 쌍 측정 [F597]

## 7.4 통증유발점의 생화학
Biochemie von Triggerpunkten

2005년 Shah 등 몇 명은 통증유발점의 국소적 생화학을 연구하였다. 이를 위해 특수하게 개발된 미세 투석침을 사용하여 매우 적은 양의 조직액을 연속적으로 체취하고 검사하였다. 등세모근 윗부분(M.trapezius descendens)에 활성화 통증 유발점을 가진 3명의 통증 환자, 동일 위치에 잠복성 통증 유발점을 가진 3명의 실험 참가자, 3명의 건강한 사람 총 9명의 환자를 대상으로 검사하였다. 측정 센서침(Messsonde)을 등세모근 윗부분의 통증유발점 위치에서 조직 안으로 삽입시키고 14분간 위치시켰다. 찌른 시점으로부터 1분 후에 측정을 실시하였다. 4분 후 이 센서침을 통증유발점에 찔러 넣었고 국소적 경련 반응이 일어났다. 4분에서 9분 사이에 매 10초마다 측정이 이루어졌다. 2분 30초와 11분에 측정된 값들은 모든 사람에 대해 통계자료로 기록되었다. 그 결과는 인상적이다. 통증유발점을 가진 환자들은 브라디키닌(Bradykinin), 칼시토닌 유전자 관련 펩티드(calcitonin gene-related peptid, CGRP), 물질 P(Substance P, SP)와 세로토닌(Serotonin)의 농도가 대조군에 비해 매우 높았다(▶그림 7.5). pH값은 4 정도로 떨어졌으며, 이는 통증유발점에서의 에너지 위기(energy crisis)를 나타낸다. 증가된 브라디키닌과 세로토닌 값을 통해 측정된 환경에 조직 손상이 있음을 알 수 있다. 증가된 SP와 CGRP는 추측컨대, 건강한 환경과는 대조적으로 지속적인 통각이 통증 유발점에서 발생한다는 표현일 것이다(Dejung 2009). 부분적인 경련(수축)반응을 동반하는 센서침의 삽입 10분 후 해당 환경에서 측정된 모든 물질은 대략적으로 정상 값을 보였다. 후속 연구는 이 결과를 확인하였고 활동성 근막 통증유발점 환경에서 현격히 증가된 인터루킨 6(Interleukin-6, IL-6)과 인터루킨 8(Interleukin-8, IL-8)의 수치를 추가적으로 발견했다. 증가된 수치는 등세모근 윗부분의 통증유발점 부근뿐만 아니라 멀리 떨어진 피실험자의 장딴지근(M.gastrocne mius)에서도 검출 가능했다. 증가된 농도들이 활동성 근막 통증유발점 발달의 원인인지 또는 활성 근막 통증유발점에서 이차적으로 발생하는지는 아직 밝혀지지 않았다(Shah 2008).

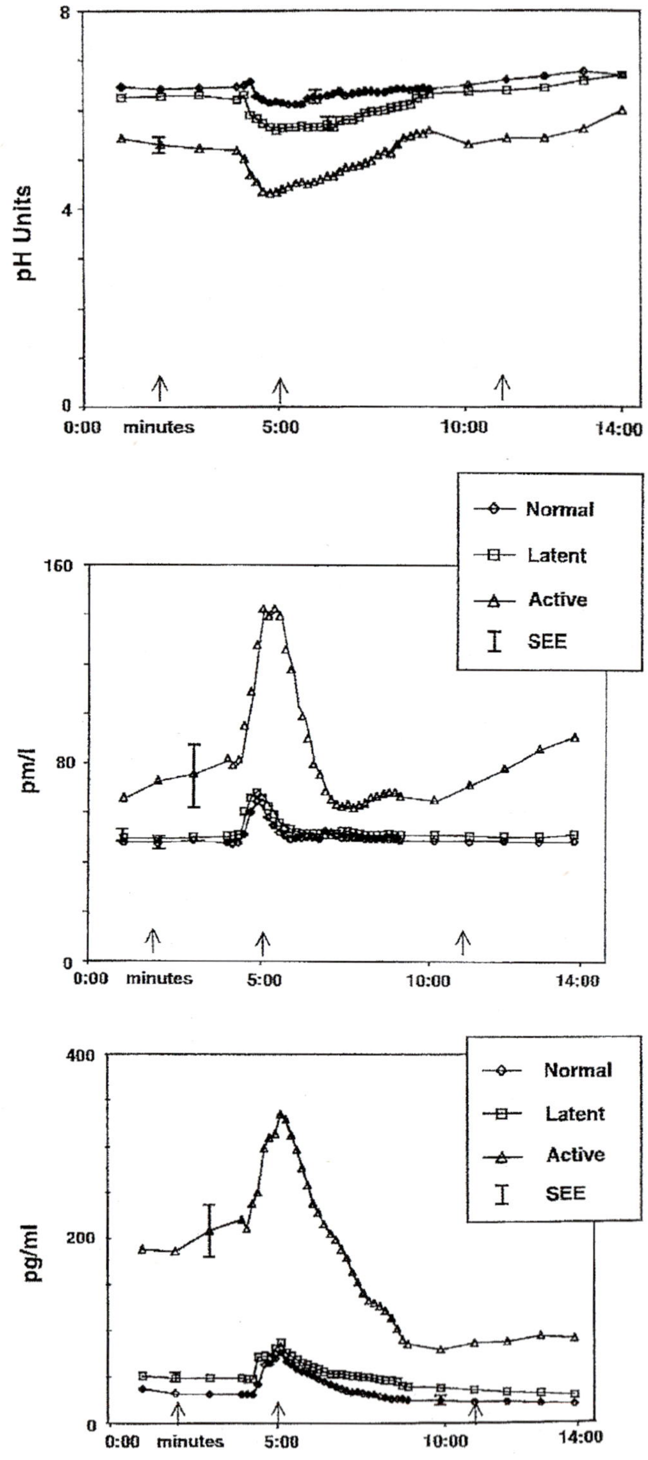


**그림 7.5** 미세 투석침으로 통증유발점 위의 조직에서 측정된 여러가지 매개 변수, 통증유발점을 향해 찔렀을 때와 10분간 휴면 상태의 탐색자 사용시. **위:** 조직 내 PH값, **중간:** 브라드키닌 농도. **아래:** 서브스탠스 P. 이러한 매개 변수의 편향은 활동성 통증유발점에서 잠복성 통증유발점보다 몇 배 더 강하다. [F598]

CHAPTER

# 8 조치와 금기사항

Indikationen und Kontraindikationen

임상적 추론의 과정에서, 통증 발생이나 기능 장애의 원인이 근육이 연관되어있다면 통증유발점 기법을 동반한 치료가 권장된다(Gautschi 2005).

## 8.1 조치 Indikationen

### 8.1.1 근막 통증 증후군

통증유발점은 다양한 증상들을 야기할 수 있다. 주요 증상인 통증 이외에도 운동 제한, 무력증, 협동능력 상실과 같은 기능 장애들이 있다. 혈관 운동 장애(vasomotor disorders), 발한, 소름 같은 자율 신경 반응들 또한 자주 관찰된다.
통증유발점에 의해 유발된 모든 증상들을 합쳐서 근막 통증 증후군이라고 한다.

### 8.1.2 일차적 근막 통증 증후군

통증과 기능 장애는 전적으로 근막 통증유발점에 그 원인이 있을 뿐, 다른 구조들은 관련이 없다. 근막 통증유발점들을 찾고 비활성화에 성공한다면 치료 예후가 좋다.

종종 근막 통증유발점의 완치 이후에야 일차적 근막 통증 증후군이 그 원인이었다는 것을 밝힐 수 있다. 일차적 근막 통증증후군의 예로서, 엉치엉덩관절(sacroiliac joint)을 향한 심한 방사통증을 보이지만 관절이나 신경 또는 내장에서 비롯하는 통증 원인과는 상관이 없는 허리 네모근(요방형근, M. quadratus lumborum)의 근막 통증유발점을 들 수 있다.

### 8.1.3 이차적 근막 통증 증후군

근막 구조들은 근경화띠(Hartspann)를 동반하여 관절 통증에 민감하게 반응할 수 있기 때문에, 이차적으로 활성화된다. 이에 대한 예시로, 통증이 없는 척추 측만증(scoliosis)은 몸통 뼈대(축골격, axial skeleton)의 뒤틀림으로 인해 비스듬한 복부 근육 내에 통증 유발점들을 유발할 수 있다. 이러한 문제들이 간과되는 경우가 많으며, 환자는 이곳저곳의 의료 시설을 떠돌며 방황을 한다. 근본적인 문제가 널리 알려져 있어도, 그 인과관계를 따져 치료할 수 있는 것은 아니다. 이 때 근막 통증유발점의 비활성화는 그럼에도 불구하고 통증 완화 및/또는 기능 개선에 큰 도움을 줄 수 있다.

내장 질환들로부터 비롯되는 통증유발점들은 주로 복부 근육 부근에서 발견된다. 이에 대한 예시로, 위궤양으로 인하여 배곧은근(복직근, M. rectus abdominis)에서 근막 통증유발점들이 발생할 수 있다. 심지어 위궤양 완치 후에도 이 통증유발점들이 계속 활동적으로 남아 위장 문제들이 지속되게 한다. Shacklock(2008)은 통증유발점에 대한 신경성 통증은 신경 뿌리의 장애들이 그 신경 뿌리에 의해 지배되는 근육들에 통증유발점을 생성하기 때문이라고 서술했다. 지배되는 조직을 면밀히 검사하지 않으면 이러한 근육들의 통증은 연관 통증이 되는 것이 전형적이다. 근육들은 대개 고려 대상에서 벗어나 있다. 그러나 근육들은 신경 뿌리 문제의 발단이며 다인성(multifactorail) 사례로 발전하기 때문에, 치료에 포함시키는 것이 매우 중요한 역할을 할 수 있다.

### 8.1.4 만성 근막 통증 증후군

통증이 6개월 이상 지속되면 만성이라고 부른다. 대부분의 경우 통증유발점들로 이뤄진 중첩된 통증 부위들이 통증 과정(pain process)에 관여한다. 통증유발점의 연결(Verket tung, chaining)은 통증과 관련된 모든 근막 통증유발점들을 파악하기 어렵게 만든다. "검사와 치료(test and treatment)"를 통해서 활동성 근막 통증유발점들을 식별하고 치료해야 한다. 만성 통증이 항상 중추 신경계 민감화의 결과인 것은 아니다(▶제 14장, 통증의 만성화). Dejung(2006)은 결합 조직의 수축이 수축된 근원섬유마디(sarcomere)을 뒤덮고 고정한다고 추정한다. 만성 근막 통증 증후군에서 결합 조직의 변화들은 통증유발점 주위, 근경화띠(Hartspann), 인접 근육 그리고 근막들의 안과 사이에서 일어난다. 이 경우 도수치료를 실시해야 한다.

통증 완화가 불충분한 경우에는 복합적인 치료를 해야 한다. 간단하게 시행할 수 있는 통증 완화 조치는 "Jacobson에 따른 점진적 근육 이완" 이다. 이 조치를 실행하면서 환자들은 개별적 근육을 특정하여 긴장시키거나 이완시키는 방법을 배운다. 녹음된 지시사항이 재생되고 깊은 이완 상태를 학습하게 된다. 만성 통증에 영향을 줄 수 있는 또 다른 조치로 경피 전기 신경 자극(transcutaneous electrical stimulation of nerv, TENS)를 이용한 치료가 있다.

### 8.1.5 급성 근막 통증 증후군

급성 근막 통증 증후군에서 유발 인자와 부상 기전(mechanism)은 흔히 잘 알려져 있다. 이는 원인이 되는 근막 통증 유발점들의 식별을 용이하게 한다. 대개 개별 근육만 영향을 받기 때문에 진단과 치료가 대부분 쉽고 간단하게 이루어진다. (Travell & Simons 2002).

### 8.1.6 폐색 신경 병증

몸은 신경계의 컨테이너 박스이다. 이 컨테이너 내에 근골격계 시스템이 신경계로 접하는 경계면, 소위 접점(Inter face)이 존재한다(Shacklock 1995). 기계적 접점은 신경 침대(Nervenbett, nerve bed)라고도 한다. 이것은 신경계와 바로 붙어 있는 모든 구조물로 구성되어 있다: 근육, 힘줄, 뼈, 추간판, 근막. 어떤 신경이 근육 내 긴장된 섬유 다발 사이 또는 근경화띠와 뼈 사이를 지난다면, 신경 눌림이 일어날 수 있다. 때로는 근골격계 조직의 치료가 신경계통으로 인해 유발된 것이 분명한 문제를 다루는 가장 좋은 방법이 되기도 한다(Shacklock 2008).

### 8.1.7 흉터

흉터 부근의 부드러운 부분이 변형되면, 흉터는 잘 늘어나지 않고 잘 밀리지 않는다. 결합조직 마사지법은 흉터 조직 및 이와 인접한 구조물들을 더 잘 미끄러지게 한다.

## 8.2 금기 사항 Kontraindikationen

### 8.2.1 절대적 금기 사항들

다음과 같은 경우에는 통증유발점 치료를 금한다:

- **치료 동의 부재**
  환자가 통증유발점 치료에 이의가 있고 자신의 동의를 표하지 않으면, 치료사는 그러한 이의에 반박할 수는 있으나 통증유발점 치료를 실시해서는 안된다.
- **방사선치료 및 방사선 섬유증 (radiation and radiation fibrosis)**
  방사선이 조사된 피부는 상해를 입기 쉽다. 겨드랑이에 있는 조직에 대한 강한 자극들이 림프 부종을 발생시킬 수 있다. 혈종(haematoma)에 의해 방출된 적혈구는 추가적인 림프의무물질(lymph obligatory load)일 수 있다.
- **INR (국제정상화비율, International Normalized Ratio) > 2.4 혈액응고검사 또는 프로트롬빈 시간(Quick) < 30**
  혈액 응고를 변화시키는 치료에서는 어떤 방법을 택하느냐에 따라 출혈의 위험이 증가한다. INR값이 2.4를 넘거나 Quick 이 30 미만인 경우, 통증유발점 치료 및 결합조직 치료와 같은 도수 치료가 대규모 혈종을 일으킬 수 있는 위험이 너무 크다.

### 8.2.2 상대적 금기 사항들

이는 위험성들을 순수하게 고려하는 것에 관한 것이다. 경험과 조치(indication)에 따라 다소간의 위험은 받아들여질 수도 있다. 예를 들어, 장기간 코티손(cortison)을 복용하는 환자의 피부는 약하다. 이는 결합조직 마사지 시 피부 손상의 위험도를 증가시킨다. 허혈성(ischemic) 압박(기법 I)을 통해 결합조직의 부담을 줄이고 이와 함께 출혈이나 손상의 위험을 현격히 낮춘다.

- **급성 근육 손상**, 불안정한 골절 및 새로운 관절 부상
  급성 근육 손상 또는 뼈 부상에서는 회복 단계가 방해 받지 않고 진행될 수 있어야 한다.
- **국소적 또는 일반적 순환 장애**
  첫 번째 치료 중에 혈종이 형성되지 않으면, 다음 내원 시에도 이 치료를 계속 할 수 있다.
- **국소적 또는 일반적 피부손상 및 피부병**
  피부 손상 부위나 피부 질환 부위를 치료해서는 안 된다. 이 부위들 옆의 손상되지 않은 피부에 대한 치료는 문제없이 가능하다.
- **골다공증**
  골다공증의 뼈에는 너무 강한 압력이 가해져서는 안 된다. 척추 부위에는 골절의 위험이 있고 흉부 치료 중에는 갈비뼈 골절이 발생할 수 있다.
- **악성 종양**
  종양 전문의와 상의한 후, 통증이 느껴지는 근막 통증유발점의 고통 완화를 위한 치료가 가능하다. 이 경우, 조심하기 위해 압력을 약하게 가해야 한다.
- **감염과 염증으로 인한 전신상태(general condition)** 저하. 환자의 전신상태가 염증, 감염과 발열에 의해 악화된 경우, 우선 그에 대한 회복을 먼저 기다리는 것을 권장한다.
- **치료 중 또는 치료에 대하여 적합하지 않은 통증, 비협조적인 환자**
  환자가 통증유발점 치료를 받고 싶지 않거나 극심한 후유증을 치료받아야 하는 경우, 다른 치료 방법을 사용해야 한다.

CHAPTER

# 9 임상 진단 및 감별 진단
Diagnostik und Differenzialdiagnosen

## 9.1 근막 문제의 진단
Diagnostik myofaszialer Probleme

*무엇이 가장 힘든 것인가? 무엇이 네게 가장 쉬운 것으로 보이는가?: 네 눈 앞에 무엇이 있는지 눈으로 보라.*

–요한 볼프강 폰 괴테의 유작 45번의 〈크세니엔(Xienen)〉

### 9.1.1 임상 추론

임상추론이란 검사, 치료 및 평가 중에 수행되는 모든 사고 및 결정 과정 전체를 가리키는 말이다(Marhauer 2003). 문제들이 신경성, 관절성 또는 근막성 원인 중 주원인이 무엇인지 환자의 과거력(anamnesis)에서 정보를 얻을 수 있다. 만약 임상 추론 과정에서 통증의 생성 그리고/또는 기능 장애의 원인에 근육이 일정 부분을 차지하는 것이 다분할 경우, 통증유발점 요법을 통한 치료가 필요하다(Gautschi 2005). 근막 통증과 기능 장애의 진단은 과거력 검토와 의학적 소견을 통해 이뤄진다.

### 9.1.2 접근법

진단의 목적은 가능한 정확하게 현재 문제의 원인이 되는 구조를 식별하는 것이다.

근막 문제가 있는 경우에는 과거력, 의학적 소견, 통증 패턴으로부터 하나 이상의 근육에 위치한 통증유발점들의 명확한 징후가 얻어진다.

이 통증유발점들은 촉진을 통해 검사하고 치료한다.

재소견은 치료가 성공적이었는지를 보여준다.

다수의 통증들은 생물학적, 심리적 및 사회적 인자의 영향을 받는다. 치료사는 환자의 설명을 기반으로 이러한 요소들

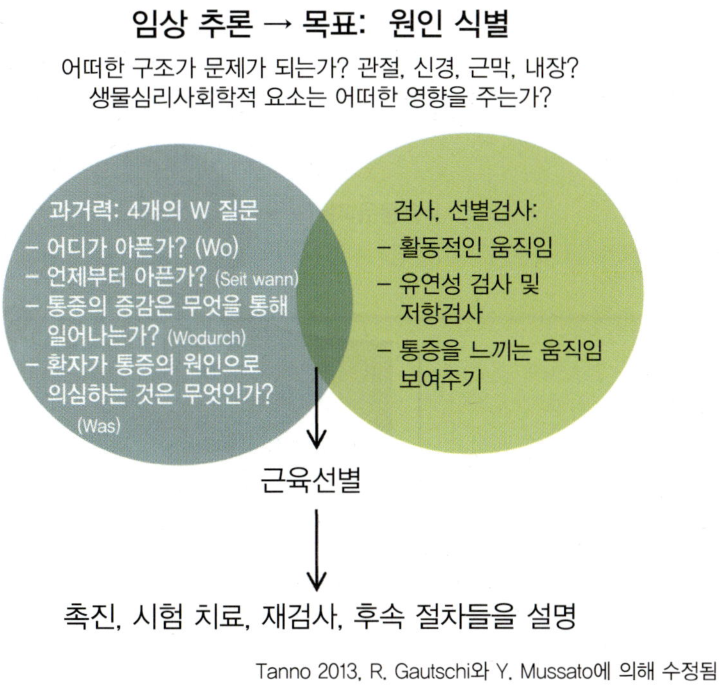


**그림 9.1** 환자의 과거력, 의학적 소견, 임상 추론 과정과 생물심리사회학적 요인들로부터의 고찰을 통해 시험 치료 및 치료 절차들을 결정한다 [M816]

에 대해 일차적으로 이해를 할 수 있고 추후 치료 과정에 참고할 수 있다(▶그림 9.1). 발견된 심리 사회적 문제들이 본인의 역량을 초과할 경우에는, 반드시 전문가와 상담하게 해야 한다.

### 9.1.3 환자의 과거력

#### 정확히 어디가 아픈가?

모든 통증은 신체 도식(Körperschemas, body scheme)을 통해 파악된다. 통증 부위들이 여러 곳인 경우에는 각 부위들에 번호를 매기는 것을 권장한다. 환자의 설명과 통증 패턴에 대한 지식은 의심되는 근육들에 대한 일차적 참조가 된다.

#### 언제부터 통증이 있었는가?

급성 통증의 경우 소수의 근육들만이 관련된다. 이 진단은 쉽게 내릴 수 있으며 따라서 예후도 좋다. 만성 통증의 경우에는 문제들이 종종 겹치거나 확장된다. 이 일차적 통증유발점을 찾아내는 것은 어려운 일이다. 그러므로 이에 대한 치료 또한 어려울 수 있다. 치료 결과는 통증의 원인이 되는 통증유발점을 찾는 것과 통증 유지 요인을 확인하고 제거하는 작업의 성공 여부에 달려 있다.

#### 무엇을 통해 통증이 증가되거나 감소되는가?

근막 문제는 대개 과로, 장기간의 휴식 상태, 추운 환경 조건 및 긴장에 의해 악화된다. 짧은 휴식, 온찜질, 가벼운 운동 및 스트레칭으로 인한 상태의 개선 또한 근막 통증 증후군의 징후일 수 있다.

9

통증이 업무 중 또는 후에 나타나면 인체 공학적으로
자세에 대한 고려를 포함해야 한다.

#### 환자가 통증의 원인으로 의심하는 것은 무엇인가?

흔히 환자들은 X선 사진을 보고서는, 뼈의 변화들이 자신의 느끼는 통증의 원인이며 다른 영향은 미치지 않을 것이라고 예단한다. 전 치료사의 부정적인 진술은 종종 노시보 효과(Noceboeffect)를 야기하며 이는 환자 의학적 과거력에서 논의 되어야 한다. 노시보 효과는 플라시보(Placebo)효과의 반대 효과이다. 질병과 통증에 대한 예상이 이러한 효과를 유발할 수 있다(Hahn 1997).

검사관은 설문에서 자신이 얻은 정보의 상당 부분을 참조하기 때문에 세세하게 설문 조사를 설계해야 한다. 만성적인 문제와 광범위한 통증 패턴이 있는 경우에는 다음과 같이 질문 목록을 확장하는 것이 좋다.

#### 통증이 얼마나 심한가?

이 질문에 대한 답변으로 시각통증등급(시각아날로그척도, VAS: visual analogue scale)과 수치통증등급(수치평가척도, NRS:numerical rating scale)을 사용하는 것이 효과적임이 입증되었다. 전자의 경우, 환자는 양쪽 끝에 극단적인 상태 "통증 없음"과 "참을 수 없는 고통"이 표시된 선에 자신의 통증 강도를 표시한다.

후자의 경우에는 통증 강도를 숫자 0(통증 없음)에서 10(최대 고통)사이의 숫자로 표시한다. 치료의 성공 여부는 한번 이상의 치료 이후에 더 객관화될 수 있다.

#### 통증이 어떻게 느껴지는가?

전형적으로 근막 통증은 다음과 같이 표현된다:

- 둔하게 누르거나 당기는 통증
- 깊숙하게 위치한 통증
- 경련성 통증
- 타는듯한 통증

감각 이상과 마비 증세를 유발하는 감각인 경우 신경병증성 통증(neurophatic pain)과의 분별이 필수적이다.
신경병증 증상들이 있으면 신경학적 검사를 시행해야 한다.

#### 무엇이 가장 중요한 문제인가?

물리 치료실에서 매우 복잡한 통증 양상들(임상 증상들)을 보이는 환자들이 자주 보인다. 당연하게도 그 환자들은 모든 통증 영역에서 통증 완화를 기대하고, 여기서 치료사는 그들의 한계에 부딪힌다. "전신 치료"는 한 번의 치료만으로는 의미가 없다. 가장 중요한 문제에 대한 생각은 환자에게 가장 시급한 문제에 초점을 맞출 수 있는 기회를 제공하고, 이것은 다시 치료사에게 환자의 문제를 국한하는 것을 가능하게 한다. 근막 통증들에 의해 유발 되는 상태들, 예를 들어, 수면을 방해하는 고통스러운 문제가 우선 치료된다. 충분히 큰 가동범위를 달성하는 목표는 차후에 다루는 것이다.

## 9.2 소견 Befund

### 9.2.1 검사

환자의 검사는 전반적인 상황에 대한 개요를 제공한다. (자세, 통증회피자세, 문제를 유발하거나 해결할 가능성이 있는 요소들)

- 신체 모습, 예를 들어, 굽은등, 편평등, 척추 측만증
- 체질, 키, 너비, 깊이 및 표준 편차(예: 비교적 긴 등과 짧은 다리들, 이로 인한 상체를 굽힘에 있어서의 어려움)
- 환자의 상태(예: 훈련 상태)

### 9.2.2 선별 검사(Screnning Test) – 기능 검사들과 그 해석

- 고통스러운 움직임의 시연
  : 환자는 어떤 움직임에서 통증을 느끼는지 그리고/또는 제한되어 있는지 보여준다.
- 능동 운동 시 통증을 느끼면, 그 원인은 동심 수축 중인 그리고/또는 늘어난 근육에 있을 수 있다.
- 이제 이 움직임을 수동적으로 수행시킨다. 여전히 통증을 느끼면, 늘어난 근육이 그 원인으로 의심된다.
- 수동적인 움직임 시 통증이 없는 경우, 이것은 동심 수축 중인 근육의 근막 통증유발점을 시사한다.
- 이제 통증의 원인이 되는 근육들을 식별하기 위해, 통증을 유발하는 통증유발점들을 가질 수 있는 모든 근육들을 개별적으로 스트레칭 시킨다.

경험적으로, 어깨, 목뼈, 허리뼈(L-Spine)와 골반 및 엉덩이(LPH: lumbopelvic-hip)에 대한 유연성 검사는 의미가 있다. 이어지는 그림들은 목뼈(▶그림 9.2-9.7), 어깨(▶그림 9.8-9.14) 그리고 허리-골반-엉덩이 복합체(LPH, ▶그림 9.15-9.22)에 대한 여러 가지 유연성 검사들을 보여준다.

유연성 검사 외에도 근력 검사 및 저항 검사가 사지(팔다리)에서 수행된다. 근육을 저항에 대항하여 운동하게 하면, 종종 임상적 통증이 재현될 수 있다. 저항에 대항하는 근육들의 무력증도 근막 통증유발점들의 징후가 될 수 있다.

**주 의**

- 능동적으로 손등을 최대치로 젖혔을 때 팔꿈치 바깥쪽에 통증이 생기면, 이는 수축중인 손의 폄근(extensor) 그리고/또는 늘어난 손의 굽힘근육(flexor)에 근막 통증유발점들이 존재함을 나타낸다.
- 손의 폄근이 수동적으로 이완될 때 팔꿈치 바깥쪽 에 통증이 발생하면, 이것은 손의 폄근에 통증유발점들이 존재함을 나타낸다.
- 환자가 저항에 대항하여 손등 젖힘을 수행 했을 때, 팔꿈치 바깥쪽에 통증이 나타나는 경우에는 손 폄근들에 통증유발점들이 존재함을 나타낸다.

## 목뼈 근육들의 유연성 검사

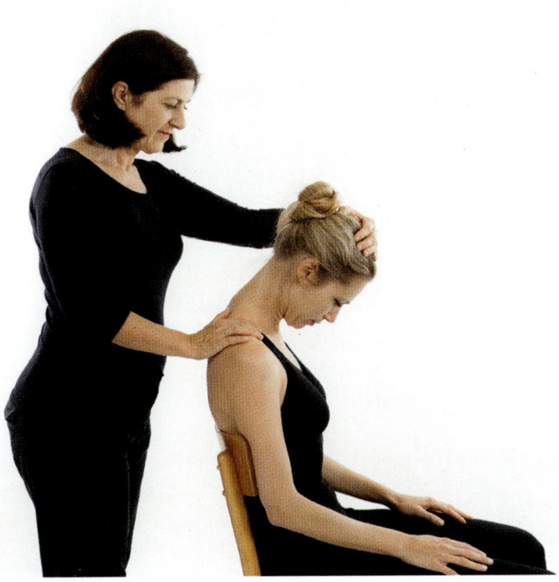

**그림 9.2** 목뼈 1번 : 등쪽폄, 목에서 가슴까지 [K348]

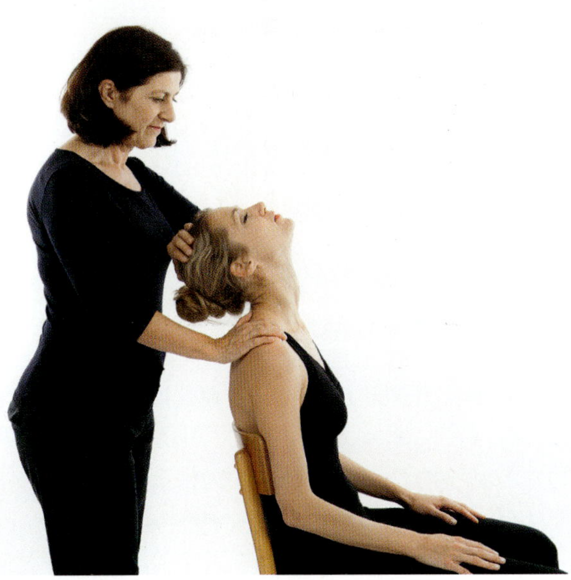

**그림 9.3** 목뼈 2번 : 목빗근(M. sternocleidomastoideus), 긴목근(M. longus colli), 넓은목근(Platysma) [K348]

9

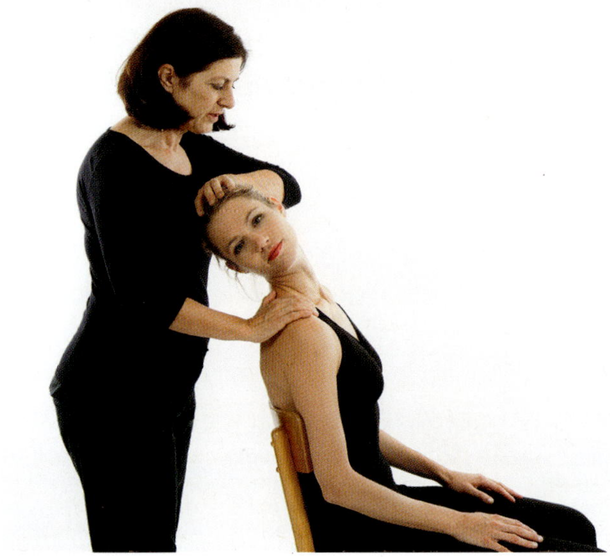

**그림 9.4** 목뼈 3번: 목빗근(M. sternocleidomastoideus)의 빗장부분(pars clavicularis) [K348]

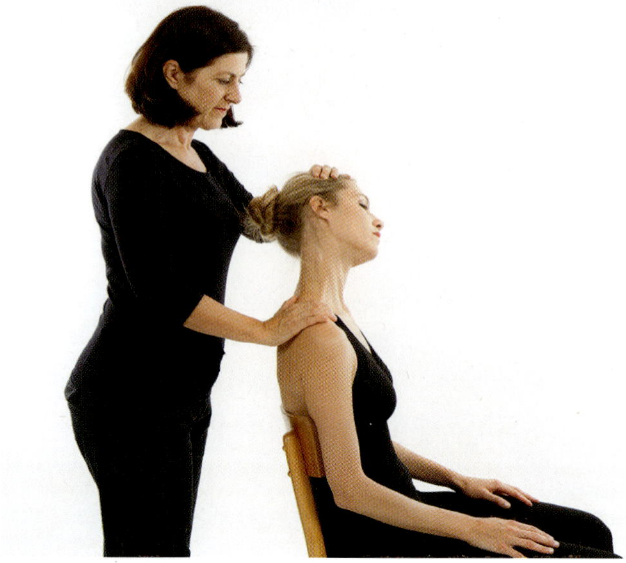

**그림 9.5** 목뼈 4번: 등세모근 윗부분(M. trapezius descendens), 목갈비근(Mm. scaleni) [K348]

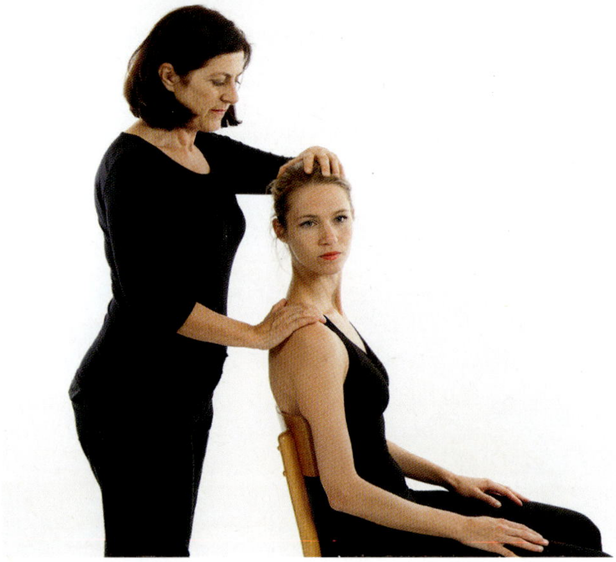

**그림 9.6** 목뼈 5번: **오른쪽:** 목빗근, 앞목갈비근(M. scalenus anterior), 등세모근 윗부분과 중간부분(Mm. trapezius descendens et. transversus), 위뒤톱니근(M. serratus posterior superior), 뭇갈래근들(Mm. multifidi)과 돌림근들(Mm. rotatores). **왼쪽:** 어깨올림근(M. levator scapulae), 머리널판근과 목널판근(M. splenius capitis et. cervicis), 아랫머리빗근(M. obliquus capitis inferior)

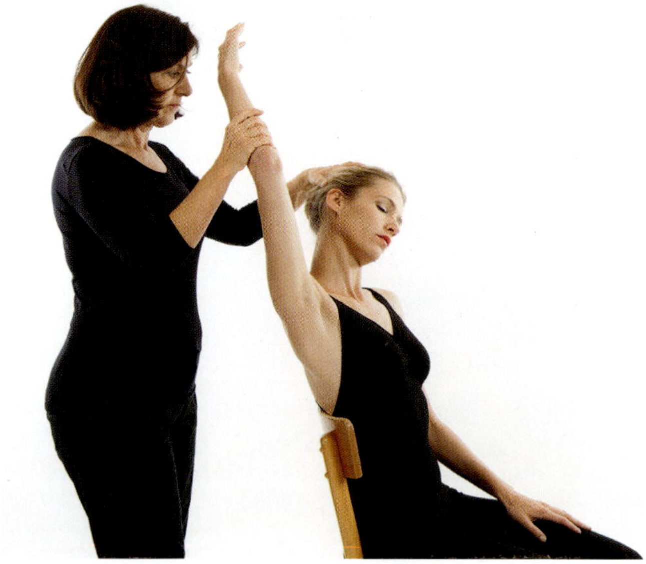

**그림 9.7** 목뼈 6번: **오른쪽:** 어깨 올림근 [K348]

# 어깨 근육들의 유연성 검사

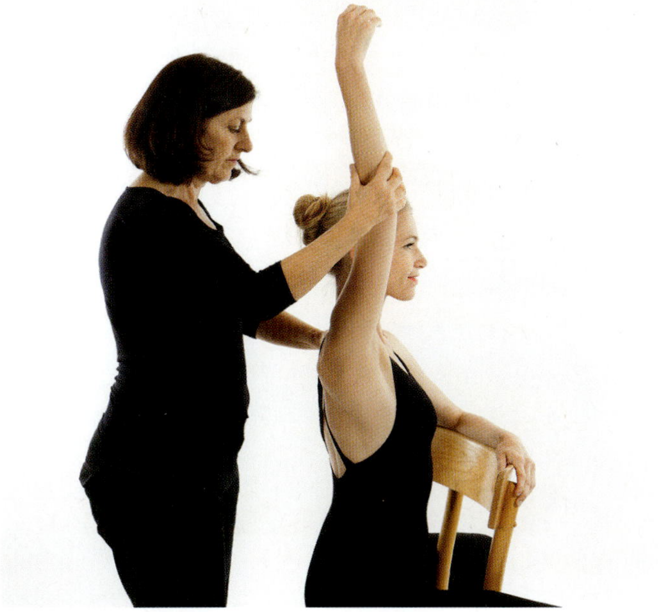

**그림 9.8** 어깨 1번: 큰가슴근들(Mm. pectorales major)의 위로 향하는 섬유들, 어깨밑근(M. subscapularis)의 위로 향하는 섬유들 [K348]

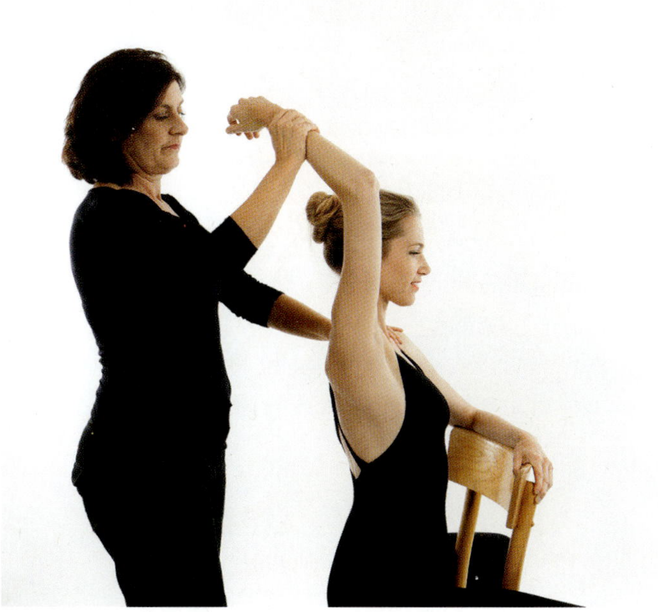

**그림 9.9** 어깨 2번: 넓은 등근(M. latissimus dorsi), 큰원근과 작은 원근(Mm. teres major et. minor), 마름모근들(Mm. rhomboidei), 어깨세모근(M. deltoideus)의 등쪽(dorsal) 부분 [K348]

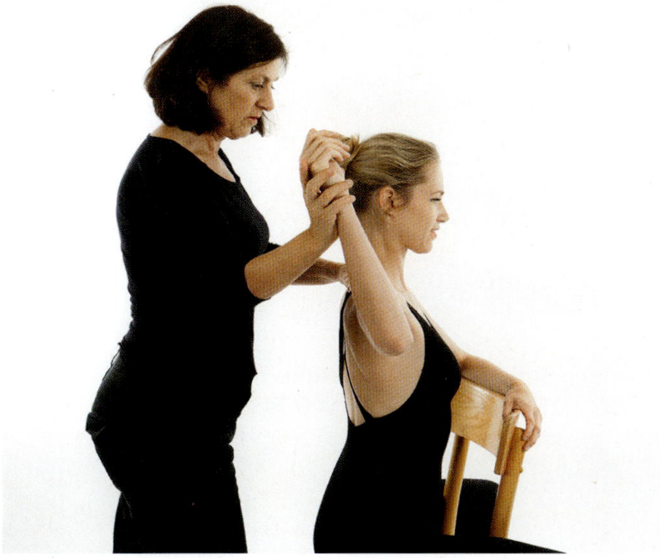

**그림 9.10** 어깨 3번: 어깨밑근, 큰가슴근들, 어깨세모근의 배쪽(ventral) 부분 [K348]

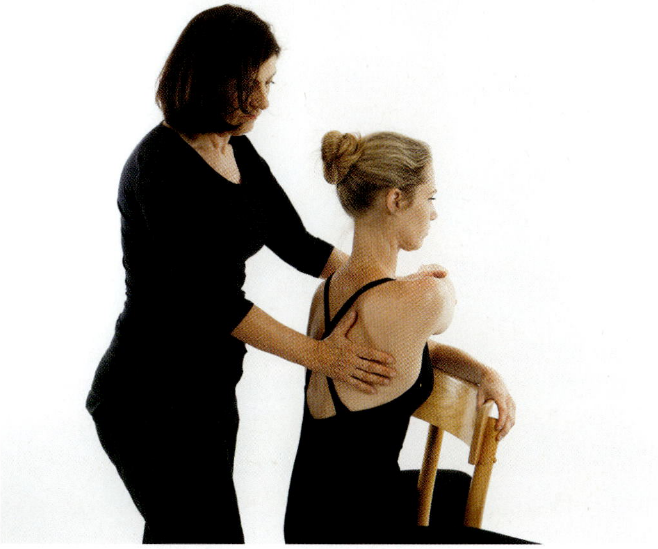

**그림 9.11** 어깨 4번: 가시아래근(M. infraspinatus), 어깨세모근 등쪽 부분 [K348]

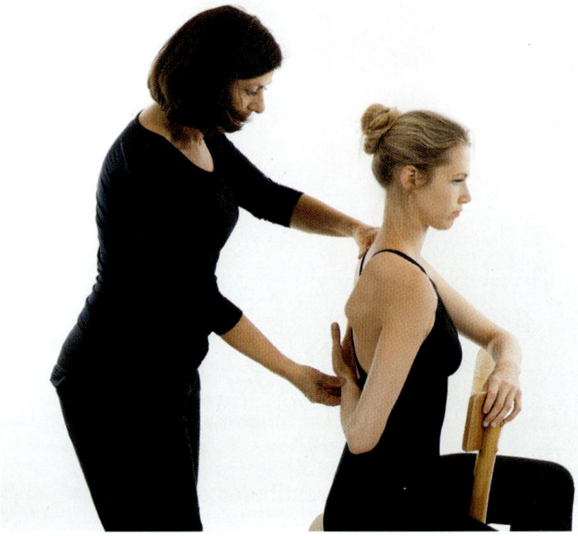

**그림 9.12** 어깨 5번: 가시위근(M. supraspinatus), 가시아래근(M. infraspinatus), 어깨세모근(M. deltoideus)의 배쪽(ventral) 부분 [K348]

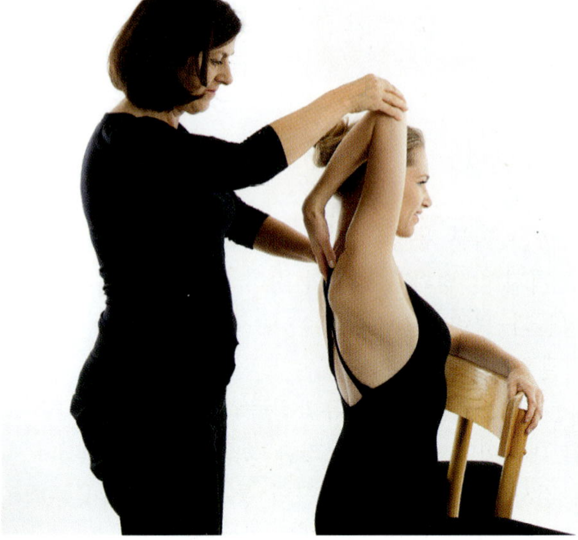

**그림 9.13** 어깨 6번: 어깨밑근(M. subscapularis), 마름모근들(Mm. rhomboidei), 넓은 등근(M. latissimus dorsi), 큰원근과 작은 원근(Mm. teres major et. minor), 가시아래근, 어깨세모근의 등쪽(dorsal) 부분, 세갈래근(M. triceps) [K348]

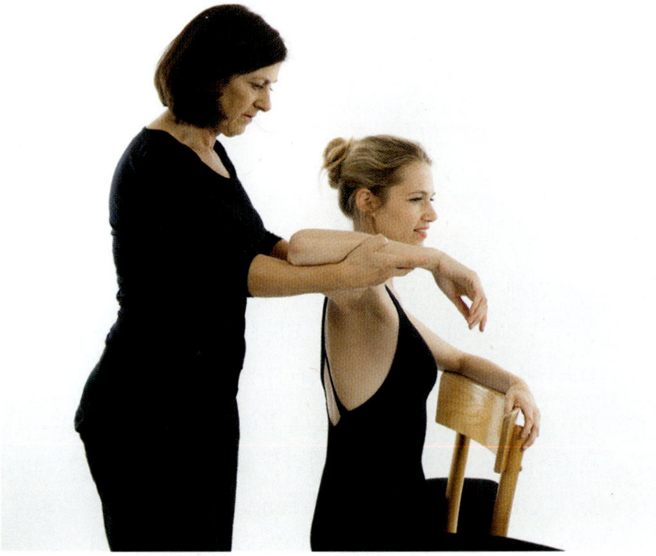

**그림 9.14** 어깨 7번: 앞톱니근(M. serratus anterior) [K348]

# 허리-골반-엉덩이(LPH) 근육의 유연성 검사

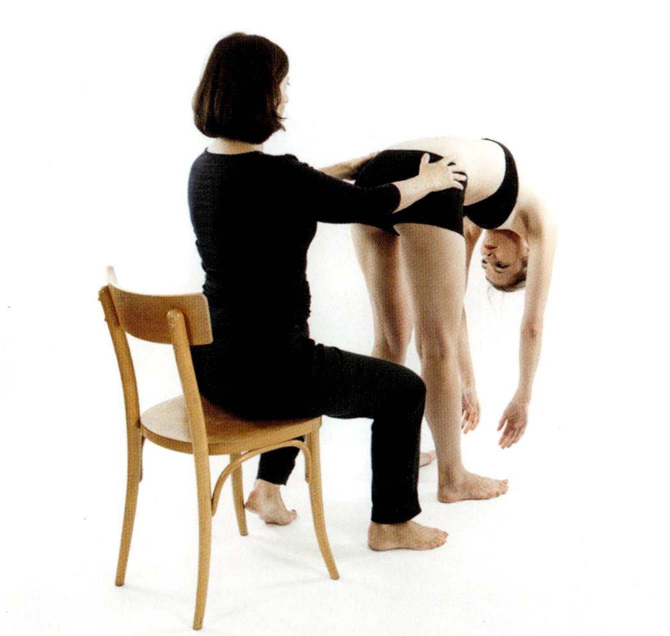

**그림 9.15** LPH 1번: 등 폄근들(Dorsal extensors), 큰볼기근(M. gluteus maximus), 뒤넙다리근육들(Hamstring, Mm. ischiocrurales) [K348]

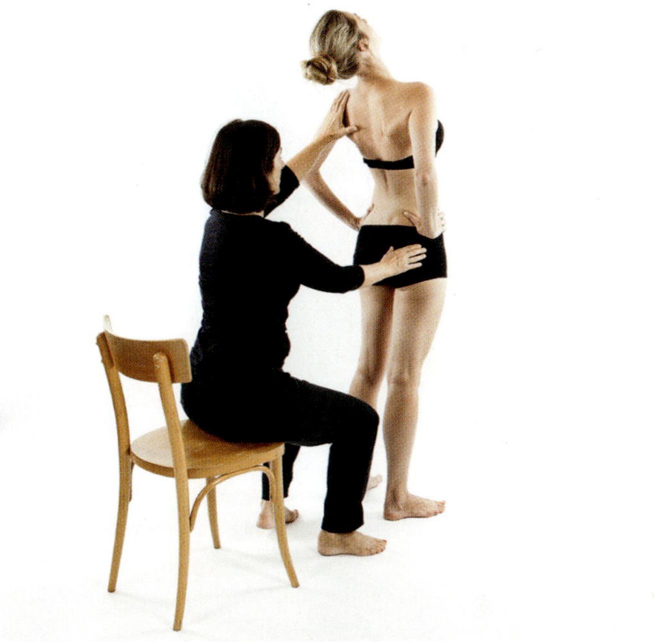

**그림 9.16** LPH 2번: 배곧은근(M. rectus abdominis), 엉덩허리근(M. iliopsoas) [K348]

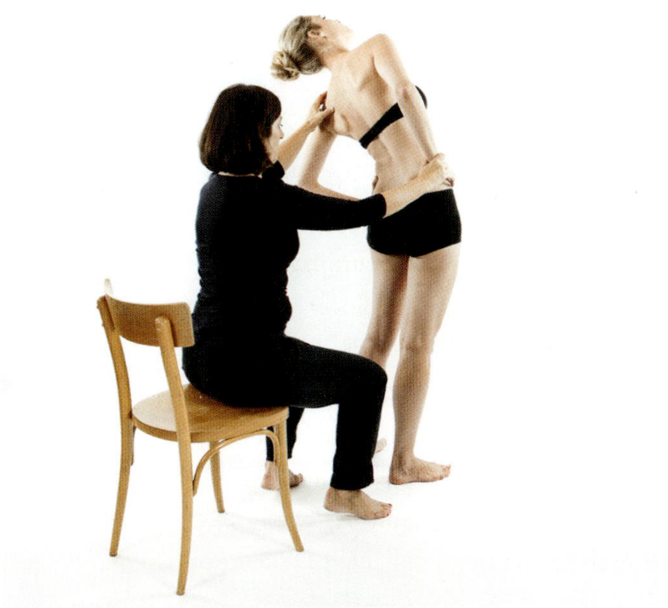

**그림 9.17** LPH 3번: 허리네모근(M. quadratus lumborum), 넙다리근막긴장근(M. tensor fasciae latae) [K348]

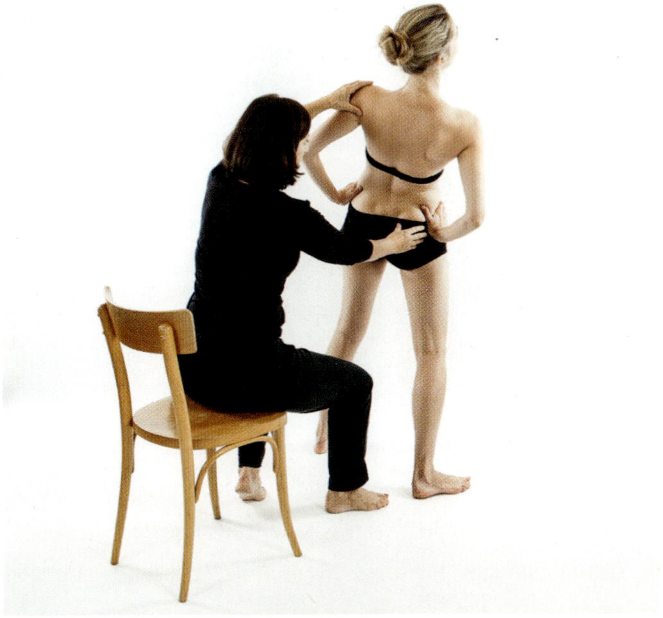

**그림 9.18** LPH 4번: **오른쪽:** 엉덩근(M. iliacus). **왼쪽:** 허리근(M. psoas) [K348]

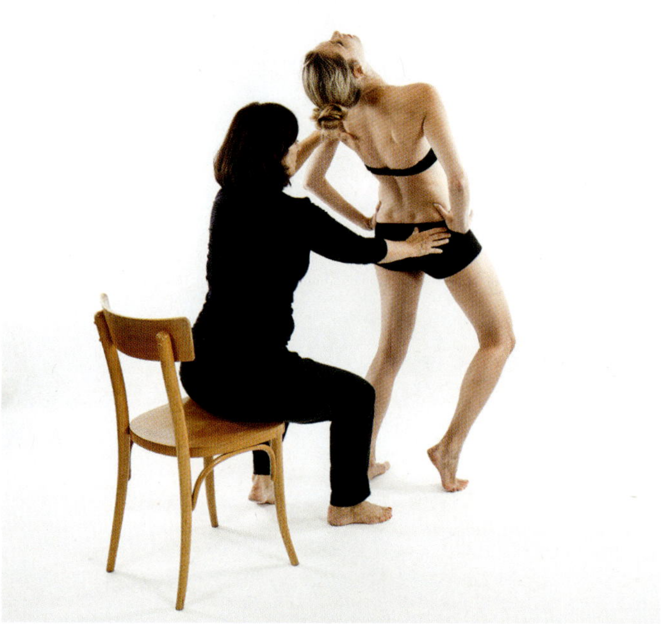

**그림 9.19** LPH 5번: **왼쪽**–배곧은근(M. rectus abdominis), 엉덩허리근(M. iliopsoas). **오른쪽**–배곧은근 [K348]

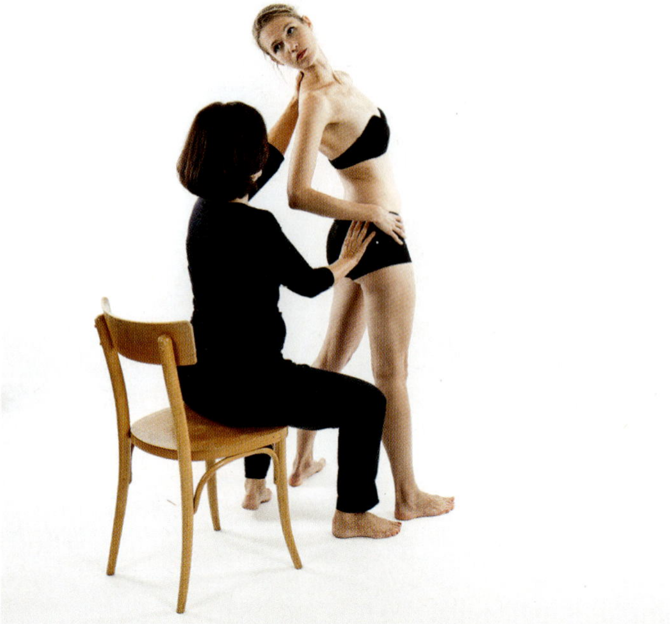

**그림 9.20** LPH 6번: **오른쪽**–배바깥빗근(M. obliquus externus) [K348]

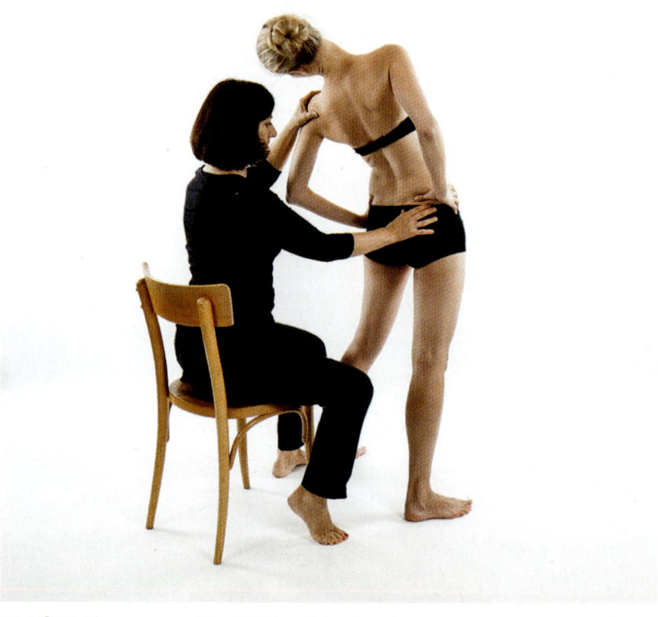

**그림 9.21** LPH 7번: **왼쪽**–배속빗근(M. obliquus internus) [K348]

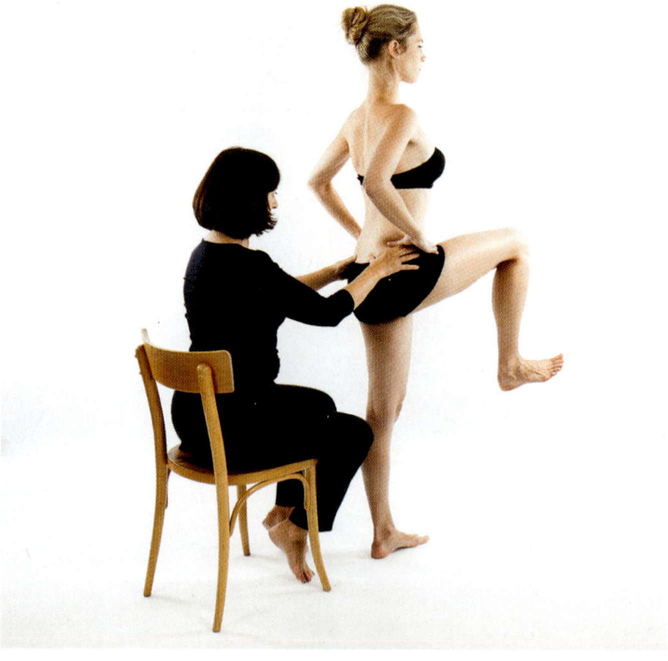

**그림 9.22** 엉치엉덩 관절(SIJ)의 척추 검사 및 고관절 안정성 검사 [K348]

9

### 9.2.3 촉진

과거력, 소견 및 연관 통증(referred pain) 패턴에 대한 지식을 참고하면 어떤 근육을 보다 더 상세히 검사해야 하는지 알 수 있다. 근육섬유의 방향에 수직으로 촉진하면 근경화띠를 발견할 수 있다(▶그림 9.23, ▶그림 9.24, ▶그림 9.25).

아래에 견고한 구조를 가진 근육은 그 아랫구조에 의해 압박된다. (예를 들어, 견갑골에 의한 가시아래근의 압박), 표면에 위치한 근육들은 집게 촉진(Zangengriffe palpation, pincer grip)이 가능하다. (예: 흉쇄 유돌근)

우리는 안정 상태 또는 미리 이완된 근육 안에서 근경화띠를 찾는다. 치료사의 손가락은 근경화띠 전체를 따라 미끄러지면서 가장 압력에 민감한 위치를 찾는다. 이제 손가락을 통한 압력을 증가시킨 후 현재의 증상들이 재현되면, 이 지점을 활성 통증유발점이라고 한다.

근경화띠에서 통증이 심한 부종성 부위들이 확인되는 일이 자주 있는데, 이는 국소적 또는 방사성 통증들을 유발할 수 있지만 환자의 현재 임상 증세들을 재현하지는 않는다. 이것들을 잠복성 근막 통증유발점이라고 부른다. 잠복성 근막 통증유발점들은 때때로 환자에게 이전 통증 경험에서 아팠던 부위이기도 하고, 전혀 인지하지 못했던 부위일 때도 있다.

향후 진행되는 검사 과정에서 대부분 추가적인 진단 기준들이 식별된다. 예를 들어, 근막 통증유발점들 주변의 결합조직 내에서 부종성 조직군들이 자주 발견된다.

통증유발점에 대한 압력은 통증 외에도 추가적인 작용들을 자주 유발한다. 즉, 감각계로는 누르는 느낌 및 감각 이상, 자율신경계에 관련하여서는 소름 및 발한 그리고 운동계쪽으로는 근섬유다발 수축의 작용들이 발생한다. 근막 통증유발점의 물리적 자극 시 전체 근육섬유의 번개와 같은 수축이 이따금 관찰된다. 이러한 국소적인 경련 반응(local twitch

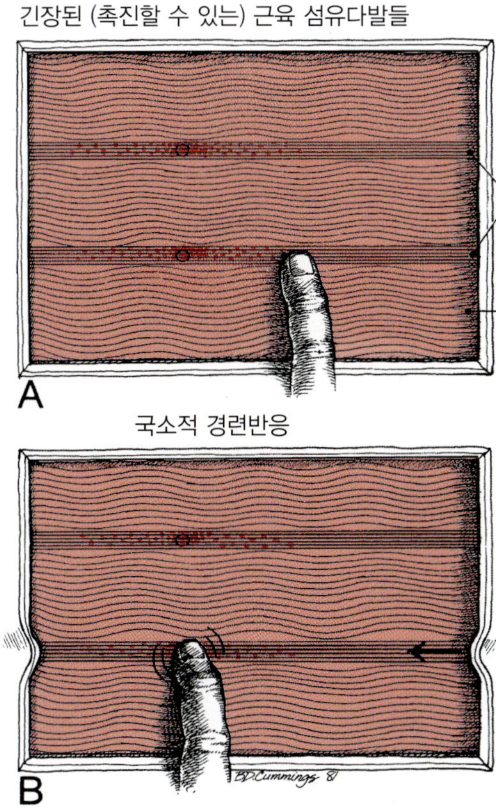


**그림 9.23** 긴장된 섬유다발들, 근막 통증유발점들과 국소적인 경련 반응이 일어난 근육의 세로 단면 도해 [G100]

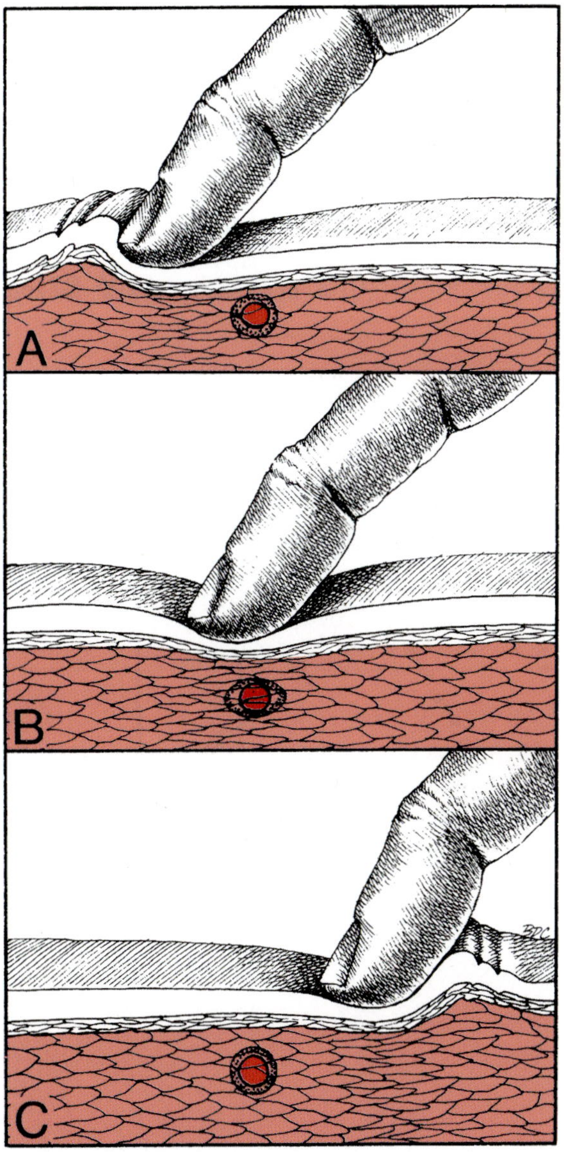


**그림 9.24** 긴장된 근육 섬유다발들의 평편 촉진(flächige Palpation)과 근막 통증유발점을 보여주는 가로 단면 도해 [G100]

9

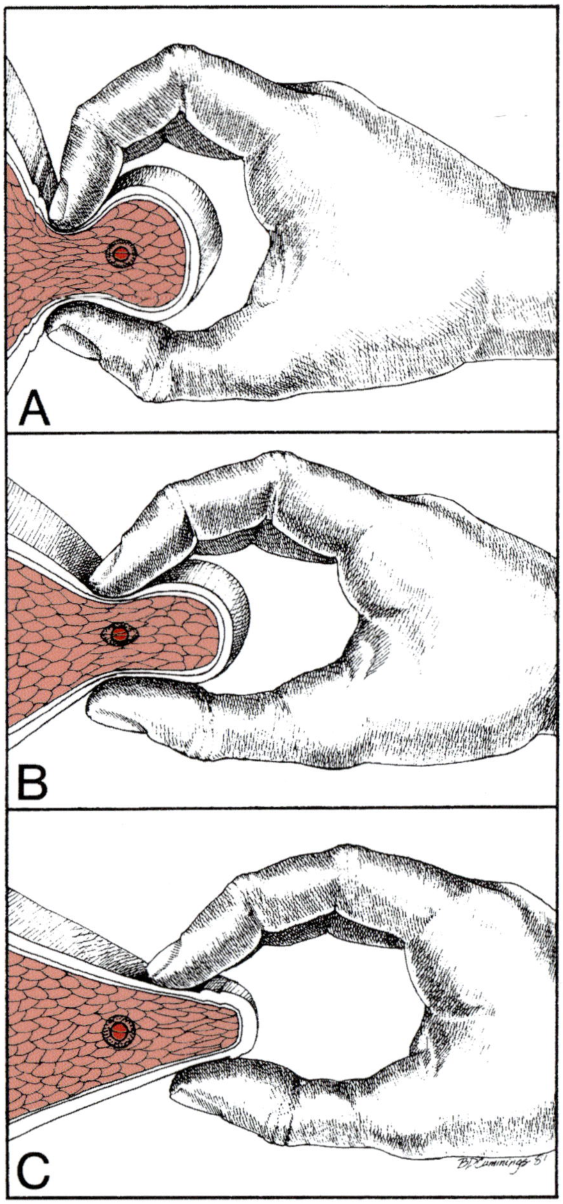


**그림 9.25** 긴장된 근육 섬유다발들에 대한 집게 촉진과 근막 통증유발점들을 보여주는 가로 단면 도해 [G100]

response)은 근막 통증유발점에 대한 확실한 징후이다. 환자 스스로는 경련을 느끼지 않지만, 그것이 발생될 때는 실질적인 고통을 인식한다.

근막 통증유발점을 가진 근육들은 제한된 수동적 운동 범위를 보여준다. 이 범위를 넘어서는 근섬유의 늘어남은 어떠한 것이든지 고통스럽다.

근막 통증유발점을 가진 근육의 격렬한 수축은 환자에게 대부분 고통스럽다. 이러한 효과는 수축 상태의 근육이 다시 한 번 수축 될 때 특히 두드러진다.

위축이 없는 근무력증은 근막 통증유발점이 있는 근육의 특징으로 간주된다. 그러나 그것은 개별적으로 그리고 각 근육 별로 이에 대한 특징과 관련하여 매우 다양한 양상을 보인다. 또한, 수축과 이완 단계 사이의 리듬 전환이 교란되면 협동 장애(coordination disorder)를 유발한다. 근육의 조정은 근막 통증유발점이 있을 때 현격하게 달라진다.

**활동적 근막 통증유발점들에 대한 주요진단기준들**

(Travell & Simons 2002)
다음의 기준들은 일상적인 임상 진료에서 근막 통증유발점을 검출하기 위한 주요 진단기준으로 입증되었다:

- 근경화띠
- 최대 압력 민감도
- 물리적 자극에 의한 증상들의 재현

**추가적 진단 기준들**

- 근경화띠에서의 국소적/부종성 부기 또는 조직군
- 통증 전이 또는 기타 감각계/자율신경계/운동계 증상
- 국소적 수축 반응
- 근육의 늘어남에 의한 증상들의 재현
- 근육의 수축에 의한 증상들의 재현
- 위축증 없는 근무력증
- 협동 장애

## 9.2.4 시험 치료

환자 과거력에 대한 고려들과 검사 소견들을 바탕으로 시험 치료가 이루어진다. 시험 치료를 위해 어떠한 근육 또는 근육군을 선택할지는 과거력을 통한 추측들에 근거하여 결정된다. 근력 검사 및 유연성 검사 그리고 촉진을 통해서 문제와 관련이 있을 법한 그 밖의 근육들이 밝혀진다. 과거력과 소견에 근거하여 확정된 근육들이 선택을 결정한다. 다양한 근육들이 문제의 원인으로 의심되는 경우, 각 근육의 시험 치료 후에 재소견을 내리는 것을 권장한다. 이를 통해 치료사가 집중적이고 목표 지향적인 치료를 수행할 수 있다.

시험 치료를 통해서 환자의 통증이 개선되었다면, 이 치료 전략은 다음번 치료에서 계속 수행한다. 원칙적으로 근막 문제는 몇 번의 진료만으로도 변화를 보인다. 치료가 효과가 없었다면, 근육에 관련된 다른 문제가 선행적 원인이 되는지, 또는 다른 원인이 통증 및 기능 장애들의 원인이 되는지에 대하여 과거력과 소견을 통해 새로 검사해야 한다.

예를 들어, 관절증(Arthrosis)과 같은 몇몇 문제는 근막이 일차적 원인이 아니다. 그럼에도 불구하고 문제가 되는 근육

9

구성요소들을 고려하고 치료할 만한 가치가 있다. 이러한 치료는 대개 통증 완화 및/또는 기능 개선의 결과를 보여준다. 이러한 경우들에서 매번 통증이 완전히 사라지지는 않지만, 아마도 환자는 외과적 수술을 더욱 오래 연기할 수 있을 것이다.

### 9.2.5 절차

시험 치료 후 환자는 의학적 소견을 통지 받는다. 치료 목표에 대해서 같이 고려한다. 그 외에, 치료의 기간과 빈도가 결정된다.

### 9.2.6 검사자 간 신뢰도

임상 실험의 과학적 품질은 신뢰도에 의해 결정된다.

최적 표준(Gold standard)으로 측정될 수 없는 임상 실험의 신뢰도은 통계적으로 실험의 재현성 또는 정밀도로 표현된다. 재현성의 품질은 Kappa 통계를 이용해 평가하며, 무작위적 일치가 유도된다. (카파값이 0.40이면 적은 것으로 간주되며, 0.40에서 0.50사이의 값은 중간 값으로, 0.60은 좋은 일치로 평가한다.)

신뢰할 수 있는 검사 결과들을 얻으려면, 명확한 정의들과 행동 지침들이 필요하다. 근막 통증유발점의 진단에서 좋은 신뢰도를 얻기 위해서는, 촉진 경험이 풍부한 진찰자와 진단 기준들에 대한 지식들이 필수적이다.

근막 통증유발점의 신뢰도에 대한 예비 연구는 Gerwin (1997)에 의해 수행되었는데 팔 이음뼈 및 목 근육에 대해 좋은 결과를 보였다.

Licht 등 은 2007년 실험 대상자 38명의 몸통 및 엉덩이 근육 중 총 304개를 선택하여 근막 통증유발점 관련 임상 연구의 신뢰도에 대한 좋은 결과를 확인했다. 훌륭한 검사자 간 신뢰도가 달성되었다. 카파 값은 어떤 경우 0.8이상이었다.

Myburgh 등은 2011년 통증유발점에 대한 경험이 많은 임상의가 통증유발점을 진료하는 것에 대한 중요성을 연구했다. 숙련된 진찰자들만이 좋은 카파 지수인 0.63를 달성했다. 경험이 부족한 진찰자들은 불충분한 신뢰도를 달성했다. (카파 지수 0.22)

## 9.3 감별 진단 Differenzialdiagnosen

근육뼈대계통의 통증은 기본적으로 근육뼈대계통의 모든 조직에서 발생할 수 있다(근육, 관절, 신경, 내장, 혈관). 그러나 전신성 질환들(예: 염증성-류마티스 질환들), 대사성 질환들(예: 통풍이나 당뇨), 종양, 정신적인 원인 또는 기타 원인에 의해 이차적으로 발생할 수도 있다. 단일 인과성 원인(monocausale Ursache)에 대해서는 통증의 일차적 원인을 규명하고 치료하는 것이 대부분 가능하다.

신경 근육 뼈대 계통(neuro musculoskeletal system)의 문제들은 대개 단일 요인에 의한 것이 아니라 자극 누적에 의한 것이다(▶14장, 고통의 만성화). 이 개별 자극들은 임상적으로는 역치 이하이지만, 이들의 합계는 고통과 기능 장애들을 일으킨다. 지배적인 질병인자가 확인되면, 이를 우선적으로 치료해야 한다(Gautschi 2010).

또 다른 방법은 검사-치료-재검사를 통해 가장 효과적인 치료법을 찾는 것을 시도함으로써, 통증과 기능 장애의 악순환을 해소하는 것이다.

### 9.3.1 근육통

근막 통증유발점들은 빈번한 임상적 징후다. 이는 진단 기준들을 사용하여 조사하고 치료할 수 있다. 하지만 근육들은 근육 섬유들이 과도하게 늘어나거나 찢어질 때의 부상들로 인해서도 고통이 발생할 수 있다. 이때, 임상적으로 근육의 연속성에 대한 손실들을 촉진할 수 있고 영상 촬영을 통해 보여줄 수 있다. 근육병증(Myopathies)들 중 일부만이 통증을 동반하지만, 감별 진단적 고려 사항들에서는 근육병증들의 범위(spectrum)를 포함해야 한다. 대부분의 근육병증들은 경미하게 감소한 근긴장도와 불수의적 근육 활동으로 나타난다. 근육병증들은 촉진 가능한 근막 통증유발점들과 근막 통증 증후군을 동반할 수 있다. 근막 통증유발점 치료가 환자의 통증을 완화시키면, 통증유발점 치료가 가능하다는 뜻이다. 9

### 9.3.2 관절 통증들 및 기능 장애들

- **관절 가동성 제한** (Gelenkblockierung)
  도수 치료 의학계열 종사자들은 오늘날 척추 부위에서 보이는 가동성 저하와 관련해서 물리적 운동 제한 (mechanical block)이 문제라는 생각에서 벗어났다. 우리는 분절적 가동성 저하의 원인을 대개 깊이 위치한 등 근육들(autochthonous muscles of the back)의 긴장(Verspannung)에서 찾을 수 있다는 점에서 이러한 생각에 동의한다(Dejung 2009). Mark Jones(2006)는 이를 다음과 같이 설명한다: 관절이 생리적 한계는 넘어섰지만 해부학적 한계 범위를 유지할 때를 운동 제한(Blockade)이라 칭한다. 탈구(Dislocation)는 발생하지 않지만, 그 관절은 근력에 의해 과도하게 압박된다.

가동성 제한은 엉치엉덩관절(Sacroiliac joint)에서 자주 발견된다. 이는 넘어짐이나 갑작스런 움직임으로 인해 발생한다. 이에 대한 치료는 도수 치료법을 이용하면 간단하다. 그러나 2-3회의 관절 가동술을 실시한 후에도 일시적 회복과 같이 완치되지 않으면, 이와 같은 엉치엉덩관절 기능 이상은 거의 확실히 2차적 유형이며 엉치엉덩관절 위로 뻗어있어서 관절의 위치에 영향을 주거나 엉치엉덩관절에 통증 부위를 발생시키는 근육들에 의해 유발된다(예: 허리네모근 M. quadratus lumborum).

허리뼈 치료를 위한 전통적인 도수 치료법은 대개 일시적으로만 척추 옆 근육들(paravertebral muscles)의 긴장을 완화시키는 영향을 끼치고, 운동 제한들(Blockierungen)이 주기적으로 재발한다(Dejung 2009).

## ● 퇴행성 척추 변형

척추의 모양 및 구조적 변화(예: 척추관절강직증 Spondylosis, 뼈연골증 Osteochondrosis, 척추관절염 Spondylathrosis, 척추측만증 Scoliosis, 과다앞굽음증 Hyperlordosis, 과다뒤굽음증 Hyperkryphosis, 일자목증후군 및 일자허리증후군, 허리엉치관절 운동제한)는 통증의 크기와 관계가 없다는 것이 수차례 밝혀졌다(Dwyer 등 1990, Jackson 등 1998, Oesch 1994, Papadopulos 1981).

오늘날 원인 불명의 허리 통증이 있는 경우는 대부분 작은 척추 관절들이 통증의 원인으로 여겨진다. 추가적인 염증 또는 압박 과정이 없는 디스크의 자발적 퇴행(탈수 Dehydration)은 고통스럽지 않지만, 허리뼈의 돌기사이관절(facet joint)은 관절증 또는 염증 반응을 통해 통증이 유발될 수 있다. 후관절 증후군(facet syndrom)의 전형적인 징후는 늘어남과 회전 시 같은 방향에서 느껴지는 통증이다(Dejung 2009).

## ● 디스크 탈장

디스크 탈장 수술에 대한 권고는 오늘날 굉장히 소극적이다. 방광 마비, 한쪽 다리의 진행성 마비 및 환자가 참을 수 없는 심한 통증을 지속적으로 느낄 때만 신경 외과적 개입이 필수적이다. 대부분의 디스크 탈출증(disc prolapse)은 수주에서 수개월 안에 완치된다. 수술이 필수적인 징조가 없다면, 진통제와 소염제를 경구 투여 하거나 해당 통각 수용기 부위들에(치근 주위 periradicular, 관절내 intraarticular, 경질막 바깥쪽 epidural) 주사하여 치료가 가능하다. 물리치료에서는 등에 좋은 자세와 근육의 분절적 안정화뿐만 아니라, 필요한 자가 가동술을 알려준다. 환자가 다시 거동이 가능해지는 즉시, 동반되는 근막 증후군을 치료하고(Dejung 2009) 환자와 함께 안정화 운동을 시행한다. 탈장된 디스크와 이와 연결된 신경 뿌리에 대한 압력으로 인해, 신경성 염증이 생기고 이를 통해 영향을 받은 신경의 표적 조직에 새로운 통증유발점들이 생성된다. 이러한 경우들에서 해당 조직들에 대한 촉진은 고통스럽고 압력에 민감하다. 결과적으로 이 치료 또한 해당 근골격계 조직들의 통증유발점 기법 및 결합조직 기법을 포함한다(Shacklock 2008).

## ● 척주관 협착증

척추전방전위증(Spondylolisthesis)과 뼈곁돌기(Osteophyte)를 동반하는 추간판의 퇴행성 변형들과 선척적으로 좁은 척추관은 서서히 발생하는 궁둥통증(좌골통, ischialgia)의 원인들이다. 다리의 통증은 종종 수년에 걸쳐 점진적으로만 발생한다. 신경학적 증상들은 장시간 나타나지 않을 수도 있다. 척추 협착증 또는 근막 통증증후군(보통 둔부 근육 gluteal muscle과 엉덩 허리 근육 Iliopsoas muscle) 중 무엇인지에 대한 임상적 구별은 어렵다. 일반적으로 이들은 혼재된 양상으로 존재한다.

전형적인 증상은 허리뼈(lumbar spine)의 신장운동에 의한 통증이다(Dejung 2009). 천골 운동성 제한(sacral block)은 척추 협착증으로 유발된 통증을 현저하게 완화시킬 수 있다. 이와 같은 방법으로 많은 경우 외과적 수술을 연기하거나 아예 필요치 않을 수도 있다 (Grob & Dvorak 1998).

## ● 요추의 불안정

허리통증의 또 다른 확실한 원인은 허리뼈(lumbar spine) 부위의 불안정함이다. 추간판이 좁아진 결과로 발생하는 척추 분리증(Spondylosis)또는 거짓 척추전방전위증(Pseudospondylolisthesis)이 이 불안정의 원인이다. 불안정으로 인한 통증의 원인은 규명된 바가 없다. 이에 대한 설득력 있는 가설은 활성화된 근막 통증유발점들로 인한 척추 근처 근육들(뭇갈래근 Mm. multifidi, 회전근Mm. rotatores, 허리 네모근 M. quadratus

9

lumborum, 엉덩 허리근 M. iliopsoas)의 불안정에 의해 통증이 발생한다는 것이다. 통증유발점 치료 뿐만 아니라 집중적인 운동 치료와 결합된 근육 안정화 요법도 통증 문제를 해결할 수 없을 때는, 항상 첫 번째로 척추 유합술 (Spondylodesis)을 고려해야 한다 (Dejung 2009).

## 9.3.3 신경성 원인들

신경은 높은 산소 요구량을 보이며 압박에 민감하다.

신경 압박은 대개 원반 탈출이나 통로의 좁음 때문에 발생한다(예: 손목 증후군 carpal tunnel syndrome). 그 결과, 감각이상(Paresthesia), 감각저하(Dysesthesia), 지각감퇴(Hypaesthesia), 무력증(Adynamia)과 같은 증상들이 나타난다. 근육 폐색들도 신경성 증상들을 유발할 수 있고, 이 경우 대부분은 감각 이상의 증상이 나타난다. 통증유발점들 역시 감각이상, 지각감퇴, 무력증을 유발할 수 있으므로, 진단이 어려워진다. 혼재된 양상도 자주 발생한다(▶11장 폐색과 운동치료법).

감각이상과 통증은 대상 포진 바이러스 감염에 의해서도 유발될 수 있다.

## 9.3.4 골다공증

노년기에는 골다공증이 심각한 통증 문제가 될 수 있다. 통증 발작들(Schmerzschübe)은 척추 골절을 시사한다. 명백한 골다공증의 방사선학적 진단은 간단하다. 골다공증은 약물 투여와 근골격계의 운동치료로 치료가 가능하다 (Dejung 2006). 운동치료는 한편으로는 낙상 방지를 위한 균형감 운동들과 다른 한편으로는 추가적인 중량을 부여하여 중력에 대항하는 운동을 포함해야 한다. 노년기의 뼈는 더 부서기지 쉽고 이러한 활동에 대해 충분히 견딜 수 없기 때문에, 테니스나 높이뛰기처럼 멈추었다가 뛰는 "고충격(high impact)" 운동은 단지 예방차원에서만 유용하다. 근력 운동, 등산, 스키 등은 유용하지만, 개개인의 한계를 주의해야 한다.

## 9.3.5 염증성 류마티스 질환에서의 허리 통증

허리 통증에 대해 제대로 규명된 원인은 베크테레프 병(Morbus Bechterew)이 있으며 또한 HLA-B27와 관련된 나머지 모든 류마티스 계통 질환들이 있다(장질환에서의 척추 관절염 Spondyloarthropathy, 건선 Psoriasis). 근골격계에서 고통은 원칙적으로 엉치엉덩관절들에서 시작되며 때때로 척추 전체를 거쳐 팔다리의 관절로도 퍼진다.

이 환자들은 일반적으로 야간 통증(night pain)과 움직이면 나아지는 점에 대해 호소한다 (Dejung 2006). 베크테레프 병(M. Bechterew)의 가장 중요한 감별 진단은 엉덩허리근육(iliopsoas muscle)에 위치한 활성 통증유발점들이 유발한 근육문제로 인한 허리통증이다 (Dejung 1987).

## 9.3.6 섬유근육통(Fibromyalgia)

미국의 한 연구 집단은 2010년 섬유 근육통(Fibromyalgia) 진단을 위한 새로운 기준들을 발표했다. 이 새로운 진단 기준들은 해당 질환이 있는 환자를 대상으로 19개로 나눠진 신체 부위들의 통증을 하나의 척도로 측정하기 위한 목적으로 실시한 설문으로 구성된다(광범위한 통증지수 WPI; Widespread Pain Index).

유사하게 나머지 부위의 통증은 증상 중증도 척도 (symptom severity scale score)으로 나타낸다.

수개월에서 수년 동안의 반복 설문 조사를 통해 해당 통증 및 기타 병증의 발달을 정확하게 추적할 수 있다. 이것은 섬유 근육통이 서서히 그리고 눈에 띄지 않게 진행하기 때문에 더욱 중요하다. 이에 더해, 진단을 위해 1990년 미국 류마티스 학회(American College of Rheumatology)가 정의한 특정 압통점(tender point)들의 통증 감도 검사가 수행된다.

이 점들은 근육과 힘줄의 이는점들에 다수가 위치하고 증가된 압통에 의해 자연스럽게 드러난다. 새로운 진단 기준들이 기존의 진단들을 대체할지에 대한여부는 아직 관망중이다.

추가적인 검사실 검사를 통해 질병의 다른 원인들(예: 갑상선 저하증, 박테리아 또는 바이러스 감염) 및 염증성 또는 퇴행성 류마티스(관절염arthritis, 관절증arthrosis 등)을 배제해야 한다.

섬유 근육통은 광범위한 무해 자극 통증(allodynia)이라 명시된다(Russel 2001). 이 질환이 동반하는 전형적인 증상들은 수면 장애, 긴장성 두통, 심장과 위의 기능적 이상 및 우울증이 있다(1993 Müller). 많은 저자들은 섬유 근육통이 다요인적 원인을 가진 복합적인 질병형태로 보는데, 섬유 근육통이 신경 전달 물질 장애라는 견해를 가진 이들도 있다 (Tolk&Harten 2000, Pongratz 2000). 압통점(tender point)은 근막 통증유발점과 같이 압력 자극에 국소적인 통증을 유발하지만, 통증유발점과는 달리 전이 통증은 없다. 섬유 근육통 환자는 압통점 이외에도 근막 통증유발점을 추가적으로 가지고 있을 수 있다. 전형적인 통증유발점이 섬유 근육통 환자에게서 발견되면, "근막 통증"의 진단이 내려져야 하며 두 증후군 모두에 대한 별도의 치료가 수행되어야 한다. 섬유 근육통 증후군 부위의 근막 통증유발점들에 대한 치료는 경험상 더욱 어렵다.

### 9.3.7 내부 장기들로부터의 통증, 내장체성(viscerosomatic) 및 체성내장(somatovisceral) 효과

전이된 내장 통증(visceral pain)이 있는 경우 관절 상태 또는 신경 상태 어느 쪽을 통해서든지 병리학적 소견을 확인할 수가 없다. 내장의 방사 통증(radiating pain)의 예로는 왼쪽 어깨와 가슴(Thorax)으로 통증이 퍼지는 협심증(angina pectoris), 우측 견갑골(scapular) 부위로 통증이 퍼지는 담낭 침범과 가슴 부위(BWS, Thoracic spine)로 통증이 퍼지는 동맥류(aortic aneurysm)가 있다(Colla 2012).

신체 부위들에 대한 장기 구조들의 영향은 급성 충수염에서 복부 근방호(muscular defense)로도 관찰이 가능하다.

복부의 증상들은 수수께끼같이 영문을 알 수 없는 일이 잦고 진단을 내림에 있어 혼란하게 하는 일이 흔하다.

통증유발점들의 상호적인 체성내장(somatovisceral) 효과와 내장체성(viscerosomatischen) 효과에 대한 이해는 이러한 불확실성을 제거하는데 도움이 된다. 복부 근육의 근막 통증유발점들은 복부의 전이 통증 및 내장 기능 장애(체성내장 효과 somatoviscerlaer Effekt)를 일으킬 수 있으며, 이는 장기 질환으로 혼동될 수 있다. 장기 질환들은 해당 부위의 신체적 민감도에 큰 영향을 줄 수 있으며 신체 구조 내의 통증유발점들을 활성화 시킬 수도 있다 (내장체성 효과 viscerosomatischer Effekt). 이 효과들은 유발된 장기 질환의 회복 후에도 한참동안 통증 또는 다른 증상들을 야기할 수 있다(Travell & Simons 2002).

CHAPTER

# 10 근막 문제들의 치료 – 치료 기법들

Behandlung myofaszialer Probleme – Techniken

*오염에 대한 해결책은 확산입니다.*

*–2004년 Wieterthur에서 Ettlin이 IMTT 연례 회의에서 한 발언.*

## 10.1 기법 I: 허혈성 압박

Technik I: Ischämische Kompression

근막 통증유발점이 촉진을 통해 확인되면, 허혈성 압박은 치료로 이어진다(▶그림 10.1). 근막 통증유발점은 해당 근육 뒤의 뼈 쪽으로 또는 엄지와 검지 사이로 압박된다. 이렇게 하여 근막 통증유발점으로부터 "염증성 스프"가 눌려 나오게 된다. 치료사의 치료하는 손가락과 근막 통증유발점 사이에는 거의 움직임이 없다. 등척성(isometric) 긴장과 이완의 교대는 효과를 향상시킨다. 치료 시 강도는 개개인에 맞게 조정해야 하며 고통 강도는 딱 견딜 수 있을 만큼이어야 한다. 환자들은 이 상태를 종종 "기분좋은 통증(Wohlweh)" 이라고 표현한다. 압박 지속 시간은 15 – 60초이며 짧은 휴지 후 여러 번 반복할 수 있다. 통증이 감소하고 이완이 손가락 아래에서 느껴질 때까지, 압박을 실시한다.

## 10.2 기법 II: 통증유발점 부위의 도수 신장법

치료사는 근막 통증유발점 위를 손가락으로 누르거나 집게 촉진법을 이용한다. 손가락 끝을 이용하여 압박된 조직 결절을 강한 압력과 느리고 미끄러지는 움직임들로 신장시킨다(▶그림 10.2). 치료사는 이때 근경화띠를 따라 소규모의 움직임을 만든다(기법 IIa).

치료사의 손가락이 해당 부위에서 계속해서 치료를 실시하는 동안, 환자는 치료받는 근육을 이용하여 느리고 소규모의 움직임을 수행한다(기법 IIb). 근육의 이완이 감지되고 환자가 통증이 감소함을 확인할 때까지, 치료사의 손가락은 근경화띠의 근막 통증유발점에 머무른다. 이 기법의 목적은 근육

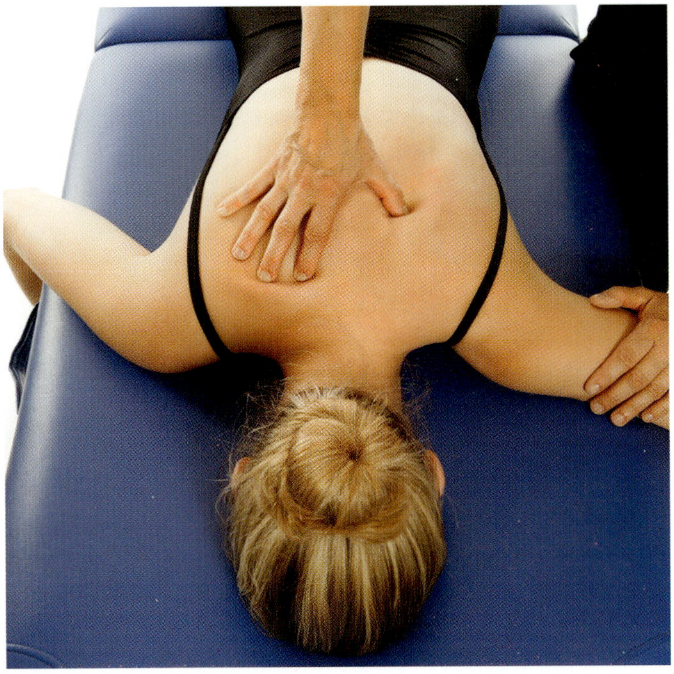

**그림 10.1** 기법 I, 허혈성 압박 [K348]

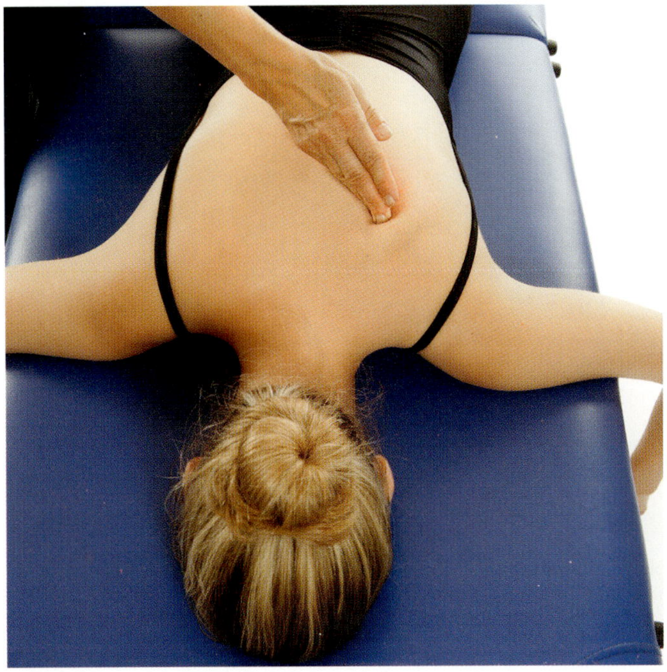

**그림 10.2** 기법 II, 통증유발점 영역의 도수 이완 [K348]

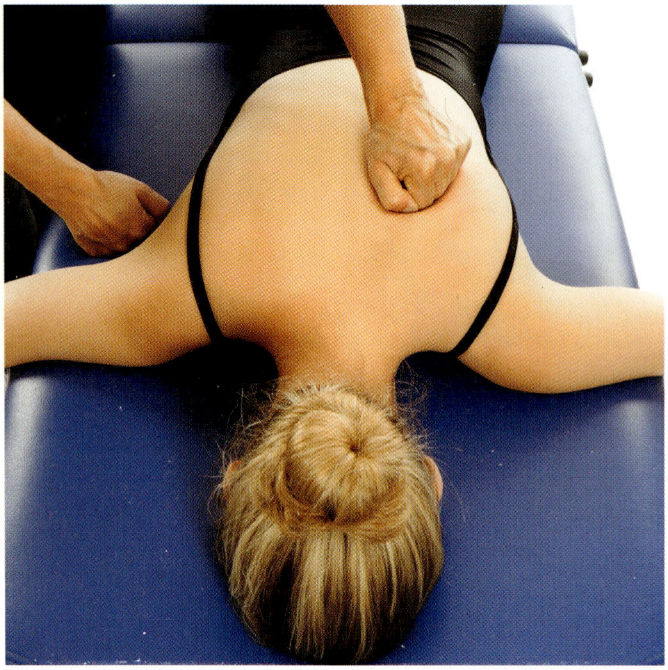

**그림 10.3** 기법 III. 얕은 근막(superficial fascia)의 신장 [K348]

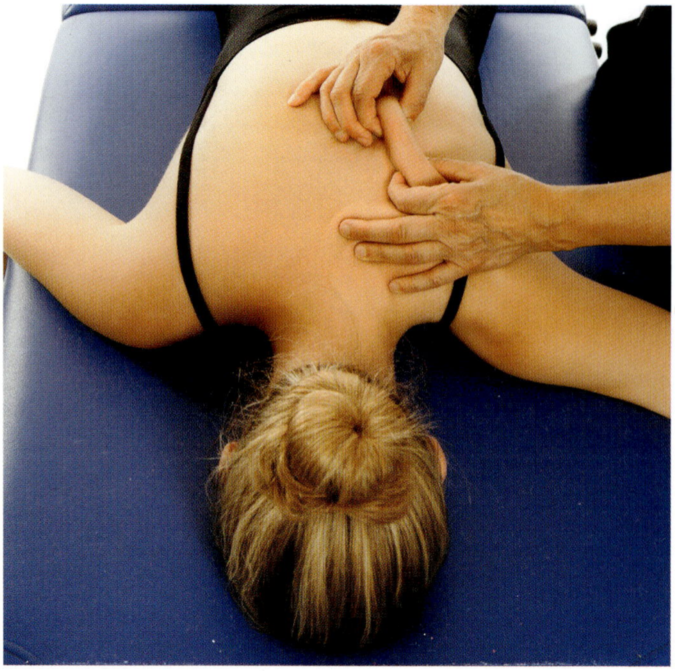

**그림 10.4** 기법 IV. 근막분리 [K348]

섬유를 옥죄는 결합 조직을 느슨하게하고 근경화띠에서의 신진 대사를 회복시키는 것이다. 이 치료단계는 약 10-20회 반복해야 한다. 기법II을 실시하는 동안 통증유발점과 치료사의 손가락 사이에서 밀기 기법이 일어난다.

## 10.3 기법 III: 얕은 근막과 근육 내 근막의 도수 신장

표면 및 근육 내 근막은 손가락 마디 또는 엄지를 이용한 압박 및 피부를 근막의 반대로 밀어서 신장시킬 수 있다(▶ 그림 10.3). 이 신장은 전체 근육 그리고 그 너머의 범위로 매우 느리게 미끄러지는 동작을 통해 이루어진다. 등허리 근막(thoracolumbar fascia)과 같이 특별히 강한 근막들의 경우, 치료사의 손들을 보호하면서도 또한 그 밑에 놓여진 층을 지속적이고 균일하게 밀기 위해 추가적으로 팔꿈치를 사용하여 압박(Druck)과 당김(Zug)을 강화하는 것이 권장된다. 몸통(Trunk)에서는 보통 몸 중심에서 바깥쪽으로 신장시킨다. 팔다리에서는 정맥 판막을 보호하기 위해 치료를 오로지 먼쪽(distal)에서 몸쪽(proximal)의 방향으로 실시한다. 근막들과 근막 밑의 근육들이 매우 단단하여 각 섬유다발과 그 속에 위치한 근막 통증유발점들이 더 이상 촉진이 불가능할 때, 다른 여타의 도수 기법에 앞서 이 기법을 사용하여 치료를 시작한다. 기법 III은 가동성과 신진 대사를 향상시키며, 주로 환자는 이를 편안하게 받아들이기 때문에 종종 치료를 마치는 단계로도 실시된다.

10

## 10.4 기법 IV: 근육 사이 윤활층의 분리

결합 조직의 유착들은 종종 나란하게 또는 중첩되어 놓인 근육들을 붙잡는다. 기법 IV를 사용하여 치료사는 손가락으로 각 근육들 또는 근육군들 사이를 밀어서 유착들을 분리시

### 중지(Stop) 규칙

여기 서술된 기법들은 고통스럽다. 치료사와 환자는 치료 시 발생하는 통증의 강도에 관해 협의해야 한다. 통증이 너무 강하면, "중지"라는 단어로 언제든지 치료를 중지할 수 있음을 환자에게 알린다. 환자는 자신의 한계를 어디에 설정하고 싶은지 익혀야 한다. 대부분의 환자는 치료를 놀라울 정도로 잘 견디고, 치료적 통증을 통해 문제가 다시 나타남에 반가워한다. 또한 치료사는 치료 시의 통증에 대해 검토하고 스스로가 환자에게 치료적 통증을 줄 수 있음을 받아들여야 한다(Dejung 2002). 환자가 치료를 승낙하지 않으면, 통증유발점 치료는 금지된다. 우리의 임상 경험은 Hou 등 의 관찰(2002)과 일치한다. 이들은 그 중에서도 등세모근 내림부분(M. trapezius descendens)의 무작위통제실험 (randomized controlled study)에서 허혈성 압박의 기간 및 강도가 근막 통증에 어떻게 영향을 미치는지에 대해 조사했다. 이들은 도수 압박은 단시간(30초)동안 강한 압력으로 또는 오랜 기간(90초)동안 낮은 압력으로 수행되어야 한다고 판단하였다. 압박을 다소 약하지만 더 긴 시간 동안 수행하면, 치료적 통증을 처음에만 겨우 참을 수 있는 환자들 또한 치료할 수 있는 좋은 방안이 될 수 있다.

킨다(▶그림 10.4). 이 기법은 근육들 서로가 보다 수월히 윤활될 수 있도록 한다. 이 효과는 치료 후 더 넓어지는 운동 범위를 통해 알 수 있다. 환자의 느린 능동 운동을 통해 치료사는 더 깊이 위치한 층을 밀게 되면서 근막들을 느슨하게 하고 길항근들을 분리시킨다. 이 기법을 모든 근육들 사이에 적용할 수 있는 것은 아니다.

## 10.5 신장과 근긴장완화

Dehnen und Detonisieren

### 10.5.1 소개

근막 통증유발점들이 있는 근육들은 가동성이 감소하는 일이 잦다. 일반적으로 완전한 가동 범위는 도수치료 기법 I–IV를 통해 다시 회복할 수 있다. 움직임 향상이 단기적 결과에 그친다면, 완전한 가동성을 장기간 유지하기 위해서 특정한 신장 운동들을 수행해야 한다 (▶그림 10.5).

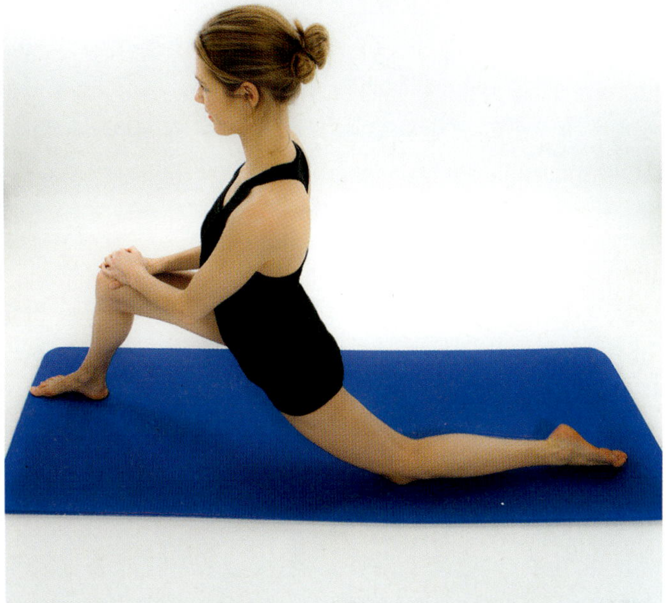

**그림 10.5** 엉덩허리근(M. iliopsoas)의 근긴장완화 [K348]

### 10.5.2 신장운동 방법

근육은 능동적이면서 수동적으로, 동적 또는 정적으로 신장될 수 있다. 게다가 신경생리학적 기초에 근거한 신장운동들이 있다. 여기에는 유지-이완 기법(hold-relax technique)과 PNF 기법이 포함된다. 어떤 신장운동 기법이 가장 효과적인지에 대해 명확하게 대답할 수는 없다. 신장운동 기법은 가동성을 확장시킬 수 있다(Freiwald 2000). Carano와 Siciliani(1996)은 체외(invitro) 연구들을 통해, 각각 3분간의 신장운동 및 휴식 단계의 교대가 콜라겐 분해효소(Collagenase)의 방출과 관련하여 지속적으로 신장상태인 조직의 경우보다 2배 효과적이라는 것을 보여 주었다.

어떤 구조가 신장 되어야 하는가: 근막인가 근육 섬유인가? 에 대한 질문은 규명하기 어렵다. 또한, 단축들이 유발되는 원인이 주로 수축된 근섬유들인지 근막 구조들인지 그리고 단축되려는 구조들이 모든 환자들에게서 동일한지 개인차가 있는지에 대한 여부도 명확하지 않다.

특정 부하자극(Belastungreiz)들은 그에 해당하는 구조들에 작용할 수 있다: 일상적이고 능동적인 운동(예: 걷기) 중에 장딴지세갈래근(triceps surae muscle)의 근육 섬유들이 짧아지고 길어진다. 높이뛰기와 같은 유연성 운동들의 경우 근섬유들이 등척성(isomestric) 수축을 보이는 반면, 근막 구성 요소들은 현격히 길어지거나 짧아진다 (Schleipund Müller, 2013).

따라서 두 구조 모두에 영향을 미치기 위해서는 근육 섬유들의 가동성을 유지하기 위해 무엇보다도 이 운동을 반복적으로 최대한으로 수행하는 것이 필요하다. 그런 다음 운동의 마무리로 근막 구조들을 신장시키고 이 구조들의 유연성을 훈련하기 위해서 추가적으로 유연성 운동들을 실시해야 한다.

### 10.5.3 강도

신장운동의 강도와 관련하여 포괄적인 합의가 이뤄지고 있다.

중간 강도로 신장 운동을 하는 것은 최대 강도로 신장 운동하는 것보다 구조 특이적 효과가 현저히 크다(Warren et al. 1971). 통증이 없는 부위의 신장성 자극은 세포가 콜라겐 분해효소를 방출할 수 있도록 자극하여, 병리학적 교차 결합들(Crosslinks)의 분해 및 콜라겐 분자의 생성을 촉진시킨다(Frans van den Berg 2011).

### 10.5.4 물리 치료의 과제

치료사는 환자에게 중등도의 강도란 무엇을 뜻하는지 알려줘야 한다: 가볍고 통증이 없는 신장성 감각이 운동의 마무리에 제일 먼저 느껴진다. 같은 방향으로 몇 센티미터 더 움직임을 계속하면, 명확한 신장성 통증을 느낄 수 있다. 통증이 없는 부위에서 신장성 감각을 느끼면서 신장성 통증이 느껴지지 전까지의 움직임들은 근육 조직, 결합 조직 및 신경 조직의 신진 대사를 가장 효과적으로 자극한다(Gisler 2007). 유연성 운동은 각 환자마다 개별적으로 적용해야 한다(Wiemann & Klee 1999.). 환자는 치료가 완료된 후 이 운동성을 장기간 유지하기 위해서는 계속해서 운동해야 한다.

### 10.5.5 기타 효과들

늘어남(신장)은 부교감 신경계를 위해 교감 신경계를 억제한다. 이는 코티솔(Cortisol)과 카테콜아민(Katecholamine)과 같은 스트레스 호르몬의 방출을 감소시킨다(Freiwald 2007). 과학적 검사들은 근육 길이 또는 근력과 같은 증명가능한 것을 측정한다. 신장은 또한 주관적인 육체적 행복과 신체적 감각을 향상시키며, 긴장을 이완시킨다. 근육 긴장은 정신적 영향 등 다양한 영향을 받는다. 이런 긴장을 스스로 조절할 수 있다는 것을 아는 것은 환자들에게 중요한 깨달음이다 (Kysely 2007).

## 10.6 자가 치료, 훈련, 인체 공학, 신경 동적 운동

근막 통증유발점들에 의해 발생한 근막 통증증후군의 효과적인 치료법은 일반적으로 통증 유발점 치료법보다 더 나아가야 한다. 대개 통증유발점들을 활성화시킨 원인을 조사하고, 이를 뒷받침하는 요소들을 식별하고 가능하면 제거하며, 환자들의 정상적인 근육 기능을 회복하고 유지하도록 돕는 것들이 필요하다 (Travell & Simons 2002).

단단한 “마사지 볼(Igelball)”은 특히 자가 치료(▶그림 10.6)에 적합하다. 이 공을 치료하려는 부위 바로 밑으로 위치시키면, 환자의 체중에 의해 압박된다. 통증유발점으로 인한 통증을 통증유발점이 위치한 부분에서도 항상 느낄 수 있는 것은 아니기 때문에, 환자가 현재 느끼는 통증을 유발하는 통증유발점의 위치를 주의 깊게 찾아야 한다. 팔다리를 매우 느리게 움직이면 피부, 결합조직 및 통증유발점 사이에서 피부 및 근막이 소규모로 밀리게 된다. 마사지 볼의 돌기는 공이 빠져서 굴러나가지 않고서 이러한 밀림을 가능케 한다. 압박이 너무 고통스럽게 느껴진다면, 부드러운 깔개를 사용하거나 더 두꺼운 옷을 사용함으로써 압박을 줄일 수 있다. 마사지 볼을 이용한 자가 치료는 물리 치료사의 도움이 필요하지 않다. 이 자가 치료의 지속성은 일반적으로 몇 시간 동안 피부 위에서 보여지는 작고 붉은 충혈점들이 존재하는 시간과 같다. 또한 이 경우, 새로운 치료에 앞서 재생을 위한 충분한 시간이 조직에 주어져야 한다.

과부하 및 기능장애의 결과들이 해결된 후에는, 새로운 활성화 양상들이 학습되어야 한다. 근육과 결합 조직은 도수 치료 후에 고유 감각 자극(proprioceptive stimulus)을 받는다. 이 환자는 안정화 및/또는 활성화 되어야 하는 부분을 더 수월하게 감지할 수 있다. 단지 운동성을 회복하는 것만으로

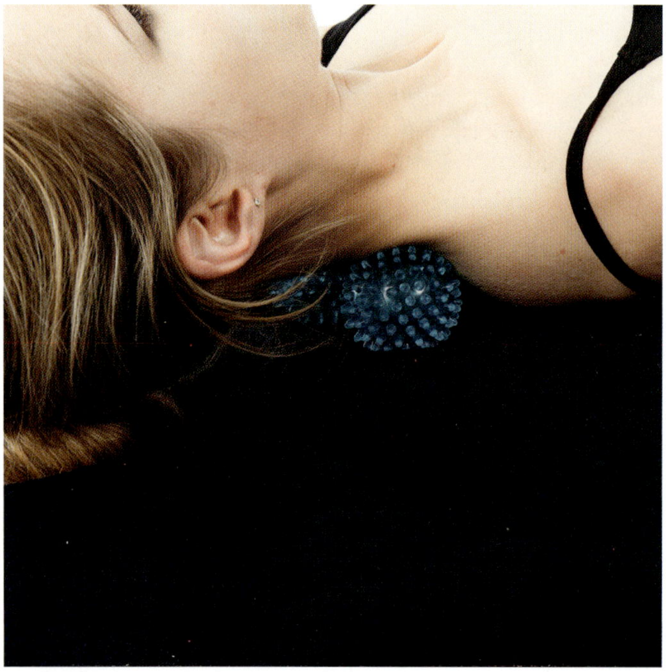

**그림 10.6** 마사지 볼들을 이용한 [K348]

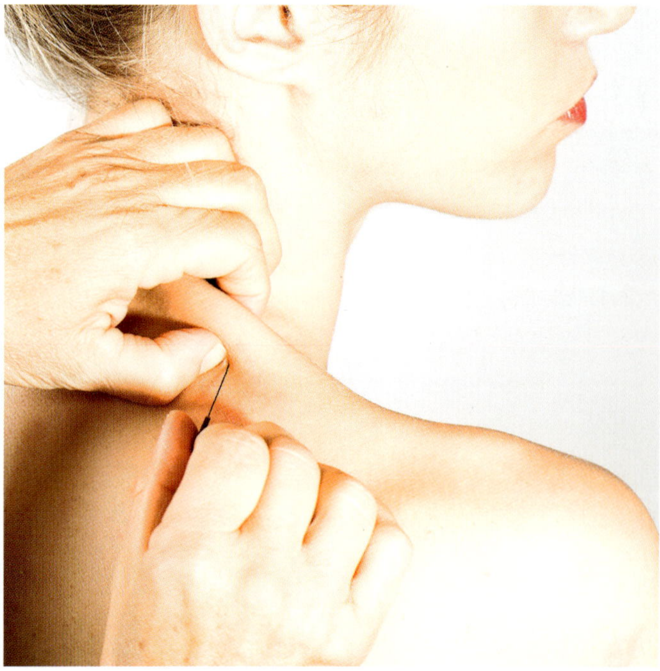

**그림 10.7** 건침요법 [K348]

는 반드시 충분한 것은 아니다. 환자는 완충자세(Entlastungs stelle)가 과부하로부터 근육을 어떻게 보호하는지 이해해야 한다. 관절 주머니들 및 인대들과 밀접한 관련을 갖는 심부 근육들은 근골격계의 안정화를 돕는다. 관절안정성(joint stability)의 향상을 위해서는 이를 위한 운동들을 환자와 함께 열심히 수행해야 한다. 근육을 통한 관절의 안정성은 수동적 구조들의 과도한 마모 및 관절의 변형들을 완화한다. 우수한 가동성과 기능을 회복하는 것은 좋은 예방법이다!

신경근육계열 압박들이 어떠한 질병에 대한 증상의 원인 또는 부분적 원인들인 경우, 신경가동성(neuromobility)을 이를 향상시키기 위한 과제를 통해 개선시키고 신진대사(Metabolism)를 촉진시키되 해당 신경 자체에서도 자극시키는 것을 권장한다.(▶11장. 폐색과 슬라이더)

이러한 조치들은 종합적인 물리치료법들의 사용을 필요로 한다. 각 환자는 "개개인 맞춤"으로 인체 공학적 및 운동 관련 지시들을 받는다.

## 10.7 근막 통증유발점들의 추가적 치료 방안들

### 10.7.1 건침요법 (Dry needling)

통증유발점들은 침술을 통해 정밀하게 치료할 수 있다(▶ 그림 10.7). 그러나 이 경우 바늘을 중의학(TCM:Traditional Chinese medicine)의 경락(Meridian)에 시침하여 치료하는 것이 아니라, 근경화띠(Hartspannung) 내의 통증유발점들을 찾아내고 근육의 위치에 따라서 표면에만 또는 7cm의 깊이까지 시침한다. 침은 가늘고 조직을 거의 파괴하지 않는다. 매우 활동적인 통증유발점들에서 국소 수축 반응은 여러 번 연속적으로 유발될 수 있다. 이 치료의 효과는 이에 따라 현격히 증가될 수 있다 (Dejung 2009). 반사적 효과(Travell & Simons 2002)들과 생화학적 환경의 변화(Shah et. al. 2005) 외에도 병든 조직의 파괴가 상태 호전에 도움이 될 것이라 추측된다 (Mense 2003).

건침요법은 기법 I을 대체한다. 건침요법 후에 그 결합 조직을 치료하는 것은 필수적이다.

### 10.7.2 주사요법 (Injections)

통증유발점에 실시되는 주사는 국소 마취(Local anesthesia) 또는 보툴리누스 독소(보톡스, Botulinus-Toxin)를 이용한다. 통증유발점에의 주사는 항상 정확한 위치에 행해져야 한다. 이 때 수축된 근원섬유(Myofibrill), 종말판(Endplate) 또는 통각 수용기(nociceptor) 등 병든 조직의 파괴 효과가 무엇보다 두드러진다.

국소 마취제로는 농도 0.5% 프로카인(Procaine) 또는 리도카인(Lidocaine)을 사용한다. 총 투여량은 10~30ml로 제한된다. 보툴리누스 독소-A는 종말판(endplate)을 파괴하고 해당 근육 섬유의 신경을 제거한다. 회복은 기껏해야 최소 몇 개월 후에나 이뤄진다.

통증유발점 주사요법에서 스테로이드 물질의 추가는 전혀 필요없다 (Dejung 2009).

### 10.7.3 경피 전기 신경 자극 (Transcutaneous electrical nerve stimulation: TENS)

경피 전기 신경 자극(TENS)은 통증을 예방하거나 완화시키기 위해, 피부를 통하여 신경에 작용하는 전기적 자극을 적용하는 것이다. 근막 통증증후군의 치료를 위해 접착 전극이 통증 부위에 직접 위치된다. 음극은 통증유발점 영역 바로 위에 위치해야 하며, 양극은 구역 내에서 몸쪽(proximal)에 가까운 부분에 위치한다. 진동수(Frequency)는 낮게 설정되고 강도는 환자가 참을 수 있는 한계(tolerance)에 맞게 맞춰져야 한다. 충분한 진통 효과가 분명히 나타나기 위해, 최소 20~30분의 치료가 이뤄져야 한다 (Irnich 2009).

### 10.7.4 충격파 치료 (Shock waves therapy)

최근에는 근막 구조의 치료를 위해 체외 충격파(Extra corporal Shock-Wave Therapy, ESWT)를 사용하는 것이 자리잡았다. 집중형 ESWT를 통해 근막 통증유발점들은 정확히 계산된 음향 에너지와 정확하게 부딪칠 수 있다. "재인식"과 "전이통증"에 대한 중요한 진단 기준들이 이 기법을 통해 특히 깊은 곳에 위치한 근막 통증유발점에서 더 빈번하게 드러난다. 따라서 집중형 ESWT는 근막 통증을 확인하는 진단 도구로 사용될 수 있다. 치료적 측면에서 집중형 ESWT는 정확한 부위의 근막 통증유발점을 특정하여 치료할 수 있다 (Müller-Ehrenberg 2013).

CHAPTER

# 11 폐색과 슬라이더
Entrapments und Sliders

## 11.1 말초신경 손상
Periphere Nervenläsionen

Mumenthaler (2001)에 따르면, 말초신경 손상들은 다음의 유형들로 분류된다:

- **생리적 신경 차단**(Neurapraxia): 생리적 신경 차단은 전도 요소들의 연속성에 중단이 없는 말초 신경의 기능 장애이다. 민감도는 일반적으로 단지 감각 이상 차원에서만 방해되며 경험적으로 완전한 회복이 가능하다.
- **축삭 절단**(Axonotmesis): 축삭 절단에서 축삭은 절단되지만 축삭집(Axolemm-Axolemma)은 손상되지 않는다. 불완전마비(Paresis), 위축증(A trophy), 감각기능 상실을 동반한 말초신경 마비가 발생한다. 과도하게 오래 지속되는 만성적인 압박으로 인해 신경 주위 구조들의 비가역적 섬유화가 발생하지 않으면, 해부학적 조건들이 최적이라는 가정 하에서 재생 및 복원이 완전하게 이뤄진다. 축삭 절단의 예로는 손목굴증후군(Carpal tunnel syndrome)이 존재한다.
- **신경 절단**(Neurotmesis): 신경 절단에서는 축삭과 외막 조직 모두가 단절되어 있다. 재생중인 축삭 돌기에서는 적절한 전도성 구조를 찾을 수 없으며, 신경종(Neuroma)이 발생한다. 이때에는 외과적 조치가 필요하다. 이러한 손상 유형은 말초신경이 예리하게 절단되거나 파열된 경우에 발생한다.

## 11.2 신경 조직의 혈액 순환
Durchblutung des Nervengewebes

우리 몸의 신경 조직에는 산소와 영양분이 영구적으로 공급되어야 한다. 신경조직은 체내에서 가장 혈액 순환이 많이 이루어지는 조직이다. 이 조직은 비록 체중의 2%에 불과하지만, 체내 순환하는 혈액의 약 20%를 함유한다.

신경 조직 외부의 혈관들은 말초 신경들과 평행하게 위치하며 신경바깥막(말초신경의 외부결합조직 덮개) 내에서 혈관들과 연결된다. 이들은 신경내막의 혈관들(신경다발 주위의 결합조직)과 마지막에는 가로로 뻗어나가는 혈관들과 문합

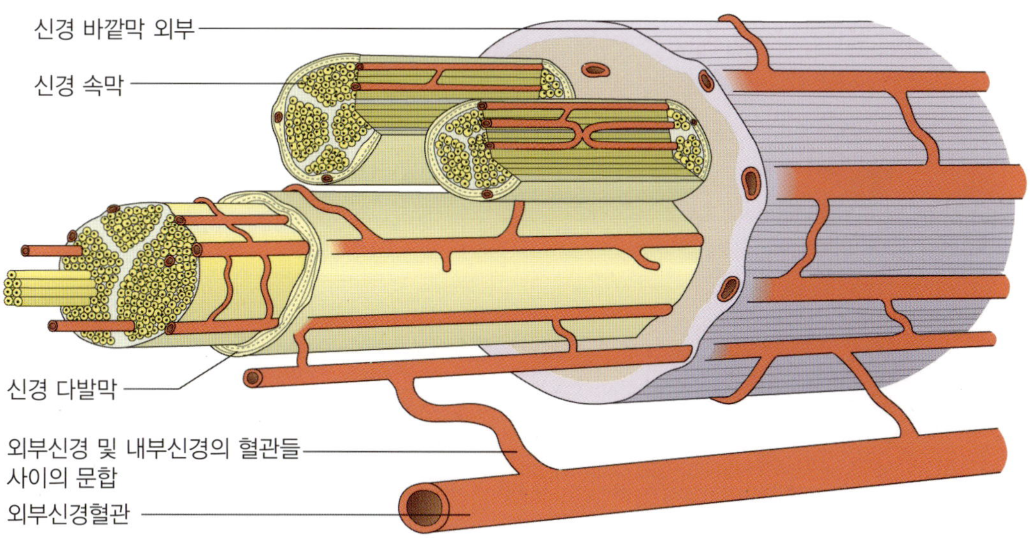


**그림 11.1** 신경의 혈액 순환: 외부신경 및 내부신경의 혈관과 그것들의 문합(anastomosis) (E102)

한다. 말초신경에 대한 압력은 일차적으로 혈류에 부정적인 영향을 미친다. 20–30mmHg의 압력만으로도 정맥 역류가 억제된다. 그 결과로 생긴 정맥 울혈은 신경 내 조직의 혈액 순환을 감소시킨다. 신경 내 조직의 상피 세포는 결과적으로 더 적은 산소를 지니게 되며, 무산소증으로 이어진다 (van den Berg 1999).

무산소증에 대한 반응으로, 혈관의 투과성이 증가하며, 신경 내 부종이 발생한다. 이러한 부종 형성으로 인해 신경 내 압력은 더욱 증가한다.

80mmHg의 압력에서 신경내 혈류의 완전한 차단이 일어난다 (▶그림 11.1). 감소된 혈류와 증가된 신경 내 압력의 결과로 슈반 세포(Schwann cell)의 말이집 탈락(demyelination)이 일어날 수 있다 (Lundborg 등, 1983). 이로 인해 흥분 전도 차단 형태 또는 비정상적인 자극 발생 지점(AIGS)의 출현과 같은 자극 전달 방해라는 결과가 나타난다. 추가적으로 축삭 운반(axonal transport) 또한 손상되어, 광범위한 결과를 초래할 수 있다 (▶11장 3).

생리적 신경 차단(Neurapraxia) 은 압력이 감소하고 부종이 감소하며 혈액 순환이 정상화되고 말이집(myelin sheath)이 재생성됨에 따라, 영구적인 손상 없이 회복 될 수 있다. 따라서 주요 부위의 신진 대사를 개선하는 것이 중요하다. 때때로 생리적 신경 차단의 증상 및 징후는 근막 통증유발점들이 비활성화되고 긴장된 섬유다발로 인한 압력이 사라진 후 수분 내로 약화된다. 심각한 압박의 경우 복원에 몇 주 또는 몇 달이 걸릴 수 있다 (Travell & Simons 2002).

## 11.3 축삭 형질 운반

Der axoplasmatische Transport

각 세포의 세포질(Cytoplasm)안에서 물질들은 핵(Nucleus)에서 시냅스(Synaps)로 이동하고 다시 되돌아간다. 이런 점에서 뉴런(축삭 형질)의 세포질은 여타 다른 세포의 세포질과 다르지 않다. 그러나 1미터에 이르는 다리가 있을 수도 있는 긴 축삭의 길이는 특별한 운반 시스템을 필요로 한다 (▶그림 11.2). 이는 축삭의 액체가 점성이 있는 시럽 같은 물질인 까닭에 더욱이 그러하며, 이 세포액의 농도는 물보다 다섯 배의 점도를 가진다 (Haak et al. 1976).

뒤뿌리 신경절(dorsal rootganglion)에서는 분자로 이루어진 구성요소들이 지속적으로 합성되고 축삭 형질 흐름(axoplasmic flow)과 함께 표적 조직으로 운반된다. 이 축삭 형

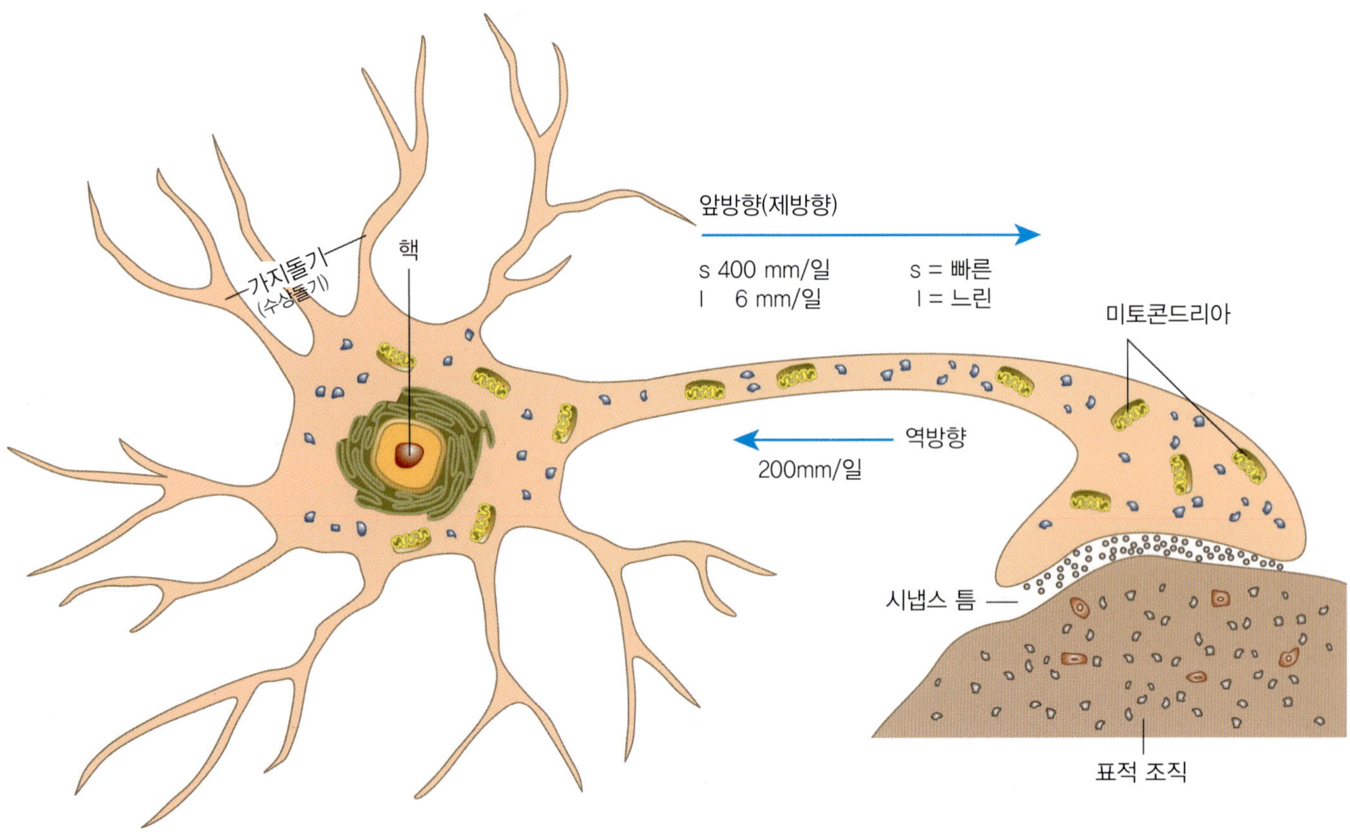


**그림 11.2** 단일 뉴런 내의 축삭 형질 수송 체계 [G179/L138]

질 흐름은 복잡하다. 현재 다음의 3가지 운반 체계(transport system)가 알려져 있다: 고속의 순방향 흐름, 저속의 순방향 흐름, 느린 역방향의 흐름.

## 11.3.1 세포체(Cell body)에서 표적 조직으로

고속운반에서 물질은 하루에 약 400mm 운반된다. 효소(Enzyme), 당 단백질(Glycoprotein), 신경 전달 물질과 운반 소포와 같은 연관 물질들이 시냅스에서 자극이 전달되는 동안 소비된다. 저속운반(하루에 1–6mm)에서는 세포뼈대 요소(Cytoskeletal element), 예를 들어, 미세소관(Microtubule)과 신경미세섬유(Neurofilament)가 운반된다. 이 수송은 특히 축삭(Axon) 구조의 유지 및 재생을 돕는다.

## 11.3.2 표적 조직에서 세포체로의 복귀

역행 수송(Retrograde transport)은 하루 200mm 이상의 거리를 운반하며, 순환 과정으로 되돌아온 전달 물질 소포와 세포 외 물질들(예: 신경 성장 촉진 물질)을 운반한다.
이 축삭 형질 이동은 신경 내부와 주변의 상황에 대한 중요한 정보를 제공한다.

이 수송 과정들은 에너지와 산소를 소비하기 때문에, 신경 내 충분한 혈액 순환에 의존한다. 신경이 접촉면(예: 근경화)에 의해 압박되는 곳에서 축삭 형질 흐름이 느려진다. 이는 30–50mmHg의 압력만으로도 충분히 발생한다. 어느 한 지점에서 축삭 형질 흐름에 방해가 생기면, 축삭(Axon) 전체와 표적조직(신경지배조직) 그리고 세포핵을 따라 변형이 일어날 수 있다. 신경이 협착에도 정상적일 수는 있으나, 흐름에 두 번 이상 제지되면 이로 인해 이중 또는 다중 충돌(double or multiple crash)로 이어질 수 있음이 Upon과 McMomas(1973)에 의해 처음으로 설명되었다. 이 저자들은 손목굴 증후군(Carpal tunnel syndrome) 환자 115명중 81명에서 목 부위 손상이라는 임상적 증상이 나타났음을 발견하였다.

압력(Druck)과 장력(Zug)을 흡수하기 위해 신경은 관절 부위에서 특별한 구조를 가진다. 그 곳의 신경 다발들(fascicle)은 다중으로 묶여 있고, 더 많은 지방과 결합 조직이 이들 부위에 존재하여 압력이 더 잘 분산될 수 있도록 한다 (▶ 그림 11.3). 이런 특이 구조들은 근육에서는 찾아볼 수 없다. 결과적으로 신경에 대한 압박은 긴장된 근육에 의해 더욱 심각한 영향을 미친다(Butler 1998). 또한 근경화에 의해 신경이 다수의 위치들에서 압박될 수 있다. 이에 대한 예시로 요골신경(노신경, N. Radialis)을 작은 가슴근(pectoralis minor muscle), 삼두근(triceps muscle), 위팔근(brachialis muscle), 손 뒤침근(supinator muscle)이 동시에 압박할 수 있다.

신경 상태는 접촉면의 상태에 달려있다. 근경화 부위의 긴장 완화(Detonisierung)와 결합 조직의 도수 치료를 통해 척수 신경이 척추로부터 나오는 부분들(Austrittstellen) 뿐만 아니라, 말단부(Periphery)까지 이르는 전체 신경 경로에 걸쳐 우리는 신경의 혈액 순환(혈류)과 축삭 형질의 흐름 모두를

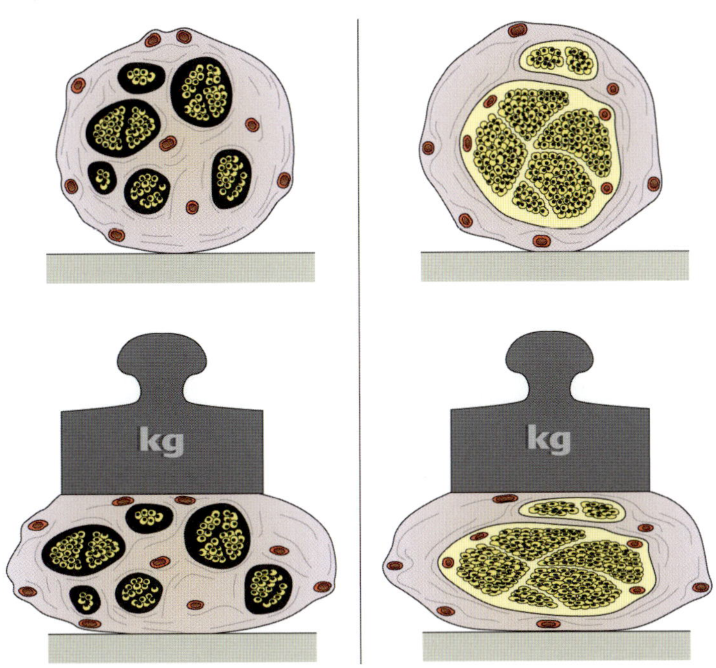


**그림 11.3** 압력을 통한 신경 다발들의 변형 (E102)

향상시키는 중요한 수단을 갖춘다.

## 11.4 버틀러에 의한 신경역학
Neurodynamik nach Butler

신경계는 뇌에서 출발하여 손가락과 발가락에까지 이르는 연속체를 형성한다. 이에 대한 기능을 보장하기 위해서 신경계는 충분한 운동성(Mobilität)을 필요로 한다. 또한 이러한 시각에서 근육과 결합조직 유착으로 인한 협착(Einengung)에 주목할 필요가 있다. 팔다리와 척추 부위 신경 구조의 이동성은 특정한 운동성 검사들을 사용하여 조사할 수 있다.
가장 잘 알려진 운동성 검사들은 다음과 같다:

- **"Straight leg raise"**: 다리 뻗어 올리기 (SLR)
- **"Passive neck flexion"**: 수동적 목 굽힘(PNF)
- **"Prone knee bend"**: 복부 쪽을 향한 수동적 무릎 굽힘(PKB)
- **"Slump" WS-Flexion** : 목 굽힘, 무릎 폄(SLUMP)
- **"Upper limb neurodynamic test"**: 팔 테스트 (ULNT 1 과 2)

신경 운동성 테스트에 대한 다음과 같은 주의 사항 및 금기 사항을 준수해야 한다:

- 신경 징후들의 단기적 발생 또는 악화 시 신경학적 결함이 대부분 빠르게 일어날 수 있다(예: 급성 구획 증후군, Compartment syndrome).
- 접촉면 조직의 현저한 손상 또는 이상(예: 불안정성, 골다공증)
- 염증성 및 감염성 질환(예: 길랑 바레 증후군 Guillain-Barré syndrome, 농양 abscesses)
- 진찰/검사 중의 격렬한 통증(Butler 1998)

고전적 전문 장비 검사법들(die klassischen technisch-apparativen Untersuchungsmethode)에서는 신경전도 속도가 일반적으로 신경 병리학의 명확한 진단기준으로 간주된다.
신경역학 검사들의 결과가 양호해도, 신경전도 검사들의 결과가 나쁜 경우가 자주 있다. 이에 대해서는 다음과 같은 이유들을 생각해 볼 수 있다:

- 병리학적 변화들은 신경의 결합 조직에서 발생하며 전도가 일어나는 부분들에서는 발견되지 않는다.
- 신경병증(Neuropathy)이 특정 신경 다발에 위치하고 있고, 그 옆의 손상되지 않은 신경 다발에서 신경전도 검사가 이루어졌을 수 있다.
- 이중 또는 다중 신경병증들은 고려되지 않았다 (Butler 1998).

이 검사들은 신경과 그 접촉면의 상태에 대한 중요한 정보들을 제공한다. 신경 운동성 검사들은 임상 추론 과정, 재현 가능한 소견지표 및 타당한 경과 징후들의 일부이다. 통증유발점 치료에서 주로 치료 시술자가 자신이 실시하는 기법이 신경성 문제들에 영향을 끼치는지에 대한 여부를 알고자 할 때 이 검사들을 실시한다.
어떠한 문제에 신경이 관여 하는지 그리고 문제가 근육과 결합 조직의 치료가 효과가 있는지에 대한 유용한 정보들을 얻기 위해 치료 전후로 이러한 검사들을 수행하는 것을 권장한다. 이에 더해 민감화 동작들(sensibilisierende Bewegungen)을 통해서 추가적인 정보들을 얻을 수 있는 가능성이 있다. 이를 위해서 신경과 근육의 위치에 대한 심도 깊은 지식이 필수적이다.

### 샅굴 부위 통증에 대한 감별 진단

샅굴 부위(사타구니) 통증의 경우, 전적으로 엉덩 허리근(iliopsoas muscle)내 통증유발점들로 인해 촉발된 근육의 문제인지 또는 넙다리 신경(femoralis nerve)의 협착이 추가적으로 연관되어 있는지 조사해야 한다. 근육 검사로 엉덩 허리근(iliopsoas muscle)을 검사하는데, 이 때 목뼈(경추, cervical spine/vertebra)를 추가적으로 구부린다. 이는 신경계의 긴장을 증가시킨다. 소위 민감화 동작들(sensibilisierende Bewegungen)의 결과로 사타구니 통증이 더 심해진다면, 신경성 요인이 관여하고 있으며 샅굴에서 넙다리 신경(femoralis nerve)이 좁아지는 것으로 추정한다. 이어서 엉덩 허리근(iliopsoas muscle)을 치료하고(▶20장 1절) 난 뒤, 근육 유연성 검사를 다시 시행한다. 이 때, 목뼈(경추, cervical spine) 또한 다시 안쪽으로 굽힌다. 사타구니 통증이 더 이상 증가하지 않으면, 엉덩 허리근(iliopasoas muscle)에 의한 넙다리 신경(femoralis nerve)의 협착을 의심해볼 수 있다. 이 경우 환자는 근육 구조뿐만 아니라 신경 구조에 가동성을 부여(mobilizieren, mobilize)하기 위해, 엉덩 근육을 위한 가동성 운동들(Beweglich keitsübungen)뿐만 아니라 넙다리 신경(femeralis nerve)를 위한 "슬라이더(Slider: 상하 좌우로 움직이는 장치)"를 운동 계획에 포함시켜야 한다.

치료 강도는 다음과 같은 단계적 진행을 적용하여 점진적으로 실시할 수 있다. (호주 애들레이드(Adelaide) 시 신경정형외과학 협회(Neuro Orthopaedic Institute)의 권장 사항):

1. **접촉면(Interface) 의 치료:** 근육과 결합 조직
2. **슬라이더**(Slider): 몸쪽(Proximal)의 신경계 긴장 형성 및 먼쪽(Distal)의 이완

11

3. **신경의 초기 긴장**(Vorspannung)하에서의 접촉면 치료
4. **긴장유발자세**(Tensioner)**:** 양 측면(몸쪽과 먼쪽)에서의 신경계의 긴장

신경역학(Neurodynamic) 검사들과 치료 중의 긴장 형성의 순서는 신경계의 어느 부분이 증가된 긴장감 하에 놓이는지에 대하여 영향을 미친다. 발등 폄(Dorsalextension des Fußes)과 이어지는 다리 똑바로 올리기(SLR, Straight Leg Raising)에 의하여 긴장 형성이 조금 먼쪽(distal)에서 이루어진다면, 먼쪽(distal) 조직들이 우선적으로 검사된다. 긴장이 오히려 몸쪽으로 형성되고(예: 목 굽힘, Nacken flexion) 그 다음에 먼쪽(distal) 긴장이 생성된다면(예: 손과 손가락의 뒤로 폄(신전), Hand- und Fingerextension), 몸쪽(proximal) 구조들이 우선적으로 검사된다 (Shacklock zit. nach Butler 1998).

도수치료 기법으로 치료 후(Dejung 2009), 환자는 혈액순환을 촉진하고 신경의 자유로운 움직임(신경 활주)을 유지하기 위해서 신경계를 위한 가동성 운동들(Mobilitätsü bungen)을 배워야 한다. Butler(2005)는 환자가 쉽게 배울 수 있는 수많은 운동들을 개발했다. 치료 후 증상들이 호전되고 신경 가동성(Neuromobility)이 좋아지면, 집에서 운동을 통해 이러한 치료 효과를 유지해야 한다. 이에 대한 예시로, 몇 가지 신경 가동성 운동을 제시한다.(▶그림 11.4부터 11.17)

결합조직이 있는 근육 조직은 말초 신경 사이의 가장 큰 기계적인(mechanical) 접촉면을 형성한다. 근막 치료 기법과 신경 역학은 복잡한 문제들을 다양하게 접근할 수 있게끔 하는 치료 방법들을 알려준다.

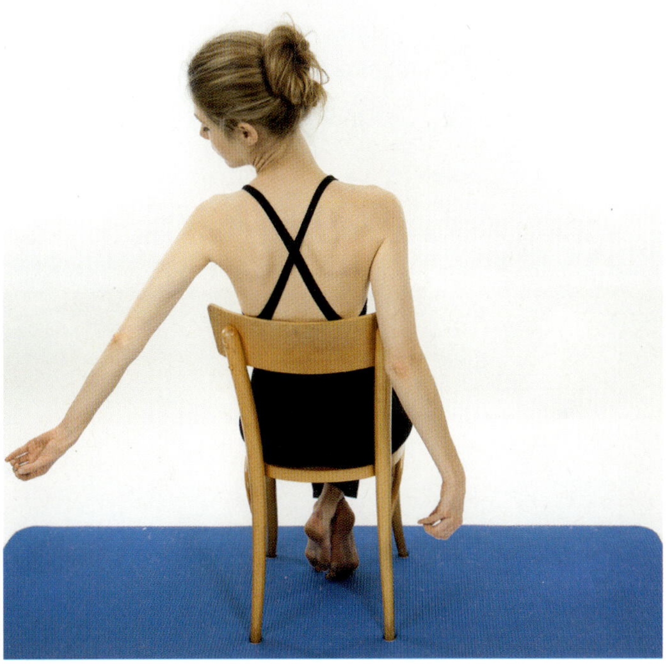

**그림 11.4** "자신의 손을 봅니다". 왼쪽 요골 신경(radialis nerve) 에 대한 슬라이더
손바닥 굽힘(Palmarflexion)/엎침(Pronation)/팔꿈치 폄(Extension), 오목위팔(Glenohumeral)의 폄( Extension)/벌림(Abduction)/안쪽돌림(Internal rotation)을 통한 먼쪽(distal)의 긴장 증가
목뼈 회전과 왼쪽방향 가쪽 굽힘(lateral flexion)은 몸쪽 노신경(N. radialis proximal)의 긴장을 감소시킨다 [K348]

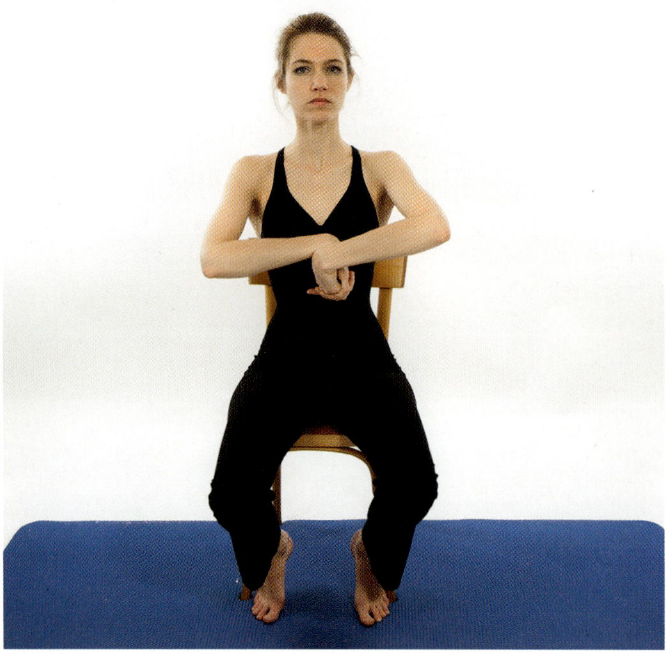

**그림 11.5** "물 펌프": 노신경(Radialis nerve)을 위한 슬라이더 [K348]

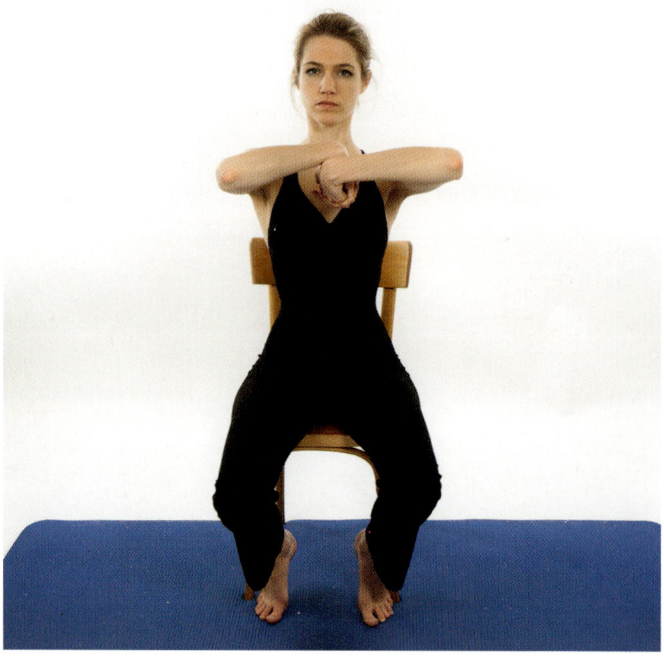

**그림 11.6** "물 펌프": 노신경을 위한 슬라이더: 강한 손바닥 굽힘(Palmarflexion)/엎침(Pronation)을 통한 양쪽의 먼쪽 노신경(N. radialis distalis) 의 긴장 증가와 팔꿈치 굽힘과 어깨뼈(견갑골)올림(Schulterelevation)을 통한 긴장 완화 [K348]

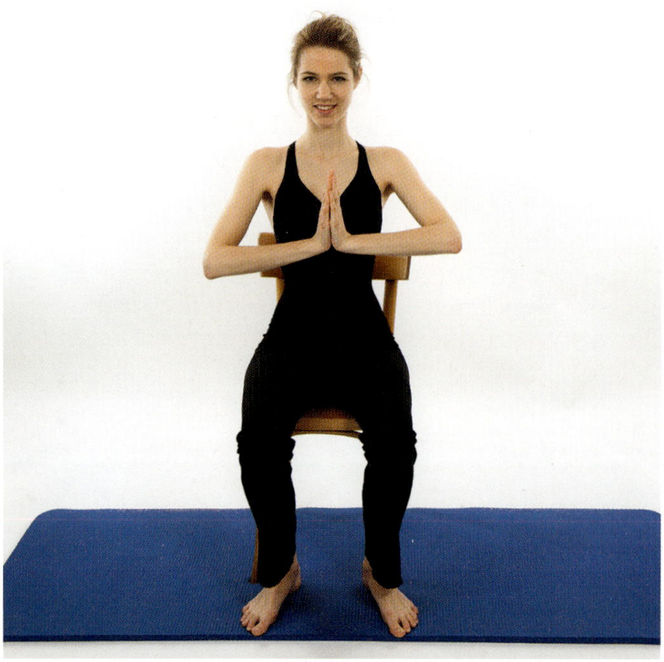

**그림 11.7** "나마스테": 정중 신경(nervus medianus)을 위한 슬라이더 [K348]

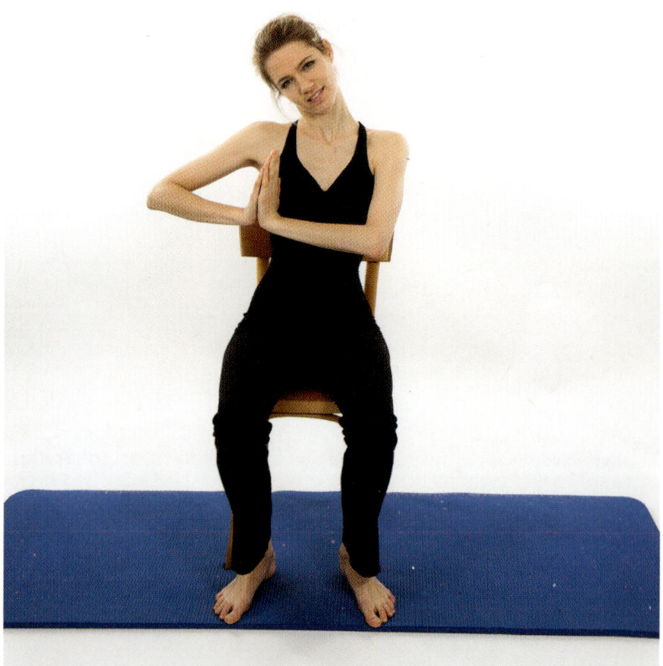

**그림 11.8** "나마스테": 팔 벌림(Armabduktion)을 통한 정중 신경의 긴장 증가와 목뼈의 오른쪽 방향 가쪽 굽힘(Lateral flexion)을 통한 긴장 완화 [K348]

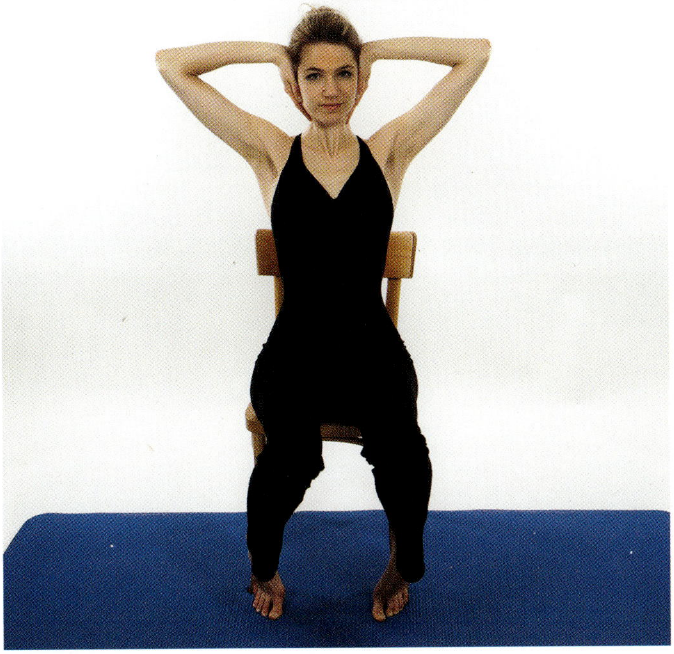

**그림 11.9** "귀 닫기": 자신경(N. ulnaris)을 위한 슬라이더 [K348]

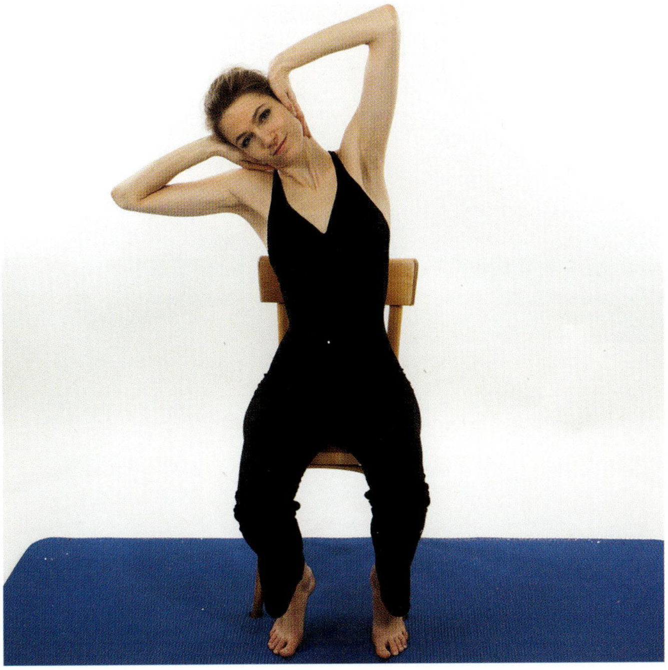

**그림 11.10** "귀 닫기": 척추의 오른쪽 방향 가쪽 굽힘을 통한 오른쪽 자신경(ulnar nerve) 먼쪽(distal)의 긴장 증가와 몸쪽(proximal)의 긴장 완화 [K348]

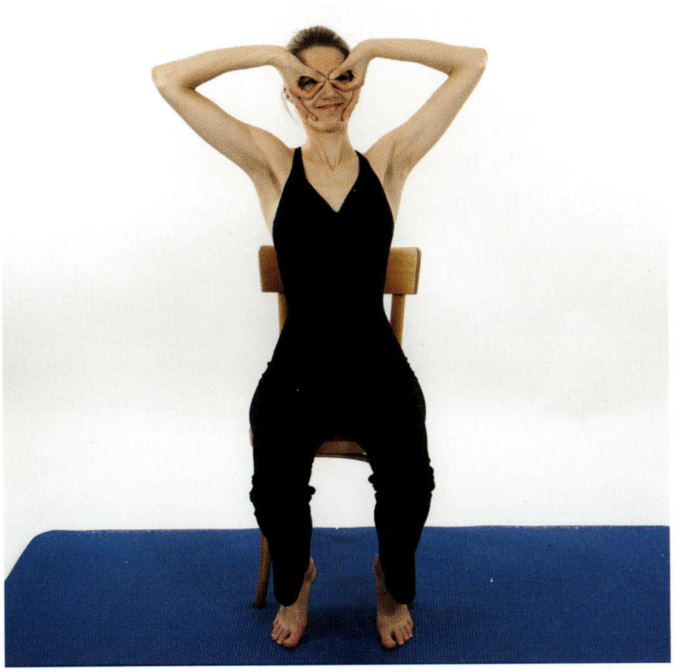

**그림 11.11** "선글라스": 자신경을 위한 슬라이드 [K348]

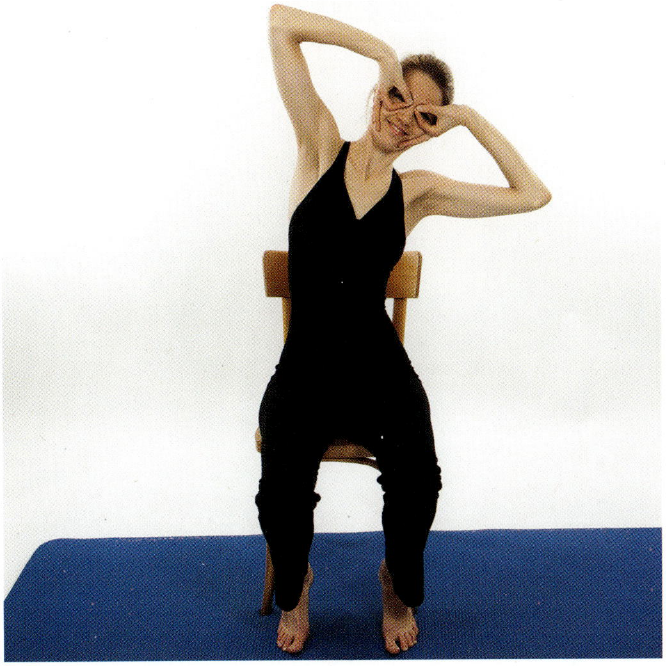

**그림 11.12** "선글라스": 척추 왼쪽 방향 가쪽 굽힘을 통한 왼쪽 자신경 먼쪽의 긴장 증가와 몸쪽의 긴장 완화 [K348]

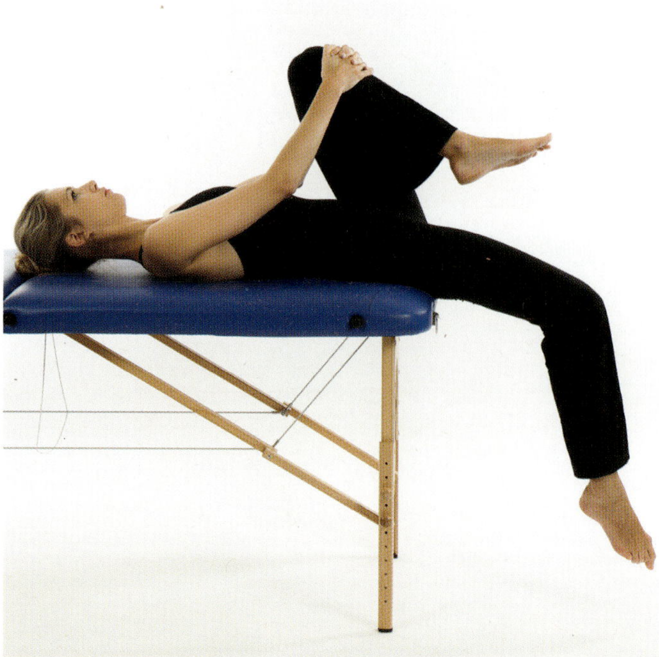

**그림 11.13** "토마스 검사": 넙다리 신경(femoralis Nerve)을 위한 슬라이더 [K348]

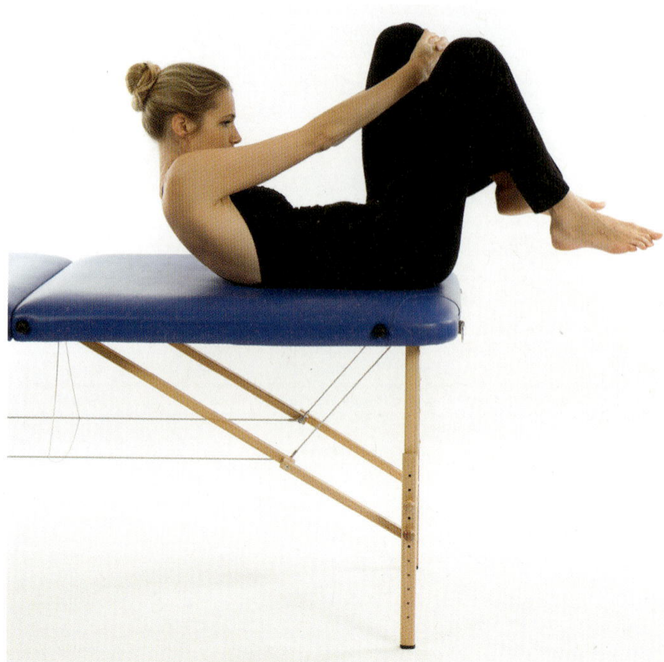

**그림 11.14** "토마스 검사": 척추 굽힘을 통한 오른쪽 대퇴 신경의 몸쪽(proximal) 긴장 증가와 엉덩이 굽힘을 통한 먼쪽(distal) 긴장 완화 [K348]

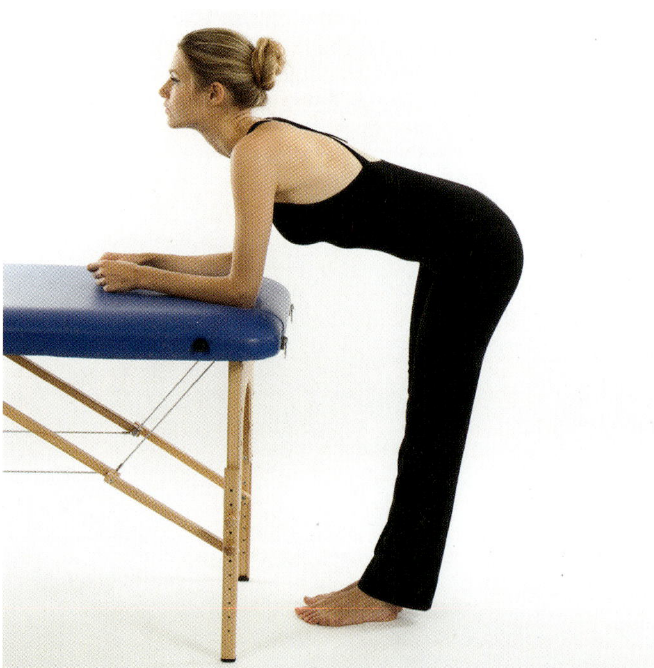

**그림 11.15** "가위 다리(Beinschere)": 궁둥 신경(N. Ischiadicus)을 위한 슬라이더 [K348]

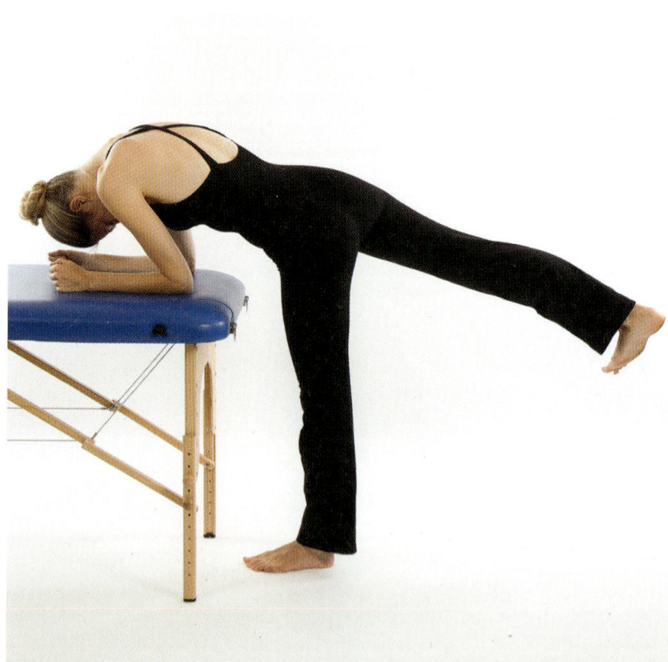

**그림 11.16** "가위 다리": 몸통 굽힘을 통한 오른쪽 좌골 신경의 몸쪽 긴장 증가와 엉덩이 폄(extension)을 통한 긴장 완화
동시에 이 슬라이더는 목뼈 및 등뼈 굽힘과 엉덩이 구부림/무릎 폄/발바닥쪽 굽힘을 통한 왼쪽 궁둥 신경(N. Ischiadicus links)에 대한 긴장유발자세(Tensioner)이다 [K348]

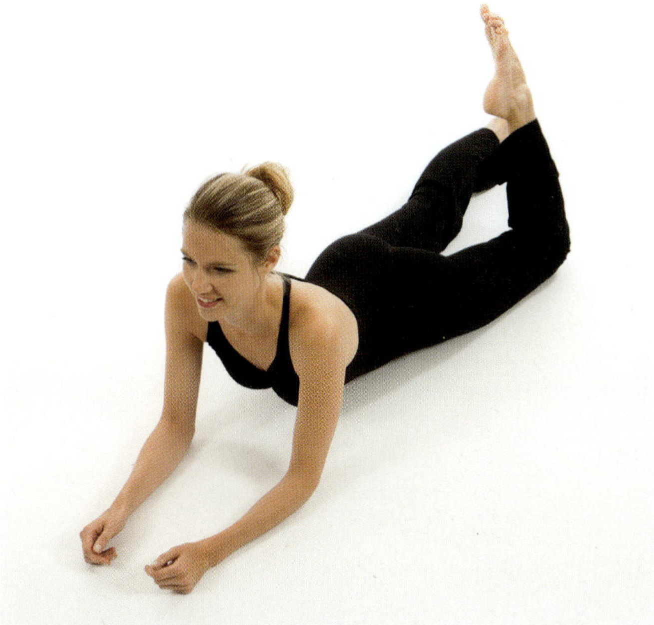

**그림 11.17** "스핑크스": 왼쪽 넙다리 신경에 대한 슬라이더. 엉덩이 폄/무릎 굽힘을 통한 먼쪽(distal)의 긴장 증가 그리고 척추 폄(extension)을 통한 몸쪽(proximal)의 긴장 완화. [K348]

## 11.5 근막 통증 및 폐색

Myofaszialer Schmerz und Entrapments

근육으로 인한 협착들의 경우, 대개 환자는 해당 근육에서 근막 통증유발점들에 의해 전달된 둔중한 통증을 호소한다. 또한 환자는 지각 과민증(Hyperaesthesia), 감각 저하(Hypoesthesia), 간지러움 또는 저림과 같은 전형적인 신경 압박의 결과들을 추가적으로 인지한다. 신경 협착으로 인한 증상이 있는 환자는 통증 부위를 차갑게 하면 편안함을 느낀다. 통증이 주로 근막 통증일 경우, 차가움은 불쾌감을 증가키는데 반해, 온열 치료는 통증 경감을 가져온다 (Travell & Simons 2002).

CHAPTER

# 12 치료결과와 후속치료

Behandlungsfolgen und Folgebehandlungen

## 성공적인 치료결과

각 치료의 목적은 통증해소 또는 적어도 통증 완화 및 기능 회복이다.

환자의 증상이 호전되지 않으면, 현재의 통증 패턴을 치료 초기의 통증 패턴과 비교해야 한다. 환자는 종종 통증 부위가 줄어들었다고 얘기한다. 이 통증들이 계속 반복되면, 유지 요인들을 찾아야 한다. 근막 통증유발점들의 치료 후 통증 감소는 근막에 원인이 있거나 적어도 부분적으로 근막에 원인이 있음을 시사한다.

치료 후 짧은 재소견을 작성한다. 다음과 같은 소견들은 치료 결과가 성공적이라는 지표이다.:

- 더 커진 운동 범위 및 줄어들었거나 사라진 통증
- 치료 직후 줄어든 통증, 치료 다음날 치료 받은 신체 부위에서 근육통과 유사한 느낌.
  해석: 치료 다음날 환자는 원래의 통증은 더 적게 느끼지만 치료 부위들 주변의 조직에 새로이 통증을 느낀다. 드물지만 혈종 또한 도수 치료기법 I–IV의 결과이다. 주변 통증은 종종 환자가 근육 통증으로 인식한다. 첫 번째 치료를 마칠 때 이러한 발생 가능한 신체 반응들을 환자에게 분명하게 설명하는 것이 중요하다. 이러한 것들을 알려주지 않은 경우, 치료가 잘못되었다는 걱정과 두려움이 커진다. 다음 치료를 시작할 때 간단한 재소견을 작성한다. 검토된 가설이 여전히 맞다고 입증되면, 동일한 근막 통증유발점들에 대해 다시 치료를 실시하고, 추가적으로 유연성을 검사하여 인체 공학적 측면들을 포함시킨다. 가설이 잘못되었다면 다시 검사해야 하고 테스트 결과들을 고려하여 상황을 재평가해야 한다.
- 운동범위는 더 커졌지만 통증은 그대로일 때
  해석: 통증을 유발하는 근막 통증유발점들 전부를 찾지는 못했을 수 있거나, 아마도 잠재적 통증유발점들만 치료되고 활성 근막 통증유발점들은 빠뜨린 것일 수 있다. 경우에 따라서는 만성적 문제일 수 있으며 수축된 조직 구조들을 이완시키기 위해서는 지속적인 치료가 필요하다.

## 치료 저항성(치료상 내성)

몇 번의 치료 후에도 아무런 치료 효과가 없으면, 치료사는 환자의 과거력 및 의학적 소견에서 얻은 결과물을 아래와 같이 비판적으로 검사해야 한다:

- 일차적 근막 통증유발점들을 식별하지 못하였는가?
- 관절염 또는 신경성 원인들이 있는가?
- 내부 질환의 통증 증상들인가?
- 지속적인 요인들이 식별되지 않았거나 발병을 유발하는 환경이 그대로인가?
- 치료적 개입들이 적절한 효과를 보일 수 없을 정도로 만성화가 많이 진행 되었는가?
- 환자와 치료사 사이에 서로를 신뢰하는 분위기가 있는가? 또는 신뢰가 흐려졌는가?

종종 환자와 치료사 간의 명확한 설명 및 대화가 도움이 된다. 치료 목표들과 기대치는 새로 설정되어야 한다. 통증의 악순환, 통증기피행동 및 기능 장애를 중단시키기 위해, 물리치료 이외에도 적합한 진통제들을 사용할 수 있다. 치료사와 주치의 사이의 대화는 통증을 없애는 방법을 찾거나 통증을 완화시키는 것뿐만 아니라 기능을 향상시키는데 종종 도움이 된다.

CHAPTER

# 13 치료효과

Behandlungseffekte

*통증 현상은 육체와 정신의 경계에 걸쳐 있다. 희망적인 방안들이 잘 논의되다가도, 과학적 조사가 시작되면 거의 극복 불가능한 문제들을 자꾸만 맞닥뜨리게 된다.*

*J. H. Kellgren(1949)*

통증 완화와 기능 최적화에 있어 이후에 서술할 효과들 중 어떠한 것들이 가장 중요한지 말하는 것은 쉽지 않은 일이다. 인체에서는 구조적 및 기능적 측면들 그리고 신체적 및 심리적 요인들이 서로 상호작용한다. 많은 요인들이 통증과 기능 장애 발생의 원인으로 작용하며, 다양한 치료적 접근들이 기능 개선과 통증 감소에 기여한다. 이러한 점에서 전체적인 측면은 각 부분들의 단순한 종합보다 많아진다. 우리 사람의 손은 혈액 순환과 림프의 흐름에 영향을 미치며, 또한 피부, 근막, 근육, 신경 및 관절을 움직인다. 게다가 모든 조직들은 결합조직을 통해 불가분하게 서로 연결되어 있다.

## 13.1 말초신경의 생체기계적 작용기전

Peripher biomechanische Wirkmechanismen

기능 장애와 가동성에 대한 근막 조직들의 영향은 Gunn(2004)에 의해 설명되었다. 그는 신경 뿌리의 자극을 제거하기 위해 척추 근처의 수축된 근육의 치료가 필수적임을 설명하였다(▶그림 13.1). 이 치료법은 일상 진료에서 실제 적용할 때 적절한 치료법임을 보인다. 부분적인 문제가 근막 문제의 해결을 통해 완화되고 개선될 수 있을 때가 종종 있다.

근육의 수축은 뼈막(Periosteum)에서 힘줄의 장력을 증가시킨다. 근육 힘살(muscle belly)에 위치한 근막 통증유발점들의 치료는 한편으로는 근막통증을 감소시키고, 다른 한편으로는 힘줄이 닿는 곳에서의 장력을 감소시킨다. (▶그림 13.2)

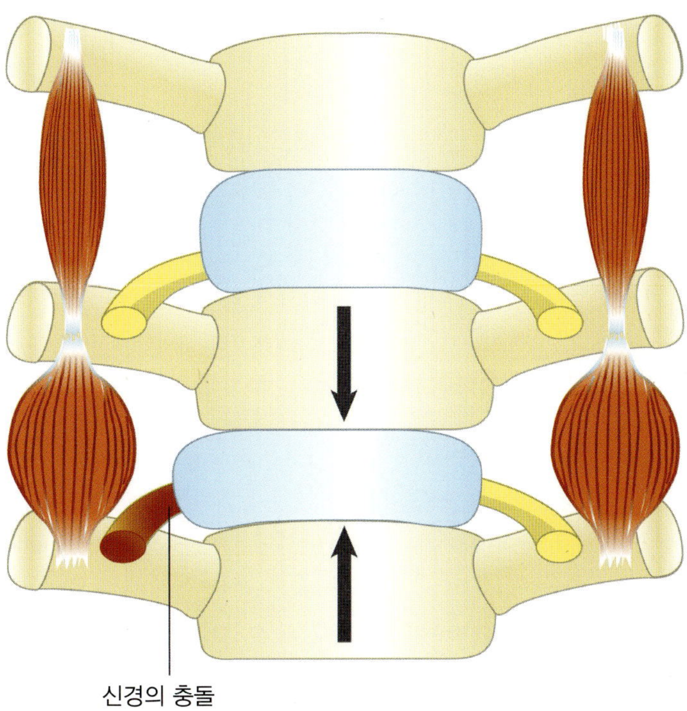


**그림 13.1** 수축된 척추옆 근육에 의한 신경 압박 [G180/L138]

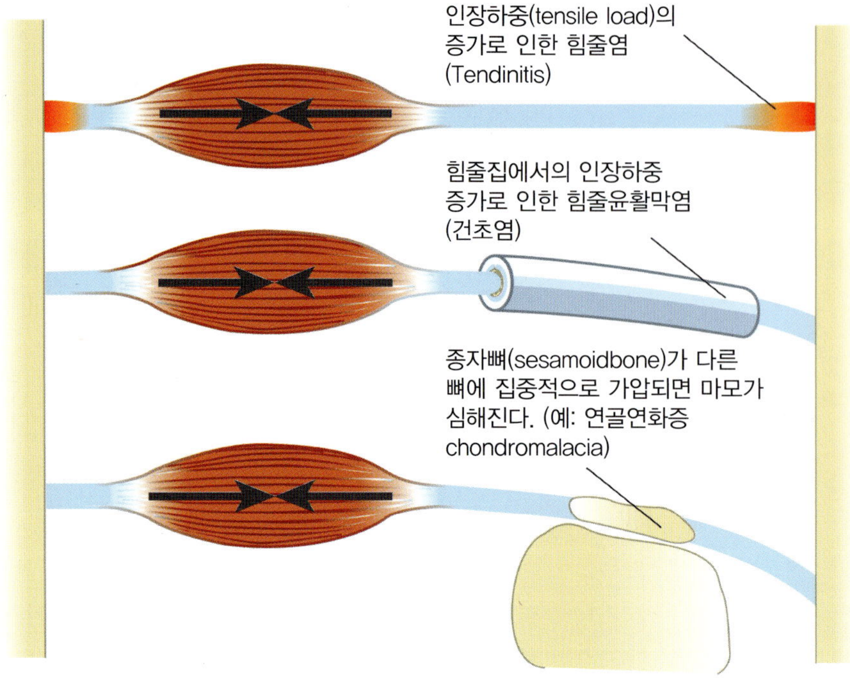


**그림 13.2** 힘줄, 힘줄집과 종자뼈(sasamoidbone)에 대한 근육수축의 효과 [G180/L138]

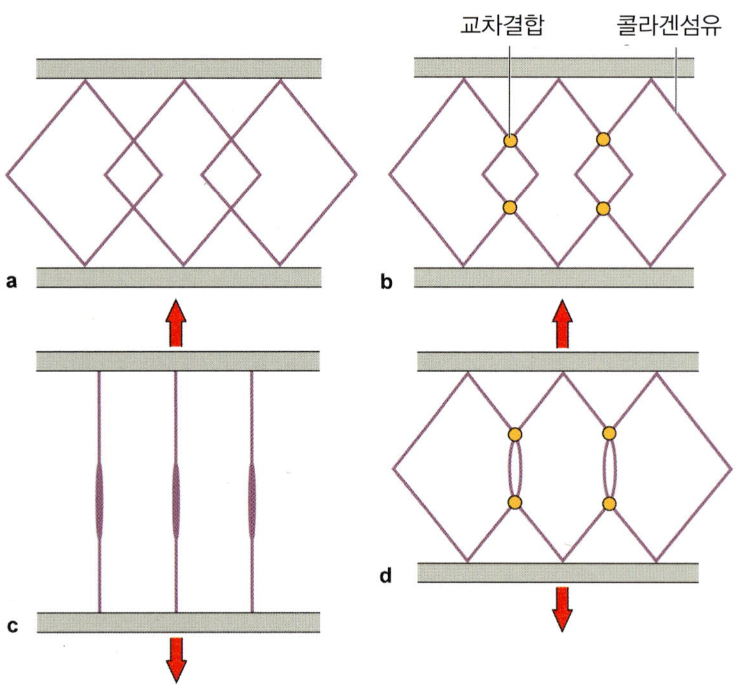


**그림 13.3** 바둑판무늬(격자무늬, Gitternetz)의 도식화, **a.** 이완된 정상상태, **b.** 병리학적 교차결합(cross link)이 형성된 이완상태, **c.** 부하가 걸린 정상상태, **d.** 병리학적 교차결합이 형성된 채로 부하가 걸린 상태 [E102]

힘줄 집(tendon sheath)의 문제는 힘줄 집 내 힘줄의 증가된 근육긴장을 통해 발생한다. Gunn에 따르면, 이 경우에도 원인이 되는 근육의 치료를 권장한다.

무릎뼈와 같은 종자뼈들 부근의 근육 수축은 특히 중요하다. 테이핑과 운동을 통해서 넙다리뼈(Femur)와 무릎뼈(Patella)의 마찰을 줄이는 것만으로는 충분하지 않다. 넙다리네갈래근과 넙다리근막긴장근의 도수치료로 접촉압력을 감소시켜야 한다.

근막 통증유발점들이 있는 근육들은 기능이 제한되어 있다. 근경화띠들은 근육 섬유의 탈수축(decontraction)을 방해한다; 가동성 상실은 종종 근육 전체에 영향을 미친다. 운동 자극(Bewegungsreiz)과 하중 자극(Belastungsreiz)의 결여는 기본물질과 수분함량의 감소를 유발하며, 그 조직의 부피는 감소한다. 이러한 조직 내 수분 감소는 조직의 영양부

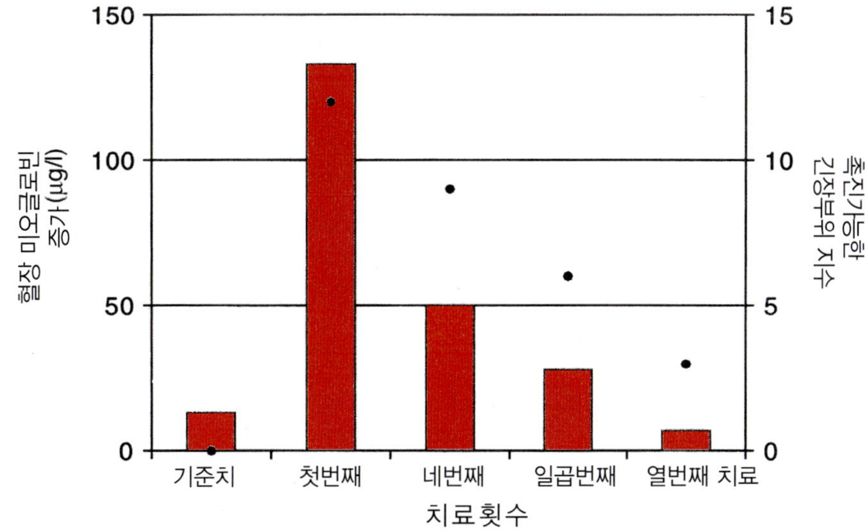


**그림 13.4** 충분히 깊게 마사지 후 혈장(plasma)내 미오글로빈 수치 [G100]

족, 노폐물 배출 감소와 노폐물 쌓임을 유발한다(Ham 등, 1983). 비정형적이며 견고한 섬유성 결합 조직들에는 이러한 부피 감소를 통해 더 많은 교차결합(Cross link)이 형성된다(▶그림 13.3).

## 13.2 말초신경의 생화학적 작용기전
Peripher biochemische Wirkmechanismen

세포들에 압력이 가해지면 세포들은 이로 인해 자극을 받아 더 많은 기본물질을 생성한다.

도수치료 – 결합조직 기법들(manuelle Bindegewebst echinken)을 사용하여 결합조직의 유착을 풀고, 혈액순환을 자극하며 부산물 의 쌓임을 막는다. 처음 2–3회의 치료들이 조 직의 민감도와 관련하여 가장 큰 치료반응들을 이끌어 낸다는 사실은 조직의 노폐물 배출에도 역시 해당되는 말이기도`하다. 환자들은 대부분 몇 번의 치료 후 부터는 근육통과 비슷한 감각이 거의 느껴지지 않는다고 보고한다.

마사지의 기계적(mechanic) 자극으로 인해 피부와 기타 조직에서 히스타민(Histamin)이 방출된다. 이는 대략 20–30분 후에 다시 분해되므로 그 효과는 단기적이다. Cyriax(1997)는 단기간의 자극과 대조적으로 그보다 오래 지속되는 약 15–20분간의 강렬한 자극이 비만세포(mast-cell)와 잠재적으로는 포식세포(macrophage)에까지 서로 다른 영향을 미치며 상처 치유과정에서 첫 번째 단계의 시작을 이끄는 일련의 모든 염증 매개체를 분비하는 것을 관찰했다. 염증 단계는 성공적인 상처 치유의 전제 조건이다. 압력 자극에 의한 염증 매개체의 다량 방출은 무엇보다 만성화 현상의 징후를 나타내는 조직에서 특히 의미가 있다(van den Berg, 2011). 결합조직기법들을 이용한 통증유발점치료는 새로운 염증과 이로 인한 치유 과정의 유발을 통해서 만성 통증에도 효과적일 수 있다.

Danneskiold–Samsøe(1983, 1986)의 연구에서, 근막 통증유발점 상에서 충분히 깊은 부분에 마사지를 반복적으로 실시한 후에 일시적으로 미오글리빈뇨(myoglobinuria)가 발생했고, 건강한 근육에선 동일한 과정을 행했을 때는 이러한 일이 유발되지 않았다는 점을 알 수 있다. 반복된 치료에서 미오글로빈(myoglobin) 반응, 압통, 결절의 단단함은 계속해서 감소했다. 이러한 수축 결절들의 과도하게 신장된 근형질(sarcoplasm)은 정상적인 근육섬유들보다 취약할 수 있다. 마사지로 인해 세포가 찢어지면, 그 즉시 미오글로빈이 빠져나올 수 있다(▶그림 13.4). 기능 구조로서 해당되는 신경근 이음부(neuromuscular junction)는 파괴되고, 이에 따라 구축(contracture)과 그에 동반되는 에너지위기 또한 종료된다(Travell& Simons 2002, Dejung 2006). 근육 조직의 위성세포(satellite cell)는 치료 상 손상된 근육 섬유 단면들의 재생을 가능하게 한다(van den Berg 2003).

건침요법(dry needling) 치료를 통한 통증유발점들의 생화학적 환경의 변화는 Shah 등 (2005)에 의해 연구되었다. 미세투석서술(Microdialysis technique)과 추출한 물질들의 분석을 통해 근막 통증유발점에의 시침(Nadelung)은 물질 P(substance P)와 CGRP와 같은 통증 유발 물질들이 눈에 띄게 감소될 뿐만 아니라 pH값의 정상화가 발생하는 것을 증명했다(▶7장, 객관적 징후).

13

## 13.3 말초신경의 생리학적 작용기전
Peripher neurophysiologische Wirkmechanismen

### 신경동역학(Neurodynamik)

신경은 긴장과 압축을 견뎌야 하며 조직에서 가능한 한 제약 없이 활강할 수 있어야 한다 (Shacklock 2008). 이러한 요소들은 완전한(intact) 신경 동역학의 토대를 형성한다. 기계적 접촉표면(예: 디스크, 근육)의 상태는 이러한 상황에 큰 영향을 미친다. 이 근육에 도수 치료 기법들을 사용하여 신경 압박을 종종 줄일 수 있다. 신경 주위의 결합조직 유착들을 해제시키면 해당 조직사이에서의 신경 활주를 촉진시킬 수 있다. 또한 기계적 접촉 표면에 대한 치료는 말초 신경의 혈액순환을 촉진한다(▶11장 폐색과 슬라이더).

### 혈액순환과 림프의 흐름

혈관계와 림프계를 감싸는 결합조직 층인 바깥막에 있는 기계감각수용체(Mechanosensitive receptor)로 도달하는 강력한 기계적 자극에 의해 국소 혈액순환과 림프액의 흐름 모두가 촉진된다(Schleip 2003).

## 13.4 중추신경의 작용기전
Zentrale Wirkmechanismen

### 연관통증(Referred pain)

근육의 통각수용체(nociceptor)에서 척수(spinal cord)까지의 자극 유입 시간이 길어지면 척수 뒷뿔에서 연결이 확연하게 발생한다. 전이 통증의 강도와 범위는 근육의 크기가 아니라 통증유발점의 과민성(irritability)에 달려있다. 통증유발점이 더 활동적일수록, 안정 상태에서 지속되는 통증이 강해진다(Mense 2003). 맞춤 치료를 통해 통증유발점의 활성화를 감소시키는 데 성공하면, 연관 통증 영역에서 통증 감소가 거의 항상 관찰된다.

### 고유감각(Proprioception)

- 만성허리통증을 가진 환자 24명을 대상으로 등허리근막(흉요근막, Fasciathoracolumbalis)을 검사한 결과는 모두의 예상과 달리, 건강한 허리를 가진 사람과 비교했을 때 해당 근막이 사실상 어떠한 감각 수용체도 지니지 않은 것과 다름없다는 점을 나타냈다(Bednar 1995). 이는 고유 감각의 부족과 겉질(cortical)에서의 인지결함 사이의 상관관계가 원인일 수 있다.
- 근막에 위치한 기계수용기(Mechanoreceptor)의 도수치료 시 발생되는 자극은 대부분 만성 근육 통증을 감소시킨다. 기계적 자극은 병리학적으로 변화된 중추신경계의 통증 인지에 대한 재편성을 유발한다는 점이 명백하다(Schleip, 2009).
- 향상된 고유 감각에 대한 효과들은 가동성의 변화를 통해 인지할 수 있다. 즉, 이전에 근육 치료를 받았던 환자들은 도수치료를 받지 않았던 환자들보다 근육을 보다 손쉽게 긴장시키거나 이완시킬 수 있는 것을 관찰할 수 있다

### 기능장애(Dysfunktion)

근육 활성화에 대한 근막 통증유발점의 치료 효과는 Lucas (Lucas 등, 2004)에 의해 서술되었다. 이 연구들(▶6.3.13장)은 건침요법(Dry Needling)으로 수행되었지만, 도수치료 또한 근육 활성화 양상들에 그 연구들에서 설명한 정상화 효과를 보인다고 추측되어 진다. 통증유발점들의 도수치료 후에 (즉각적인 통증이 없는 잠재적 통증유발점들 포함) 기능 장애와 구조적 손상을 저지하기 위하여, 생리학적인 운동 방법을 다시 만들고 수행해야 한다.

### 척추(Spinal) 및 척추위(Supraspinal)에서의 통증조절

피부에는 불규칙적인 간격으로 2,800,000개의 통각수용기들(Nociceptors), 200,000 개의 온도수용기들(Thermoreceptors), 50만개의 기계수용체들(Mechanoreceptors)이 존재하고 있다(B & A Pease 2012). 기계수용체들과 해당 수용체에서 말이집이 두껍게 부착되어 전달이 빠른 신경섬유들의 활성화는 통증억제를 유발한다. 이미 1960 년대에, Melzack & Wall은 관문 조절기전(Gate-control-mechanism)을 설명하였다. 이 기전에 따르면, 기계수용체로부터 단지 수 밀리초(millisecond) 이내에 빠르게 전달되는 자극은 척수의 뒷뿔에서 구심신경들(피부의 C섬유, 근육의 IV 섬유)의 통증 전달을 방해한다(Melzack&Wall 1965, 1988, 1991).

척수에는 모든 감각 섬유 및 통각 섬유의 첫 번째 연결지점이 있다. 오름 경로를 통한 전달은 통각 특수적이거나 단일시냅스 또는 여러시냅스의 광범위역동성(WDR; Wide Dynamic Range) 뉴런들을 통해 이뤄진다. 이 WDR 뉴런들은 다양한 몸감각(somatosensory)의 구심(afferent) 자극들을 전달하고 통각 신호들의 강도를 부호화(coding)한다(Trojan, Diers 2013). 체성감각 겉질(Somatosensory cortex)에서는 통증의 위치를 인지(localization)한다. 둘레계통(변연계, Limbic system)에서는 통증의 정동-감정요소들

(affective-emotional component)이 인지된다. 편도핵(Amygdala)은 정서 안정, 공격성과 사회적 행동을 담당한다. 해마(Hippocampus)에서는 기억들이 처리된다.

통증자극들 또한 시상하부(Hypothalamus)에 도달한다. 이곳에서 교감신경계가 흥분된다. 이는 뇌를 각성 상태로 만들고 방어적 태도로 투쟁-도피반응 상태("fight or flight")를 갖추는 것을 가능하게 하여 구조적인 손상을 방지할 수 있다.

그러나, 치유는 부교감적 영향 아래에서만 가능하다. 도수치료 기법들을 통한 피부의 루피니소체들(Ruffini corpuscles)에 대한 자극은 교감 신경의 활동을 억제한다. 도수치료 후의 유연성 운동들은 이와 동일한 효과를 보인다.

엔돌펀(Endorphin)은 시상 하부(Hypothalamus)와 뇌하수체(Hypophyse)에서 합성된다. 뇌수도관주위 회색질(Periaqueductal gray, PAG)에서 엔돌펀은 아편유사제 수용체들(opioid receptors)에 결합하여 그 곳과 다른 영역들에서 통증을 강하게 완화시킨다. 이러한 억제기전들의 활성화에는 여러 가지 방법이 있지만, 그 중에서도 경피전기신경자극(TENS;Transcutaneous electrical nerve stimulation)에 의해 약 20분 뒤에 활성화된다 (van Kerkhof, 2010).

Baldry (1993)에 따르면, 아편제의 방출은 강렬한 통증과 스트레스 하에서 가장 효과적이다.

반대자극(Counterirritation)의 원리는 통증이 추가적인 (다른) 통증들로 인해 완화될 수 있다는 지식에 기초한다. 척수 및 삼차 신경계(Trigeminal system)의 다중자극 수용성 뉴런들(Multireceptive neurons) (광범위 유해자극 억제 조절, DNIC; Diffuse noxious inhibitory control)은 비분절적으로 임의의 신체영역에 위치한 해당 뉴런들의 말초수용영역(peripheral receptive field) 밖에서의 강렬한 통증자극으로 인하여 그 활동이 강하게 억제되고, 이 결과 자신의 영역에서부터 감소된 통각 자극만을 전달할 수 있다.

### 통증 네트워크(Schmerz-Netzwerk)

통증 신호가 척수로 유입 시 중추신경계 영역의 상승 경로와 하강 경로 상에서 조절될 수 있다.

특정 뇌 영역을 통증 조절 기능을 갖는다고 규정할 수는 없다. 그보다는 겉질(cortical)과 겉질밑(subcortical) 영역들의 복잡한 네트워크가 통증과 통증 조절을 담당한다(Schmid 2013, Brodersen et al 2012, Iannetti 2010).

중추신경계의 구성요소가 도수치료의 적용에 있어 매우 효과적이지만, 구체적인 신경생리학적 그리고 해부학적 상관관계가 아직 밝혀지지 않았다(Schmid 2013).

통증 억제에 대한 생리학적 설명과는 무관하게 엄마들은 이를 위해 직감적으로 아이들을 위로하려 쓰다듬고 아픈 상처를 입으로 부는 행위로 전달 속도가 빠른 기계감각 신경섬유를 활성화시켜 통증을 억제한다.

림프배액술(Lymphdrainage), 경피 전기신경자극(TENS), 테이핑 등에도 이와 동일한 통증억제 효과가 있다. 또한 대다수의 환자는 강렬한 통증 유발치료가 일종의 "시원함(Wohl weh)"을 발생시키고 상태를 개선하는데 도움이 된다고 보고했다.

## 13.5 인지 작용기전

Kognitive Wirkmechanismen

근막 통증유발점 촉진 시, 통증의 재확인뿐만 아니라 통증의 발생부위에 대한 지식과 통증발생 방지 전략은 환자를 안정시키고 부교감 신경계의 활성화를 촉진한다.

기대, 공감 또는 접촉과 같은 인지적 요소들이 과소평가되어서는 안 된다. 이러한 요소들을 더욱 많이 참작할 때, 임상의와 환자는 이를 통해 도움을 얻는다. 과학적으로 입증된 치료법의 작용기전에 대한 환자 친화적 설명은 잠재적인 통증 감소에 기여한다.

### 플라세보(Placebo)

플라세보는 라틴어 동사 "placere"에서 유래한 것으로, "기뻐하다"를 의미한다. 플라세보는 사람들 사이에서 일어나는 모든 성공적인 상호작용의 기초를 형성한다.

환자는 의사와 치료사에게 기대를 품는다. 이러한 기대에 대한 충족은 치료의 성공여부에 큰 영향을 준다. 우리를 신임하는 환자들과의 신뢰관계 형성에는 수많은 요인들이 관여하게 된다:

- 내원 시 편안한 분위기
- 환자의 성격, 걱정, 문제에 대한 인지
- 철저한 질문과 검사
- 목표가 명확하고 개인에 맞춤화된 치료
- 일상의 스트레스를 더 잘 극복할 수 있는 전략
- 치료 시 협의를 통한 결정
- 생물심리학적 요소들에 대한 고려
- 개인의 치료적 능력의 한계 인식
- 필요한 경우, 다른 의사들 또는 치료사들에게 조언을 구하거나 환자를 다른 병원으로 이송하는 것

CHAPTER

# 14 통증의 만성화와 통증유발점 연쇄작용

Schmerzchronifizierung und Triggerpunkt-Ketten

*의학에서 제때 치료받지 못한 통증환자만큼 어려운 것은 없다.*

*월터 치글갠스베르거(Walter Zieglgänsberger) 교수(2005)*

통증이 만성화가 되기 전에 적시에 치료하는 것은 매우 중요하다. 근막 통증의 원인들은 종종 식별되지 않아서 치료가 되지 않기 때문에, 연관된 근육섬유들의 통증과 에너지 위기로 인한 악순환, 근막 유착과 기능 장애로 이르는 과정이 시작될 수 있다.

## 14.1 주변부의 만성화 변환과정

Chronifizierende Umbauprozesse in der Peripherie

통증 유발점들은 지속적인 통각(Nociception)에 있어서 주요한 요인 중 하나이다. 동물실험에서 물질-P(Substance P)를 함유한 신경 종말들(Nerve endings)에서 신경 분포의 밀도가 증가함이 입증되었다. 따라서 증가된 신경 분포 밀도를 가진 근육의 통증 자극은 통각수용기가 위치한 신경 종말들에 더 많이 도달하여 더 심한 통증을 유발한다(Mense 2003). 통증 유발점 중앙의 허혈은 통각 수용기들을 추가적으로 흥분시킨다.

통증 유발점 영역의 경직복합체(rigor complex)로 인해 근육이 수축되면 가동 범위가 제한된다. 신장성 자극(Dehn reiz, stretching impulse)들이 부족하면, 콜라겐 섬유들끼리 만나서 병적 교차결합(Pathological crosslink)들을 형성한다. 이것들은 근육원섬유마디(Sarcomere)들을 뒤덮으며 고정된다. 모든 근육의 수축들 및 기능 장애들은 주변부에서 일어나는 이러한 만성화 과정의 결과이다.

원인이 되는 통증유발점들과 결합 조직의 유착들이 적절한 기법으로 해결되면, 만성화된 근막 통증은 발생 후 몇 년이 지났다 하더라도 치료될 수 있다(Dejung 2009).

## 14.2 통증유발점 연쇄작용

Triggerpunkt-Ketten

장기간에 걸친 근막 문제는 통증유발점 연쇄작용으로 발전될 수 있다. 일차적 통증유발점은 이차적 통증유발점을 유발시킬 수 있다. 이차적 근막 통증유발점은 협동근(synergist) 및/또는 대항근(antagonist) 내에 그리고/또는 위성 통증유발점이 발생한 곳에 생길 수 있다.

통증유발점들은 종종 대항근들에서 관찰된다. 예를 들어, 손가락 굽힘 근육들(Fingerflexoren)에 과부하로 인해 통증유발점들이 발생되면, 손가락 폄 근육들(Fingerextensoren)은 굽힌 근육들이 과다 긴장하지 않도록 반대 작용을 해야 하고 이 근육들 또한 같은 방식으로 통증유발점들을 형성할 수 있다. 협동근으로 작용하는 손 폄근육들은 종종 추가적인 통증유발점들을 유발시킨다.

- **기능적 연쇄**(Funktionelle Ketten)
  기능적 연쇄의 예로는 턱을 두개골에 걸리게 하는 근육 걸개(Muskelschlinge)를 거론할 수 있다. 관자근(M. temporalis)은 근육 돌기(Processus coronoideus)를 관자놀이(Temple)와 연결하고, 턱을 광대활(Arcus zygomaticus)에 매다는 깨물근(M. masseter)은 걸개의 아랫부분을 형성한다. 한편 안쪽 날개근(M. pterygoideus medialis)은 턱을 안쪽으로 고정한다.
- **구조적 연쇄**(Strukturelle Ketten)
  통증유발점들은 결합조직 구조들을 통해 확장될 수 있다. 단일 근육의 기능과는 별도로 결합조직 구조들은 근막계(Fasziennetz) 안에서 신체에 포괄적인 기능적 단위들로 작용한다(Myers 2004). 근막들은 그들의 수축 방향을 따라 긴장을 전달한다. 수축된 근막은 그 안에 위치한 근육들을 보다 강한 압력과 수축에서 벗어나게 하며 완전한 가동 범위의 달성을 위해 늘어나야 한다.

## 14.3 중추신경계의 만성화 기전
Mechanismen zentraler Chronifizierung

수백만 년 동안 진화는 신경계를 예를 들어, 조직으로부터의 과도한 통증 자극들의 유입과 같은 과도한 자극으로부터 보호하기 위한 정교한 방법들을 발전시켜 왔다. 이러한 보호는 이미 척수에서부터 시작된다.

유입되는 통증 자극들은 중추신경계로 향하는 신경 섬유뿐만 아니라, 중간에 연결된 사이신경세포들(GABA- and Opioid neurons)을 활성화시킨다. 이것들은 뇌에 도달하는 통증 자극들의 위력을 약화시켜 중추신경계에 미치는 통증의 영향을 억제한다. 척수의 사이신경세포들은 중뇌에서 출발하는 통증 억제성 내림 신경로에 의해 추가적으로 활성화된다. 그러나 Jeanmonod 등 (1996)에 따르면, 만성 신경성 통증(Chronic-neurogenic pain)들의 경우에서는 시상(Thala mus)으로부터의 이러한 통증 억제성 내림 신경로의 영향이 상실된다는 것이 밝혀졌다.

장시간 동안 자극들이 척수 뒤뿔에 위치한 통증 경로들로 많이 유입되면, 신경들이 더욱 민감해질 수 있다. 이 결과, 신경 섬유들은 일반적으로 통증이 유발되지 않는 자극(예: 접촉)들로 인해 활성화된다. 이러한 소위 중추 감작(Central sensitization)은 통각과민증(Hyperalgesia)의 형성을 위해 필수적인 요인이다 (Treede& Magerl 1995). 전반적으로 척수 뒤뿔 신경세포들의 장기적 상승 작용(long-term potentialization)은 학습 과정시 해마(Hippocampus)에서 일어나는 기전들과 매우 비슷하다 (Bliss &Collingridge 1993, Sandkühler 2000).

근육의 통각수용기들에서 유입되는 문턱이하(역치이하)의 자극과 다른 구조들(예: 피부, 통증이 느껴지는 관절들, 내부 장기들)로부터 유입되는 문턱이하의 통각자극은 자극가중(Summation)에 따라 문턱값(Threshold value)을 초과할 수 있고 통각 자극으로서 광범위 작동역 세포들(wide dynamic range cells)을 통해 전달될 수 있다. 가중을 통해 이와 같이 통증이 발생되고 유지될 수 있다. 가중은 통증의 생성과 만성화에 중요한 역할을 한다 (Zieglgänsberger et al. 2005, Böhni 2006).

## 14.4 통증기전의 결과
Output Schmerzmechanismen

자율 신경계의 영향들 또한 만성 통증에 영향을 미친다. Jänig (1993)는 원심성(efferent) 교감신경세포들의 활동이 노르아드레날린(Noradrenalin)에 의해 통각 구심(afferent) 신경세포들을 민감하게 할 수 있다고 가정하였다.

통각 수용기들의 흥분도가 너무 높으면, 통증이 증가할 뿐만 아니라 뇌 영역들도 더욱 활성화된다. 신경의 과도한 흥분은 뇌 영역들의 종합적인 장애를 야기하는 일이 드물지 않다. 전체 신경연결체계(Schaltsystem)의 심각한 불균형은 과도한 각성대기상태(Wachbereitschaft)로 인하여 수면 장애를 야기한다. 비정상적인 통증신경연결체계(Schmerzs chaltsystem)에서는 점점 더 심한 통증이 발생할 수 있으며, 대부분의 경우 조직 내에서 이러한 통증에 대한 원인이 될만한 어떠한 손상도 발견할 수 없다. 아무리 늦어도 이 단계에 이르면, 환자들은 외견상 통증의 호전이 이뤄지지 않는 것과 스스로의 무력함 및 절망감에 대해서만 점점 생각하게 되며 우울과 두려움에 빠지게 된다. 만성 통증은 사회적 고립을 야기하는 일이 드물지 않다 (Radanov 2005).

근육방추(Muscle spindle)는 운동신경세포(Motoneuron)를 통해 그물체(Formatio reticularis)에 연결된다. 정신적 긴장은 그물체의 활성도 증가와 관련이 있다. 정신적 스트레스로 고통 받는 사람들이 특정 근육 그룹들을 지속적인 긴장 상태로 유지하는 것 또한 이를 통해 설명이 된다.

그래서 만성화가 이뤄지기 전 적절한 시기에 통증을 치료를 하는 것은 의학적, 심리적 그리고 경제적 관점에서 특히나 중요하다. 환자들이 증상의 호전을 위해 얼마나 많은 헛고생을 하는지 놀랄 지경이다. 금전 및 시간이 적지 않게 소모되는 일이 드물지 않고 이는 환자가 치료를 낙담하게 만든다.

CHAPTER

# 15 근막 통증유발점 치료의 증거

## Evidenz der Behandlung myofaszialer Triggerpunkte

치료는 다양한 도수 치료 기법, 건침요법(DN: DryNeedling), 주사용법 또는 전기치료요법으로 이루어질 수 있다. 현재 이러한 방법들의 효과에 대한 비교 연구는 이루어지지 않은 실정이다.

통증유발점 치료는 여전히 대부분의 경우 외래 전담 물리치료사들 및 의사들이 임상 적용하기 때문에, 무작위 대조군 치료연구(RCT: randomizied controlled therapeutic trial)가 제대로 이뤄지지 않고 있다.

주로 기능 검사 및 촉진을 통한 철저한 검사에 기반을 둔 방법과 대부분 도수치료들과 건침요법으로 이뤄지는 치료의 임상 적용은 오늘날 명백히 최신이 아니며, 게다가 보호자(비용부담자)들에게 선호되지 않는다. 그러나 우리는 통증유발점들의 지속적인 말단부 통각을 제거하면, 다양한 만성 통증을 멈출 수 있다는 것을 경험했다. 물리치료에 대한 학문화와 신경근골격계 재활에 대한 석사 과정들이 통증유발점 치료의 효과에 대해서도 더욱 많은 연구를 할 것이라는 기대가 있다 (Dejung 2009). 통증유발점들에 대한 객관적 증거 외에도(▶7장) 통증유발점 치료의 효과에 대한 다음의 검사들이 향후 연구들에서 기준으로 참조되리라 생각된다:

- Dejung(1999)은 만성적 허리 통증을 앓고 있는 통증의학과의 외래환자 90명을 대상으로 진행한 사례 연구를 발표했다. 각각의 통증 지속 기간은 6개월에서 30년 사이(평균 4.4년)였고, 이 환자들은 오직 통증유발점 도수 치료기법으로만 치료 받았다. 환자들의 통증 평가는 치료 시작 시에는 시각통증등급(VAS: Visual Analog Scale)에서 평균 6.6을 기록하였으며 (0= 통증 없음, 10=최대 통증), 치료 종료 시 통증등급 값은 3.37로 떨어졌다. 1~2년후(약 1.5년) 추적 검사에서 환자들은 통증 강도를 약 3.67로 평가하였다. 전체 환자들 중 1/3의 환자들에게서는 통증이 사라졌다. 이 결과들은 대단히 중요하며 만성적 요통을 가진 환자 중 일부가 일차적인 근막적 원인에 의한 통증에 고통 받았고 불특정한 허리 통증을 치료하기 위해 실시한 통증유발점 도수 치료 기법은 적절한 방법이었다는 것을 보여준다(▶그림 15.1).

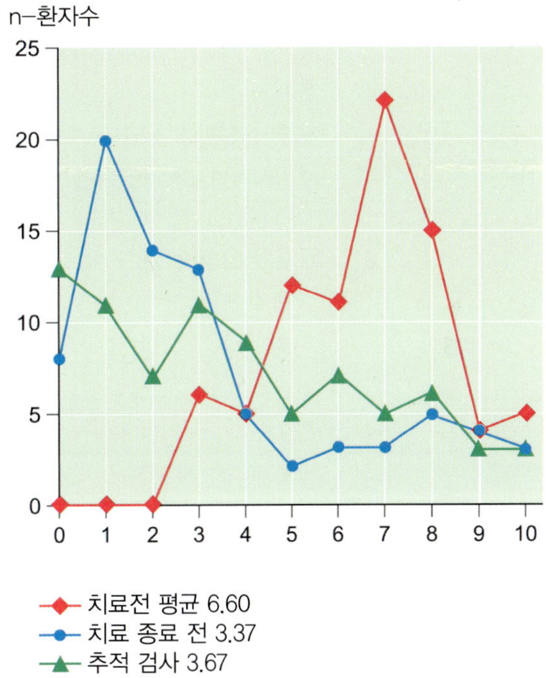


**그림 15.1** 통증유발점 도수 치료기법을 통한 만성 허리 통증 치료 [G106]

- 최근 간행된 무작위 대조군 치료연구 설계들(RCT–Designs)은 만성적으로 어깨에 문제가 있는 환자에게 12주 간 활성 통증유발점들에 도수 치료를 실시한 후 통증 증상들 뿐만 아니라, 어깨 기능 또한 현저히 개선되었음을 알려준다(Bron 등, 2011a). 저자의 중재적 치료(Intervention)는 근경화띠(Hartspannstrang) 상에서의 세로(longitudinal) 및 가로(transversal) 기법들과 함께 통증유발점을 손가락으로 누르는 압박을 포함한다 (Bron 등, 2011b).
- Speck(2010, 아직 출판되지 않은 석사 학위 논문)은 이중–맹검 무작위 대조 시험 (double–blinded, randomised controlled trial)을 통해 수술 후 어깨 재활 과정에서의 통증유발점 도수 치료기법의 효과를

표준 치료법과 비교하여 검사하였다. 어깨에 문제가 있는 환자들 모두(n=28)는 봉우리 밑(Subacromial) 공간(가시위힘줄의 손상이 있든 없든)의 교정(Revision) 후 외과의가 권고와 해당 병원이 확증된 수술 후 치료 과정(4주 동안 통증 역치까지의 수동 운동 치료를 행하는 18번의 물리 치료, 수술 후 4주차부터 능동 운동, 수술 후 2주차부터 모음근(Adductor)들과 폄근(Extensor)들의 강화, 굽힘(Flexion)/벌림(Abduction)/바깥돌림 (External rotation)의 완전한 움직임을 달성할 때까지 어깨에 운동보조기구(Bewegungsschiene) 사용)을 받았다.

환자들의 절반(n=15)은 통증유발점 도수 치료기법에 대해 16일간의 학위 후 훈련(Postgraduate-Ausbildung)을 받은 치료사들(n=4)한테 IMTT 기준에 따라 치료받았다. 그들의 임무는 표준화된 절차 외에 근막적 관점들도 수술 후 재활에 포함시키는 것이었다. 대조군의 환자들(n=14)은 오직 일반적인 수술 후 치료계획만을 따라 경험이 많은 치료사들(n=8)에게 치료받았다. 수술 후 8주 동안 통증유발점 도수 치료기법을 추가적으로 받은 환자들을 대조군과 비교하여 다음과 같은 결과를 얻었다 (Gautschi 2010):

- 시각 통증 등급(VAS)에서의 통증 감소는 평균 95.53%이다(대조군 71.05%).
- 약물 소모 측면에서는 큰 차이가 없다.
- 굽힘, 벌림, 바깥 돌림과 관련하여 수동 운동 능력이 크게 향상되었다.
- 대조군과 비교해 통증유발점-환자군의 팔, 어깨, 손의 동작수행능력평가(DASH: Disability of Arm, Shoulder and Hand) 점수의 엄청난 향상. 통증유발점-환자군은 대조군과 비교하였을 때 일상생활에서의 가동 제한들을 훨씬 많이 회복시킬 수 있었다.
- 또한, 이와 같이 현격히 개선된 결과들은 더 적은 횟수의 치료로도 달성되었다.

- Vernon (2009) 과 Rickards (2006)의 체계적인 연구들은 근막 통증유발점의 도수 치료 및 전기 요법 치료가 즉각적인 통증 감소로 이어질 수 있음을 보여준다.

건침요법의 효과에 대한 증거는 매우 많다. 그러나 이 책에서는 통증유발점의 도수 치료에 중점을 둔다. 경험상, 건침요법에서 관찰된 효과들은 도수치료에서도 나타난다.

- 최근 수행한 메타 분석(Meta analysis)은 목, 어깨 부위의 근막 통증의 감소를 위한 건침요법 사용을 조사했다 (Kietrys et al. 2013). 저자들의 설명에 따르면 건침요법은 치료 즉시뿐만 아니라 4주 후에도 여전히 플라세보 치료보다 효과적이다. 치료 직후에는 주사 요법과 건침요법의 차이를 발견할 수 없었다. 그렇지만 4주 후에는 주사 요법을 통해 더 좋은 결과를 얻는 경향을 발견할 수 있었다. 국소 경련 반응의 유발은 양쪽 중재적 시술들 모두에게 중요한 요인이었다.
- 코크란 리뷰(Cochrane-Review)에서 건침요법은 만성 허리통증 환자들에게 도움이 되는 추가적인 치료법으로 권장된다(Furlan et al. 2005). 통증 이외에도 다른 매개 변수(Parameter)들(예: 가동범위) 또한 측정되었다.
- 또 다른 새로운 연구에서 깨물근(M. masseter)의 통증유발점에 대한 건침요법은 턱뼈 관절 통증을 없앨 뿐만 아니라, 더 큰 입벌림을 가능하게 한다는 것이 입증되었다 (Fernández-Carnero et al. 2010).
- 최근 시행된 연구는 무릎관절 성형술 전 건침요법의 마취효과를 조사했다. 환자들은 건침요법의 실시 여부에 대해 알지 못했다. 결과: 건침요법을 받은 그룹은 수술 후 비교군보다 더 적은 통증을 호소했다(Mayoral del Moral, 2010). 이러한 자료들은 치료 받은 통증유발점 부위에서 혈액순환 촉진과 같은 국소적 효과가 일어난다는 의견을 뒷받침한다.

# B 개별 근육에 대한 치료

## Behandlung der einzelnen Muskeln

CHAPTER

# 16 머리와 목

Kopf und Hals

## 16.1 등세모근 위부분

M. trapezius descendens

### 통증유발점과 그 연관부위

▶그림 16.1.0

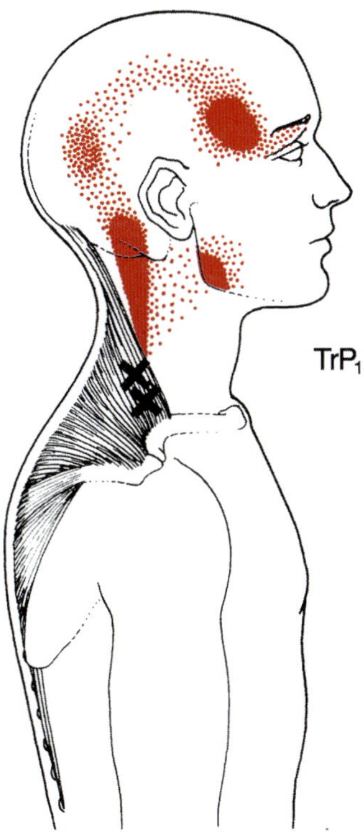


그림 16.1.0 [G100]

## 해부학

| 이는곳 | **머리쪽**(cranial): 목덜미선(Linea nuchae) 1/3 중 안쪽(medial) |
|---|---|
| | **안쪽**(medial): 목덜미인대(Lig. nuchae)와 제1–5번 목뼈(C1–C5)의 가시돌기(Processus spinosus) |
| 닿는곳 | 빗장뼈 바깥쪽 1/3 |
| 신경지배 | 더부신경(N. accessorius), 제 XI번 뇌신경과 목신경얼기(Plexus cervicalis) (C2–C4)) |

## 기능

- 목뼈의 옆굽힘, 반대편으로의 머리 회전, 어깨 올리기, 양쪽의 활성화는 목뼈를 편다.
- 이 근육은 빗장뼈 및 팔이음뼈(shoulder girdle)를 목뼈와 연결한다.

## 연관 통증

등세모근 위부분의 전이 통증은 다른 근육들보다 더 빈번하게 일어난다. 이는 관자놀이와 뒷머리 부근에서의 두통과 목의 뒤가쪽(dorsolateral) 및 턱뼈각(Angulus mandibulae) 부위의 통증으로 나타난다.

## 증상

- 목덜미(뒷목) 통증, 긴장성 두통, 최대 회전 및 옆굽힘의 제한, 어지러움, 메스꺼움
- 폐색(Entrapment): 큰뒤통수신경(N. occipitalis major)의 폐색은 등세모근 위부분의 근경화부위 통과하면서 무감각증, 의주감(개미가 기어가는 느낌, formication), 뒤통수의 통증을 유발할 수 있다.

## 통증유발점을 찾는 방법

**자세:** 옆으로 누운 자세, 엎드려 누운 자세, 바로 누운 자세

치료사는 집게 촉진법으로 근경화띠를 찾고 근육 전체에서 근막 통증유발점과 부종성 부기(oedemic swelling)에 대해 검사한다. 국소적 경련 반응은 얕은 곳에 위치한 해당 근육에서 자주 발생한다; 종종 환자는 자신의 현재 통증을 그곳이라 가리킨다.

## 발생 요인

- 습관적으로 올라간 어깨와 머리 내밈(head protraction), 다리 길이 차이 또는 척주측만증으로 인해 한쪽만 올라간 어깨, 어깨뼈의 안정성 부족, 목뼈의 비틀림 외상
- 배낭 끈 또는 여성 가슴속옷 끈으로 인한 근육 압박
- 목뼈의 안정성이 충분하지 않은 잘못된 자세
- 벌림 증후군(Abduction syndrome): 넓은 이마–가로 가슴 직경 지름(fronto–transversal thoracic sagittal diameter: 흉곽)과 좁은 어깨 또는 좁은 어깨와 넓은 골반은 팔이 자유롭게 매달려 있는 것을 방해한다. 이로인해 등세모근 위부분은 지속적으로 재활성화 된다.

주 의

등세모근 아래부분과 앞톱니근 무엇보다 어깨뼈의 온전한 안정성에 관여한다. 안정성이 충분하지 못할 경우, 등세모근 위부분이 보상적으로 과부하된다.
어깨뼈의 안정성은 벽에 팔을 대고 기대어 서서 팔을 90°로 굽혔다 펴는 팔굽혀펴기를 실시하여 검사한다. 열 번의 팔굽혀 펴기 동안 어깨뼈의 안쪽 가장자리 또는 아래쪽 모서리가 가슴으로부터 분리되지 않고, 어깨뼈는 가슴에 고정될 수 있어야 한다 (Tanno 2011).

## 치료, 자가 치료, 훈련, 인체 공학

- 기법 I–IV, 통증 완화를 위한 신전, 걷거나 서있을 때 허리에 손을 받치거나 앉아 있을 때 팔로 몸을 지탱하는 통증 경감 자세. 어깨뼈 안정성을 위한 운동들, 마사지 볼들을 이용한 자가 치료
- 벌림 증후군(Abduction syndrome) 환자는 자신의 팔을 가능한 한 자주의자의 등받이, 엉덩이, 벨트 루프(Belt Loop)에 지지해야 한다. (▶그림 16.1.1, ▶그림 16.1.2, ▶그림 16.1.3, ▶그림 16.1.4).

16

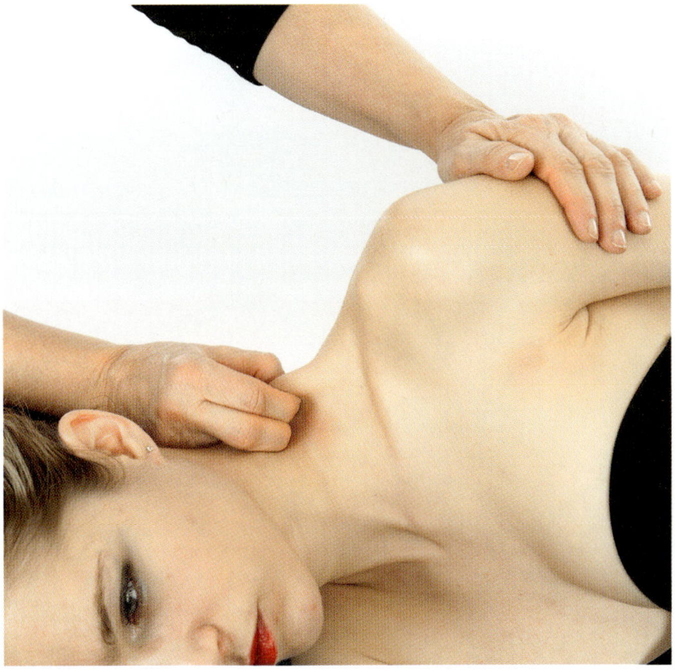

**그림 16.1.1** 등세모근 위부분(M. trapezius descendens)에 대한 허혈성 압박(기법 I)과 통증유발점 부위의 이완(기법 II) [K348]

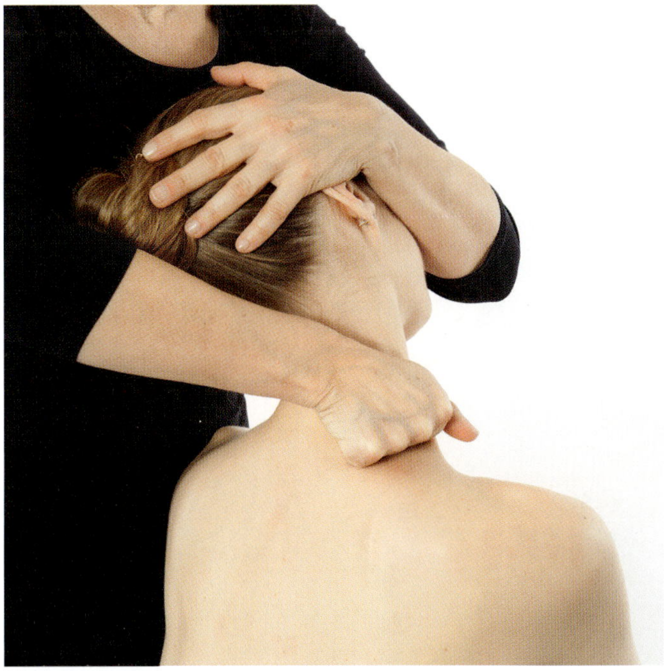

**그림 16.1.2** 등세모근 위부분의 근막 신전(기법 III) [K348]



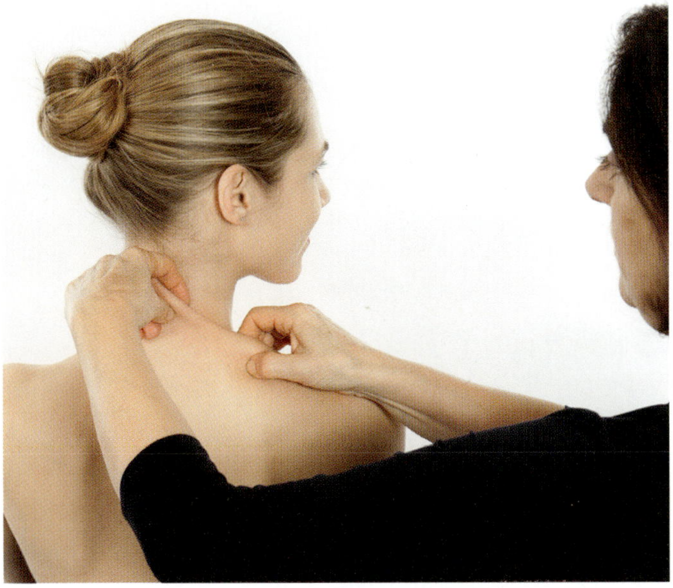

**그림 16.1.3** 등세모근 위부분과 머리널판근 및 목널판근(Mm. splenius capitis und cervicis) 사이의 근막 분리(기법 IV) [K348]

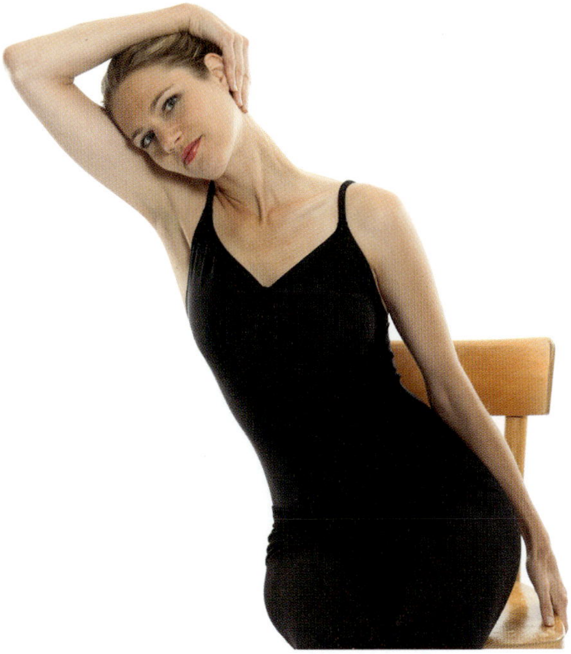

**그림 16.1.4** 몸통을 오른쪽으로 옆굽힘(Lateralflexion)하여 자가 신전. 왼쪽 손은 지탱하는 면에 머무른다 [K348]

# 16.2 등세모근 중간부분과 등세모근 아래부분

Mm. trapezius transversus und ascendens

## 통증유발점과 그 연관부위

▶그림 16.2.0



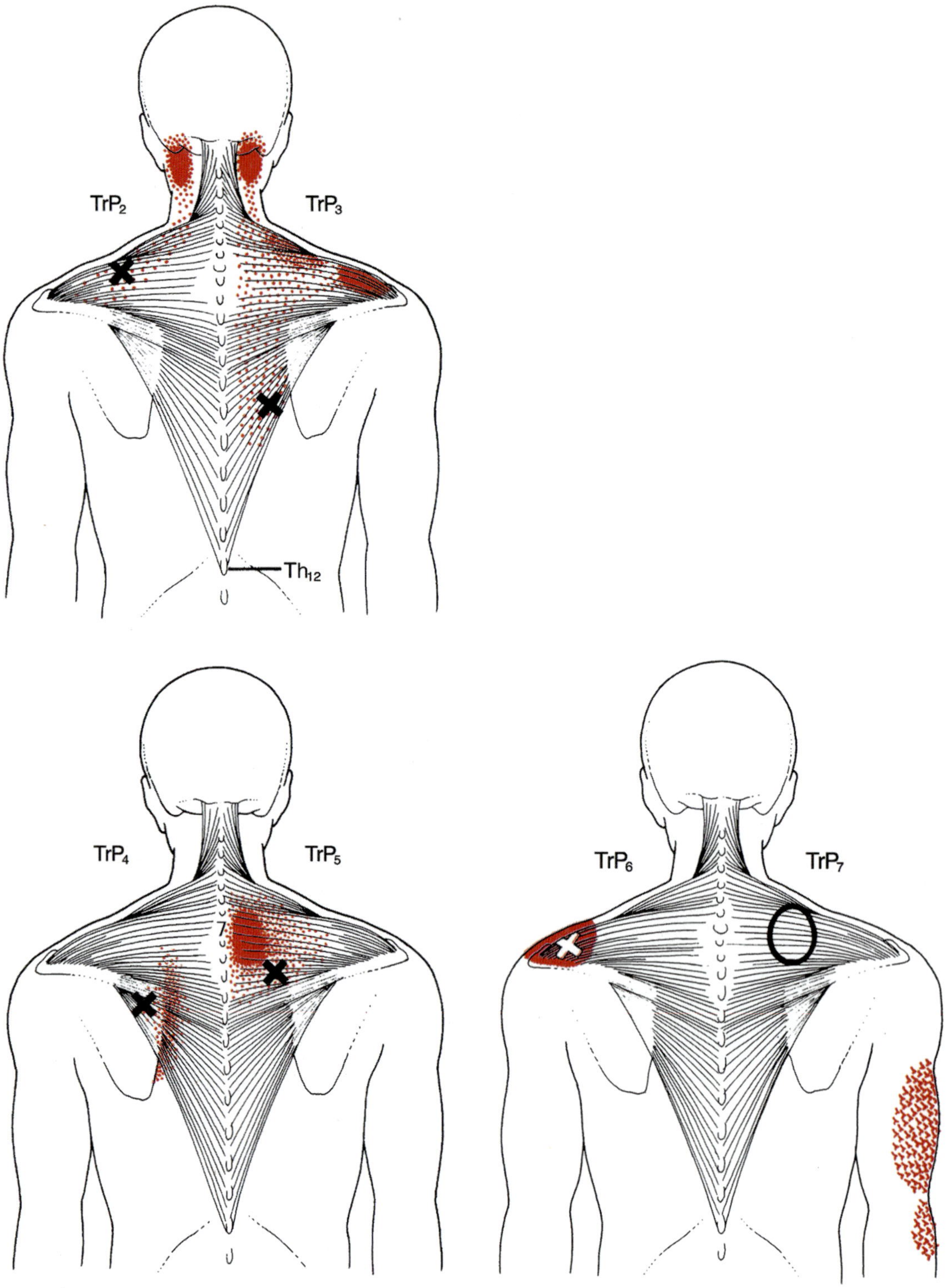


**그림 16.2.0** [G100]

## 해부학

| 등세모근 중간부분 (M. trapezius transverses): | |
|---|---|
| 이는곳 | 제 6번 목뼈부터 제 3번 가슴뼈(C6 – Th3)의 가시돌기들(Processus spinosi)과 가시사이인대들(Ligamenta interspinalia) |
| 닿는곳 | 빗장뼈의 봉우리 끝(Acromial end), 어깨뼈봉우리(Acromion)와 어깨뼈가시(Spina scapulae)의 일부분 |
| 신경지배 | 더부신경(N. accessorius) (제 XI번 뇌신경) |

| 등세모근 아래부분 (M. trapezius ascendens): | |
|---|---|
| 이는곳 | 제 4번부터 12번 가슴뼈(Th4–Th12)의 가시돌기들(Processus spinosi)과 가시사이인대들(Ligamenta interspinalia) |
| 닿는곳 | 삼각 가시(Trigonum spinae)와 어깨뼈가시(Spina scapulae)의 인접부분 |
| 신경지배 | 더부신경(N. accessorius) (제 XI번 뇌신경) |

## 기능

- 등세모근 중간부분: 어깨뼈 뒤굽힘(Retroversion), 팔이음뼈와 목–가슴(cervicothoracic) 경계면의 연결
- 등세모근 아래부분: 가쪽(lateral)으로의 어깨뼈 회전과 팔굽힘 보조
- 어깨뼈의 내림과 뒤굽힘
- 팔을 움직이는 중 가슴과 어깨뼈의 안정성을 위한 지지대로서의 활동

## 연관 통증

- 등세모근 중간부분의 근막 통증유발점들은 뒤통수 밑(suboccipital)의 어깨–목의 경계면과 어깨뼈봉우리에 통증을 유발한다.
- 등세모근 아래부분의 근막 통증유발점은 매우 자주 발생하며 보통 알아차리지 못한다. 그것은 통증을 목덜미 윗부분 근육과 인접한 관자뼈의 꼭지 부위(Regio mastoidea)로 전달하고 통증 및 다양한 압력 민감도(pressure sensitivity)를 목덜미와 어깨에서 어깨뼈봉우리까지 전달한다.

## 증상

환자는 뒤통수 밑 근막 통증유발점들의 고질적인 심부통과 목덜미, 어깨뼈봉우리, 어깨 부위의 통증과 소름을 호소한다.

## 통증유발점을 찾는 방법

**자세:** 엎드린 자세

등세모근 아래부분의 근막 통증유발점들은 아래쪽 목뼈에서부터 어깨뼈의 삼각 가시까지의 얇은 근섬유에서 촉진된다. 집게 촉진법을 통해 깊은 곳에 위치한 근육들을 구별하는 것이 가능하다. 국소적 경련반응은 두 근육 모두에서 자주 일어난다.

## 발생 요인

- 근육의 과다신전(곱사등이), 한쪽으로 치우친 습관적 자세, 척추측만증으로 인한 과부하.
- 어깨뼈의 온전한(intact) 안정성을 필요로 하는 활동에 의한 과부하(예: 지팡이 또는 스키용 폴에 지지, 던지는 움직임들).

**주 의**

> 등세모근 중간부분의 조직은 종종 부은 것처럼 보인다. 얇은 근막의 신전을 이용한 치료(기법 III)를 시작하는 것을 추천한다. 등세모근 중간부분의 근육경화증은 마사지 볼들로 자가 치료가 가능하다.

## 치료, 자가 치료, 훈련, 인체 공학

- 기법 I – IV, 등세모근 아래부분의 신전, 어깨뼈 안정성을 위한 운동들
- 마사지 볼들을 이용한 자가 치료: 공을 통증을 유발하는 근막 통증유발점 바로 아래에 위치시킨다. 환자는 팔을 움직임으로써, 기법 II와 비슷하게 근막 통증유발점이 압박시킨다. (▶그림 16.2.1, ▶그림 16.2.3, ▶그림 16.2.4)

16

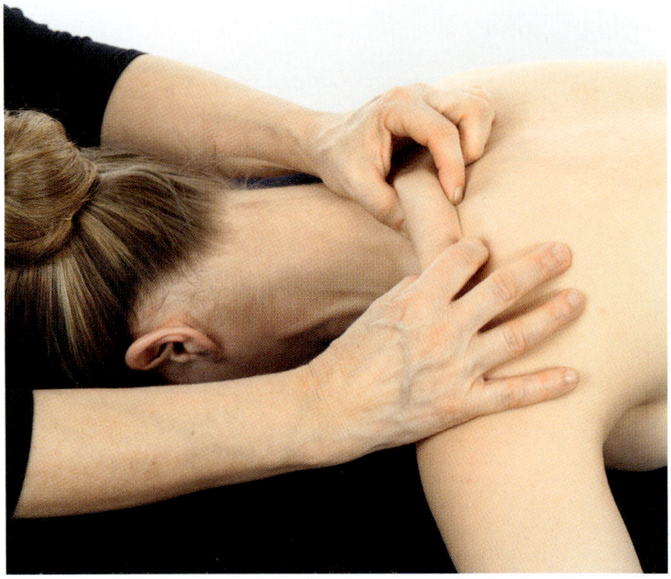

**그림 16.2.1** 등세모근 중간부분(M. trapezius transversus)에 대한 허혈성 압박(기법 I)과 통증유발점 부위의 이완(기법 II) [K348]

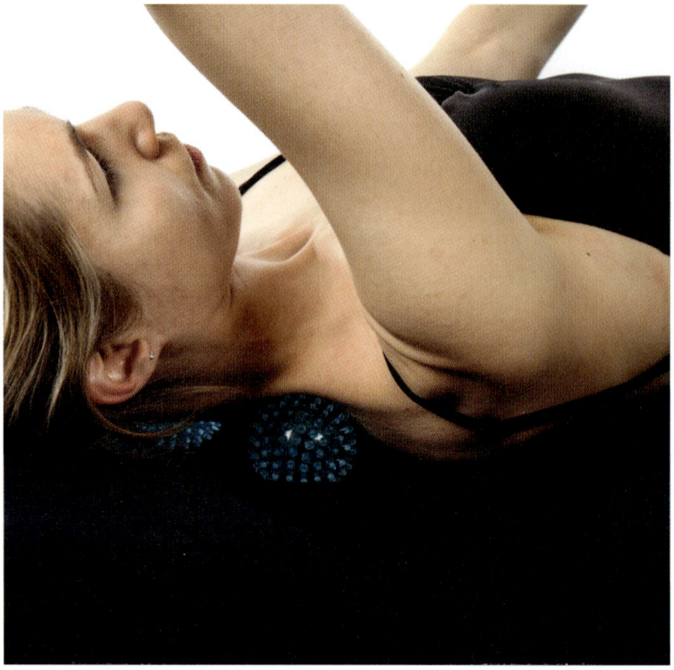

**그림 16.2.2** 마사지 볼들을 이용한 등세모근 위부분과 등세모근 중간부분(M. trapezius transversus)의 자가 치료: 공들을 근막 통증유발점들 밑에 놓고, 팔을 굽힘/폄 또는 수평으로 모음/벌림을 수행한다 [K348]

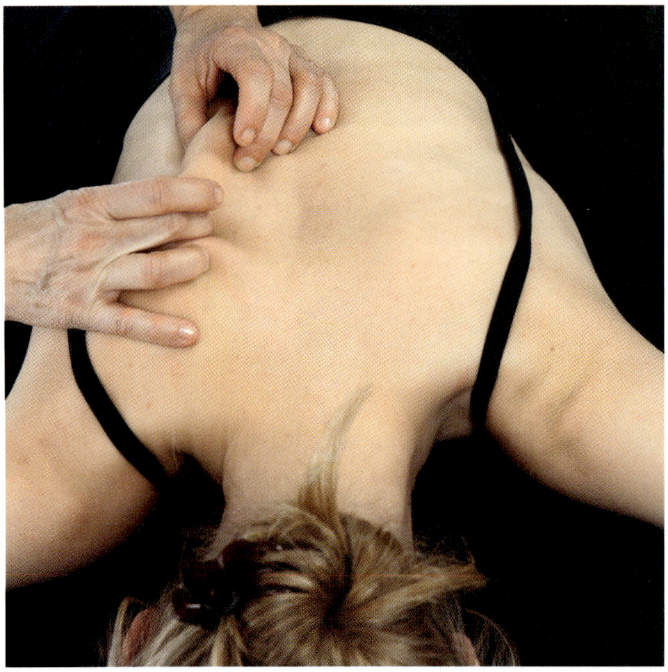

**그림 16.2.3** 등세모근 중간부분에서 집게 촉진법을 이용한 허혈성 압박(기법 I) 및 통증유발점 부위의 이완(기법 II) [K348]

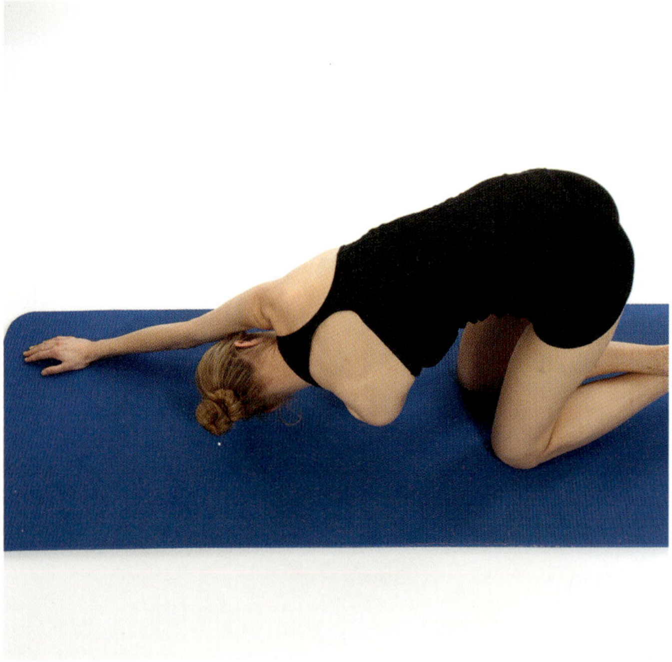

**그림 16.2.4** 손과 무릎을 바닥에 대고 팔을 세운 엎드린 자세에서 왼쪽 등세모근 아래부분(M. trapezius ascendens)의 자가 신전. 왼쪽 팔(손등은 매트 위로)을 반대쪽으로 최대한 당기고 반면에 몸통은 오른쪽으로 회전한다 [K348]

# 16.3 목빗근 M. sternocleidomastoideus

## 통증유발점과 그 연관부위

▶그림 16.3.0

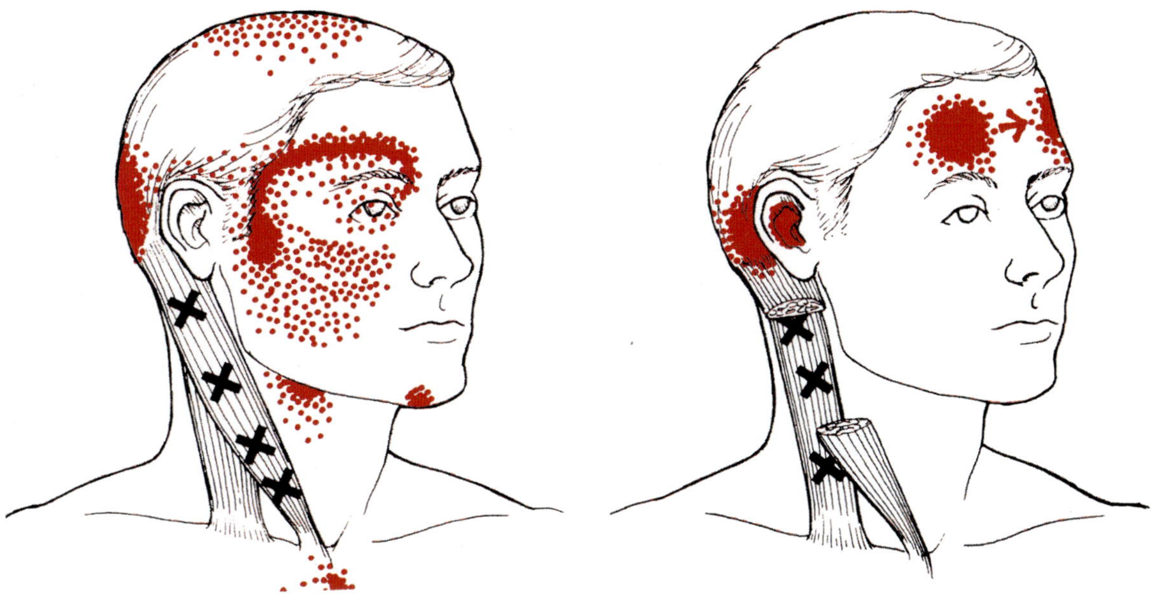

그림 16.3.0 [G100]

## 해부학

| 이는곳 | 복장 부분(Pars sternalis), 얕은 갈래: 복장뼈자루(Manubrium sterni) |
|---|---|
| | 빗장뼈 부분(Pars clavicularis), 깊은 갈래: 빗장뼈 안쪽(medial) 1/3 |
| 닿는곳 | 양 갈래는 공동으로 꼭지돌기(Processus mastoideus)와 위목덜미선(Linea nuchae superior)에 닿는다 |
| 신경지배 | 부신경(N. accessorius) (제 XI번 뇌신경의 목(Cervical) 부분) |



## 기능

- 편측 활성: 같은 쪽으로의 옆굽힘, 반대쪽으로의 돌림
- 양측 활성: 위쪽 목뼈의 폄, 아래쪽 목뼈의 굽힘, 머리 돌림
- 호흡 도움 근육

## 연관 통증

- **복장 부분:** 정수리, 뺨, 뒤통수, 눈, 목구멍
- **빗장뼈 부분:** 같은쪽 또는 반대쪽 이마, 귀 안쪽 깊은 곳까지와 귀 뒤쪽 부근까지의 통증

## 증상

이 근육에는 매우 빈번히 통증유발점이 발생한다.

- **복장 부분:** 두통과 얼굴 통증
- **빗장뼈 부분:** 이마-머리 부분 통증, 귀 통증, 손상된 고유 감각기(Proprioception)와 공간적 지남력(Orientation) 장애로 인한 어지러움(현기증)과 균형 장애. 이 목 근육들의 고유 감각기들은 신체에서 머리의 위치 결정을 가능하게 한다. 반면에 미로(Labyrinth)는 주로 공간 지각에만 제한되어 있다(Travell & Simons 2002).

## 통증유발점을 찾는 방법

**자세:** 바로 누운 자세

이 근육들은 환자가 바로 누운 자세에서 머리를 깔개에서 떨어지도록 들어 올리면 쉽게 식별할 수 있다. 복장 부위의 얕은 곳뿐만 아니라 빗장뼈 부위의 깊은 곳도 집게 촉진법을 이용하면 검사와 치료가 용이하다.

## 발생 요인

- 머리 내밈, TV앞에서나 책상에서 또는 대화 중 약간 옆으로 회전된 머리.
- 척추측만증, 다리 길이 차이, 편측 하중 (예: 테니스에서 서브할 때).
- 근육이 편심적으로 과부하 되는 작업(예: 머리 위의 작업, 커튼 달기).
- 호흡 도움 근육으로서 기능 중 근육의 과부하.
- 목뼈의 비틀림 외상.

**주 의**

복부 쪽의 안정화에는 단지 적은 수의 근육들만이 참여한다. 목빗근은 목 굽힘근들의 편심적(eccentric) 및 동심적(concentric) 활동을 보조하므로 자주 과부하 된다. 목빗근의 지속적인 이완을 위해서, 부분적 안정성을 위한 운동들을 수행해야한다 (▶그림 16.12.4).

## 치료, 자가 치료, 훈련, 인체 공학

기법 I–IV; 기법 III, 근막 신전은 근육아래의 신경들과 혈관들 때문에 압박을 가하지 않고 오히려 주름을 펴듯이 쓸면서 수행해야 한다. 이 근육은 환자 스스로 자가 치료가 용이하다 (▶그림 16.3.1, ▶그림 16.3.2, ▶그림 16.3.3, ▶그림 16.3.4, ▶그림 16.12.4).

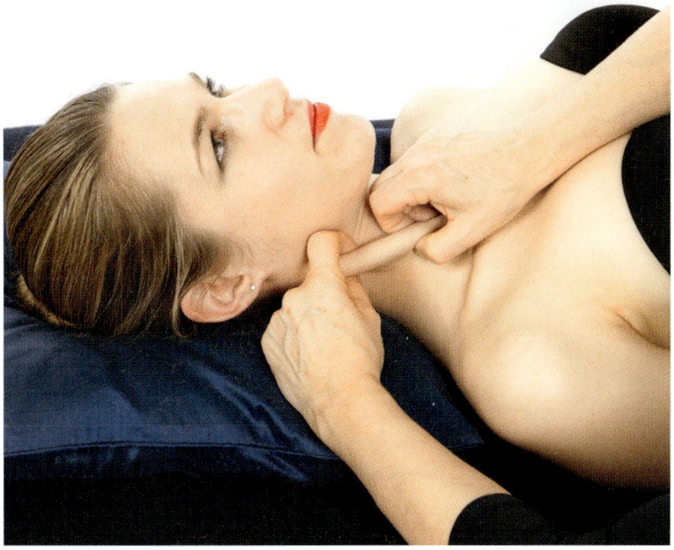

**그림 16.3.1** 목빗근(M. sternocleidomastoideus: 복장 및 빗장뼈 부분)에 대한 허혈성 압박(기법 I)과 통증유발점 부위의 이완(기법 II) [K348]

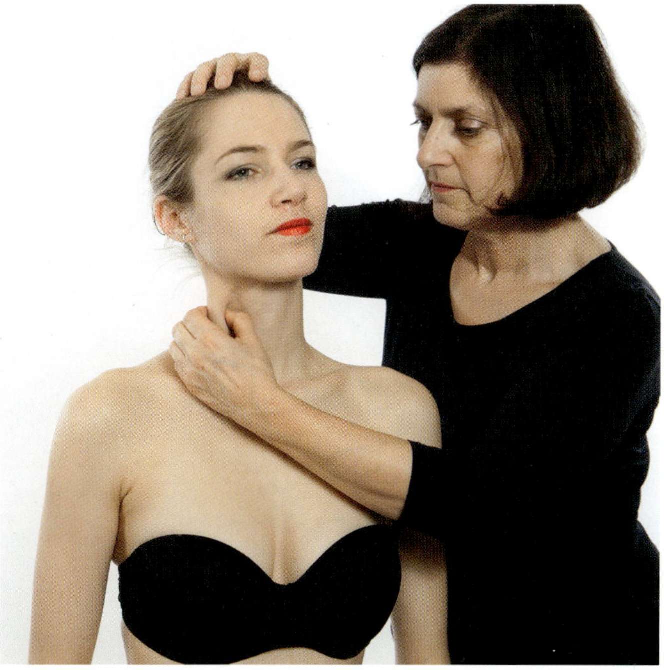

**그림 16.3.2** 목빗근과 목갈비 근육들(Mm. scalenii) 사이의 근막 분리(기법 IV) [K348]

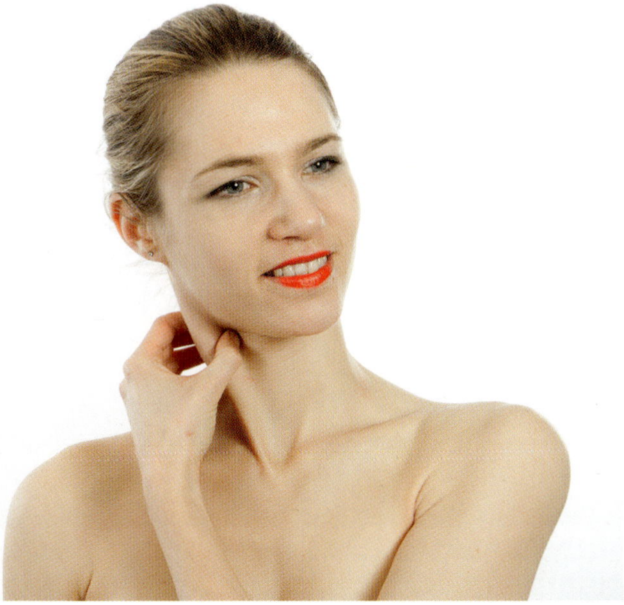

**그림 16.3.3** 목빗근의 자가 치료. 환자는 통증유발점을 압박하고 추가로 목뼈를 양쪽으로 회전시킨다 [K348]

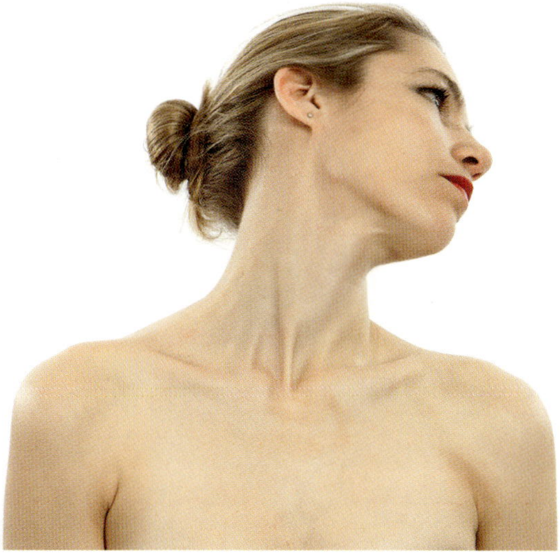

**그림 16.3.4** 오른쪽 목빗근의 자가 신전: 환자는 먼저 머리를 최대한 왼쪽으로 회전시키고 그 후 목뼈를 뻗어준다 [K348]

## 16.4 깨물근 M. masseter

### 통증유발점과 그 연관부위

▶그림 16.4.0

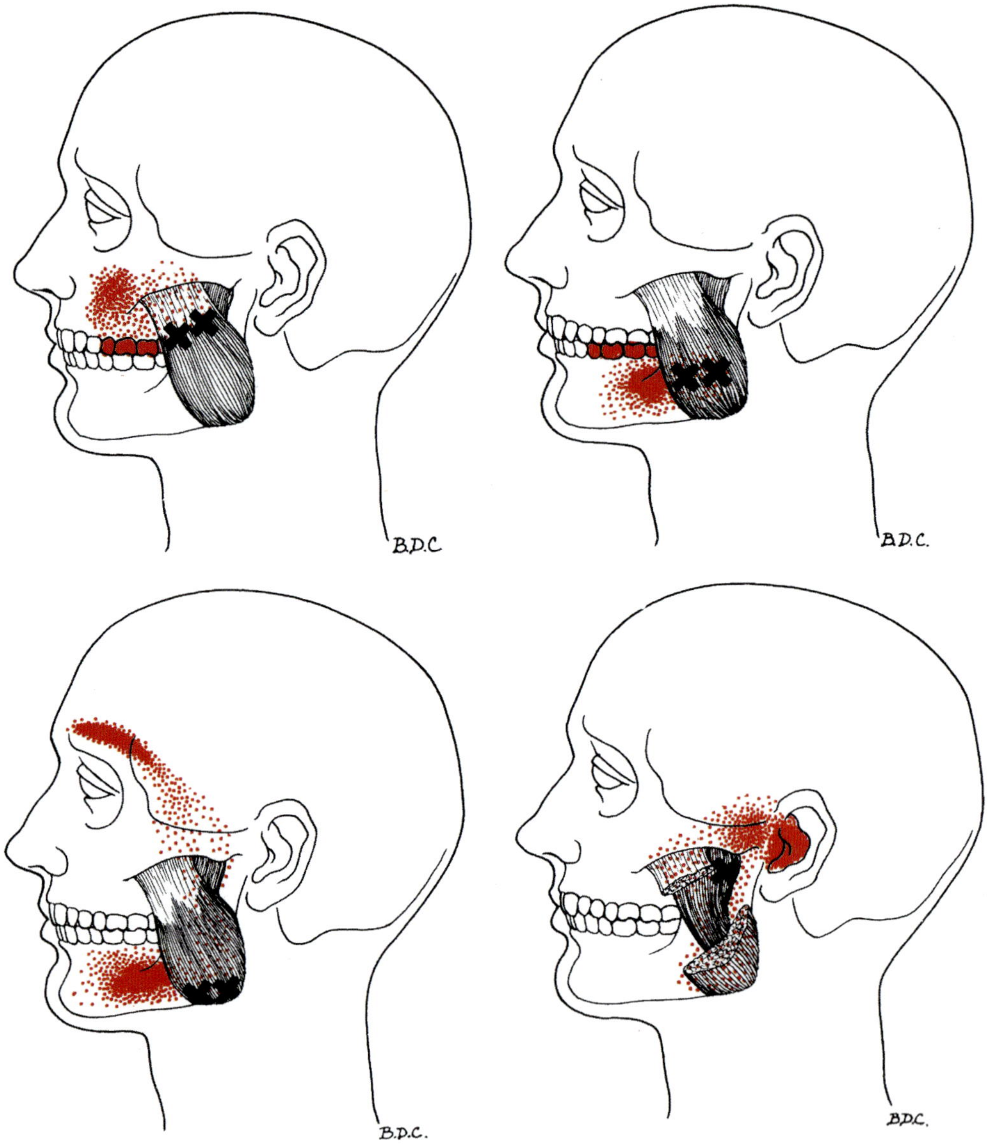


**그림 16.4.0** [G100]

## 해부학

| | |
|---|---|
| 이는곳 | **얕은 부분:** 광대활(Arcus zygomaticus) (앞쪽 2/3, 아래모서리) |
| | **깊은 부분:** 광대활(Arcus zygomaticus) (뒷쪽 1/3, 관자근막) |
| 닿는곳 | **얕은 부분:** 턱뼈각 (아래턱뼈 바깥면과 턱뼈가지(Ramus mandibulae)의 아래 절반부분) |
| | **깊은 부분:** 턱뼈각 (아래턱뼈 바깥면) |
| 신경지배 | 깨물근 신경(N. massetericus) |

## 기능

- 양쪽 부분: 아래턱 닫음, 강한 깨물기, 깨무는 힘의 조절
- 얕은 부분: 아래턱뼈의 돌출(Protrusion)
- 깊은 부분: 아래턱뼈의 후퇴(Retrusion)
- 근육은 안쪽날개근(M. pterygoideus medialis)과 근육 고리(muscle loops)를 형성한다.

## 연관 통증

- 얕은 부분: 눈썹, 위턱뼈(Maxilla)와 아래턱뼈(Mandibula), 위아래 어금니.
- 깊은 부분: 귀의 깊은 곳과 턱관절 부위

## 증상

- 입 벌림의 제한: 일반적으로 입을 최대한 벌렸을 때 아래 치열과 위 치열의 간격은 40mm이다. 주로 사용하는 손의 손가락 마디 2-3개가 치열 사이에 들어갈 수 있어야 한다. 환자들은 대개 자신의 입을 벌리는데 제한이 있다는 사실을 자각하지 못한다.
- 치아들이 서로 잘 맞물리지 않는다(부정교합).
- 이 근육 깊은 부분의 근막 통증유발점들에 의한 편측성 귀울림(Tinnitus)
- 어금니로의 통증 전달 영역은 치통을 유발할 수 있다.
- 치통은 항상 치과 의사에게 진료받아야 된다.
- 광대활 부위의 통증은 자주 코곁굴염(Sinusitis)으로 잘못 판단되기도 한다.

## 통증유발점을 찾는 방법

**자세:** 바로 누운 자세

이 근육은 바깥쪽에서 검사가 용이하다. 촉진은 손으로 접촉이 용이한 앞쪽을 향해 위로 비스듬히 뻗어있는 얕은(superficial) 섬유가 있는 턱뼈각에서 시작한다. 깊은 부분은 턱뼈가지(R. mandibulae)를 따라 바깥쪽에서 검사된다.

이 근육의 얕은부분은 또한 입안에서(intraoral), 그리고 안쪽은 엄지손가락으로 바깥쪽은 검지손가락으로 검사되고 치료된다. 촉진 시 침샘을 반드시 주의해야 한다.

## 발생 요인

- 이상 기능(Parafunction) (▶ 16.6, 안쪽 날개근(M. pterygoideus medialis)), 예를 들어, 치아 압박 (이 악물기)과 이갈이; 껌을 씹거나 딱딱한 음식을 씹음을 통한 과부하, 치과치료 후 과다 신전.
- 정신적 스트레스 요인들, 잇몸 염증, 목뼈의 비틀림 외상 후 건강 상태.
- 척추측만증, 맞물림장애(부정교합).

**주 의**

턱근육의 강한 등척성 근육 수축, 충분하지 않은 회복시간, 긴장성/장시간 지속성/상동반복성 근육수축과 정신적인 부담감은 근육의 과부하 및 근육관절병증 통증을 유발할 수 있다.
다음과 같은 치료법들을 권장한다: 교육요법, 자기관찰, 물리 치료, 약물치료, 부목 치료(splint therapy), 이완요법 드물게 통증의 만성화가 이루어지고 정서적(affective), 감정적(emotional), 인식적(cognitive), 행동적인 통증 요소들을 고려한 복합적인 치료가 필요하다 (Palla 2003).

## 치료, 자가 치료, 훈련, 인체 공학

깨물근에는 모든 기법들의 적용이 가능하다. 이 근육은 주로 엄지손가락을 입 안으로 집게손가락을 입 밖으로 잡는 집게모양 손가락을 이용하여 잘 이완시킬 수 있다. 대칭적으로 이완을 시키기 위해서, 깨물근의 오른쪽과 왼쪽 모두를 치료하는 것을 권장한다. 이 근육의 긴장을 풀기 위해서, 유연성 운동과 이완 운동이 중요하다(예: 하품). 또 환자는 거울, 모니터, 냉장고와 같은 물건에 "치아를 계속해서 악물고 있지 않기" 라고 색깔 글씨로 써 붙여놓고 계속해서 상기시켜야 한다. 이상 기능(Parafunction)들은 반드시 식별하고 예방해야 한다. 환자는 자기 관찰을 통해 어떤 상황들에서 자신에게 이상 기능들이 발생하는지 찾아내야 한다 (▶그림 16.4.1, ▶그림 16.4.2, ▶그림 16.4.3, ▶그림 16.4.4).

16

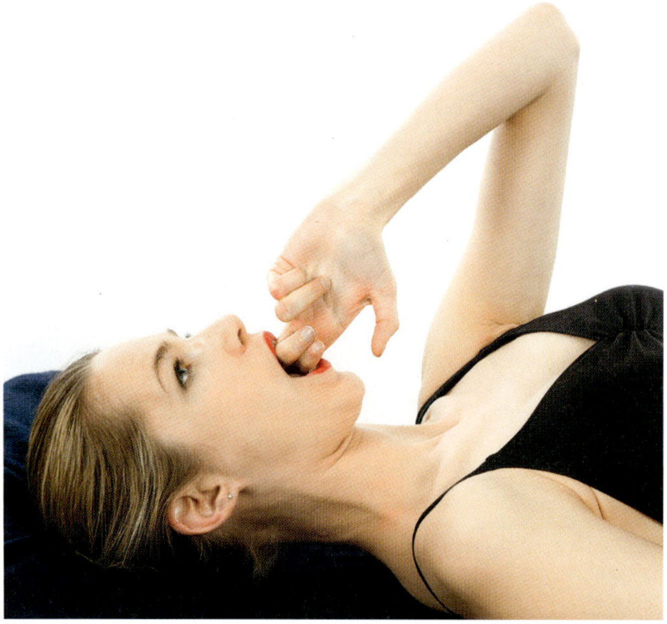

**그림 16.4.1** 손가락 관절 테스트: 주로 사용하는 손의 손가락 관절 2–3개가 치열 사이로 들어갈 수 있어야 한다 [K348]

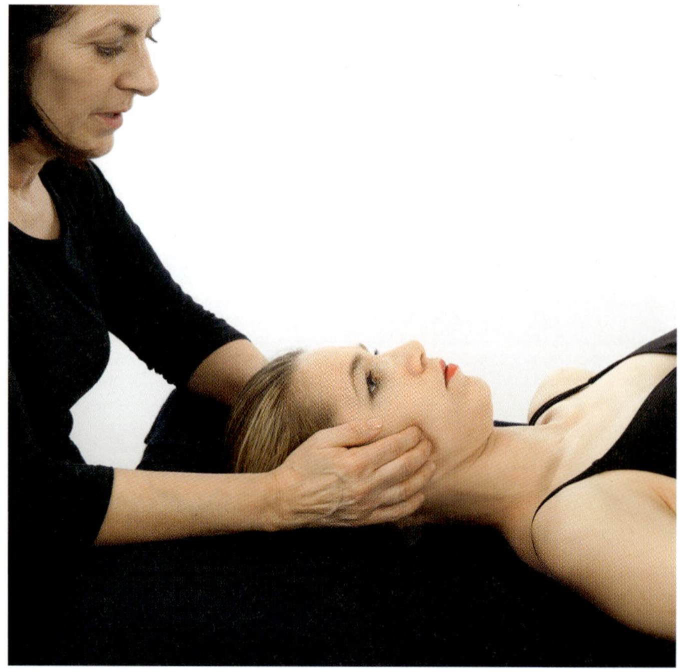

**그림 16.4.2** 입 밖에서(extraoral)의 깨물근(M. masseter)에 대한 허혈성 압박(기법 I)과 통증유발점 부위의 이완(기법 II) [K348]

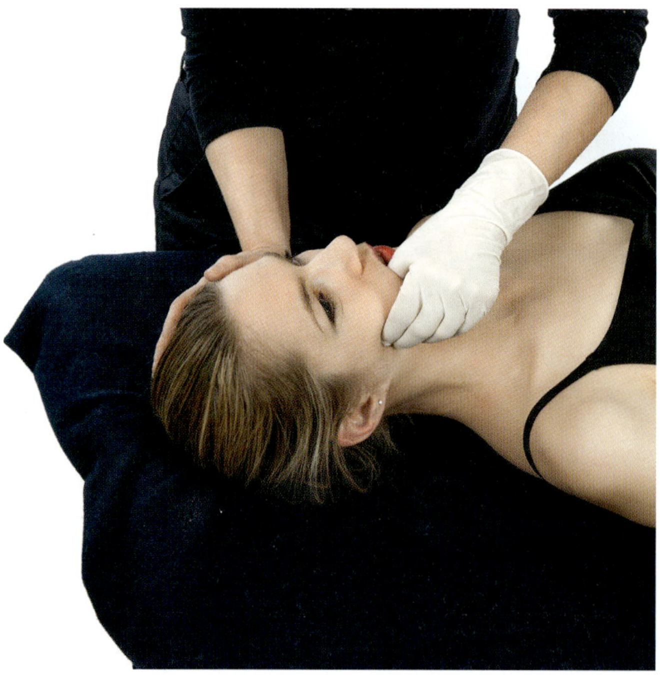

**그림 16.4.3** 입 안에서의 깨물근에 대한 허혈성 압박(기법 I)과 통증유발점 부위의 이완(기법 II). 이 치료는 반대쪽에서도 실시한다 [K348]

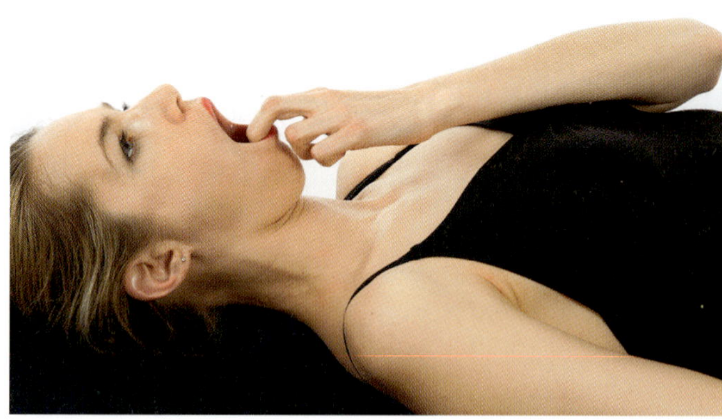

**그림 16.4.4** 깨물근의 자가 치료: 환자는 아래턱을 부드럽게 아래로 최대한 당긴다 [K348]

# 16.5 관자근 M. temporalis

## 통증유발점과 그 연관부위

▶그림 16.5.0

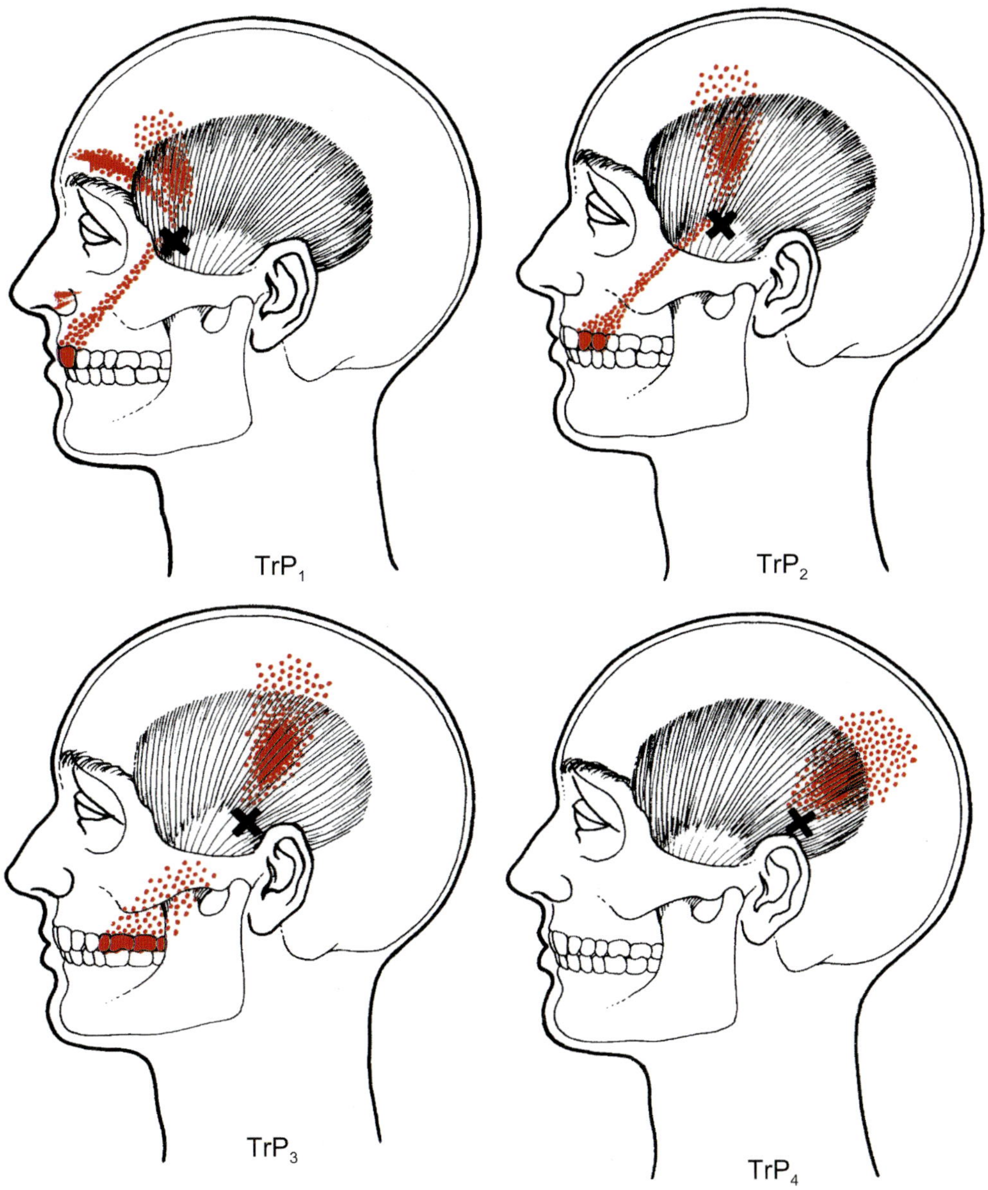


그림 16.5.0 [G100]

## 해부학

| 이는곳 | 관자면(Planum temporale)(관자우묵) |
|---|---|
| 닿는곳 | 아래턱뼈의 근육돌기(Processus coronoideus mandibulae) |
| 신경지배 | 깊은관자신경(Nn. temporales profundi)(삼차신경;N. trigeminus) |

## 기능

관자근은 강한 폐구 근육(jaw elevator)인 깨물근과 더불어 닫는 힘의 약 45%을 차지한다. 부채 모양으로 배열된 근육섬유는 턱을 움직이는 중 정밀한 조정을 가능하게 한다.

16

## 연관 통증

관자놀이 부분, 위턱 치아 전체, 위턱, 턱관절

## 증상

- 입 벌림의 제한: 일반적으로 입을 최대한 벌렸을 때 아래 치열과 위 치열의 간격은 40mm이다. 주로 사용하는 손의 손가락 마디 2-3개가 치열 사이에 들어갈 수 있어야 한다. 환자들은 대개 자신의 입을 벌리는데 제한이 있다는 사실을 자각하지 못한다.
- 관자부위 두통은 종종 삼차 신경통(trigeminal neuralgia)으로 잘못 판단되기도 한다.

## 통증유발점을 찾는 방법

**자세:** 바로 누운 자세

이 넓은 부채모양 근육의 통증유발점들은 대부분 귀의 앞, 위, 뒤에 위치한다.

## 발생 요인

- 치아 압박(이 악물기), 이갈이, 껌 씹기로 인한 과부하, 치과치료 후 과다 신전, 너무 높은 충전재 또는 맞지 않는 크라운으로 인한 치아간의 교합면 이상.
- 정신적 스트레스 요인들, 올바르지 못한 습관, 끊임없는 "치아 악물기".
- 에어컨으로 인한 바람의 유입(외풍).
- 목뼈의 비틀림 외상.
- 마우스피스 착용을 요구하는 악기 연주로 인한 과부하(예: 플룻, 오보에, 금관 악기).
- 안경다리가 얹힘으로 인한 근육의 영구적인 압박은 잠재적 근막 통증유발점들을 활성화 시킬 수 있다.

**주 의**

환자의 턱 통증이나 두통의 모든 원인들을 파악할 수 있으려면, 항상 전신 검사를 수행해야 한다. 이를 통해 목뼈의 잘못된 자세, 척추측만증, 다리의 길이 차이가 증상에 관여하는지 평가하는 것이 가능하다. 턱과 머리 부위에 통증이 있는 환자에게 이상 기능(Parafunction)들(예: 치아 악물기)을 주의시켜야 한다. 근육의 압박, 과부하, 이로 인해 생긴 근육관절병증 통증(myoarthropathic pain)의 연관성을 환자에게 알려 줘야 한다.

## 치료, 자가 치료, 훈련, 인체 공학

- 근육을 이완시키기 위해서, 치료는 주로 적절하지 않는 과부하 요소들(예: 지속적인 치아 악물기, 껌씹기, 손톱 씹기)을 방지하는 것을 목적으로 한다.
- 기법 I-III, 자가 치료, 신전 (▶그림 16.5.1, ▶그림 16.5.2, ▶그림 16.5.3, ▶그림 16.5.4).

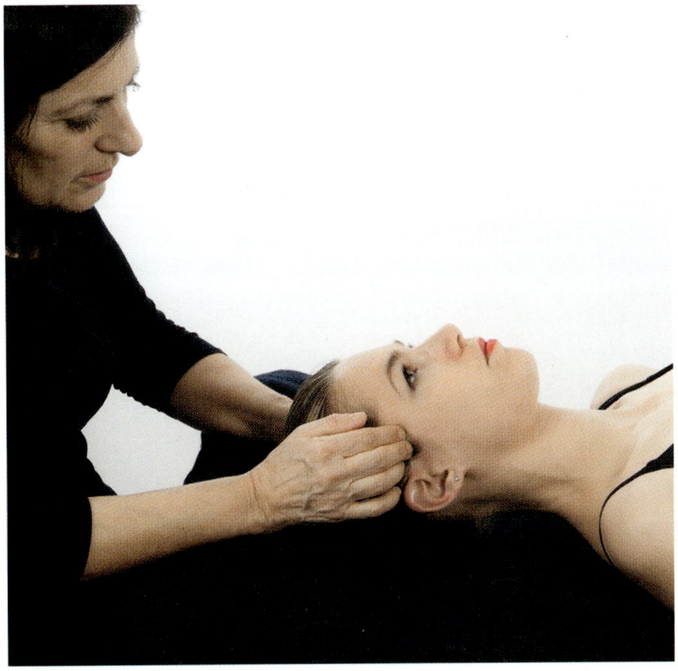

**그림 16.5.1.** 귀 앞쪽에 위치한 관자근(M. temporalis) 앞쪽(ventral)부분에 대한 허혈성 압박(기법 I)과 통증유발점 부위의 이완(기법 II) [K348]

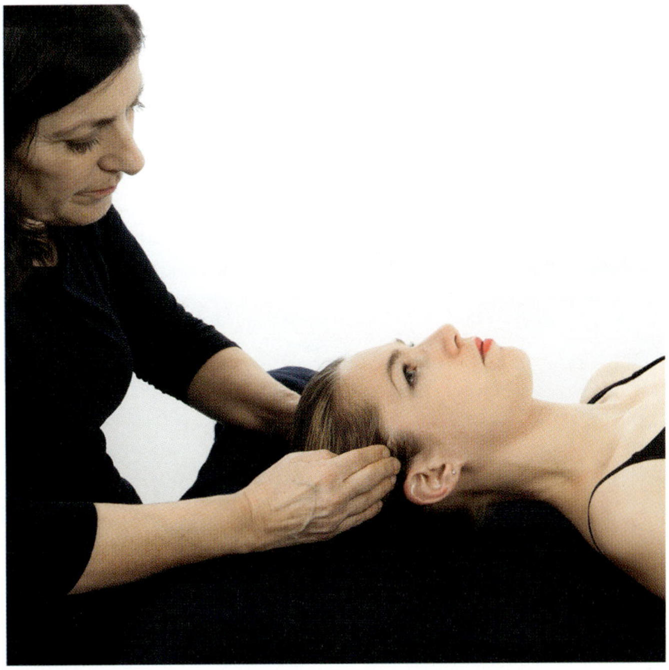

**그림 16.5.2** 귀 위쪽에 위치한 관자근 중간부분에 대한 허혈성 압박(기법 I)과 통증유발점 부위의 이완(기법 II) [K348]



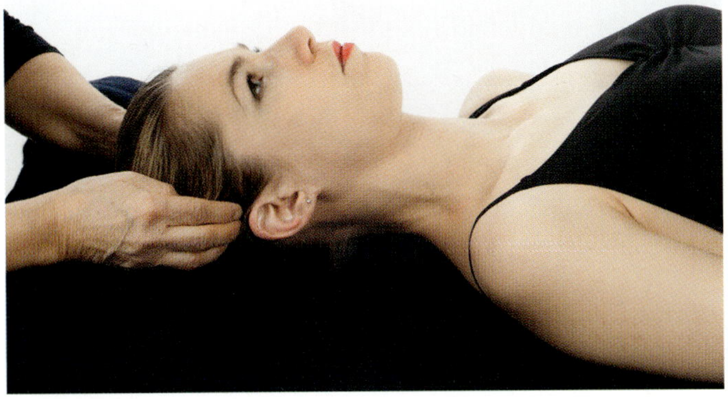

**그림 16.5.3** 귀 뒤쪽에 위치한 측두근(M. temporalis) 뒤쪽부분에 대한 허혈성 압박(기법 I)과 통증유발점 부위의 이완(기법 II) [K348]

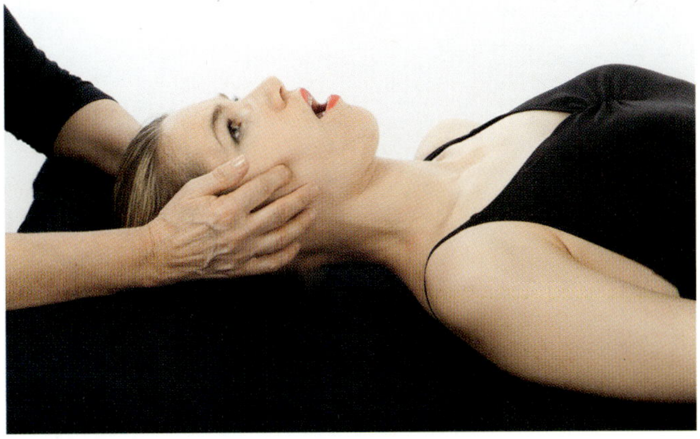

**그림 16.5.4** 관자근의 힘줄이 닿는 부위인 근육 돌기(Processus coronoideus)에서의 근막 신전(기법 III) [K348]

# 16.6 안쪽 날개근 M. pterygoideus medialis

## 통증유발점과 그 연관부위

▶그림 16.6.0

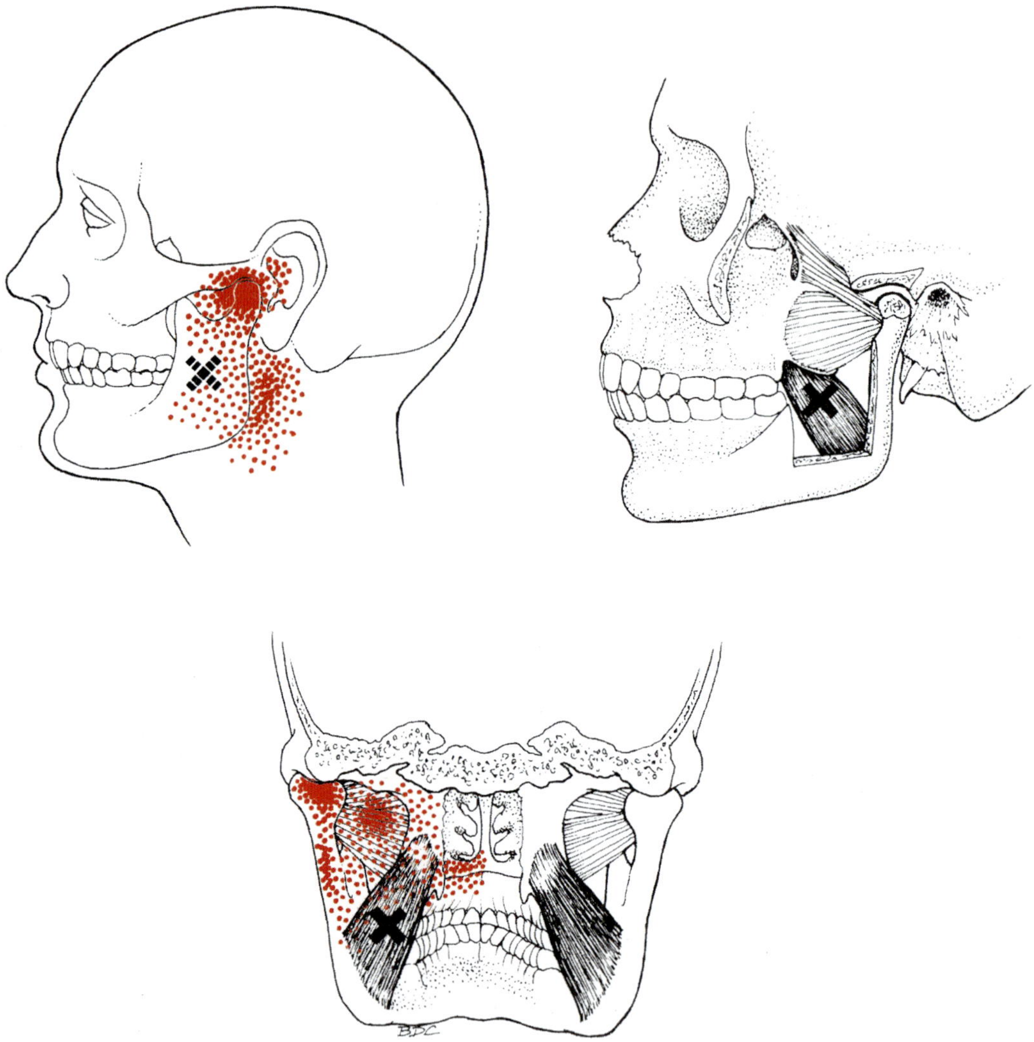

**그림 16.6.0** [G100]

## 해부학

| | |
|---|---|
| 이는곳 | 날개오목(Fossa pterygoidea)(나비뼈;Os sphenoidale) |
| | 날개 돌기(Processus pterygoideus): 가쪽판(Lamina lateralis) |
| 닿는곳 | 아래턱뼈(Mandibula) [턱뼈각(Angulus mandibulae)과 턱뼈가지(R. mandibulae)의 안쪽 면] |
| 신경지배 | 날개근신경(N. pterygoideus) [삼차신경(N. trigeminus, 제 5번 뇌신경) 중 아래턱신경(N.mandibularis) 에서 파생] |

## 기능

- 안쪽 날개근은 깨물근(M. masseter) 과 함께 고리(Loop)를 형성한다. 이 두개의 근육들은 아래턱뼈와 머리뼈(Cranium)를 연결한다. 편측성 수축은 아래턱뼈를 반대쪽으로 민다. 이 움직임은 내측방 운동(Mediotrusion)이라고도 불린다.
- 내측방 운동의 범위는 개인에 따라 매우 다르며 대부분 턱 벌림(Jaw opening)의 1/4, 대략 1cm에 해당된다.

## 연관통증

- 안쪽 날개근은 통증을 구강 부위로 전이한다(혀, 인두(목구멍), 입천장, 턱관절의 아래와 뒤 및 귀의 깊은 안쪽).

## 증상

통증을 동반한 제한된 외측방 운동(Laterotrusion), 인후통, 삼킴 곤란(Dysphagia), 통증을 동반한 제한된 턱 벌림. 입천장 근육(Palate muscles)과의 기능적 연관성을 통해 다음과 같은 증상들에 대한 설명이 가능하다: 귀울림, 난청(청력 소실), 압력 불균등. 기본적으로 귀에 관한 문제들은 반드시 이비인후과 의사에게 진료 받아야 한다.

## 통증유발점을 찾는 방법

**자세:** 바로 누운 자세

입 바깥(extraoral)에서의 촉진을 위해서 검사자는 손가락을 이용해 턱뼈각의 양측 안쪽 면을 밀어준다. 근육 긴장 항진증(Hypertonus)과 근막 통증유발점들은 그곳에서 직접적인 촉진이 가능하다. 한쪽의 내측방 운동이 증대되면 반대쪽에서의 외측방 운동(Laterotrusion)이 강해진다. 입 안(intraoral)에서의 촉진을 위해서 검사자는 손가락을 이용해 아래 치열 뒤쪽으로, 그리고 그곳에서 치아의 안쪽 면으로 하여 혀밑바닥(Zungen boden) 쪽으로 밀어준다. 동시에 다른 손의 집게손가락은 방향을 보조하며 근육을 바깥에서 촉진한다. 근육의 수축은 내측방 운동(반대쪽으로 턱을 이동)을 통해 감지할 수 있게 한다.

## 발생 요인

- 머리 내밈(Protraction)은 아래턱뼈를 안쪽 날개근, 깨물근, 관자근(M. temporalis)에 약간이지만 지속적으로 부담을 주는 위치로 이동시킨다.
- 이상 기능(Parafunction)들 중 특히 반복적인 외측방 운동을 통한 이갈이(Bruxism)는 이 근육을 과부하 시킨다.

16

**주 의**

이상 **기능**(Parafunction)들은 치아를 악물거나 그리고/또는 이를 갈거나, 물체 또는 입술을 깨물거나, 틱 장애와 같은 아래턱 움직임들, 비정상적인 위치에 아래턱을 정지시키는 것과 같은 것들이다. 이갈이는 전문 용어로 "Bruxism" 이라 하며, 위턱과 아래턱의 치아 배열이 맞물리지 않는 것은 **부정 교합**(Malocclusion) 이라 한다 (Gürtler 2011).

## 치료, 자가 치료, 훈련, 인체공학

- 기법 I과 II: 잘못된 자세, 자세 불안정, 근육의 불균형을 유의해야 한다.
- 내측방 운동은 이쑤시개 운동(Zahnstocherübung)으로 더 잘 평가되고 통제할 수 있다.(▶그림 16.6.1, ▶그림 16.6.2, ▶그림 16.6.3, ▶그림 16.6.4).

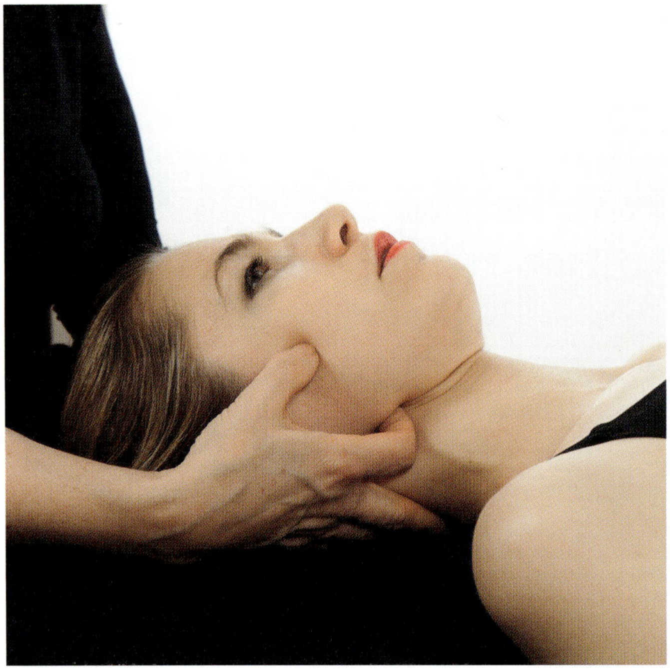

**그림 16.6.1** 입 밖에서(extraoral)의 안쪽 턱뼈각에 대한 안쪽 허혈성 압박(기법 I)과 안쪽 날개근(M. pterygoideus medialis) 통증유발점 부위의 이완(기법 II) [K348]

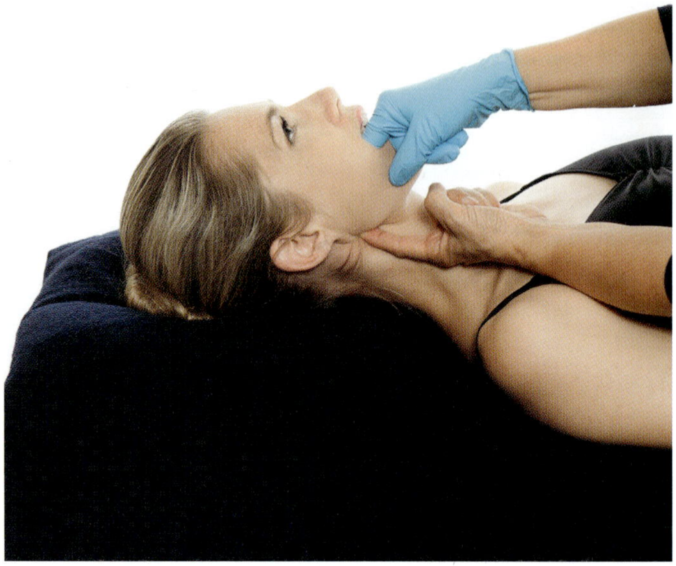

**그림 16.6.2** 입 안에서(intraoral)의 허혈성 압박(기법 I)과 안쪽 날개근 통증유발점 부위의 이완(기법 II). 입 안에서의 촉진을 위해서 검사자는 손가락을 이용해 아래 치열 뒤쪽으로, 그리고 그곳에서 치아의 안쪽 면으로 하여 혀밑바닥쪽으로 밀어준다. 동시에 다른 손의 집게손가락은 방향을 보조하며 근육을 바깥에서 촉진한다 [K348]

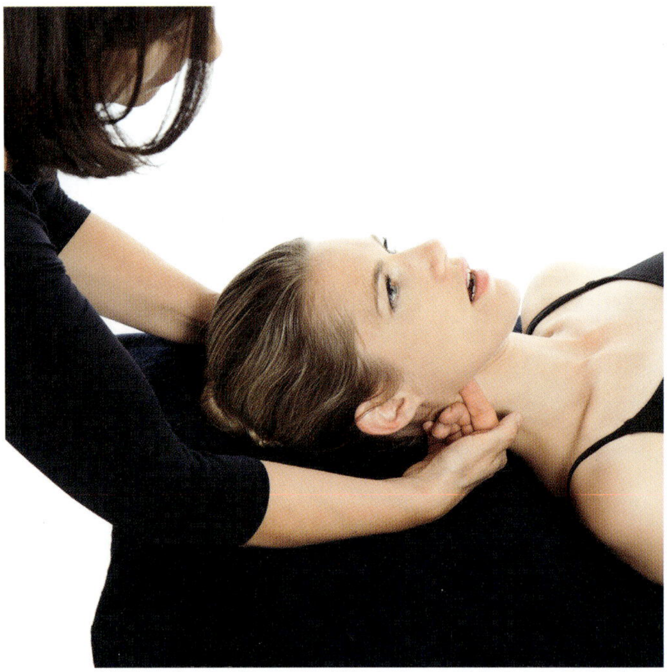

**그림 16.6.3** 외측방 운동(Laterotrusion)을 동반한 미리 신전된 안쪽날개근(M. pterygoideus medialis)에서의 허혈성 압박(기법 I) [K348]

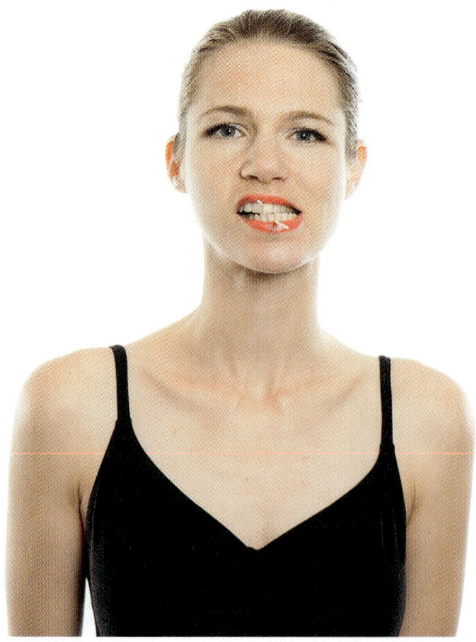

**그림 16.6.4** 이쑤시개들을 이용한 외측방 운동(Laterotrusion)과 협동(Coordination) 운동의 평가 [K348]

# 16.7 가쪽 날개근 M. pterygoideus lateralis

## 통증유발점과 그 연관부위

▶그림 16.7.0

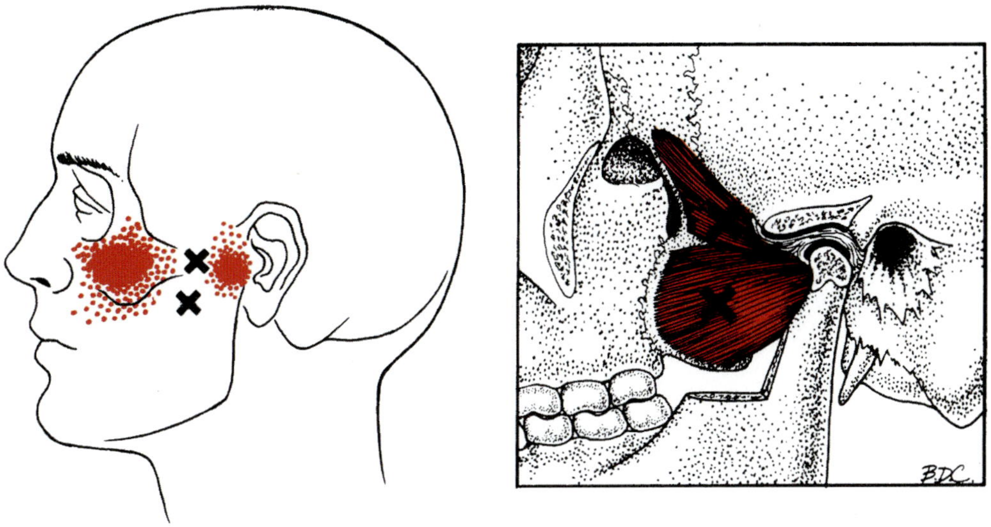


**그림 16.7.0** [G100]

## 해부학

| | |
|---|---|
| 이는곳 | 윗부분: 나비뼈(Os sphenoidale) (관자아래 면 및 능선; Facies and Crista infratemporalis) |
| | 아랫부분: 나비뼈(Os sphenoidale) (날개 돌기; Processus pterygoideus) |
| 닿는곳 | 윗부분: 관절 원반(Discus articularis) |
| | 아랫부분: 턱뼈머리(Caput mandibulare) (날개근오목; Fovea pterygoidea) |
| 신경지배 | 가쪽 날개근신경(N. pterygoideus lateralis) (삼차 신경; N.trigeminus, 제 5번 뇌신경) |

16

## 기능

- 가쪽 날개근은 입을 벌릴 때 턱관절의 운동을 조절한다.
- 근육의 윗부분과 아랫부분은 서로 다른 기능을 한다.
- 아랫부분은 주로 동심적(concentric)으로 활동하고 턱뼈머리를 앞쪽으로 당긴다. 이 근육의 윗부분은 입을 닫을 때 편심적 활동으로 원반(Discus)이 원래 위치로 돌아가는 것을 가능하게 한다.
- 편측 수축 시 이 근육은 아래턱뼈를 반대쪽으로 민다.

## 연관 통증

턱관절과 위턱 안 깊은 곳으로의 통증

## 증상

- 턱관절 장애와 간헐적 이명
- 딱딱한 음식을 씹는데 어려움이 있음
- 앞쪽 원반(Discus)의 탈골은 아마도 가쪽 날개근(M. pterygoideus lateralis)의 근막 통증유발점들로 인해 유발될 것이다. 이때, 이 근막 통증유발점들은 근육의 협동 장애(coordination disorder)를 유발하며, 이는 원반의 미끄러짐에 영향을 미친다.

## 통증유발점을 찾는 방법

**자세:** 바로 누운 자세

가쪽 날개근은 광대활(Arcus zygomaticus)로 덮혀 있기 때문에, 입을 닫고 있을 때 외부로부터의 촉진은 불가능하다. 턱이 대략 3cm 정도 벌려졌을 때, 이 근육의 뒷부분에 도달이 가능하다. 이 압력은 깨물근(M. masseter)으로 인해 생긴다. 깨물근의 근막 통증유발점들은 눈에 띄게 두드러지며, 제일 먼저 치료되어야 한다. 가쪽 날개근에 대한 입안에서의 촉진을 실시하기 위해 검사자는 손가락을 이용해 바깥쪽 볼 주머니(cheek pouch)에서 턱뼈 머리쪽으로 밀어주고 날개 돌기(Processus pterygoideus) 방향을 향해 안쪽으로 누른다. 검사자는 다른 손의 검지손가락을 바깥쪽에서 방향을 보조하는 용도로 사용한다.

## 발생 요인

- 치아를 악물었을 때와 이를 갈 때의 과부하와 통증 증가, 부정 교합(Malocclusion).
- 원반(Discus)의 전방 이동과 턱뼈에서의 딱딱거리는 소리.
- 불안과 정신적 스트레스 요인들.

**주 의**

고통스런 턱관절 염증(예: 일차 만성 다발관절염; PCP=Primary Chronic Polyarthritis)과 턱 근육의 근막 통증유발점들을 구별하기 위해서는, 귀를 촉진하는 것을 추천한다. 이 경우 치료사는 손가락을 귓구멍으로 밀어 넣는다. 이와 동시에 손가락으로 안쪽에 압력을 가하면 이 압력은 턱관절까지 도달한다. 이 압력이 통증강도를 증가시키면, 이것은 턱관절에 문제가 있다는 것을 가리킨다. 턱을 움직이는 동안 부스럭거리는 비비는 소리(Crepitation)가 느껴지면, 이것은 턱관절에 퇴행성(degenerative) 과정이 일어나고 있음을 뜻한다. 딱딱 거리는 소리는 원반(Discus)의 문제와 관련이 있다.

## 치료, 자가치료, 훈련, 인체 공학

- 기법 I 과 II.
- 가쪽 날개근은 턱관절을 이끄는 실질적인 근육이다. 협동 능력(coordination)을 훈련하기 위해서는 이쑤시개를 이용한 운동을 추천한다. 다음에 나오는 그림들처럼 환자는 의료용 나무막대를 각각 위아래로 앞니 사이에 끼워 넣는다. 입을 벌렸을 때 환자는 이쑤시개가 옆으로 어긋나지 않도록 한다 (Irnich 2009). (▶그림 16.7.1, ▶그림 16.7.2, ▶그림 16.7.3, ▶그림 16.7.4)

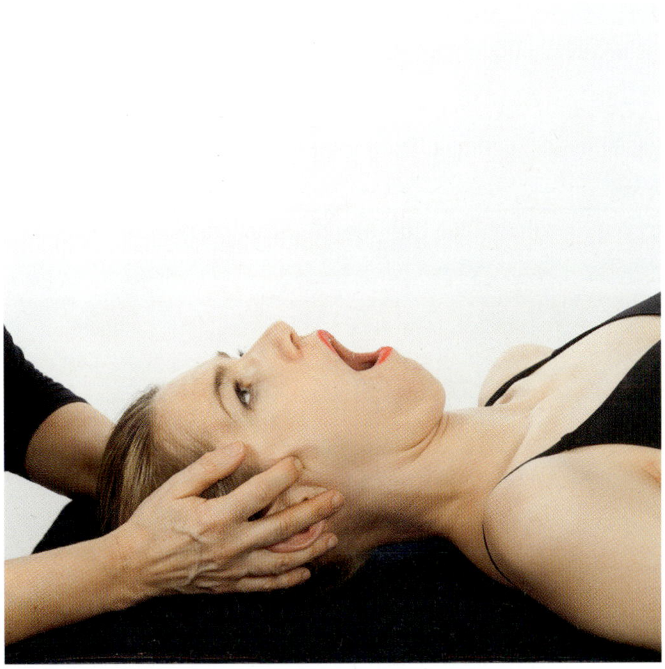

**그림 16.7.1** 가쪽 날개근에 대한 허혈성 압박(기법 I). 검사자는 손가락을 이용해 바깥쪽 볼 주머니 에서 턱뼈 머리쪽으로 밀어주고 날개 돌기 방향을 향해 안쪽 으로 누른다. 검사자는 다른 손의 검지손가락을 바깥쪽에서 방향을 보조하는 용도로 사용한다 [K348]

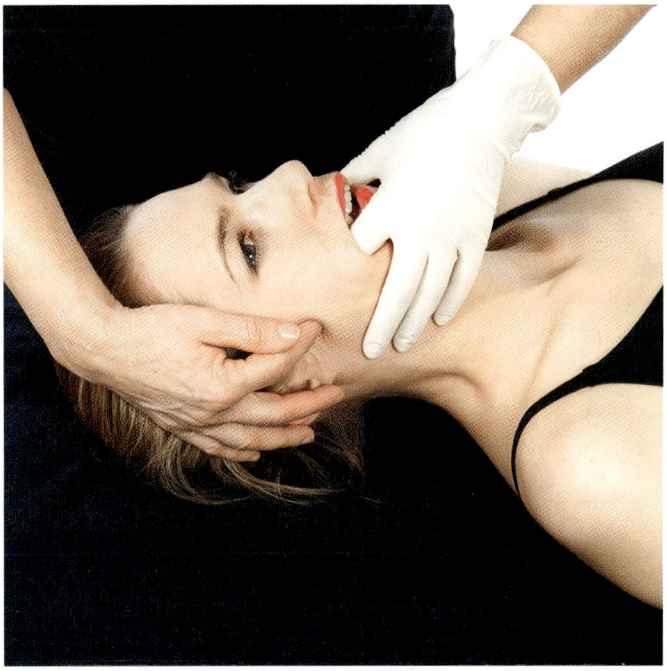

**그림 16.7.2** 바깥쪽 가쪽 날개근에 대한 허혈성 압박(기법 I). 근육과 턱뼈 머리는 입이 벌려진 상태에서만 촉진이 가능하다. 턱뼈 머리 위쪽과 앞쪽에서 두개골 방향으로 압박한다 [K348]

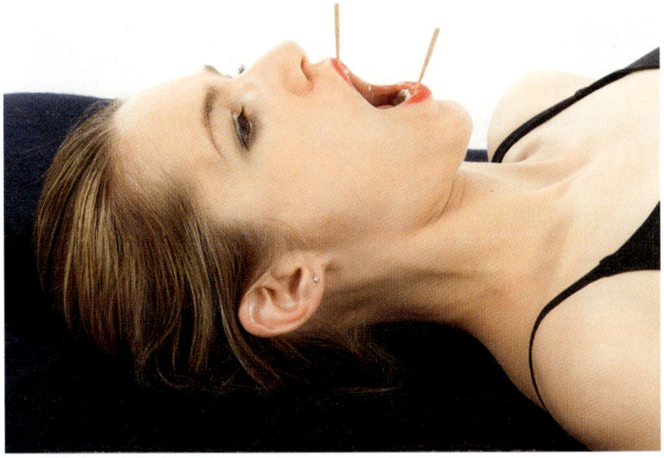

**그림 16.7.3** 이쑤시개들을 이용하여 입이 벌렸을 때 옆으로 어긋나지 않는 것을 목표로, 협동 운동(coordination exercise)과 턱관절 움직임의 대칭을 평가한다 [K348]

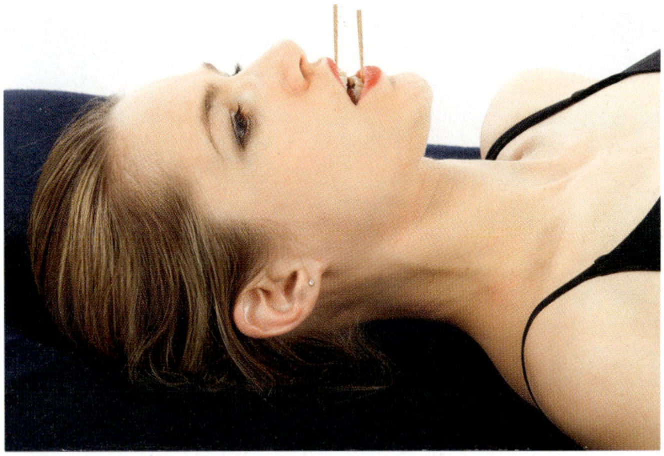

**그림 16.7.4** 이쑤시개들을 이용하여 입을 닫았을 때 옆으로 이긋나지 않는 것을 목표로, 협동 운동과 턱관절 움직임의 대칭을 평가한다 [K348]

## 16.8 턱두힘살근 M.digastricus

### 통증유발점과 그 연관부위

▶그림 16.8.0

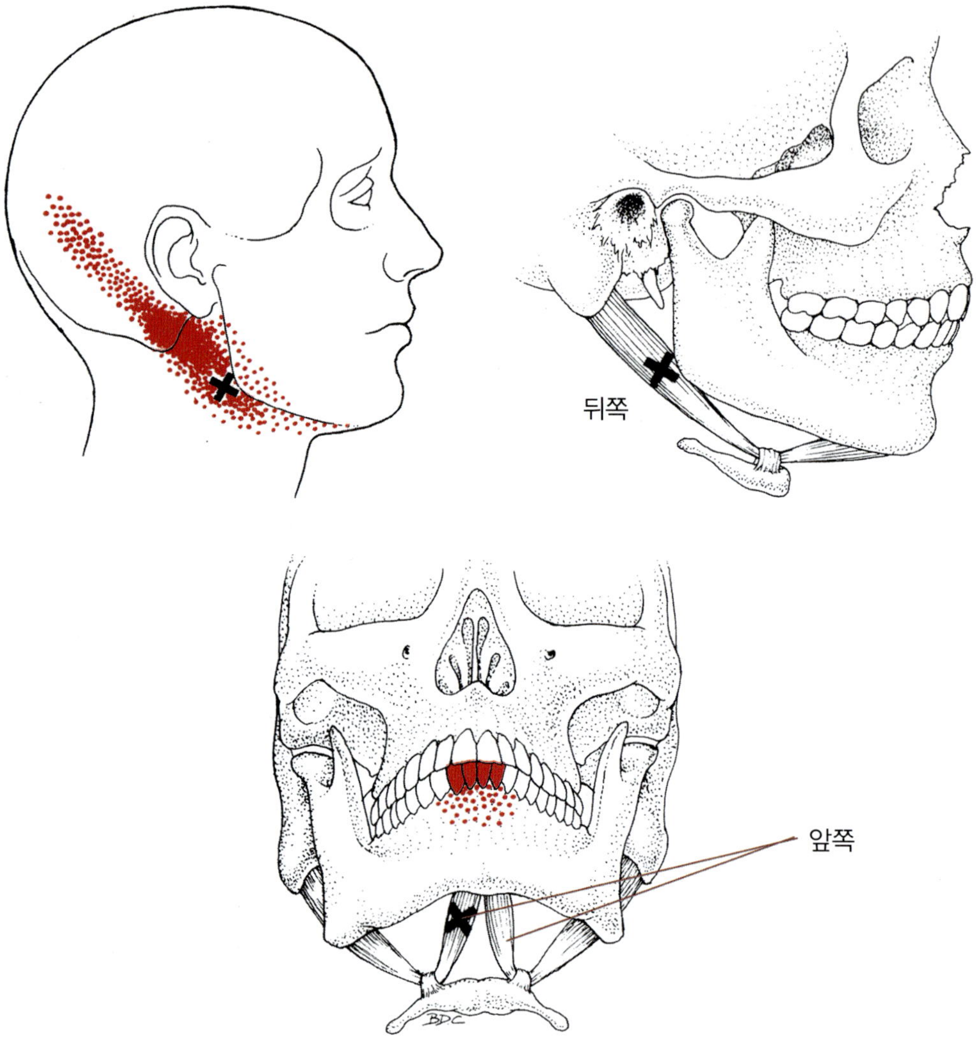


**그림 16.8.0** [G100]

## 해부학

| 이는곳 | 중심선 옆 아래턱뼈 아래모서리(배쪽 전방; Venter anterior) |
|---|---|
| 닿는곳 | 목빗근(M. sternocleidomastoideus) 닿는곳 아래의 꼭지돌기(Processus mastoideus) (배쪽 후방; Venter posterior). 이 근육의 두 갈래는 중앙에서 목뿔뼈(Hyoid bone)에 있는 섬유 고리(fibrous loop)를 통해 하나의 공통적인 힘줄을 이루며 뻗어있다 |
| 신경지배 | 배쪽 전방(Venter anterior): 삼차신경(N. trigeminus, 제 5번 뇌신경)에서 파생된 턱목뿔근신경(N.mylohyoideus)<br>배쪽 후방(Venter posterior): 얼굴신경(N. facialis, 제 7번 뇌신경) |

## 기능

턱두힘살근은 중요한 씹기 근육이다. 그 임무는 다른 혀밑바닥근육(Zungenbodenmuskel)들과 함께 입을 열고 이와 동시에 목뿔뼈를 고정시킨다.

## 연관 통증

꼭지돌기 부위, 따라서 이 통증은 거짓-목빗근(Pseudo-sternocleidomastoid) 통증이라고 표현된다. 배쪽 전방은 아래쪽 앞니 4개에 통증을 전달한다 .

## 증상

배쪽 전방의 증상들은 아래쪽 앞니 4개 부위에 통증을 야기한다. 드물지 않게 환자들은 혀밑바닥 근육의 경련을 호소한다. 배쪽 전방의 근막 통증유발점들은 연하 장애(삼키기 어려움, 목안에 무엇이 박혀있는 것처럼), 활성 통증유발점, 쉰 목소리를 유발한다.

## 통증유발점을 찾는 방법

**자세:** 바로 누운 자세

입 밖에서의(extraoral) 촉진을 위해 환자는 목뼈들을 늘려주고 아래턱뼈를 들어 올린다. 이 때 혀밑바닥-근육은 미리 늘어나서 앞쪽의 힘살들을 턱 바로 아래에서 촉진할 수 있다. 배쪽 후방의 검사를 위해 검사자는 손가락을 이용해 턱뼈각 뒤에서 꼭지돌기 방향으로 밀어준다. 입 안에서의(intra-oral) 촉진은 손가락을 혀 밑바닥에 놓고 안쪽에서 압박하고 두 번째 손가락은 혀 밑바닥을 바깥에서 압박한다.

## 발생 요인

- 습관적인 입 호흡, 후퇴(Retrusion) 시 이갈이(Bruxismus).
- 목빗근과 깨물근(M. masseter)의 근막 통증유발점.
- 목뼈를 수술할 때 또는 비틀림 외상에서의 과다 신전.

16

주 의

아래턱뼈가 후퇴하는 동안 턱두힘살근은 항상 활성화 상태이다. 오른쪽과 왼쪽 턱두힘살근은 독립적이지 않고, 거의 항상 같이 수축한다. 따라서 항상 양쪽 면을 치료받아야 한다. 기침, 삼킴 그리고 아래턱뼈가 후퇴 할 때 턱두힘살근은 매우 활성화 되어있다. (Travell & Simons 2002).

## 치료, 자가 치료, 훈련, 인체 공학

- 오직 기법 I과 II만 가능하다.
- 턱두힘살근에 통증유발점을 가진 환자는 습관적인 입 호흡을 포기하고, 코 호흡을 연습해야 한다. 이 환자는 혀밑바닥 근육을 상응하는 안내에 따라 아래턱뼈의 돌출로 인해 미리 늘어난 상태에서 자가 치료가 가능하다. (▶그림 16.8.1, ▶그림 16.8.2, ▶그림 16.8.3).

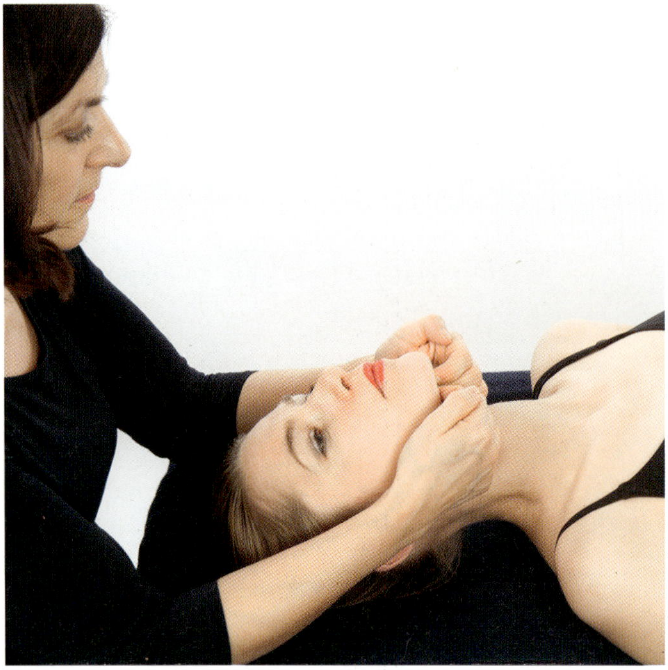

**그림 16.8.1** 턱두힘살근 배쪽 전방(venter anterior)에 대한 허혈성 압박(기법 I)과 통증유발점 부위의 이완(기법 II)

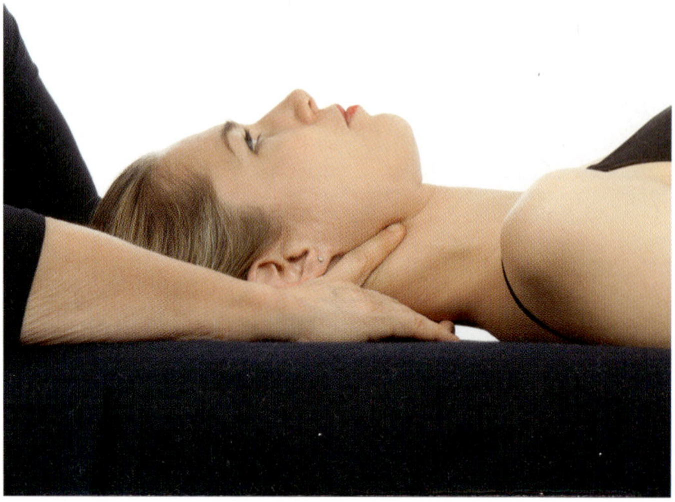

**그림 16.8.2** 턱두힘살근 배쪽 후방(venter posterior)에 대한 허혈성 압박(기법 I)과 통증유발점 부위의 이완(기법 II). 검사자는 손가락을 이용해 턱뼈각(Angulus mandibulae) 뒤에서 꼭지돌기(Processus mastoideus) 방향으로 밀어준다.

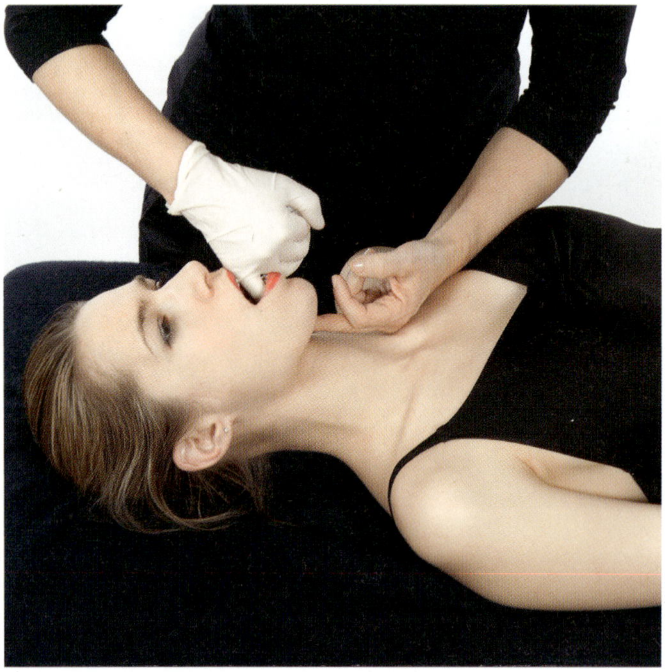

**그림 16.8.3** 턱두힘살근의 입 안에서의(intraoral) 치료 시 손가락을 혀 밑바닥에 놓고 안쪽에서 압박하고 두 번째 손가락은 혀 밑바닥을 바깥에서 압박한다.

# 16.9 눈둘레근, 큰광대근, 넓은 목근, 눈썹주름근

M. orbicularis oculi, M. zygomaticus major, Platysma, M. corrugator supercilii

## 통증유발점과 그 연관부위

▶그림 16.9.0

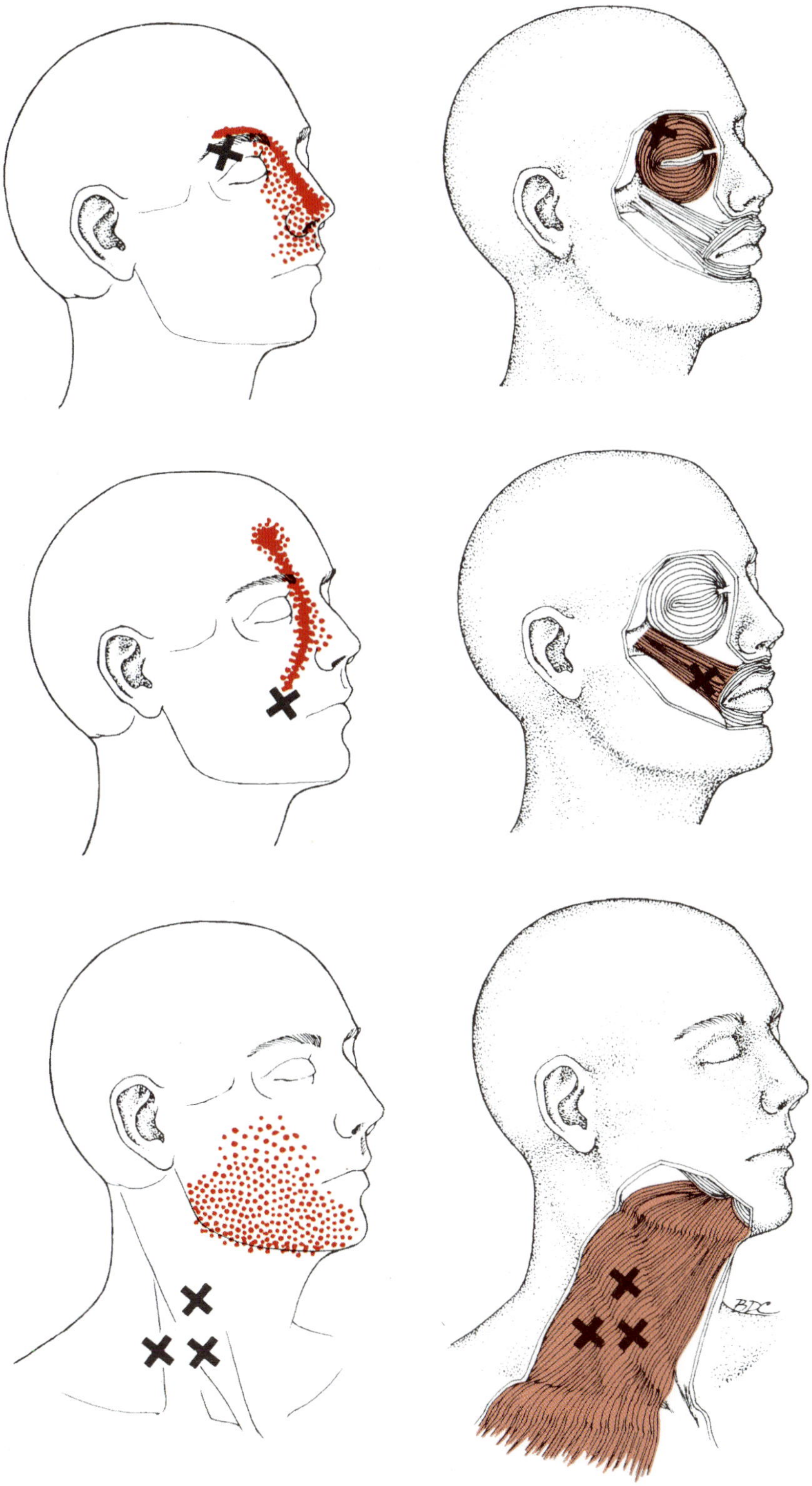



그림 16.9.0 [G100]

## 해부학

| 눈둘레근 (M. orbicularis oculi), 눈확부분 (Pars orbitalis) | |
|---|---|
| 이는곳 | 눈둘레 주위 원형(고리 모양) |
| 닿는곳 | 눈꺼풀인대(Lig. Palpebrale),<br>위턱의 이마돌기(Processus frontalis maxillae),<br>앞눈물능선(Crista lacrimalis anterior) |
| 신경지배 | 얼굴신경(N. facialis) (제 7번 뇌신경) |

| 눈둘레근 (M. orbicularis oculi), 눈꺼풀부분 (Pars palpebralis) | |
|---|---|
| 이는곳 | 위쪽과 아래쪽 눈꺼풀 피부 |
| 닿는곳 | 눈꺼풀인대 |
| 신경지배 | 얼굴신경(N. facialis) (제 7번 뇌신경) |

16

| 눈둘레근 (M. orbicularis oculi), 눈물관부분 (Pars lacrimalis) | |
|---|---|
| 이는곳 | 뒤눈물능선(Crista lacrimalis posterior) |
| 닿는곳 | 눈꺼풀인대의 안쪽 다리 |
| 신경지배 | 얼굴신경(N. facialis) (제 7번 뇌신경) |

| 눈썹주름근 (M. corrugator supercilii) | |
|---|---|
| 이는곳 | 눈둘레근(M. orbicularis oculi)과 뒤통수이마근(M. occipitofrontalis)의 이마힘살(Venter frontalis) |
| 닿는곳 | 눈썹의 피부 |
| 신경지배 | 얼굴신경(N. facialis) (제 7번 뇌신경) |

| 큰광대근 (M. zygomaticus major) | |
|---|---|
| 이는곳 | 광대뼈(Os zygomaticum) |
| 닿는곳 | 입꼬리 |
| 신경지배 | 얼굴신경(N. facialis) (제 7번 뇌신경) |

| 넓은목근 (Platysma) | |
|---|---|
| 이는곳 | 가슴의 배쪽(ventral) 피부 |
| 닿는곳 | 입꼬리 |
| 신경지배 | 얼굴신경(N. facialis) (제 7번 뇌신경) |

## 기능

- 눈둘레근, 눈확부분: 눈꺼풀의 꽉 닫음
- 눈둘레근, 눈꺼풀부분: 눈꺼풀 반사(눈 깜빡거림)
- 눈둘레근, 눈물관 부분: 눈물주머니 압박
- 눈썹주름근: 눈썹을 안쪽(medial) 아래로 당김(걱정 주름)
- 큰광대근: 입꼬리를 가쪽(lateral) 위로 당김(미소)
- 넓은목근: 입꼬리를 아래로 그리고 가슴의 피부를 위로 당김

## 연관통증

- 눈둘레근: 눈썹에서 코끝까지
- 큰광대근: 코뿌리(Radix nasi) 위에서 아치형으로
- 넓은목근: 가쪽면으로 아래턱뼈의 아래쪽 가장자리 피부에서 앞쪽 가슴벽(chest wall)까지

## 증상

- 눈둘레근의 근막적 기능장애를 가진 환자들은 흑백 대비가 강한 글자들을 읽을 때, "글자들이 춤춘다"고 이야기한다.
- 넓은목근의 근막적 문제들은 얼굴이 따끔거리고, 바늘로 찌르는 것 같은 느낌들을 야기한다. 큰광대근의 근막 통증유발점들은 통증을 코뿌리 위쪽으로 이마 중간까지 전달한다.

## 통증유발점을 찾는 방법

**자세:** 바로 누운 자세

눈둘레근의 근막 통증유발점들은 눈썹 바로 아래에 평면적 촉진과 눈확(orbit)들에 대한 압박을 사용해 찾는다.

큰광대근은 전체 길이에 걸쳐 바깥쪽에서의 평면적 촉진으로 또는 안쪽에서의 집게 촉진법을 이용해 검사할 수 있다.

넓은목근의 검사를 위해서는 손가락 사이로 피부와 넓은목근을 감아 잡는다.

눈썹주름근의 근막 통증유발점들은 집게 촉진법을 이용하여 얼굴 주름을 들어 올려 검사한다.

## 발생 요인

- 이 근육들의 근막 통증유발점들은 종종 목빗근(M. sternocleidomastoideus)과 등세모근 위부분(M. trapezius descendens)의 근막 통증유발점들에 의해 발생되는 위성통증유발점(satellite trigger points)으로서 생성된다.
- 이맛살 찌푸림과 눈을 깜박이는 것은 눈둘레근의 근막 통증유발점들을 활성화한다.

주 의

눈썹주름근은 눈썹을 서로 당기고 얼굴 주름을 형성한다. 미용 목적으로 이 근육은 A형 보툴리눔독소(Botulinum toxin)를 이용하여 치료된다. 환자들은 부가적인 작용으로 기존의 편두통이 완화 될 수 있었다고 이야기했다. A형 보툴리눔독소의 효능에 대한 이와 같은 관찰은 "미용 요법"의 지표에서 긴장성 두통부터 발작적 편두통(episodic migraine)까지의 치료를 위한 것이라는 인식의 변화를 가져왔다. 만성적인 편두통을 가진 환자들은 특히 이 치료법이 특별히 좋은 효과를 보였다 (H. Göbel, A. Heinze 2011).
두통, 편두통, 추미근(M. corrugator)의 근막 통증 원인들 사이에는 연관성이 있을 수도 있기 때문에, 두통과 편두통을 가진 환자는 이 근육들을 스스로 도수 치료할 수 있도록 적절한 지도를 받아야 한다.

## 치료, 자가 치료, 훈련, 인체 공학

기법 I–III, 근육의 자가 치료, 위에 서술된 얼굴 근육들의 쓸기와 이완 운동 (▶그림 16.9.1, ▶그림 16.9.2, ▶그림 16.9.3, ▶그림 16.9.4).

16

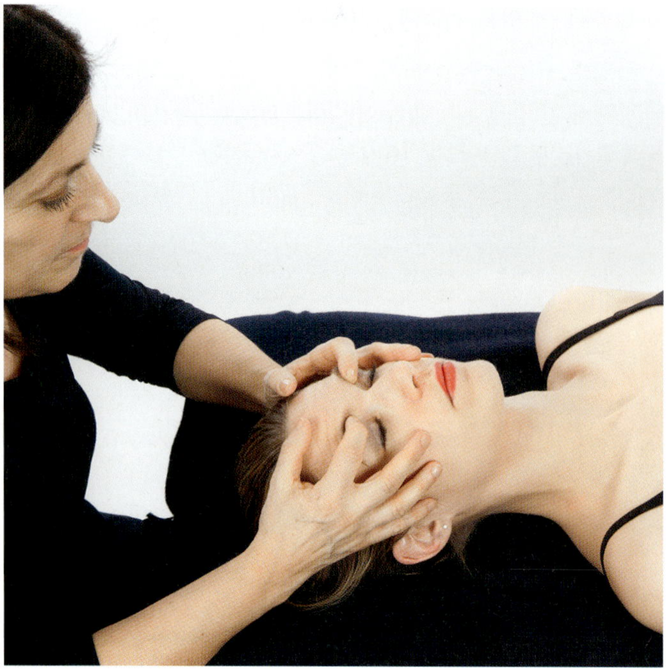

**그림 16.9.1** 눈둘레근(M. orbicularis oculi) 통증유발점 부위의 이완(기법 II) [K348]

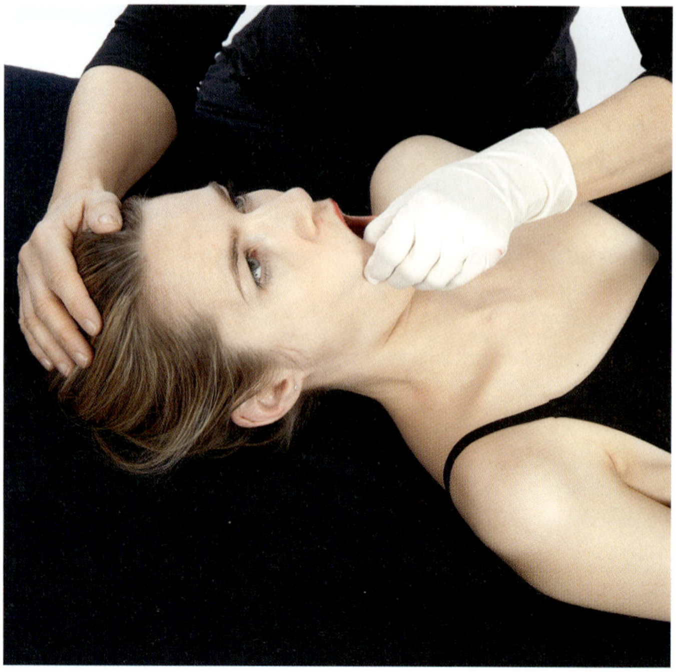

**그림 16.9.2** 광대근(M. zygomaticus) 통증유발점 부위의 이완(기법 II) [K348]

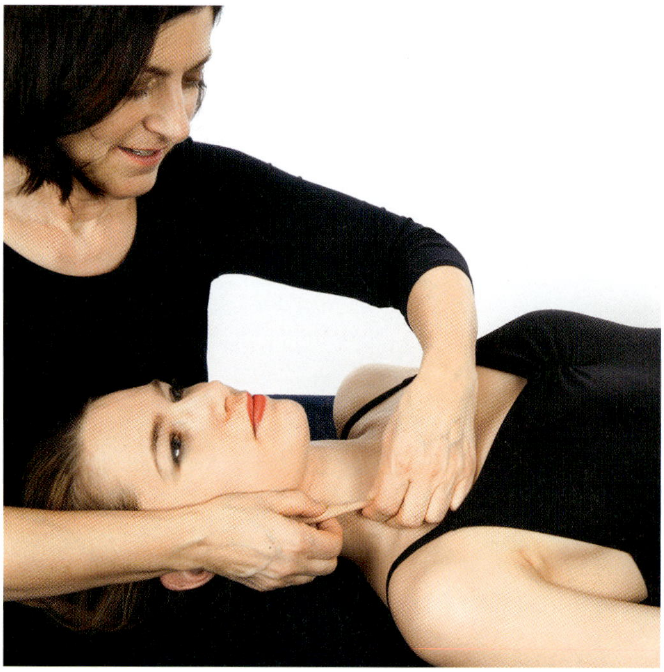

**그림 16.9.3** 목 앞쪽에 고정된 근육의 피부 말기를 통한 넓은목근(Platysma) 통증유발점 부위의 이완(기법 II) [K348]

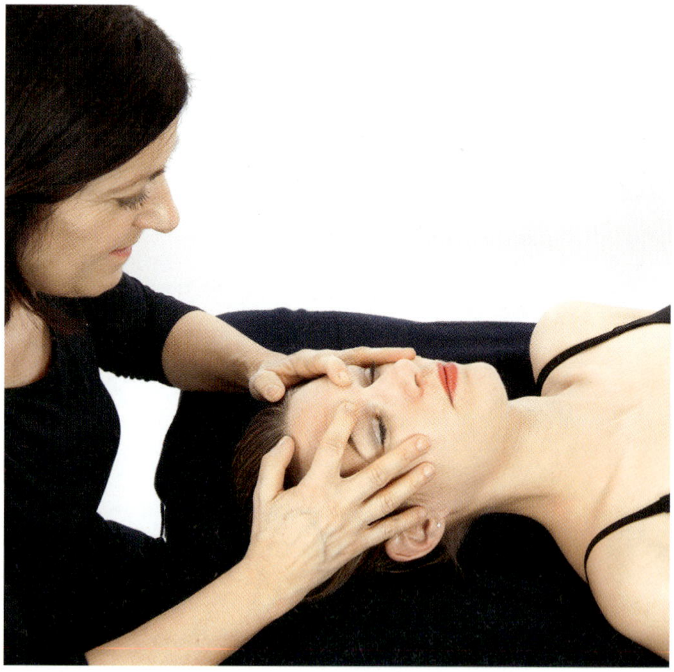

**그림 16.9.4** 눈썹주름근(M. corrugator supercilii)의 코 뿌리에서 눈썹까지 통증유발점 부위의 이완(기법 II) [K348]

# 16.10 뒤통수이마근 M. occipitofrontalis

## 통증유발점과 그 연관부위

▶그림 16.10.0

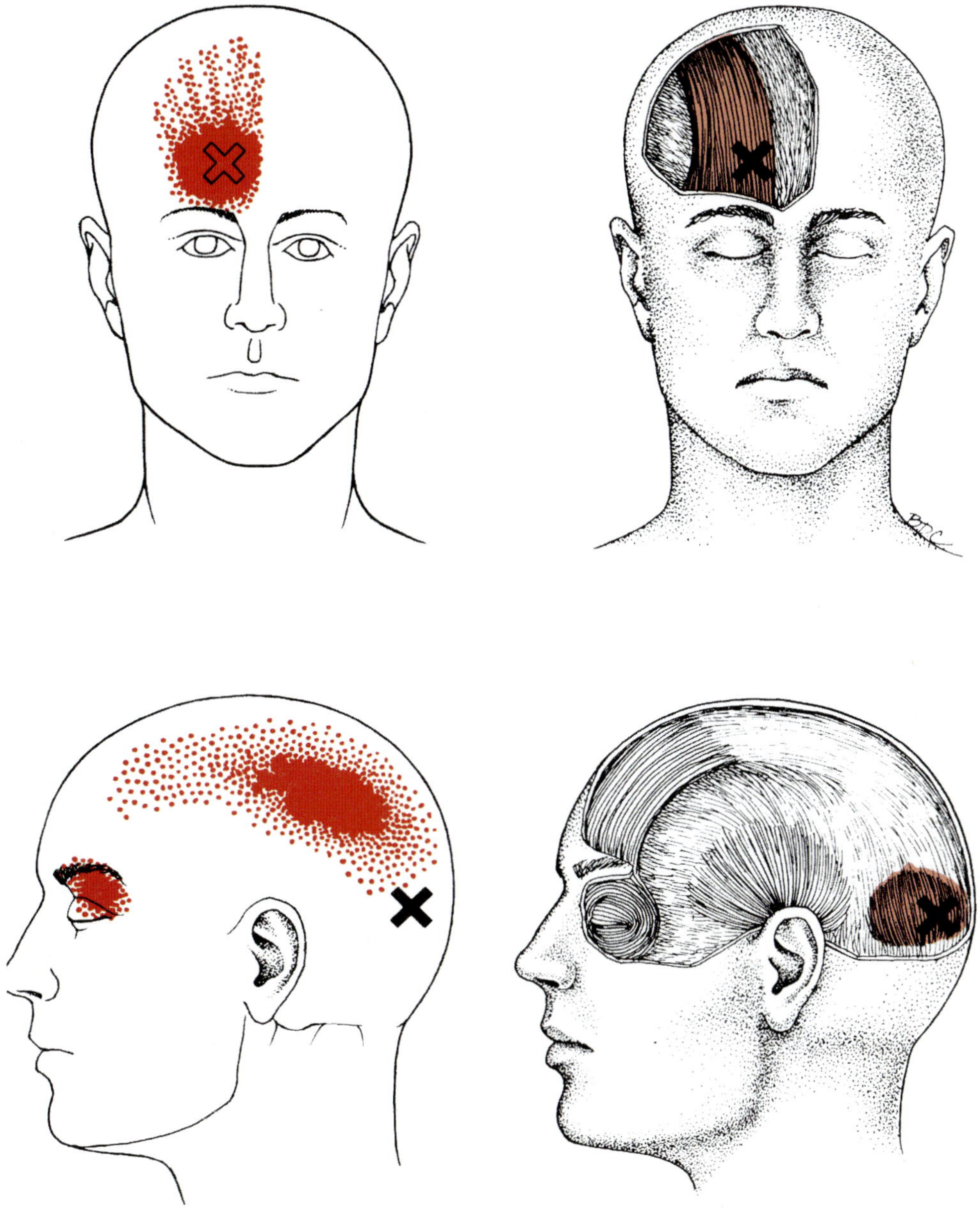

**그림 16.10.0** [G100]

## 해부학

| 이마힘살 (Venter frontalis) | |
|---|---|
| 이는곳 | 머리덮개 널힘줄(Galea aponeurotica) |
| 닿는곳 | 이마 피부 |
| 신경지배 | 얼굴신경(N. facialis) (제 7번 뇌신경) |

| 뒤통수힘살 (Venter occipitalis) | |
|---|---|
| 이는곳 | 머리덮개 널힘줄 |
| 닿는곳 | 위목덜미선(Linea nuchae superior) |
| 신경지배 | 얼굴신경(N. facialis) (제 7번 뇌신경) |

| 관자마루힘살 (Venter tempoparietalis) | |
|---|---|
| 이는곳 | 머리덮개 널힘줄 |
| 닿는곳 | 귓바퀴연골(Cartilago auriculae) |
| 신경지배 | 얼굴신경(N. facialis) (제 7번 뇌신경) |

16

## 기능

- 이마힘살은 눈썹을 올리고 이맛살을 찌푸린다.
- 이마힘살과 뒤통수힘살은 함께 이마 피부를 뒤로 당기고 눈을 크게 뜨게 한다.
- 관자마루힘살은 귀를 움직인다.

## 연관 통증

이마힘살의 근막 통증은 이마로, 뒤통수힘살의 통증은 뒤통수로 그리고 두개골을 통해 눈 뒤쪽 눈확의 뒷면으로 전이된다.

## 증상

- 둔하고 깊은 뒤통수 통증
- 바로 누운 자세에선 뒤통수에 위치한 근막 통증유발점이 머리의 무게로 인해 압박되고, 머리를 베개에 내려놓기가 어렵다. 이 환자는 옆으로 누워서 자야 한다.

## 통증유발점을 찾는 방법

**자세:** 바로 누운 자세

뒤통수이마근의 앞쪽 힘살에 위치한 근막 통증유발점은 눈썹 위쪽에서 찾을 수 있고, 이때 이 근경화띠는 항상 개별적으로 감지된다. 여러 다른 근육들이 뒤통수(Occiput)로 이어지고 이 근경화띠는 개별적으로만 감지할 수 있기 때문에, 뒤통수힘살의 근막 통증유발점들은 식별하기 어렵다. 관자마루힘살의 근막 통증유발점은 귀 위쪽의 두피에서 치료할 수 있다.

## 발생 요인

근막 통증유발점은 예를 들어, 머리를 가격당할 때처럼, 직접적인 외상으로 생길 수 있다. 목빗근(M. sternocleidomastoideus)의 빗장뼈 부분(Pars clavicularis)에 근막 통증유발점들을 가진 환자에게서는 관자마루힘살에 위성 통증유발점들이 발생할 수 있다. 좁게 꼭 끼는 안경다리는 관자마루힘살을 압박에 민감하게 만든다.

**주 의**

끊임없이 눈썹을 위로 당기거나 이맛살을 찌푸리는 사람은, 이마힘살의 근막 통증유발점을 활성화 시킨다. 시력이 저하된 환자들은 두피와 이마의 근육들을 끊임없이 강하게 수축시키기 때문에, 뒤통수힘살에 근막 통증유발점이 발생할 수 있다. 또한 이 근육들은 목덜미(뒷목) 근육의 일차적 근막 통증유발점에 의해 위성통증유발점으로 활성화될 수 있다.

## 치료, 자가 치료, 훈련, 인체 공학

- 기법 I, II, 두피를 두개골 쪽으로 눌러서 밀기.
- 고통스런 근막 통증유발점들을 문제없이 자가 치료할 수 있다.
- 시력 문제일 경우에는 안경을 조정해야 한다.
  (▶그림 16.10.1, ▶그림 16.10.2, ▶그림 16.10.3, ▶그림 16.10.4)

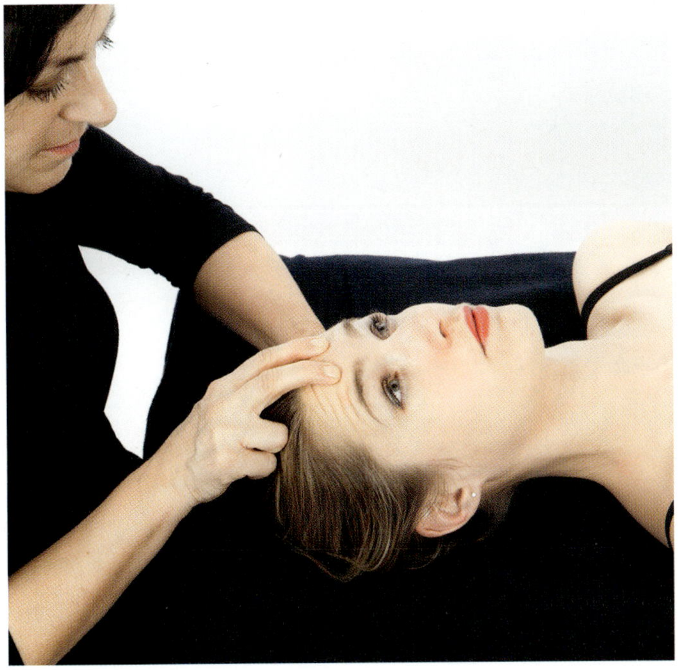

**그림 16.10.1** 움직임을 동반한 허혈성 압박 [K348]

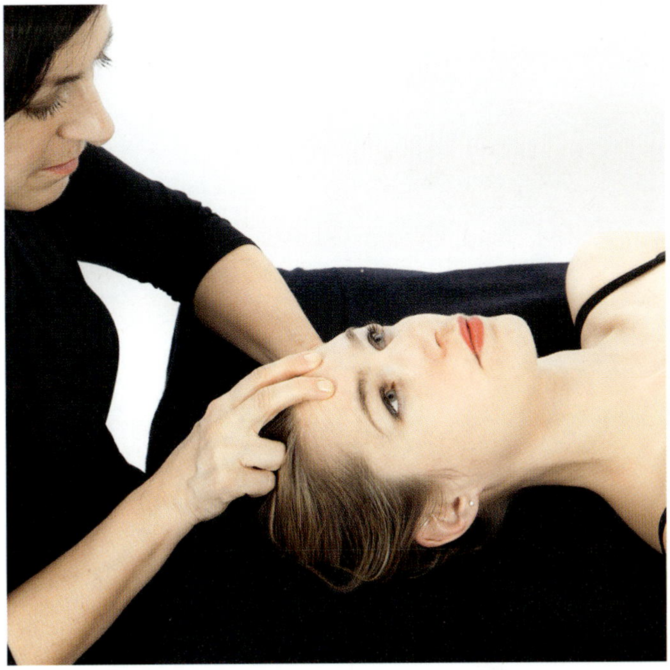

**그림 16.10.2** 이마힘살(Venter frontalis) 통증유발점 부위의 이완 [K348]

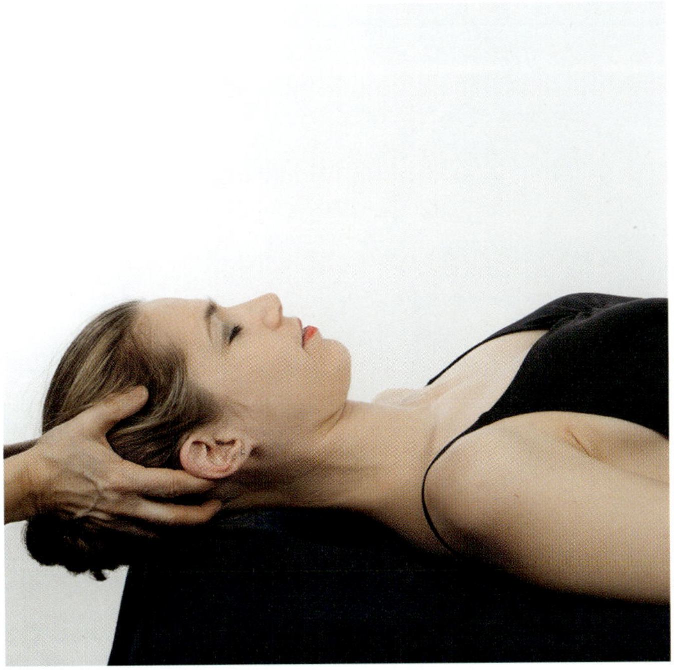

**그림 16.10.3** 뒤통수힘살(Venter occipitalis) 통증유발점 부위의 이완 [K348]

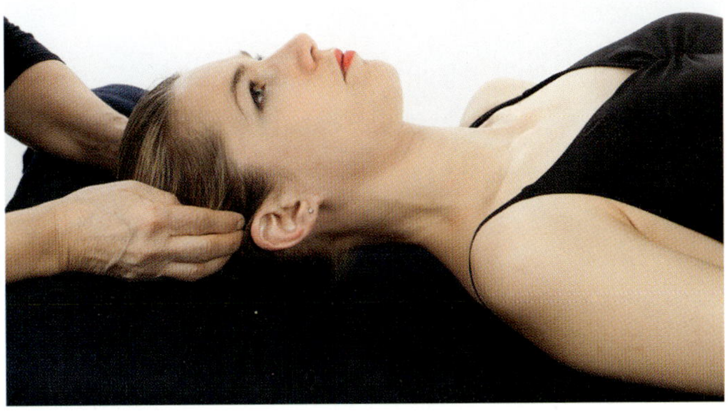

**그림 16.10.4** 관자마루힘살(Venter tempoparietalis) 통증유발점 부위의 이완 [K348]

## 16.11 머리널판근과 목널판근

Mm. splenius capitis und cervicis

### 통증유발점과 그 연관부위

▶그림 16.11.0

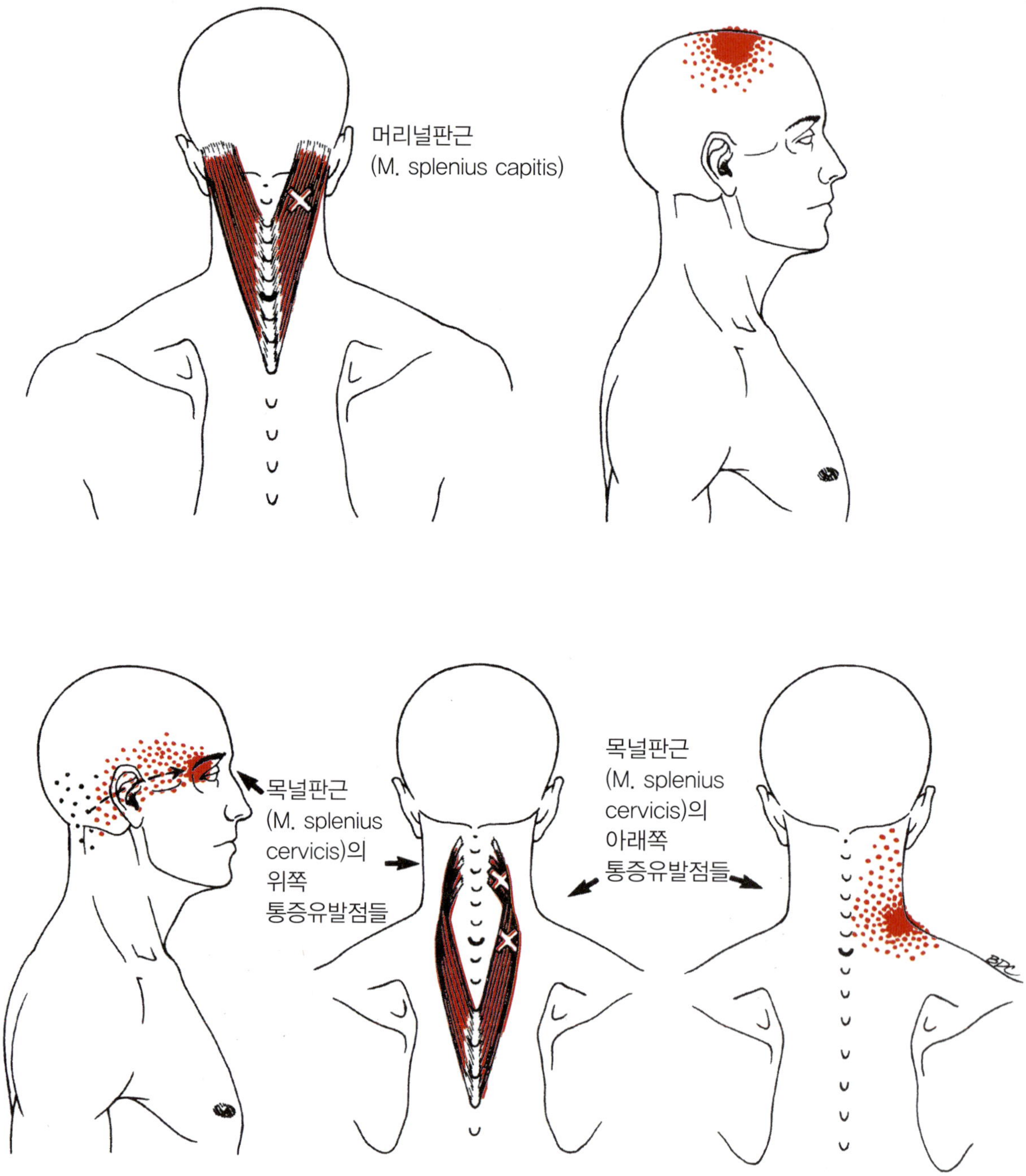


**그림 16.11.0** [G100]

## 해부학

| 머리널판근 (M. splenius capitis) | |
|---|---|
| 이는곳 | 목뼈 4번부터 가슴뼈 3번까지(C4–Th3)의 가시돌기(Processus spinosus) |
| 닿는곳 | 꼭지돌기(Processus mastoideus) 부위 |
| 신경지배 | 목뼈 1번에서 6번까지(C1–C6) 척수신경의 등쪽 가지(Rami dorsales) |

| 목널판근 (M. splenius cervicis) | |
|---|---|
| 이는곳 | 가슴뼈 3번에서 6번까지(Th3–Th6)의 가시돌기 |
| 닿는곳 | 목뼈 1번에서 3번까지(C1–C3)의 가로돌기(Processus transversus) |
| 신경지배 | 목뼈 1번에서 6번까지(C1–C6) 척수신경의 등쪽 가지 |

## 기능

목뼈를 피는(Extension) 동안 널판근은 양측 모두 활성화된다. 주로 목뼈와 머리의 회전이 같은 방향일 때 한 쪽만 활성화된다.

## 연관 통증

머리널판근과 목널판근: 두통이 정수리로, 두개골을 통해 눈확으로 확산되고, 때로는 어깨–목덜미로 확산된다.

## 증상

두통과 목덜미통증, 같은 방향과 반대 방향으로 돌릴 때 통증(신전통증과 수축통증), 그렇지만 가동성의 제한은 매우 적다.

## 통증유발점을 찾는 방법

**자세:** 앉아 있는 자세

머리널판근과 목널판근은 얇은 근육이다. 머리를 가운데 중립에 위치한 채로 앉아 있는 환자에게서는 등세모근 위부분(M. trapezius descendens)의 가쪽(lateral)과 목빗근(M. sternocleidomastoideus)의 뒤쪽(dorsal)에서 움푹한 곳을 만질 수 있다. 환자가 자신의 머리를 같은 방향으로 끝까지 돌렸을 때, 이 움푹한 곳은 머리널판근과 목널판근의 수축에 의해 닫히며 이 근육들을 식별할 수 있다.

## 발생 요인

- 머리와 목의 폄(Extension)과 돌림(Rotation)시 자세. 예: 모니터를 앞쪽에 비스듬하게 위치시킨 PC에서 작업할 때.
- 충돌 시 살짝 머리를 돌린 상태에서의 후방 추돌사고들.
- 널판근들은 외풍에 민감하다.

**주 의**

머리널판근과 목널판근은 대개 근막 통증유발점의 형성과 유사한 부하에 반응하는 어깨올림근(M. levator scapulae)과 연관이 있다. 이 뒷덜미 근육과 다른 뒷덜미 근육의 지속적인 이완을 위해서는, 목뼈의 잘못된 자세에 대한 원인들을 분석하고 치료해야 한다. 드물지 않게 등뼈들이 충분하게 펴지지 않거나 어깨안쪽돌림근들(큰가슴근(M. pectoralis major)과 어깨밑근(M. subscapularis))은 수축된 상태이고 어깨를 앞쪽으로 당긴다.

## 치료, 자가 치료, 훈련, 인체 공학

기법 I–IV, 자세훈련, 목뼈의 분절적 안정성을 위한 운동들, 마사지 볼들을 이용한 자가치료, 이 공들은 정확하게 근막 통증유발점들 아래에 위치시킨다. 압박을 강하게 하기 위해서, 펴져있는(Extension) 팔을 굽혀서(Flexion) 머리 옆에 위치시킨다. (▶그림 16.11.1, ▶그림 16.11.2, ▶그림 16.11.3, ▶그림 16.11.4).

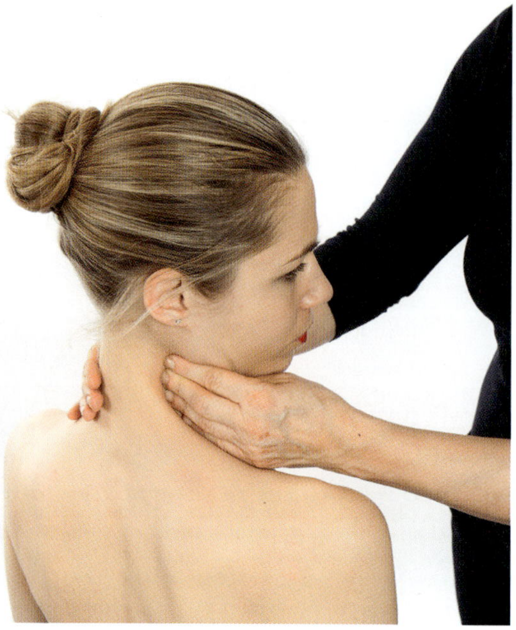

**그림 16.11.1** 같은 방향으로 회전시키면서 허혈성 압박(기법 I)과 통증유발점 부위의 이완(기법 II) [K348]

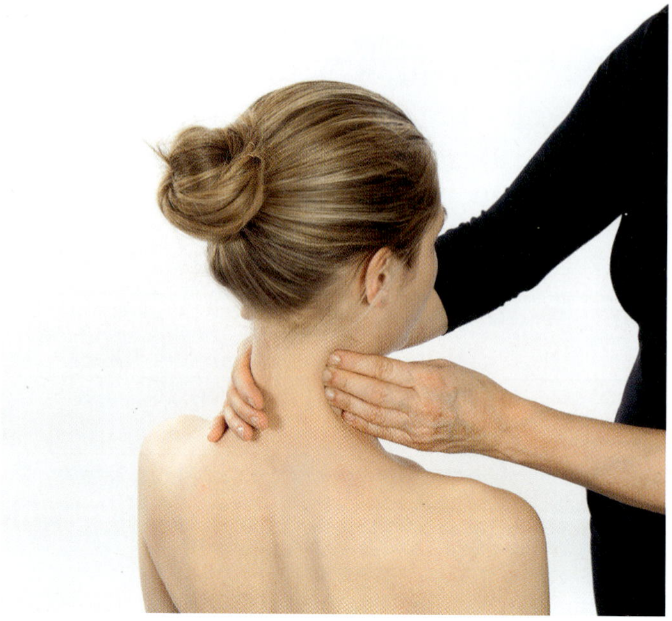

**그림 16.11.2** 허혈성 압박(기법 I)과 통증유발점 부위의 이완(기법 II) [K348]

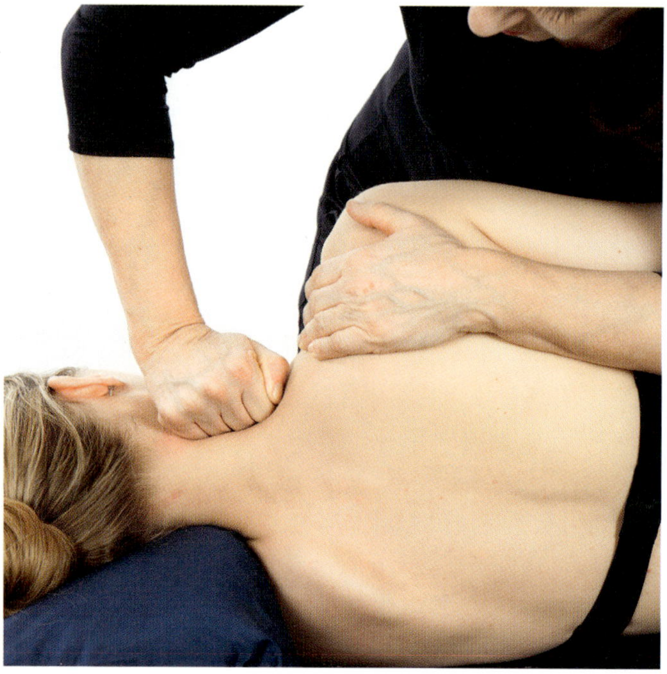

**그림 16.11.3** 머리널판근(M. splenius capitis)과 목널판근(M. splenius cervicis): 근막 신전(기법 III) [K348]

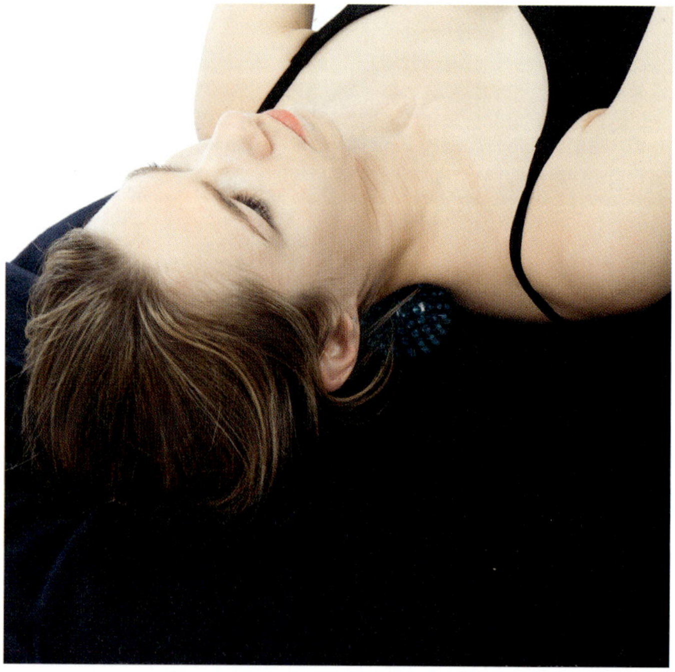

**그림 16.11.4** 머리널판근과 목널판근: 마사지 볼들을 이용한 자가 치료. 이 공들은 정확하게 근막 통증유발점들 아래에 위치시킨다. 압박을 강하게 하기 위해서, 펴져있는 팔을 굽혀서 머리 옆에 위치시킨다 [K348]

# 16.12 머리반가시근과 목반가시근, 목뭇갈래근, 목회전근

Mm. semispinalis capitis und cervicis, Mm. multifidi cervicales, Mm. rotatores cervicales

## 통증유발점과 그 연관부위

▶그림 16.12.0

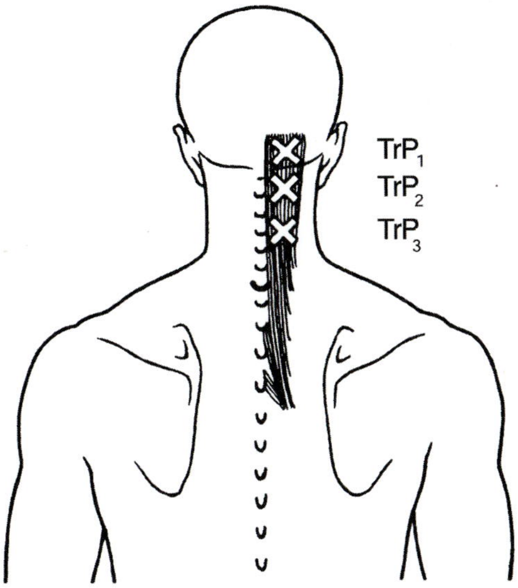


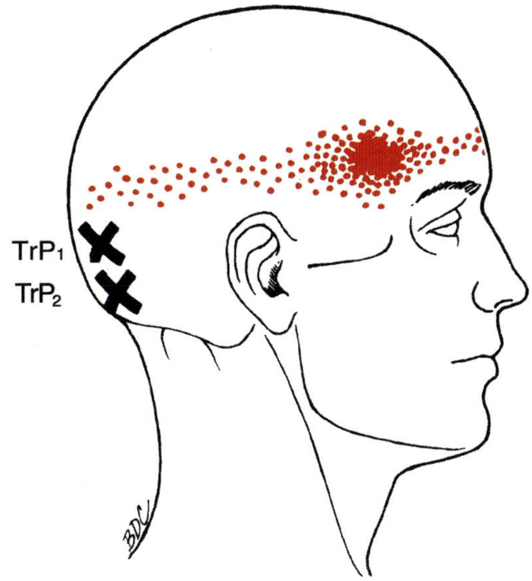


머리반가시근 위쪽 부분
(Mm. semispinalis capitis),

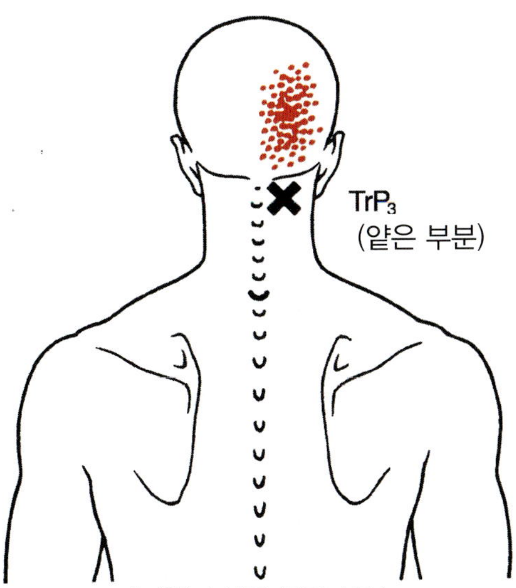


머리반가시근 중간 부분
(Mm. semispinalis capitis),

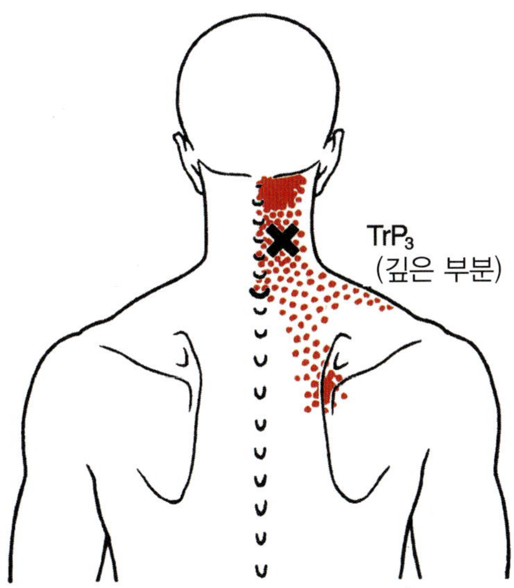


뭇갈래근 (Mm. multifidi)

**그림 16.12.0** [G100]

## 해부학

| 머리반가시근 (M. semispinalis capitis) | |
|---|---|
| 이는곳 | 등뼈 1번에서 6번(Th1–6)과 목뼈 3번에서 6번(C3–6)의 가로돌기(Processus transversus) |
| 닿는곳 | 뒤통수(Occiput)의 위목덜미선(Linea nuchae superior)과 아래목덜미선(Linea nuchae inferior) 사이 |
| 신경지배 | 신경지배 목뼈 1번에서 8번(C1–8) 척수신경(spinal nerve)의 등쪽가지(Rami dorsales) |

| 목반가시근 (M. semispinalis cervicis) | |
|---|---|
| 이는곳 | 등뼈 1번에서 6번(Th1–6)의 가로돌기 |
| 닿는곳 | 목뼈 2번에서 5번(C2–5)의 가시돌기(Processus spinosi) |
| 신경지배 | 신경지배 목뼈 1번에서 8번(C1–8) 척수신경의 등쪽가지 |

| 목뭇갈래근 (Mm. multifidus cervicales) | |
|---|---|
| 이는곳 | 목뼈 4번에서 7번(C4–7)의 관절돌기(Processus articularis) |
| 닿는곳 | 목뼈 2번에서 5번(C2–5)의 가시돌기 |
| 신경지배 | 목뼈 1번에서 8번(C1–8) 척수신경의 등쪽가지 |

| 목회전근 (Mm. rotatores cervicales) | |
|---|---|
| 이는곳 | 목뼈 3번에서 7번(C3–7)의 관절돌기 |
| 닿는곳 | 목뼈 2번에서 6번(C2–6)의 가시돌기 |
| 신경지배 | 목뼈 1번에서 8번(C1–8) 척수신경(Spinal nerve)의 등쪽가지(Rami dorsales) |

## 기능

- 등뼈의 안정화
- 양측(Bilateral) 활성 시: 이 근육들은 머리와 목뼈를 늘인다.
- 한쪽 활성 시: 반대쪽으로의 목뼈 회전(Rotation)과 같은쪽으로의 옆굽힘(Lateral flexion)

## 연관통증

머리를 둘러싼 띠모양의 통증, 뒷목 부분 다열근의 통증 전달이 일어날 때 주로 뒤통수 부위의 근육들 중간부분에 통증이 발생한다.

## 증상

- 두통 및 목덜미 통증
- 이 수축된 근육들은 목뼈의 굽힘(Flexion) 및 목뼈의 회전(Rotation), 때때로 옆굽힘(Lateral flexion)까지 제한한다.
- 큰뒤통수신경(N. occipitalis major)의 폐색(Entrapment)은 머리 반가시근의 근경화띠를 통과할 때 무감각(마비), 스멀거림(Formication), 뒤통수의 통증을 유발할 수 있다.

## 통증유발점을 찾는 방법

**자세:** 옆으로 누운 자세

치료사는 섬유의 방향을 찾고 손가락을 이용해 목뼈의 가시돌기와 가시돌기 사이를 민다. 반가시근의 섬유는 목뼈와 거의 평행하게 뻗어있다. 대부분의 통증유발점들은 목뼈 3번과 4번 사이(C3–C4)의 높이에서 찾을 수 있다. 깊은 곳에 위치한 회전근의 치료를 위해 치료자는 손가락을 이용해 목뼈의 가로돌기 뒷면과 가시돌기 외측면 사이의 구석으로 밀어 넣는다.

## 발생 요인

- 심화된 등뼈 뒤굽음증(Kyphosis)에 의한 머리 내밈(Protraction).
- 독서, 글쓰기, 수작업 시 장시간 동안 머리를 앞으로 숙인 자세.
- 목뼈의 비틀림 외상(Distorsionstrauma).
- 수면 중 머리를 제대로 지지하지 못하는 베개.

**주 의**

환자는 자신에게 맞는 베개를 선택해야 한다. 옆으로 누워 있는 환자는 자신의 머리 무게를 밑에 위치시킨 물체에 맡길 수 있어야 한다. 따라서 넓은 어깨를 가진 환자는 좁은 어깨를 가진 환자보다 더 높은 베개를 선택한다.

## 치료, 자가 치료, 훈련, 인체공학

기법 I–IV을 이용한 치료. 분절(segmental) 안정성을 위한 운동과 앉은 채 상체 뒤로 보내기("Klötzchenspiel")를 환자에게 알려주어야 한다. (▶그림 16.12.1, ▶그림 16.12.2, ▶그림 16.12.3, ▶그림 16.12.4)

16

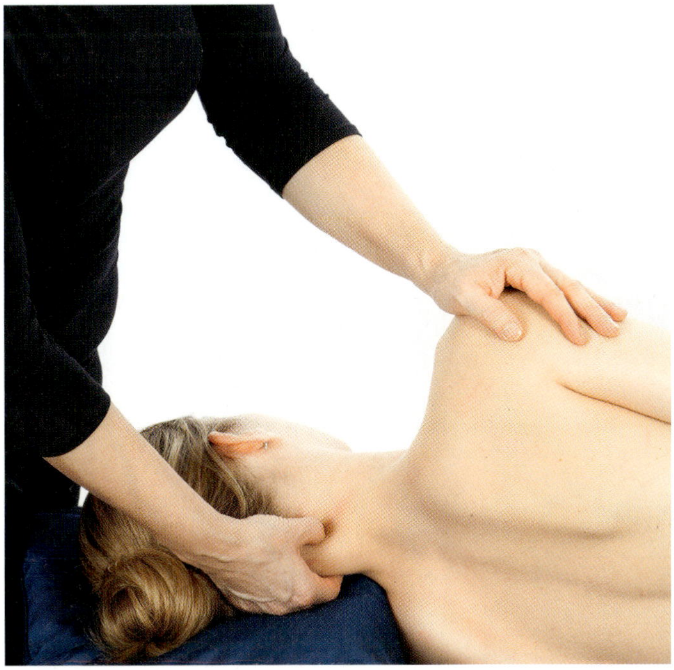

**그림 16.12.1** 반가시근(M. semispinalis), 뭇갈래근(Mm. multifidi), 회전근(M. rotatores): 엄지손가락으로는 오른쪽의 근육을 나머지 손가락들로는 왼쪽 근육을 잡은 상태에서 허혈성 압박(기법 I)과 통증유발점 부위의 이완(기법 II) [K348]

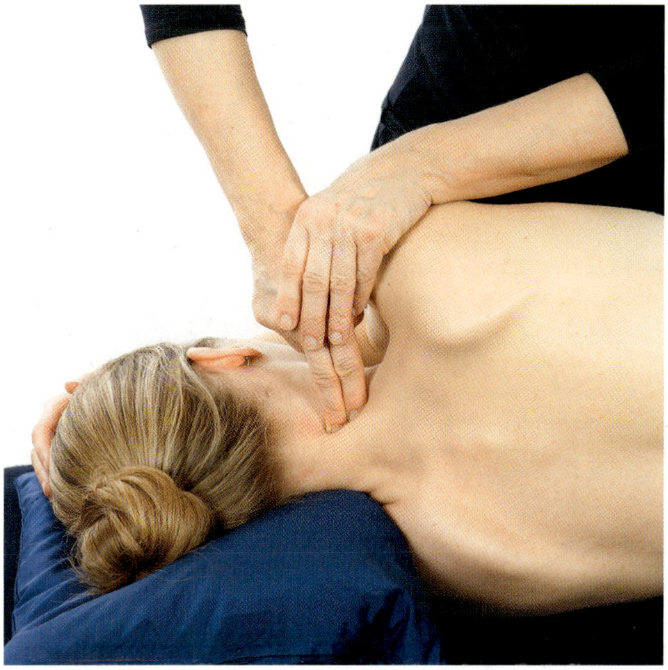

**그림 16.12.2** 반가시근, 뭇갈래근, 회전근: 통증유발점 부위의 이완 [K348]



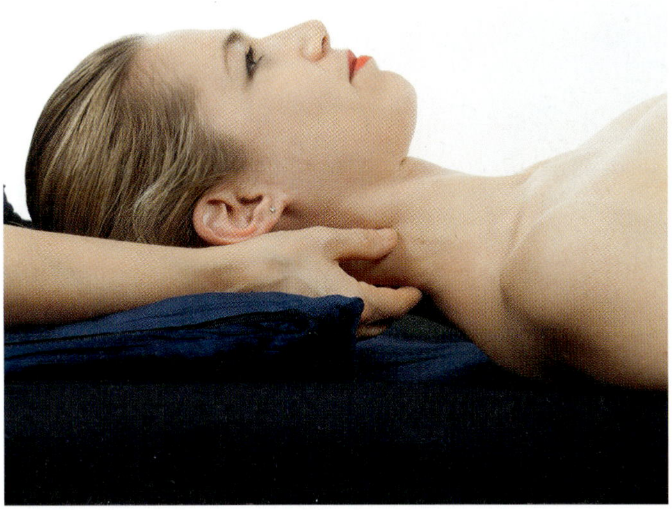

**그림 16.12.3** 반가시근, 뭇갈래근, 회전근: 바로 누운 상태에서의 허혈성 압박(기법 I), 통증유발점 부위의 이완 (기법 II), 근막 신전(기법 III) [K348]

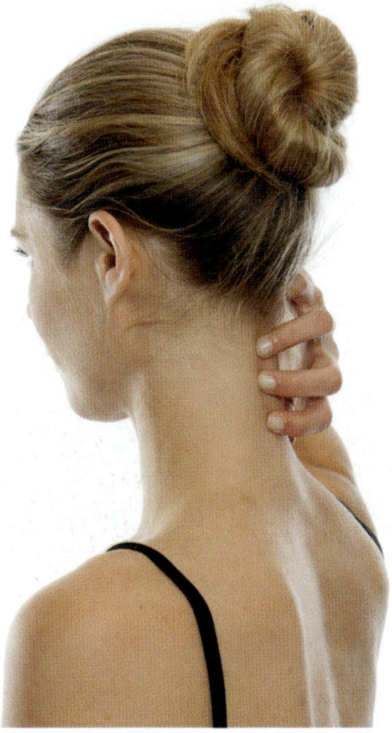

**그림 16.12.4** 분절(segmental) 안정성을 위한 운동: 환자 스스로의 손끝을 목뼈의 가시 돌기에 위치시키고 손끝으로 누른다 [K348]

# 16.13 뒤통수밑근육 Mm. suboccipitales

## 통증유발점과 그 영향 부위

▶그림 16.13.0

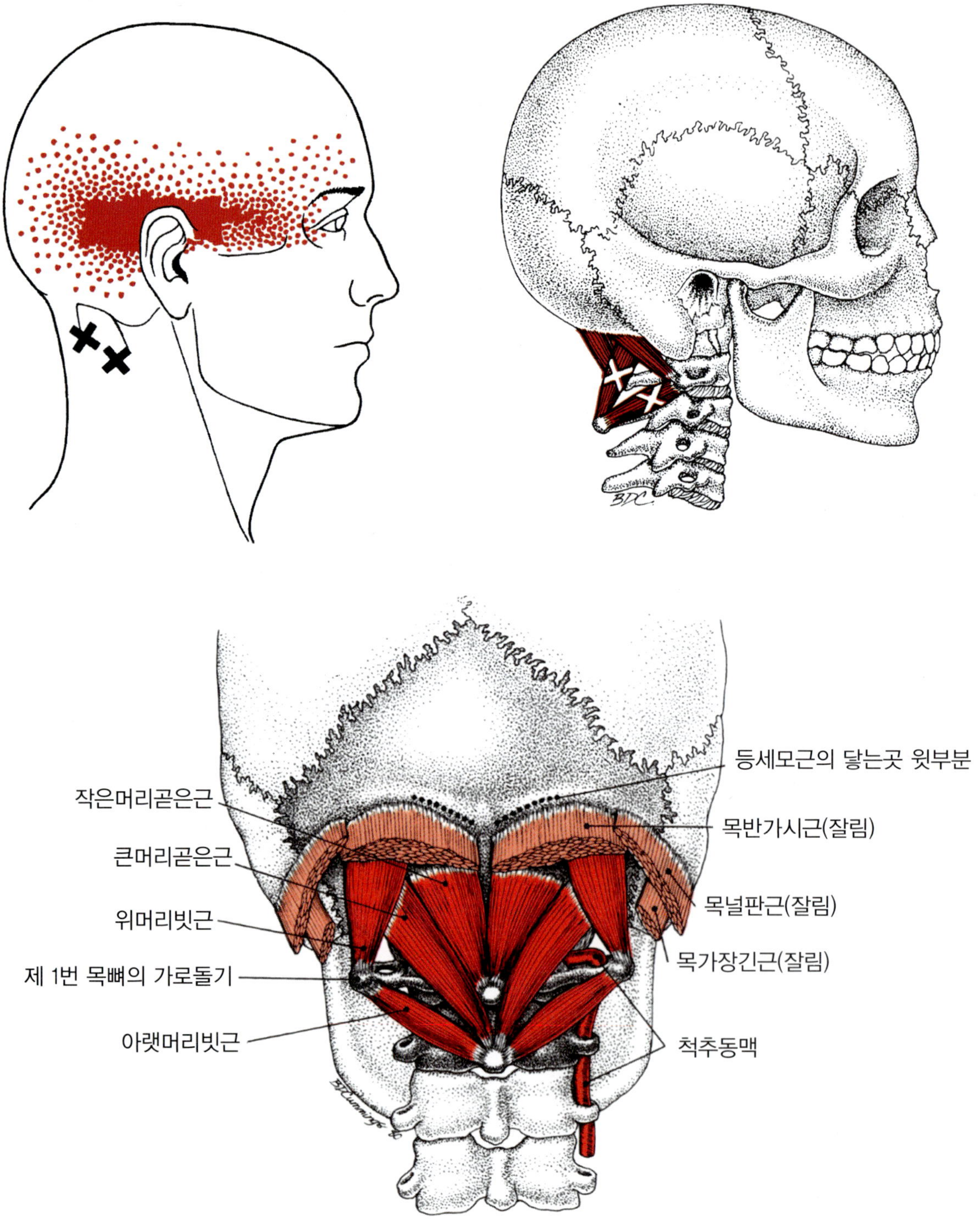


**그림 16.13.0** [G100]

## 해부학

| 작은머리곧은근 (M. rectus capitis minor) | |
|---|---|
| 이는곳 | 고리뼈의 뒤결절(Tuberculum posterius atlantis) |
| 닿는곳 | 아래목덜미선 |
| 신경지배 | 뒤통수밑신경 (C1) |

| 큰머리곧은근 (M. rectus capitis major) | |
|---|---|
| 이는곳 | 제 2번 등뼈의 가시돌기 |
| 닿는곳 | 아래목덜미선(Linea nuchae inferior),<br>작은머리곧은근(M. rectus capitis minor)의 가쪽 |
| 신경지배 | 뒤통수밑신경 (C1) |

| 위머리빗근 (M. obliquus capitis superior) | |
|---|---|
| 이는곳 | 제 1번 목뼈의 가로돌기 |
| 닿는곳 | 뒤통수뼈(Os occipitale) |
| 신경지배 | 뒤통수밑신경 (C1) |

| 아래머리빗근 (M. obliquus capitis inferior) | |
|---|---|
| 이는곳 | 제 2번 목뼈의 가시돌기 |
| 닿는곳 | 제 1번 목뼈의 가로돌기 |
| 신경지배 | 뒤통수밑신경 (C1) |

## 기능

- 머리 관절의 안정
- 양측성 신경지배, 폄
- 작은머리곧은근, 큰머리곧은근 및 아래머리빗근은 뒤쪽으로 펴지고(Reclination) 머리를 같은 방향으로 회전시킨다.
- 위머리빗근은 머리를 같은 방향으로 기울이며 반대 방향으로 회전시킨다.
- 이 근육들의 편심성 활동(eccentric activity)은 머리를 앞으로 기울이는 것을 제한한다.
- 말하고 씹을 때 머리 관절의 활동적인 지지대

## 연관 통증

한쪽의 통증은 뒤통수 깊이 그리고 앞쪽으로 눈과 이마까지 전달된다.

## 증상

환자는 위쪽 목뼈의 굽힘과 회전 시 가동성 제한, 분류하기 어려운 두통, 때로는 현기증을 얘기한다. 또한 이 환자는 머리를 베개에 완전히 내려놓는 것이 어렵다.

## 통증유발점을 찾는 방법

**자세:** 앉아 있는 자세, 엎드린 자세, 옆으로 누운 자세

허혈성 압박과 소규모의 움직임(기법 I)은 이 근육들에 유용하다. 깊은 곳에 위치한 이 근육들을 보다 정확하게 찾아내기 위해 "고리뼈(Atlas)의 가로돌기" 및 "제 2번 목뼈(C2)의 가시돌기"라는 주요 구조지표(Landmark)들을 찾는 것을 추천한다. 엄지손가락으로 두 번째 목뼈의 가시 돌기를 찾고, 검지손가락은 꼭지돌기(Processus mastoideus) 아래에 위치한 고리뼈의 가로 돌기를 촉진한다.

위머리빗근의 치료를 위해, 머리를 반대 방향으로 기울인 상태에서 꼭지돌기와 고리뼈의 가로 돌기 사이를 압박한다. 아래머리빗근의 치료를 위해, 같은 방향으로 고개를 돌린 상태에서 검지손가락으로 고리뼈의 가로돌기 꼬리쪽(caudal)과 안쪽(medial)을 압박한다.

환자가 고개를 살짝 끄덕이는 동안, 엄지손가락으로 큰머리곧은근의 치료를 위해 뒤통수 밑(suboccipital)에서 가쪽으로(lateral) 압력을 가하고, 작은머리곧은근의 치료를 위해 뒤통수 밑에서 안쪽(medial)으로 압력을 가한다. 검지손가락은 고리뼈의 가로돌기에 머무른다.

## 유발 요인

- 다중초점안경(Progressive lens), 척추측만증(Scoliosis), 무거운 오토바이 헬멧 착용, 바이올린이나 플롯 연주로 인한  이 근육들의 편측 또는 양측 과부하.
- 독서와 글쓰기 시 장시간 동안 앞쪽/아래를 쳐다보는 행위로 인한 근육의 편심적 과부하.

**주 의**

뒤통수 밑 근육들에서는 예를 들어, 큰볼기근보다 5배나 많은 근육방추(muscle spindle)들이 있다. 이것은 머리 움직임의 안정화와 움직임을 실행하는 이 근육들의 임무를 수행한다. 머리의 움직임 없이 눈만 움직일 때 이 근육들은 활성화된다(Myers 2004).
이 근육들의 치료 및 도수 자극(manual stimulation) 후 환자는 머리와 뒷덜미 움직임들을 더욱 잘 구별하여 인지할 수 있다.

## 치료, 자가 치료, 훈련, 인체공학

앉은 상태 또는 누운 자세에서의 기법 I – III. 머리는 적합한 베개 위에 놓고 의식적으로 긴장을 푼다 (▶그림 16.13.1, ▶그림 16.13.2, ▶그림 16.13.3, ▶그림 16.13.4).

16

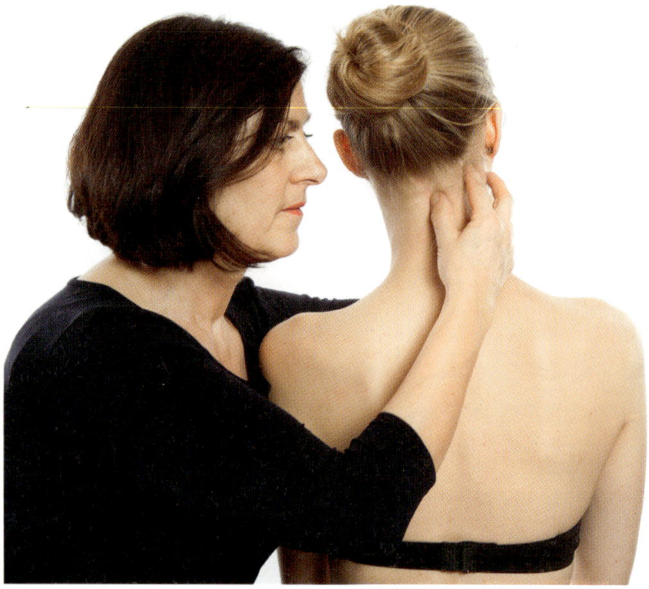

**그림 16.13.1** 위머리빗근(M. obliquus capitis superior): 허혈성 압박과 반대쪽으로의 옆굽힘(Lateral flexion) (기법 I). 위치를 잡기 위해 엄지손가락은 제 2번 목뼈(C2)의 가시 돌기 위에 머무르고, 검지손가락은 꼭지돌기(Processus mastoideus)와 고리뼈(Atlas)의 가로돌기 사이에 위치한 해당 근육을 찾는다 [K348]

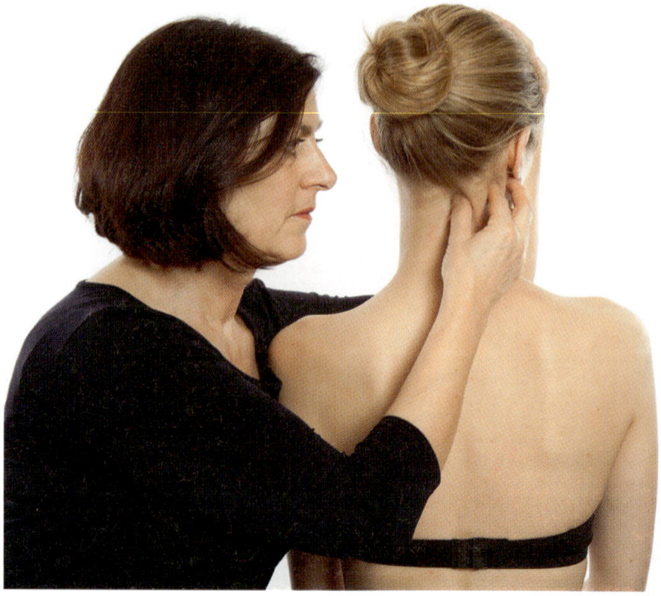

**그림 16.13.2** 아래머리빗근: 허혈성 압박과 같은 방향으로의 머리 회전. 위치를 잡기 위해 엄지손가락이 제 2번 목뼈(C2)의 가시돌기 위에 머무르는 동안, 검지손가락으로 고리뼈의 가로돌기 꼬리쪽(caudal)과 안쪽(medial)에 압력을 가한다 [K348]



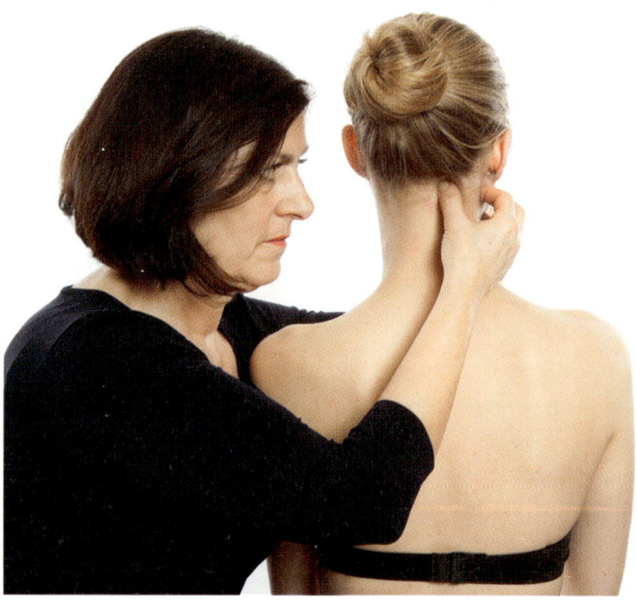

**그림 16.13.3** 환자가 고개를 살짝 끄덕이는 동안, 엄지손가락으로 큰머리곧은근의 치료를 위해 뒤통수 밑 (suboccipital)에서 가쪽으로(lateral) 압력을 가하고, 작은머리곧은근의 치료를 위해 뒤통수 밑에서 안쪽으로 압력을 가한다. 검지손가락은 고리뼈의 가로돌기에 머무른다 [K348]

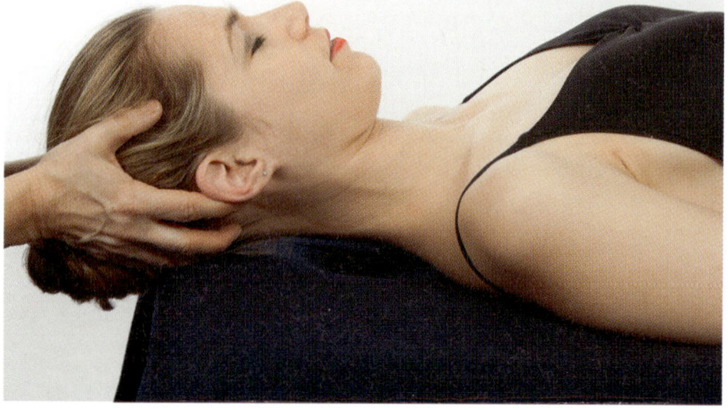

**그림 16.13.4** 뒤통수밑근육: 바로 누운 상태에서의 근막 신전(기법 III) [K348]

CHAPTER

# 17 등 윗부분, 어깨와 팔

Oberer Rücken, Schulter und Arm

## 17.1 어깨올림근 M. levator scapulae

▶그림 17.1.0

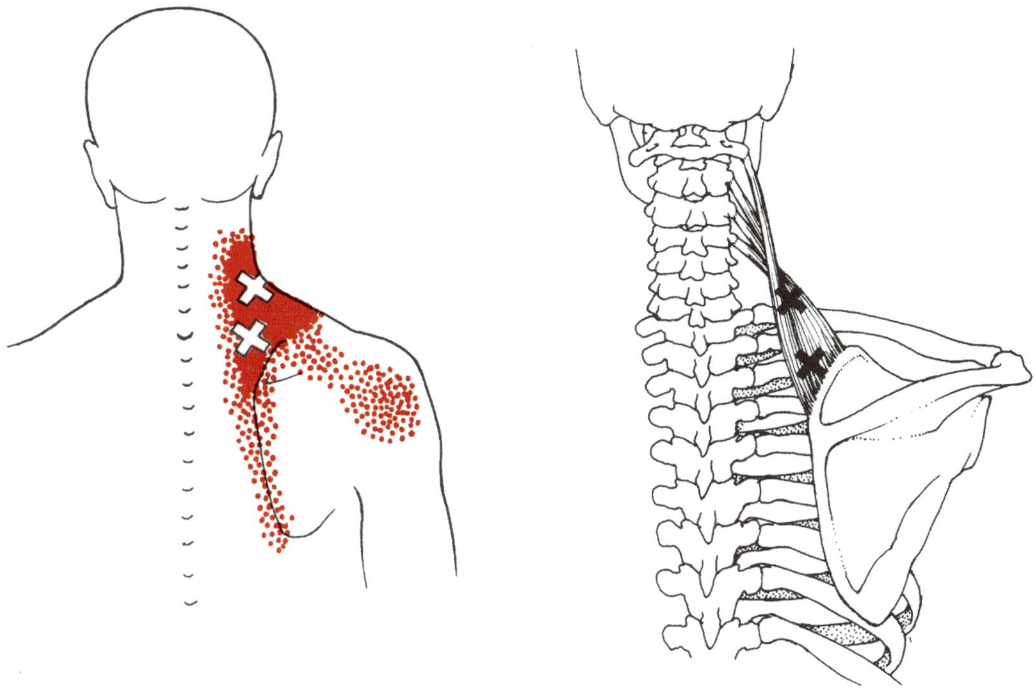

그림 17.1.0 [G100]

## 해부학

| | |
|---|---|
| 이는곳 | 제 1번에서 4번 목뼈(C1-C4) 가로 돌기(Processus transversus)의 뒤결절(Tuberculum posterius) |
| 닿는곳 | 어깨뼈 위각(Angulus superior scapulae). 이 근육의 섬유는 나선형으로 꼬여있다. 고리뼈(C1)의 섬유는 어깨뼈 위각의 아래에 부착되고, 제 4번 목뼈(C4)의 섬유는 어깨뼈 위각의 위쪽에 부착된다. |
| 신경지배 | 등쪽어깨신경(N. dorsalis scapulae) (C4-C5) |

## 기능

- 목뼈의 회전과 같은 방향으로의 옆굽힘 및 목뼈의 폄(Extension)
- 이 근육은 어깨뼈 위각을 위쪽(cranial)으로 당기고, 접시오목(Fossa glenoidalis)은 아래(caudal)로 회전시킨다. 해당 근육은 어깨뼈-가슴 리듬(Skapulothorakaler Rhythm, 어깨뼈-위팔뼈 리듬; Scapulohumeral rhythm)에 중요한 역할을 한다.

17

## 연관 통증

- 어깨와 뒷덜미가 만나는 부위, 안쪽 어깨뼈 가장자리, 뒷통수 부분의 두통

## 증상

- 통증: 목덜미 통증(cervical pain)과 기운목(Torticollis)
- 기능 장애: 수축된 근육은 어깨뼈 위각을 위쪽으로 당기고, 접시오목을 아래로 회전시키고, 봉우리 밑 공간(subacromial space)을 축소시킨다. 이것은 어깨 충돌 증후군(shoulder impingement syndrome)의 원인이 될 수 있다.

## 통증유발점을 찾는 방법

**자세:** 앉아 있는 자세

- 환자가 자신의 팔을 최대한으로 뻗고 (어깨뼈) 위각이 위쪽으로 움직이면, 이 근육은 어깨와 뒷덜미가 만나는 부위에서 등세모근 외측 가장자리의 앞쪽(ventral)을 시각적으로 그리고 촉각을 통해 감지할 수 있다. 이때, 위쪽 근막 통증유발점들은 접근이 용이하다. 이 근육의 닿는곳 부분의 근막 통증유발점은 등세모근 중간부분(M. trapezius transversus)을 통과하여 (어깨뼈) 위각에서 찾아야 한다. 대부분 이 부위에는 근육경화증(Myogelosis) 이외에 결합 조직의 유착이 존재한다는 것을 나타내는 마찰음(Crepitus)이 느껴진다.

## 발생 요인

- 영구적인 어깨 올림 및 어깨뼈 안정성의 부족.
- 맞지 않는 베개와 그로 인한 적절하지 않은 수면 자세.
- 너무 긴 지팡이를 이용한 보행.

**주 의**

어깨올림근의 통증유발점들은 긴장하는 동안 뿐만 아니라 신전 시에도 고통스럽다. 따라서 통증은 다수의 운동 방향들을 제한하여, 기운목(torticollis)과 같은 느낌을 유발한다. 이 근육은 어깨뼈 위각의 아랫방향으로의 움직임이 용이하고 팔의 굽힘이 방해받지 않을 정도로 충분히 길어야 한다.

## 치료, 자가 치료, 훈련, 인체공학

- 가능한 시작 자세들: 엎드린 자세, 옆으로 누운 자세, 앉은 상태에서의 등세모근 중간부분과 어깨올림근 사이에 대한 기법 I, II, III, IV
- 이 근육은 치료 후 항상 신전시켜야 한다.
- 바로 누운 상태에서 마사지 볼들을 이용한 어깨뼈 위각 부위의 자가 치료.
  이 공은 통증이 있는 근막 통증유발점 아래에 정확하게 놓여야 한다. 이때, 환자는 자신의 팔을 움직일 수 있고, 이로 인해 기법 II와 비슷하게 근막 통증유발점이 압박된다. (▶그림 17.1.1, ▶그림 17.1.2, ▶그림 17.1.3, ▶그림 17.1.4).

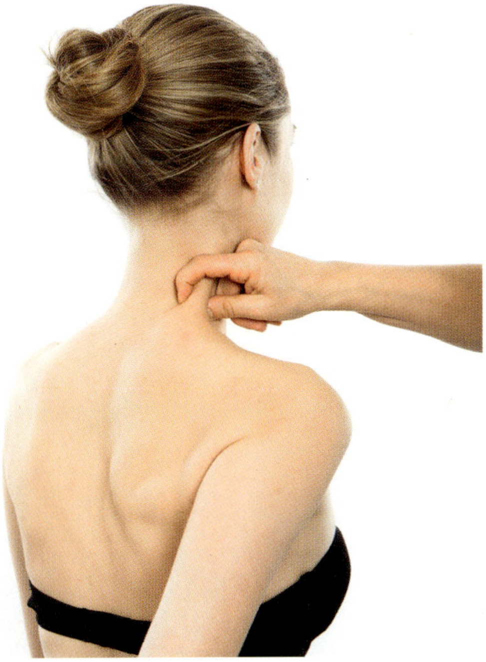

**그림 17.1.1** 어깨올림근의 검사: 팔의 신전은 이 근육을 수축시키고 등세모근 중간부분(M. trapezius transversus)의 가쪽과 앞쪽을 드러나게 한다 [K348]

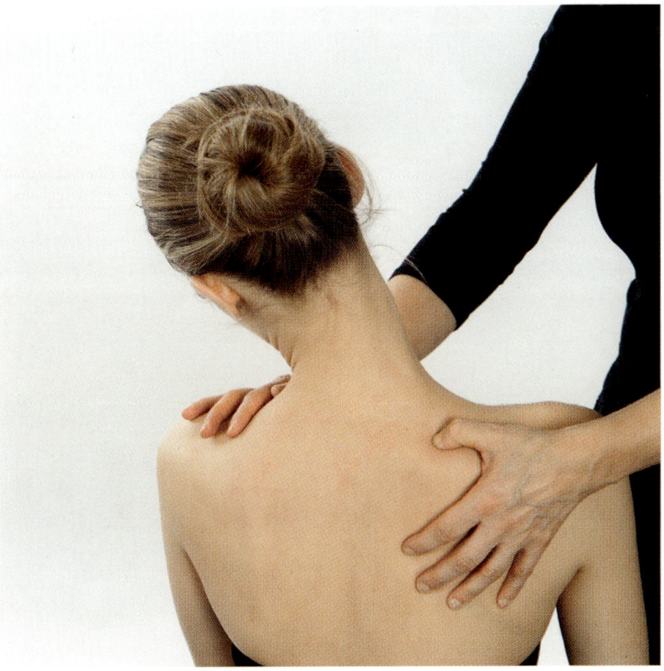

**그림 17.1.2** 어깨올림근: 미리 신전된 자세(목뼈의 옆굽힘을 통해)에서 어깨뼈 위각 부분 통증유발점 부위의 이완(기법 II) [K348]

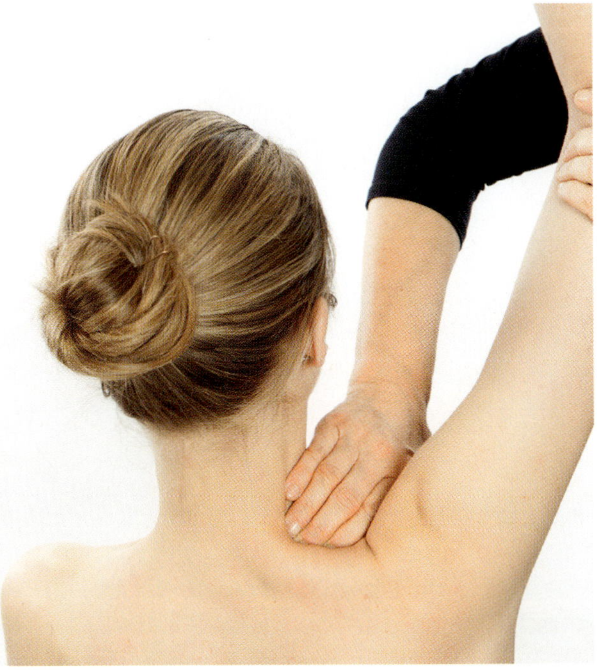

**그림 17.1.3** 어깨올림근: 등세모근 중간부분과 어깨올림근 사이의 근막 분리 [K348]

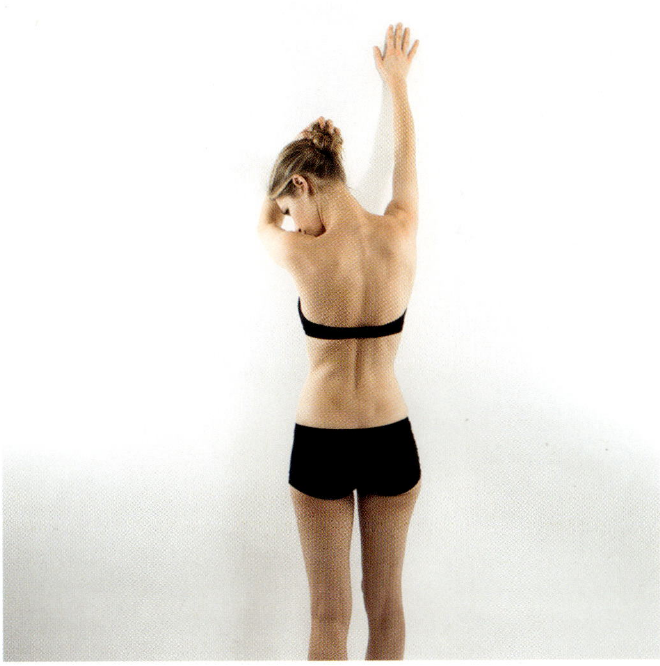

**그림 17.1.4** 어깨올림근: 팔을 올림으로써 어깨뼈 위각의 아랫방향으로의 움직임과 반대방향으로의 목뼈 회전을 통한 근육 신전 [K348]

# 17.2 목갈비근 Mm. scaleni

## 통증유발점과 그 연관부위

▶그림 17.2.0

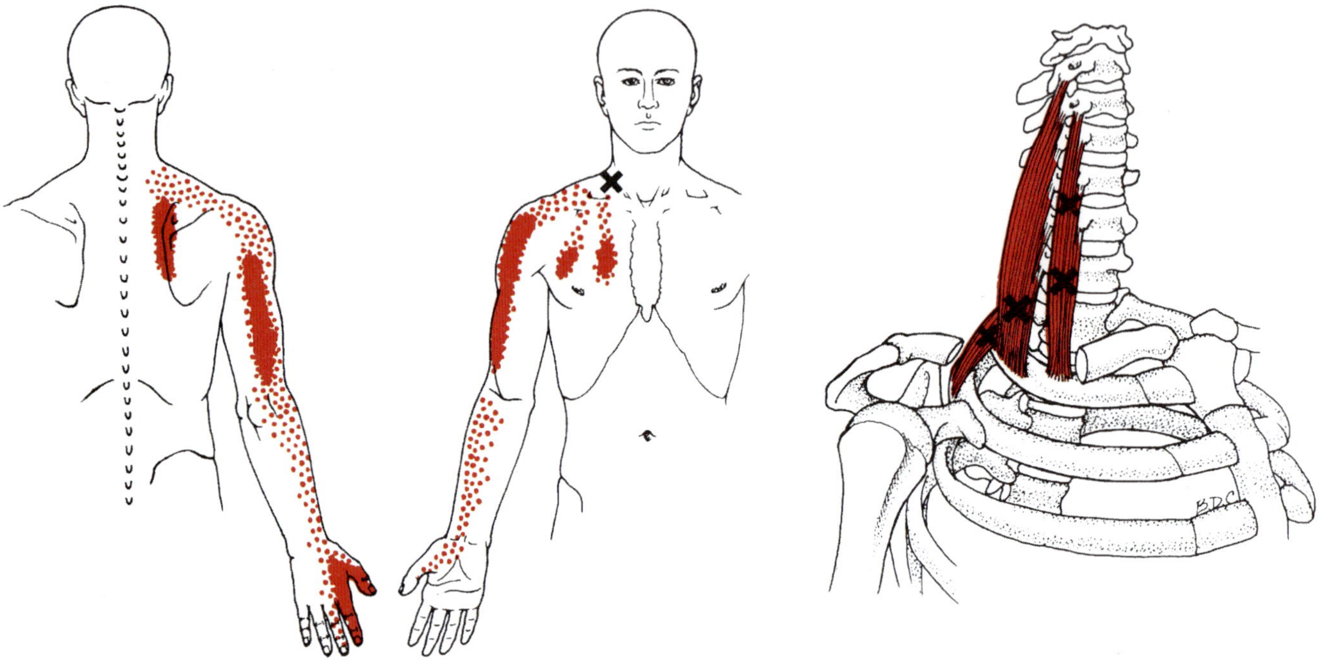



**그림 17.2.0** [G100]

## 해부학

| 앞목갈비근 (M. scalenus anterior) | |
|---|---|
| 이는곳 | 제 3번에서 6번 목뼈(C3 – C6) 가로돌기(Processus transversus)의 앞결절(Tuberculum anterius) |
| 닿는곳 | 첫 번째 갈비뼈 |
| 신경지배 | 팔신경얼기(Plexus brachialis) (C5–C7) |

| 중간목갈비근 (M. scalenus medius) | |
|---|---|
| 이는곳 | 제 2번에서 7번 목뼈(C2 – C7) 뒤결절 |
| 닿는곳 | 첫 번째 갈비뼈 |
| 신경지배 | 팔신경얼기 (C4–C8) |

| 뒤목갈비근 (M. scalenus posterior) | |
|---|---|
| 이는곳 | 제 5번에서 7번 목뼈(C5 – C7)의 앞결절(Tuberculum anterius) |
| 닿는곳 | 두 번째 갈비뼈 |
| 신경지배 | 팔신경얼기 (C7–C8) |

## 기능

- 목뼈의 옆굽힘
- 앞목갈비근의 양측 활성화 시 목뼈 굽힘
- 같은 방향으로의 목뼈 회전: 뒤목갈비근
- 반대 방향으로의 목뼈 회전: 앞목갈비근
- 강제 들숨 시 목갈비근은 가슴을 위쪽으로 당긴다.
- 앞목갈비근은 편심 활성화 시 목뼈의 신전을 제한한다.
- 목갈비근은 가슴과 목뼈를 연결한다.

## 연관 통증

- 둔한 가슴통증, 측면을 따라 위팔을 지나 아래팔의 노쪽 면에서 엄지와 검지까지 방사, 어깨뼈의 안쪽 모서리 영역.

## 증상

- 반대편으로의 목뼈 옆굽힘 제한, 목뼈 회전의 제한
- 목갈비근은 첫번째, 두번째 갈비뼈를 위쪽으로 당기고 첫 번째 갈비뼈와 빗장뼈 사이의 공간을 축소시킨다.
- 폐색: 목갈비근사이 틈새와 갈비빗장 통로를 통과하는 팔신경얼기의 협착

## 통증유발점을 찾는 방법

**자세:** 앉아 있는 자세, 똑바로 누운 자세, 옆으로 누운 자세

앞목갈비근은 대부분 목빗근으로 뒤덮여있다. 치료사는 손가락을 목빗근아래에 위치한 앞목갈비근의 위에서 안쪽 또는 가쪽으로 민다. 이때 환자는 코를 통해서 짧고 강하게 숨을 들이쉬어야 한다. 이러한 강제 들이쉬기는 목갈비근을 활성화하여, 손가락 아래에서 앞목갈비근의 수축을 분명히 느낄 수 있다. 앞목갈비근과 중간목갈비근 사이의 목갈비근사이 틈새에서 신경과 혈관 및 목뼈의 가로돌기들을 촉진하기 용이하다. 중간목갈비근은 목의 가쪽 면을 덮고 있다. 이 근육은 뚜렷하게 수축되는 민무늬 근육으로서 코를 통해 격렬하게 들이 쉴 때 만질 수 있다. 뒤목갈비근의 근막 통증유발점을 촉진하기 위해서 치료사는 손가락을 어깨와 목덜미 사이의 등세모근 윗부분 가장자리 앞에서부터 제 6번에서 7번 목뼈(C6 – C7)의 가로돌기 방향으로 깊게 누르며 미끄러트린다. 환자가 자신의 머리를 반대쪽으로 돌리면, 뒤목갈비근의 촉진이 가능하다.

## 발생 요인

- 가쪽으로의 외력에 의한 목뼈의 비틀림 외상.
- 운동 중 강제 들이 쉬기(forced inspiration).
- 습관적으로 기울어진 머리 자세, 잘못된 수면 자세.
- 기침과 강제 들이 쉬기(만성폐쇄성 폐질환 (COPD)환자와 천식환자).
- 목뼈를 신전시킨 상태에서 머리 위쪽의 작업 시 편심적 과부하.
- 관악기 또는 바이올린 연주로 인한 근육의 과부하.

**주 의**

**사각근 증후군**(scalenus syndrome): 앞목갈비근과 중간목갈비근 사이의 목갈비근사이 틈새(Hiatus scalenus, interscalene triangle)는 목갈비뼈(costa cervicalis), 근육 비대(muscle hypertrophy), 첫번째 갈비뼈가 가파르게 내려가며 뻗어있는 상태 또는 외골증(exostoses)을 통해서 심하게 축소될 수 있다. 사각근 증후군은 빗장밑동맥(Arteria subclavia)의 교감신경 얼기(Plexus sympathici)에 대한 기계적 자극으로 유발된 팔쪽으로의 방사 통증(특히 손과 아래팔의 자뼈(ulnar)측면)과 혈액순환 장애가 특징이다. 더 진행된 단계에서는 신경 손상과 이로 인한 새끼손가락 근육의 마비가 발생할 수 있다.

## 치료, 자가 치료, 훈련, 인체공학

- 기법 I – IV
- 앞쪽을 안정화 시키는 목덜미 근육의 훈련을 통한 목갈비근의 이완, 호흡훈련 (▶그림 17.2.1, ▶그림 17.2.2, ▶그림 17.2.3, ▶그림 17.2.4)

17

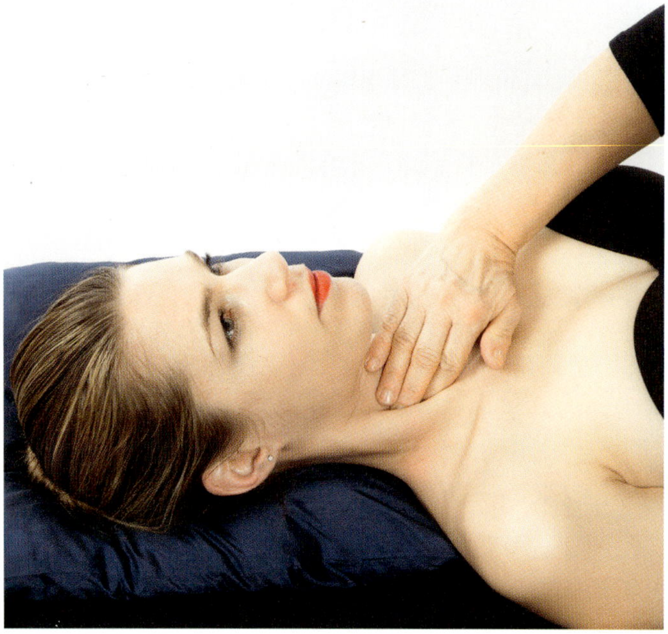

**그림 17.2.1** 통증유발점 부위의 평면적 이완(기법 II)과 안쪽으로 부터 목빗근(M. sternocleidomastoideus)과 앞목갈비근 사이의 근막 분리(기법 IV) [K348]

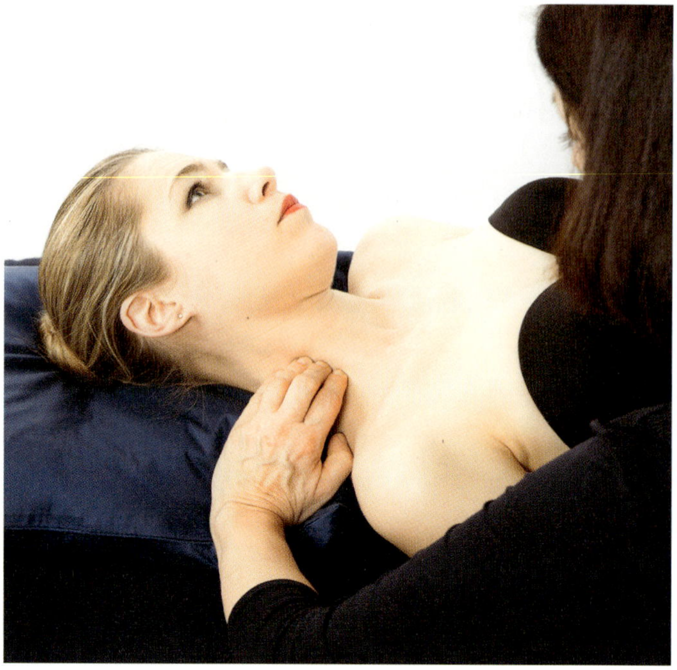

**그림 17.2.2** 중간목갈비근: 목뼈의 가로돌기 부근 통증유발점 부위의 평면적 이완(기법 II) [K348]

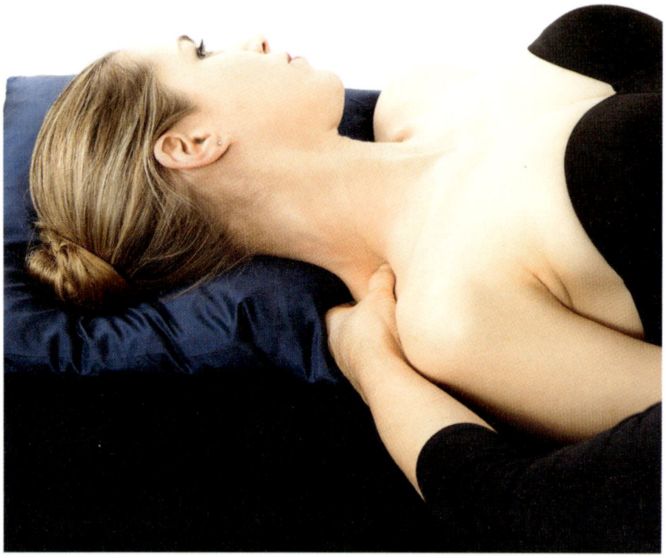

**그림 17.2.3** 뒤목갈비근: 치료사의 손가락을 어깨와 목덜미 사이의 등세모근 윗부분 가장자리 앞에서부터 제 6번에서 7번 목뼈(C6 - C7)의 가로돌기 방향으로 깊게 누르며 미끄러뜨린다. 환자가 자신의 머리를 반대쪽으로 돌리면, 뒤목갈비근의 촉진이 가능하다 (허혈성 압박) [K348]

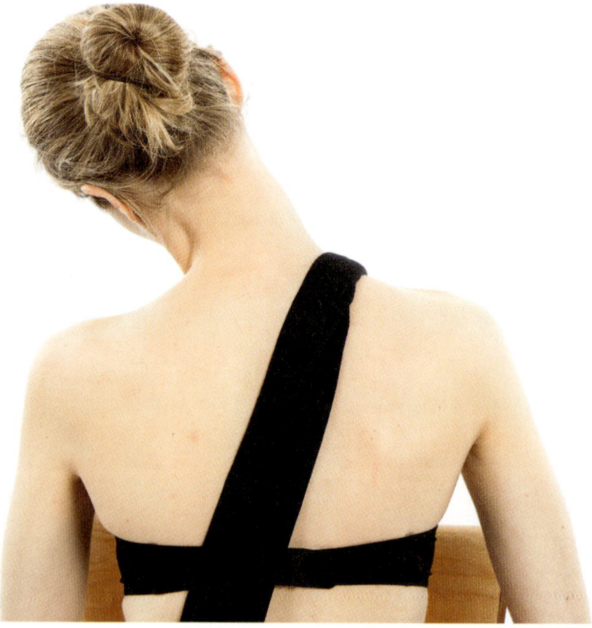

**그림 17.2.4** 자가 신전: 환자는 밴드나 벨트 위에 앉는다. 이것을 첫 번째 갈비뼈를 지나 어깨와 목덜미 사이에 놓고 환자의 손으로 앞쪽으로 팽팽하게 당긴다. 옆굽힘을 실시할 때 첫 번째 갈비뼈가 밴드로 고정되는 동안, 중간목갈비근은 신전된다 [K348]

17

# 17.3 가시위근 M. supraspinatus

## 통증유발점과 그 연관부위

▶그림 17.3.0

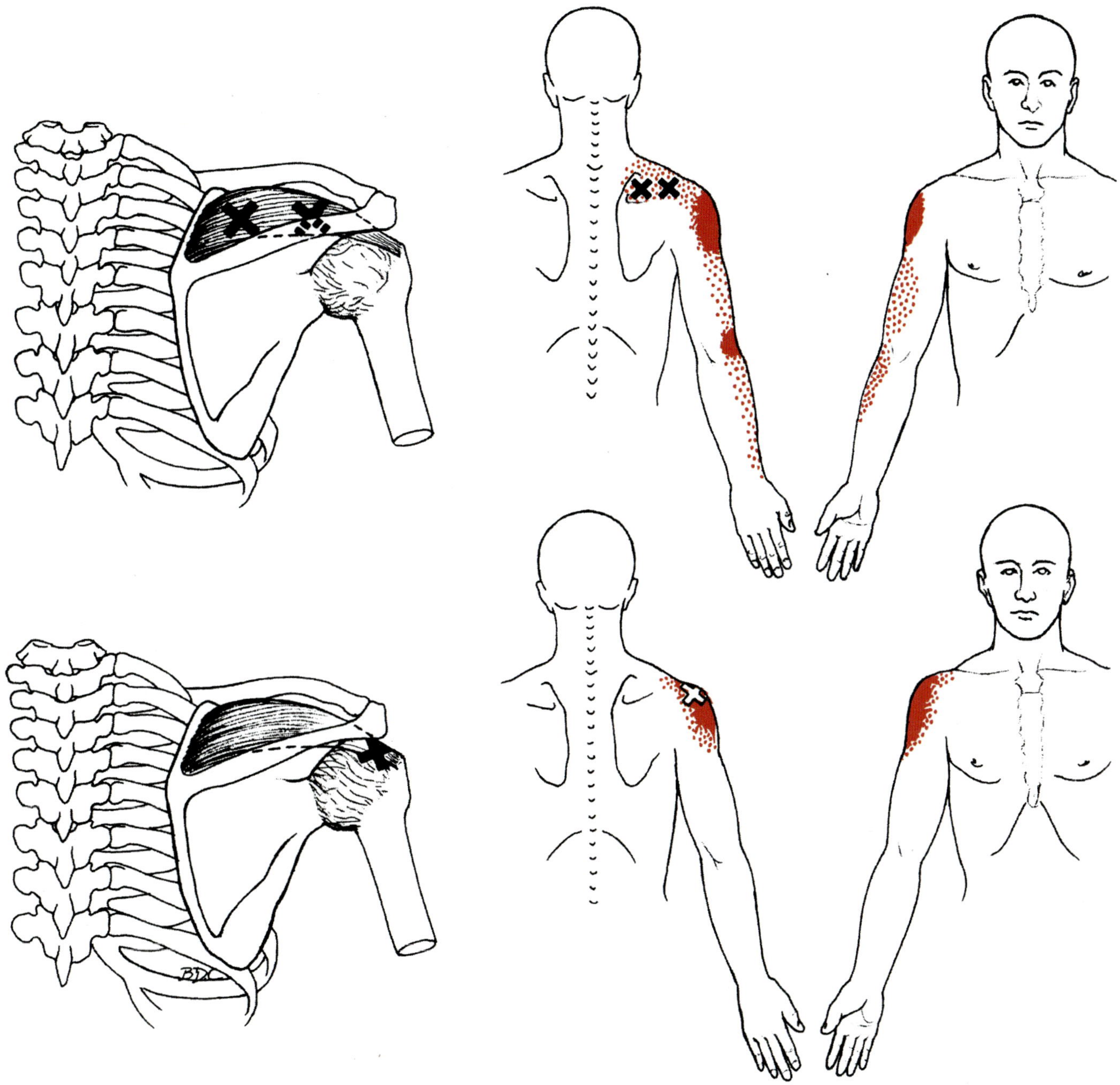

그림 17.3.0 [G100]

## 해부학

| 이는곳 | 가시위오목와(Fossa supraspinata) |
|---|---|
| 닿는곳 | 이 근육과 유착되어 있는 관절 주머니 위에 위치한 위팔뼈큰결절(Tuberculummajus humeri) |
| 신경지배 | 어깨위신경(N. suprascapularis) (C4-C6) |

## 기능

- 위팔뼈 벌림(Abduction)
- 접시오목(Fossa glenoidalis)에서 위팔뼈(Humerus)를 당기고 붙잡는다.
- 관절주머니 긴장근(Kapselspanner)

## 연관 통증

위팔 위쪽의 어깨세모근(M. deltoideus) 중간 부분, 아래팔, 바깥쪽 위관절융기(Epicondylus lateralis) 쪽으로

## 증상

- 깊이 찌르는 듯한 어깨 통증
- 힘찬 벌림 시에 증대되는 전이 통증
- 머리 위쪽으로의 움직임 시 통증과 어깨가동성 테스트(Schürzengriff =Apley's scratch test) 시 통증
- 영향을 받는 방향으로 누웠을 때 수면에 영향을 끼치는 통증.
- 충돌 증후군(Impingement symptoms)은 증상에 관련이 있을 수 있다.

## 통증유발점을 찾는 방법

**자세:** 양 옆으로 내뻗은 채, 팔로 지지하는 상태로 엎드린 자세

등세모근 윗부분(M. trapezius descendens)과 등세모근 중간부분(M. trapezius transversus)의 근육 섬유들은 이 근육을 덮는다. 그래서 등세모근 중간부분은 가시위근이 깊은 곳에서 촉진될 수 있도록, 완전히 이완되고 다소 가까워져야 한다. 통증 유발점 나무지압기는 봉우리(Acromion)에 아래에 위치한 근막 통증유발점들을 치료하기에 적합하다.

## 발생 요인

축 늘어진 팔로 무거운 물건들을 드는 행위, 머리 위쪽의 작업, 개의 목줄을 잡고 끌려가는 것, 낙상, 머리 위로 팔을 들어 올리는 운동 종류.

**주 의**

이 근육은 대부분 다른 근육들, 가시아래근(M. infraspinatus), 등세모근 윗부분, 등세모근 중간부분과 같이 관련이 있다. 가시위근힘줄(supraspinatus tendon)의 파열은 나이든 환자에게 매우 흔하다. 그러나 통증유발점 치료법은 근육의 기능을 최적화를 목적으로 문제없이 근육의 힘살에 수행할 수 있다.

## 치료, 자가 치료, 훈련, 인체공학

기법 I-IV, 어깨뼈(Scapular) 안정성의 향상을 위한 벽에 기대어 밀어내기 운동(▶그림 17.3.1, ▶그림 17.3.2, ▶그림 17.3.3, ▶그림 17.3.4)

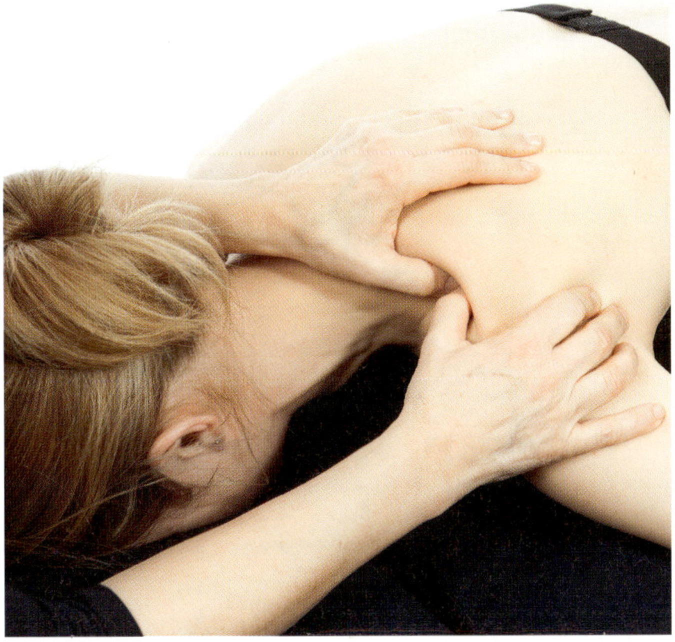

**그림 17.3.1** 가시위근: 허혈성 압박(기법 I)과 통증유발점 부위의 이완(기법 II). 서로 가까워지고 이완된 등세모근 윗부분과 등세모근 중간부분은 가시위근으로의 접촉을 더욱 용이하게 한다 [K348]

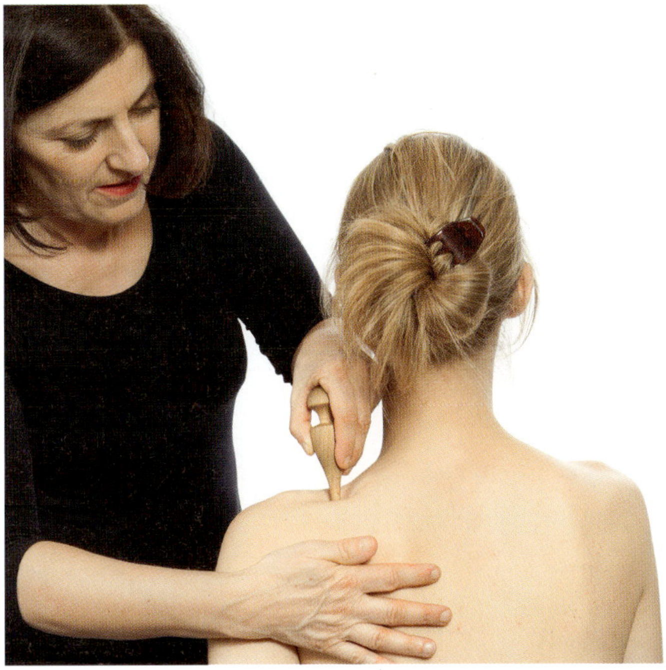

**그림 17.3.2** 가시위근: 앉은 상태에서 통증유발점 나무지압기(Triggerhölzchen)를 이용한 허혈성 압박(기법 I)과 통증유발점 부위의 이완(기법 II). 나무지압기는 가시위오목에 위치한 근육으로의 접촉을 용이하게 한다 [K348]

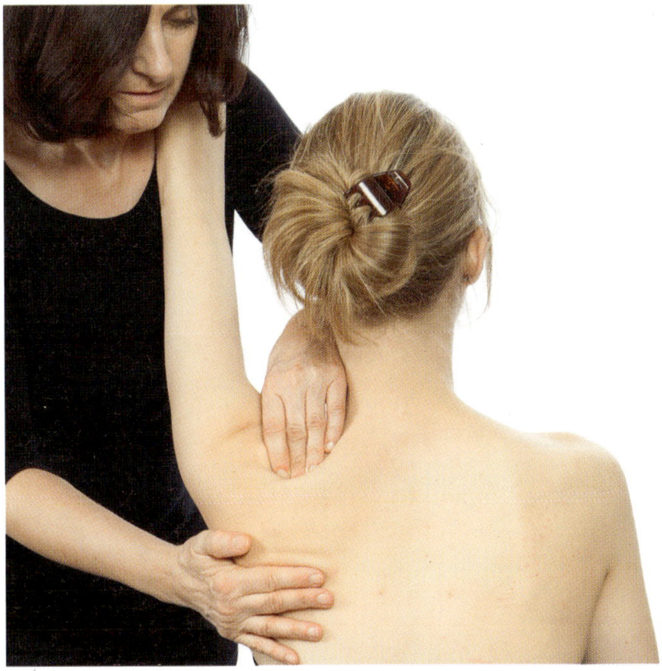

**그림 17.3.3** 가시위근: 수동적 팔굽힘(Armflexion)은 등세모근 윗부분과 등세모근 중간부분을 이완시키고 서로 가깝게 한다. 치료사는 등세모근(M. trapezius)과 가시위근 사이의 근막을 분리(기법 IV) 한다(시작 자세) [K348]

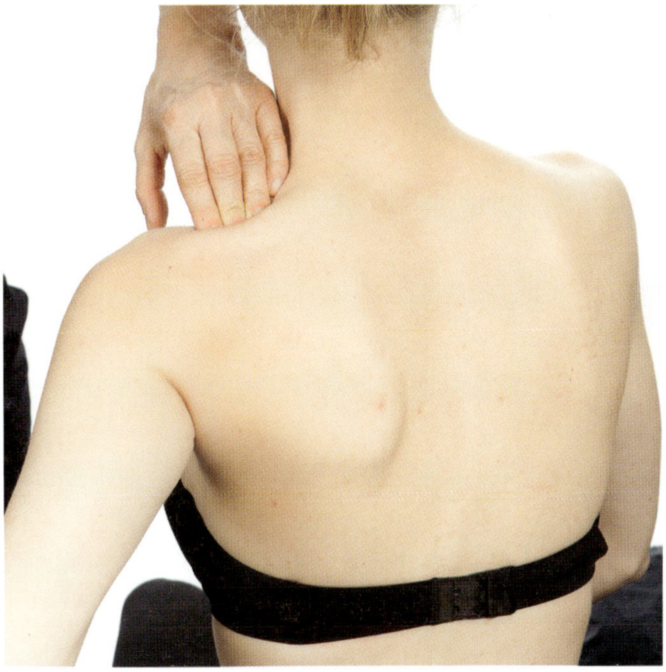

**그림 17.3.4** 가시위근: 환자가 팔을 펴는(extend) 동안, 치료사의 손을 가시위오목에 위치시키고 등세모근과 가시위근 사이의 근막을 분리한다(마지막 자세) [K348]

# 17.4 가시아래근 M. infraspinatus

## 통증유발점과 그 연관부위

▶그림 17.4.0



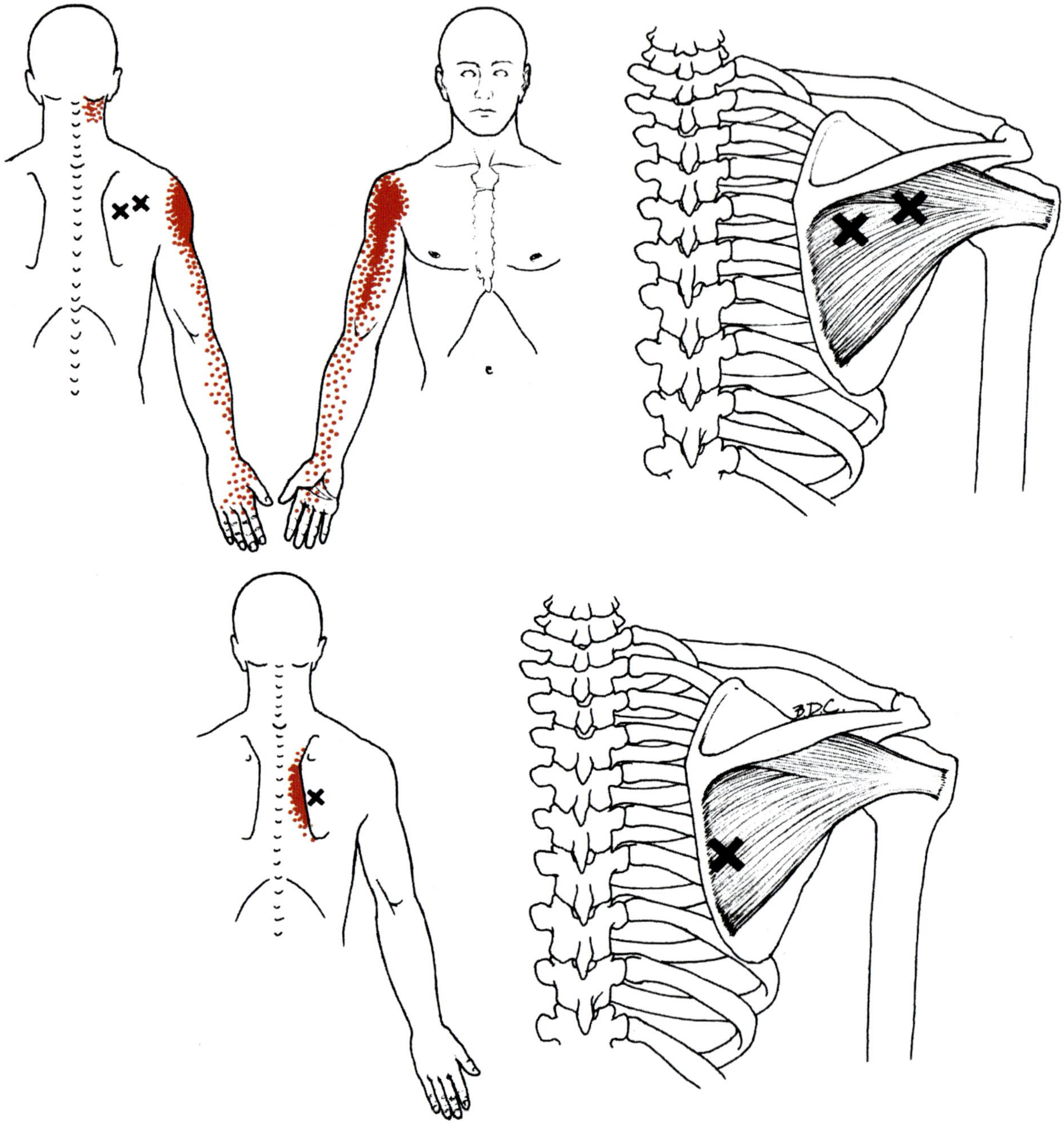

**그림 17.4.1**.0 [G100]

## 해부학

| 이는곳 | 가시아래오목(Fossa infraspinata)과<br>어깨뼈가시(Spina scapulae |
|---|---|
| 닿는곳 | 위팔뼈 큰결절(Tuberculum majus humeri), 중간면 |
| 신경지배 | 어깨위신경(N. suprascapularis) (C4–C6) |

## 기능

- 바깥 돌림
- 관절 주머니의 강화

## 연관 통증

- 앞쪽 어깨세모근 영역으로, 위팔과 아래팔의 앞면과 옆면을 지나 손의 요골(radial) 쪽 절반까지

## 증상

- 심한 통증과 팔로의 통증 방사
- 밤에 영향을 받는 쪽으로 누워있는 자세에서 근막 통증유발점들에 대한 압박으로 인한 심한 전이 통증
- 영향을 받지 않는 쪽으로 누워있을 때 이 근육의 과다 신전으로 인한 통증
- 편마비성 환자(hemiplegic patient)에게 발생하는 팔이음뼈(shoulder girdle) 부위 통증의 대부분은 가시아래근의 근막 통증유발점들이 원인이다.
- 드물지 않게 이 근육의 근막 통증유발점들은 손의 감각 이상(Dysesthesia)도 유발한다.

## 통증유발점을 찾는 방법

**자세:** 엎드린 자세, 옆으로 누운 자세

가시아래근 내의 통증유발점들은 대단히 빈번하고 뼈 표면에 대한 압박을 이용해 쉽게 찾을 수 있다. 대부분의 근막 통증유발점들은 이 근육의 아래 부분 힘살아래 가장자리에 위치한다.

## 발생 요인

- 가시아래근은 강력한 안쪽 돌림근들(어깨밑근 M. subscapularis, 큰가슴근 M. pectoralis major)과 반대 작용을 해야 하고, 이로 인해 대분 편심적(eccentric)으로 과부하 된다.
- 굽은등 및 어깨뼈들이 앞으로 당겨져 굽었을 때 해당 근육의 과도한 신전.
- 어깨끈이 달린 가방을 붙들고 있을 때 위팔의 모음(Adduction).
- 바이올린이나 플롯 연주로 인한 과부하.

### 주 의

이 근육은 팔 통증에 대해 가장 빈번하게 간과되는 원인을 형성한다. 가시아래근의 근막 통증유발점들은 어깨뼈(Scapula) 부위에서 어깨 통증 이외에 정확한 위치를 찾기 어렵고, 심한 고통을 주는 통증을 유발한다. 팔을 통해 손까지의 광범위한 팔 통증과 감각장애(Dysesthesia)가 매우 자주 관찰된다. 과부하와 과다 신전 시 어떠한 경우에도 자세와 어깨뼈(Scapula) 안정성에 대한 평가가 필요하다. 오로지 자세와 근육 불균형의 교정만이 지속적으로 고통을 경감시켜준다.

## 치료, 자가 치료, 훈련, 인체공학

- 기법 I–IV, 마사지 볼을 이용한 자가 치료
- 자세교정 훈련, 대항근(Antagonist)인 어깨밑근(M. subscapularis)과 큰가슴근(M. pectoralis major)의 신전 (▶그림 17.4.1, ▶그림 17.4.2, ▶그림 17.4.3, ▶그림 17.4.4)

17

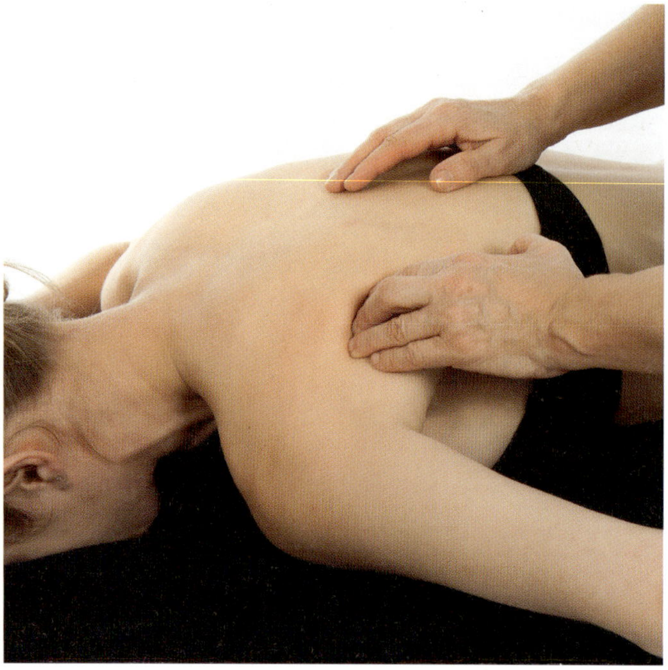

**그림 17.4.1** 가시아래근: 팔을 안쪽과 가쪽으로 교대로 조금씩 돌리면서 해당 근육에 대한 허혈성 압박 [K348]

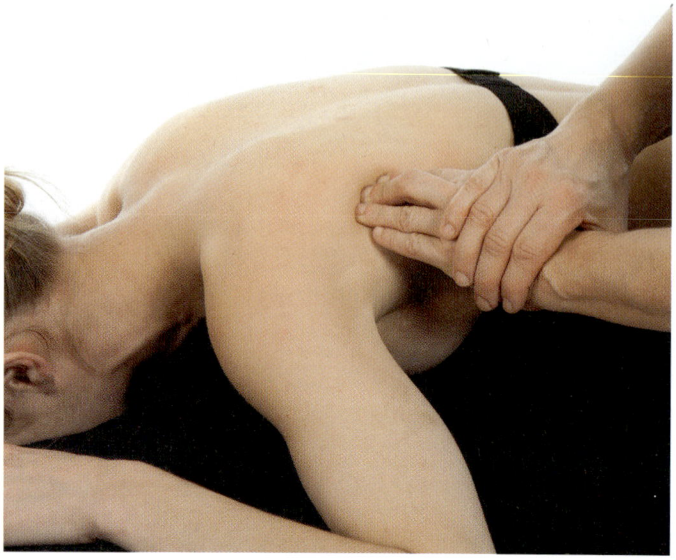

**그림 17.4.2** 가시아래근: 가시아래근의 아래쪽 가장자리 힘살부분 통증유발점 부위의 이완(기법 II) [K348]

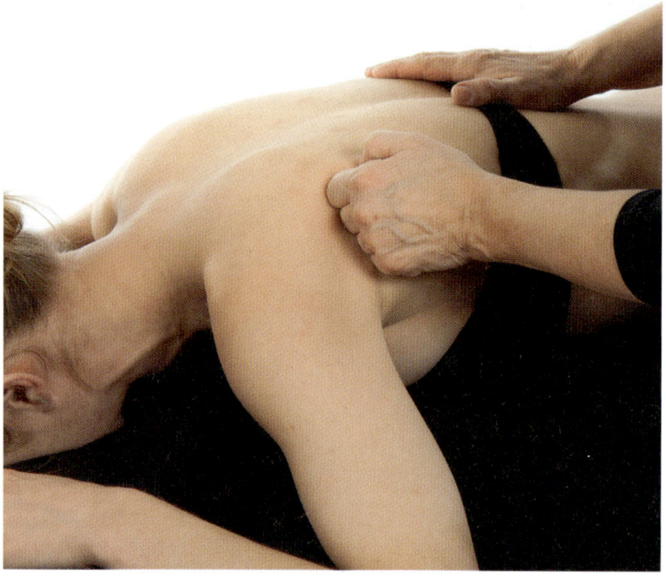

**그림 17.4.3** 가시아래근의 근막 신전(기법 III) [K348]

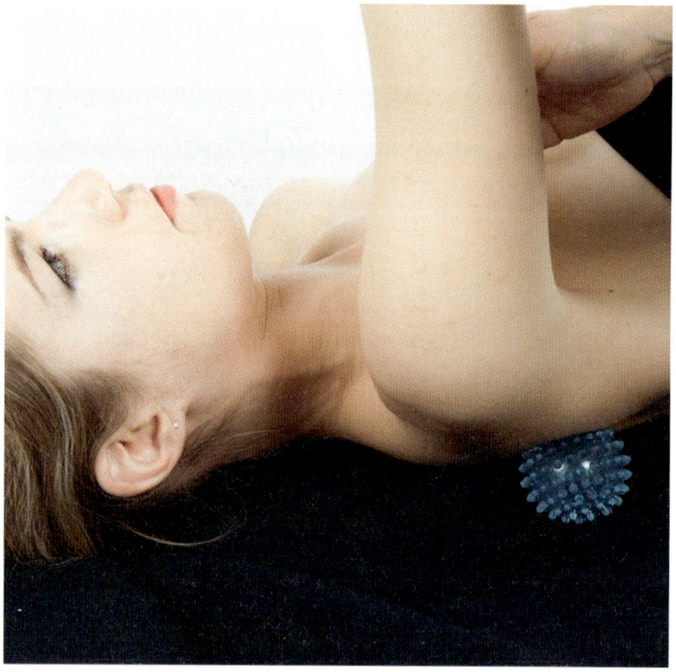

**그림 17.4.4** 마사지 볼을 이용한 가시아래근의 자가 신전. 마사지 볼은 정확하게 통증이 있는 근막 통증유발점 바로 아래에 놓여야 한다. 이때 환자는 근막 통증유발점이 기법 II와 비슷하게 압박될 수 있도록 자신의 팔을 조금씩 움직일 수 있다 [K348]

# 17.5 작은 원근 M. teres minor

## 통증유발점과 그 연관부위

▶그림 17.5.0

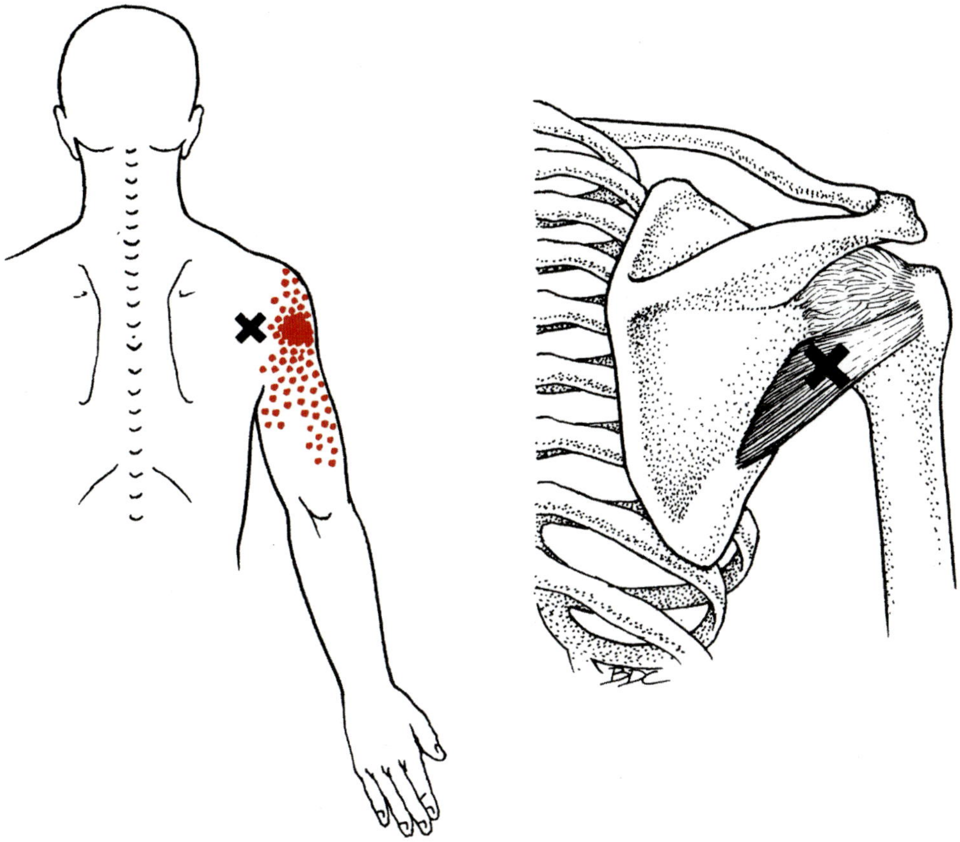

그림 17.5.0 [G100]

## 해부학

| | |
|---|---|
| 이는곳 | 어깨뼈의 가쪽 모서리(Margo lateralis scapulae), 큰원근(M. teres major)의 위쪽(cranial) |
| 닿는곳 | 큰결절(Tuberculum majus), 아래쪽 면(facet) |
| 신경지배 | 겨드랑 신경(N. axillaris) (C5–C6) |

## 기능

- 어깨 관절에서 위팔뼈(humerus)의 가쪽돌림(external rotation)
- 돌림근띠(rotator cuff)의 부분으로서의 위팔뼈 머리 부분의 안정화

## 연관 통증

어깨와 위팔의 뒤쪽



## 증상

가시아래근(M. infraspinatus)의 치료 후 잔여 통증

## 통증유발점을 찾는 방법

**자세:** 옆으로 누운 자세

작은 원근을 어깨뼈 가쪽 가장자리 위에서 직접적으로 촉진하기 위해, 환자의 팔을 반드시 머리 위에 90°로 굽힌 상태로 놓아야 한다. 이 근육은 어깨세모근(M. deltoideus)의 가시부분(Pars spinalis)에 의해 덮여있다.

## 발생 요인

작은 원근은 대부분 가시아래근(M. infraspinatus)과 기능적으로 연관이 있고, 유사한 과부하 양상으로 근막 통증유발점들을 형성한다.

**주 의**

세갈래근(M. triceps) 긴갈래(Caput longum)의 촉진은 접시아래결절(Tuberculum infraglenoidale)에 위치한 근육의 이는곳에서 이뤄지며 이를 통해 큰원근과 작은 원근 사이로 이어진다. 치료사는 위팔세갈래근(M. triceps brachii) 긴갈래(Caput longum) 머리쪽(cranial)에서 가쪽돌림에 대한 저항을 수행하고 가쪽돌림근(external rotator)들인 가시아래근과 작은 원근의 긴장을 감지한다. 안쪽 돌림(internal rotation)에 대한 저항 시 안쪽 돌림근(internal rotator)들인 큰원근과 넓은등근(M. latissimus)이 긴장된다. 안쪽 돌림근들과 바깥 돌림근들 사이에서 근막분리(기법 IV)를 수행할 수 있다.

## 치료, 자가 치료, 훈련, 인체공학

기법 I–IV, 근육 신전 (▶그림 17.5.1, ▶그림 17.5.2, ▶그림 17.5.3, ▶그림 17.5.4)

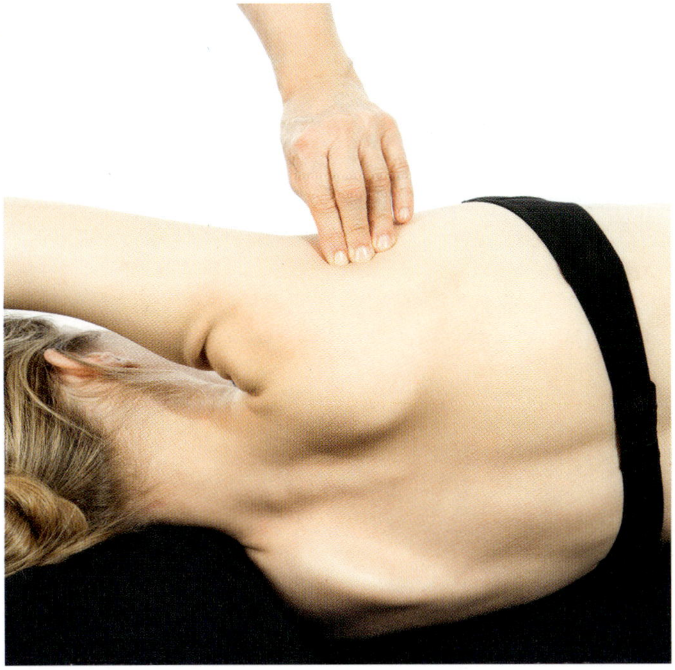

**그림 17.5.1** 작은 원근: 옆으로 누운 자세에서의 허혈성 압박(기법 I)과 통증 유발점 부위의 이완(기법 II) [K348]

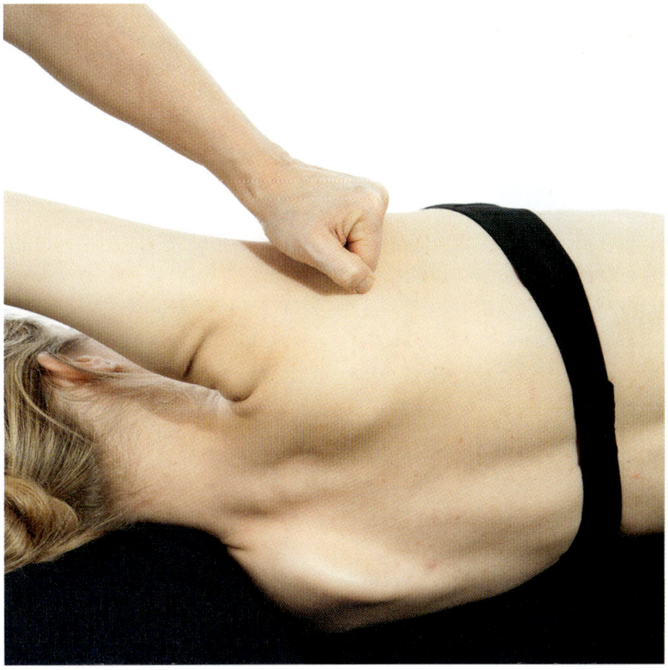

**그림 17.5.2** 작은 원근: 근막 신전(기법 III) [K348]



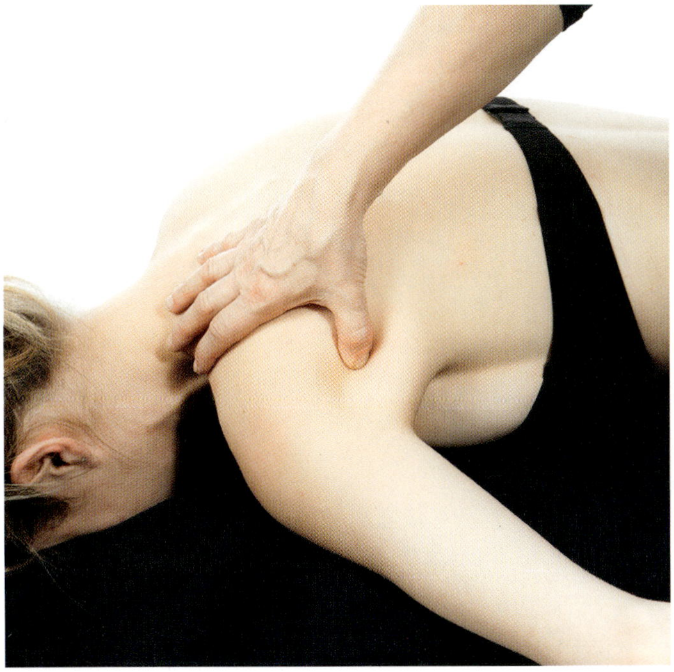

**그림 17.5.3** 작은 원근: 치료사의 손은 세갈래근 긴갈래를 따라 몸쪽(proximal)으로 어깨뼈 가쪽(lateral) 가장자리로 이끈다. 그곳에서 작은 원근과 큰원근 사이의 근막을 분리시킨다(기법 IV) [K348]

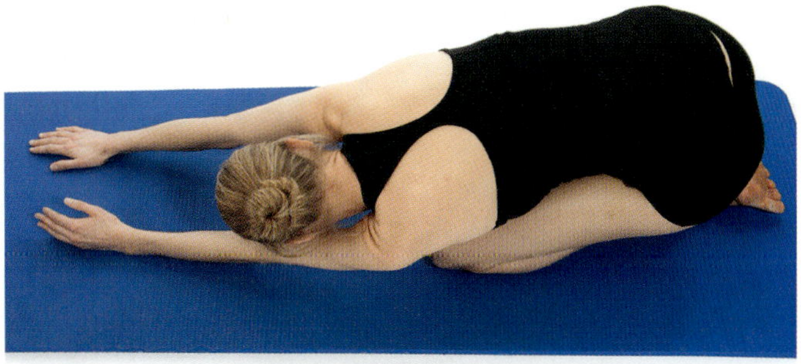

**그림 17.5.4** 왼쪽 작은 원근의 자가 신전 [K348]

## 17.6 넓은등근 M. latissimus dorsi

### 통증유발점과 그 연관부위

▶그림 17.6.0

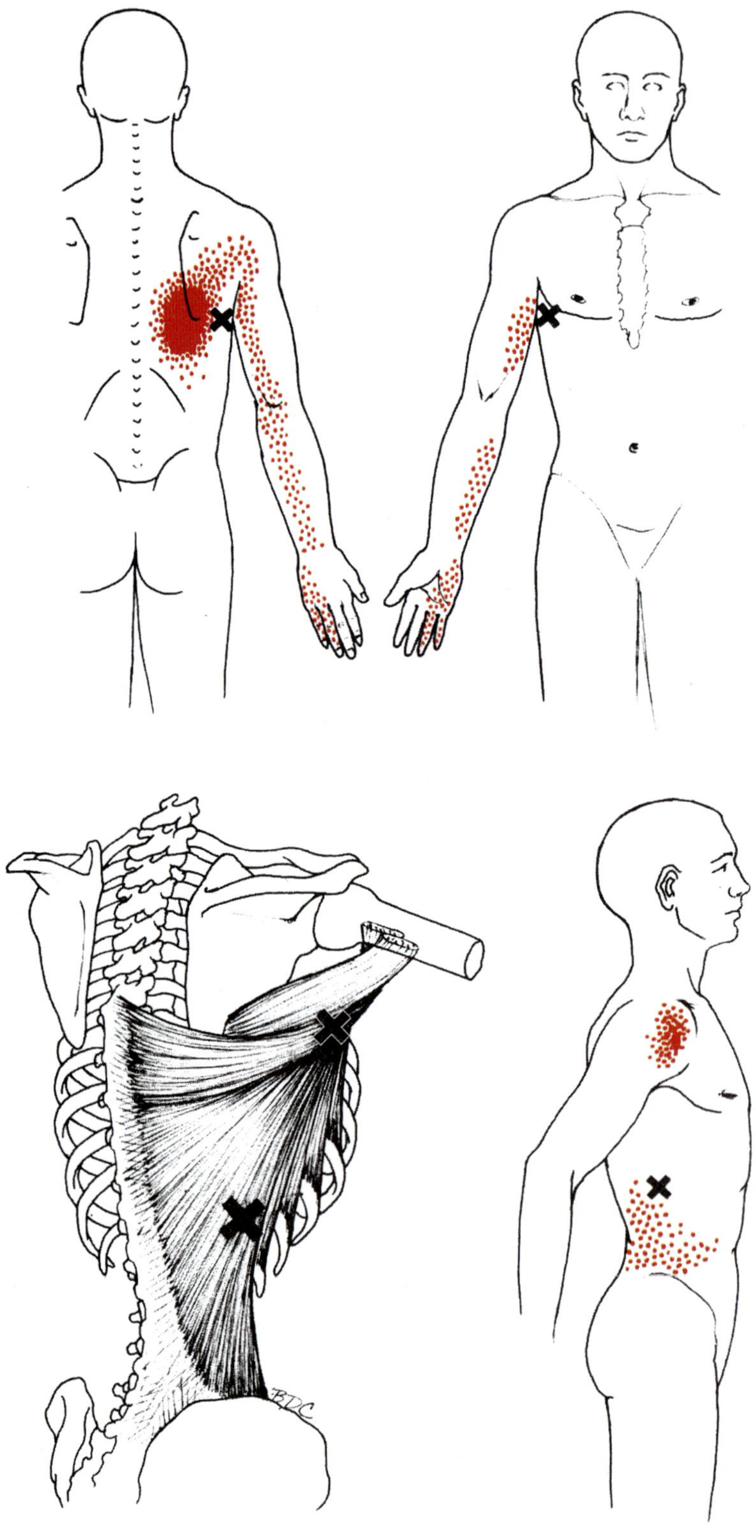

**그림 17.6.0** [G100]

## 해부학

| 척추 부분 (Pars vertebralis) | |
|---|---|
| 이는곳 | 7번에서 12번 등뼈(Th7–Th12)의 가시 돌기(Processus spinosus), 등허리근막(Fascia thoracolumbalis) 제 1번 허리뼈에서 제 1번 엉치뼈(L1–S1)의 가시 돌기(Processus spinosus) |
| 닿는곳 | 작은결절능선(Crista tuberculi minoris), 큰원근(M. teres major)의 닿는곳 몸쪽(proximal) |
| 신경지배 | 가슴등신경(N. thoracodorsalis) (C6–C8) |

| 엉덩뼈 부분 (Pars iliaca) | |
|---|---|
| 이는곳 | 엉덩뼈 가시(Spina iliaca)의 등쪽(dorsal) 1/3 |
| 닿는곳 | 작은결절능선, 큰원근의 닿는곳 몸쪽 |
| 신경지배 | 가슴등신경(C6–C8) |

| 갈비뼈 부분 (Pars costalis) | |
|---|---|
| 이는곳 | 제 9번에서 12번 갈비뼈 |
| 닿는곳 | 작은결절능선, 큰원근의 닿는곳 몸쪽 |
| 신경지배 | 가슴등신경(C6–C8) |

| 어깨뼈 부분 (Pars scapularis) | |
|---|---|
| 이는곳 | 어깨뼈 아래각(Angulus inferior scapulae) |
| 닿는곳 | 작은결절능선, 큰원근의 닿는곳 몸쪽 |
| 신경지배 | 가슴등신경(C6–C8) |

## 기능

모음(Adduction), 폄(Extension), 위팔어깨뼈관절(humeroscapular joint)에서의 안쪽 돌림(internal rotation), 위팔뼈 머리를 아래로 내림(Kaudalisieren), 어깨뼈 아래각에서의 근육 압박을 통한 어깨뼈 안정화

## 연관 통증

어깨뼈 아래각 부근에서 어깨의 뒤쪽으로 통증과 위팔과 아래팔 안쪽에서 새끼 손가락에서 검지손가락까지 손의 자쪽(ulnar) 안쪽 면과 바깥쪽 면까지의 통증

## 증상

- 어떠한 자세도 통증에 영향을 줄 수 없는, 정확한 위치를 찾기 어렵고 지속적인 가슴높이의 등통증. 환자는 어떤 움직임이 통증을 유발하는지 매우 어렵게 찾아낼 수 있다.
- 방사 통증과 팔 안쪽을 따라 내려가며 새끼손가락까지의 감각이상(Dysesthesia)

## 통증유발점을 찾는 방법

**자세:** 옆으로 누운 자세, 엎드려 누운 자세

근막 통증유발점들은 어깨뼈의 중간부분 높이에서 찾을 수 있으며, 이 곳에서 넓은등근이 큰원근을 둘러싸고 있다. 이 근육은 집게 촉진법이나 평편하게 누르는 촉진을 이용해 진찰하고 치료한다. 다른 통증유발점은 아래쪽 갈비뼈 위에 위치한다.

## 발생 요인

- 오래달리기, 암벽등반(Climbing), 정원일, 수영.
- 만성적인 기침.
- 무리한 근력 운동.

**주 의**

이 근육을 신전시키기 위해서, 넓은등근 및 이 근육과 연결된 등허리 근막은 모든 움직임들을 이용하여 반드시 신전되어야 한다: 몸통 굽힘, 옆굽힘, 모음과 가쪽돌림(external rotation)을 동반한 최대한의 팔 굽힘

## 치료, 자가 치료, 훈련, 인체공학

기법 I–IV, 근육의 신선과 근력 강화 (▶그림 17.6.1, ▶그림 17.6.2, ▶그림 17.6.3, ▶그림 17.6.4)

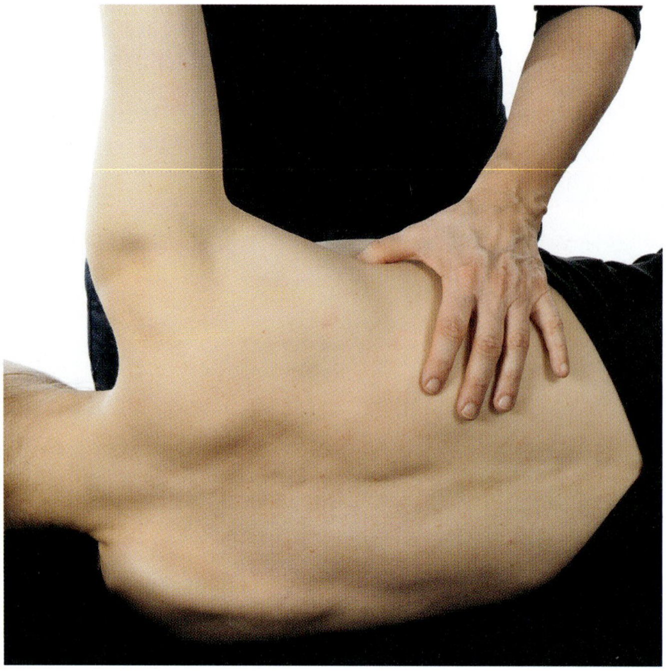

그림 17.6.1 넓은등근: 옆으로 누운 자세에서의 기법 I과 II [K348]

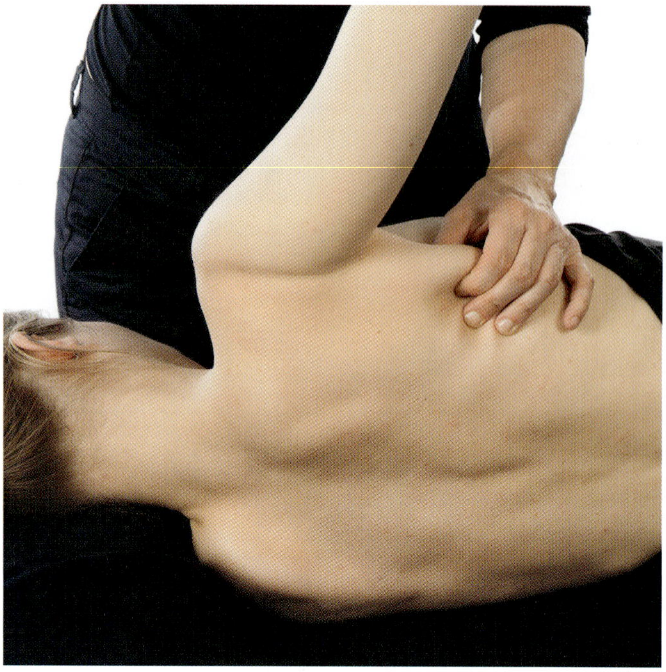

그림 17.6.2 넓은등근: 집게 촉진법을 사용한 기법 I과 II [K348]

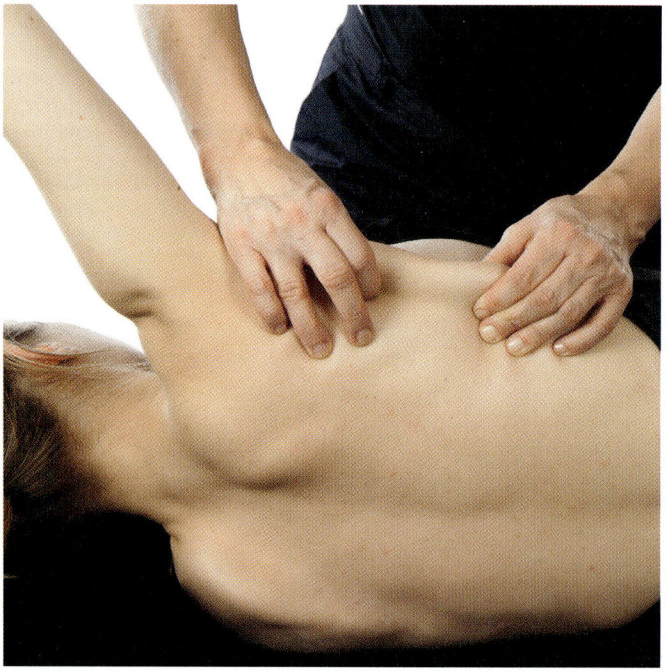

그림 17.6.3 넓은등근: 기법 IV, 근막 분리 [K348]

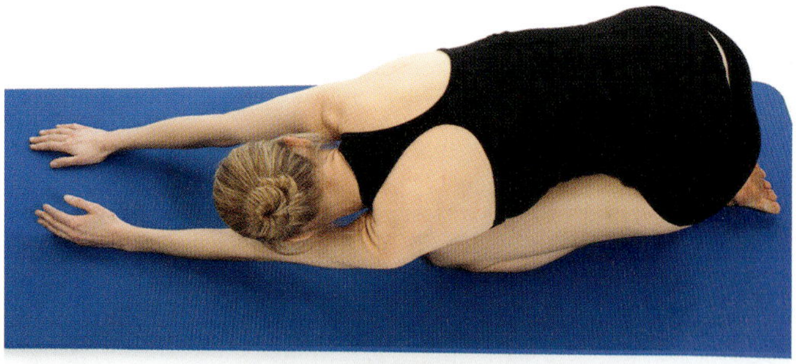

그림 17.6.4 넓은등근: 자가 신전 [K348]

# 17.7 큰원근 M.teres major

## 통증유발점과 그 연관부위

▶그림 17.7.0

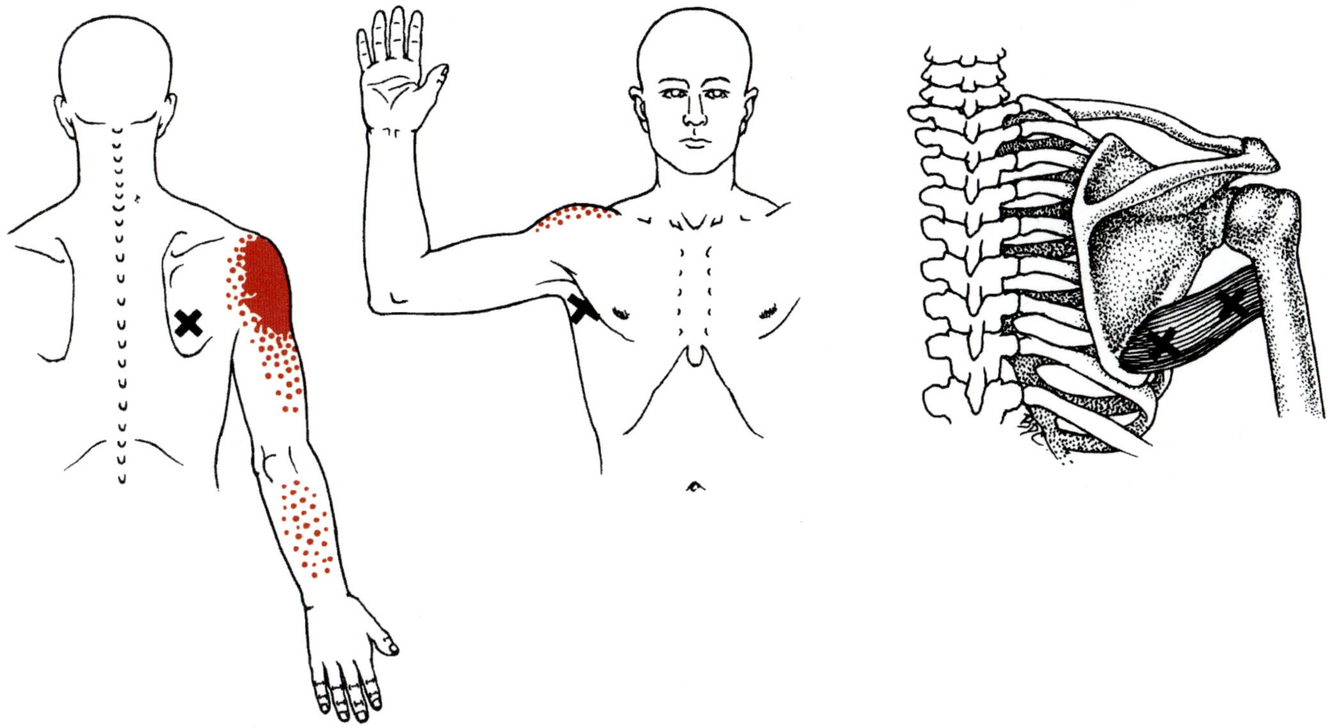

그림 17.7.0 [G100]

## 해부학

| | |
|---|---|
| 이는곳 | 어깨뼈 가쪽 모서리(Margo lateralis scapulae)와 어깨뼈 아래각(Angulus inferior scapulae) |
| 닿는곳 | 작은결절능선(Crista tuberculi minoris), 이 근육은 넓은등근(M. latissimus dorsi)의 섬유로 둘러싸여진다. |
| 신경지배 | 가슴등신경(N. thoracodorsalis) (C6-C7) 또는 어깨밑신경(N. subscapularis inferior) (C5-C6) |

## 기능

- 어깨 관절에서 위팔뼈(Humerus)의 안쪽돌림(internal rotation), 모음(Adduction), 폄(Extension)
- 위팔뼈 머리를 아래로 내림(Kaudalisieren)
- 팔과 어깨의 닫힌 사슬(closed chain) 운동

17

## 연관 통증

어깨부위의 뒤가쪽(dorsolateral) 통증은 위팔과 아래팔 뒤쪽까지 방사된다.

## 증상

- 근육이 저항에 맞서 운동할 때 통증이 발생한다.
- 위팔이 귀에 닿을 수 없다.

## 통증유발점을 찾는 방법

**자세:** 엎드린 자세

이 근육은 특히 팔이 저항에 대항하여 안쪽돌림을 행할 경우 두드러진 힘살로 알아볼 수 있다. 큰원근의 근막 통증유발점들은 어깨뼈의 측면 가장자리에서 찾을 수 있다. 압통이 있는 어깨뼈 아래(caudal) 부분들은 넓은등근의 근막 통증유발점들일 가능성이 아주 높다.

## 발생 요인

- 무거운 물체를 밀 때 큰 저항에 대항하는 일에 의한 과부하.
- 등산, 자전거 타기, 기계 체조와 같이 닫힌 사슬(closed chain) 운동을 통한 과부하.
- 협동근(Synergist)들인 넓은등근, 어깨밑근(M. subscapularis), 큰가슴근(M. Pectoralis major)을 통한 근막 통증유발점들의 활성화 .
- 대항근(Antagonist)들인 가시아래근(M. infraspinatus), 작은 원근(M. teres minor), 어깨밑근, 어깨세모근 가시부분(M. deltoideus pars spinalis)을 통한 근막 통증유발점들의 활성화.

**주 의**

이 근육은 넓은등근의 섬유로 둘러싸여있다. 해당 근육의 검사, 치료, 신전은 이 근섬유들을 통해서만 이루어질 수 있다.

## 치료, 자가 치료, 훈련, 인체공학

기법 I-IV, 유연성 운동 (▶ 17.6 장, ▶그림 17.7.1, ▶ 기법. 17.7.2, ▶ 기법. 17.7.3, ▶ 기법. 17.7.4)

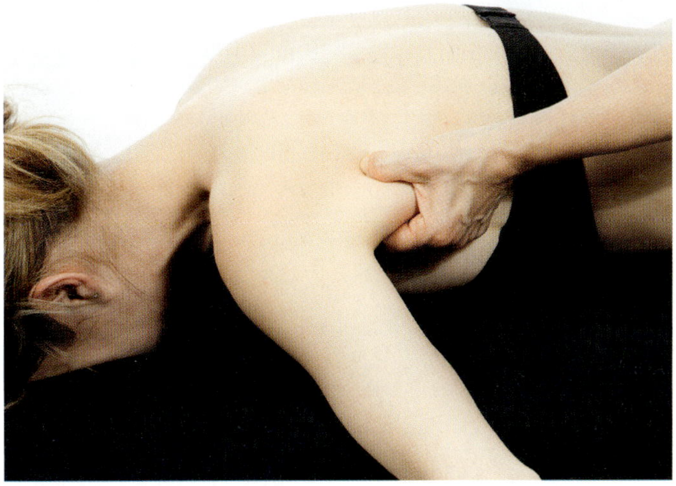

**그림 17.7.1** 큰원근: 엎드려 있는 자세에서의 허혈성 압박(기법I)과 통증유발점 부위의 이완(기법 II) [K348]

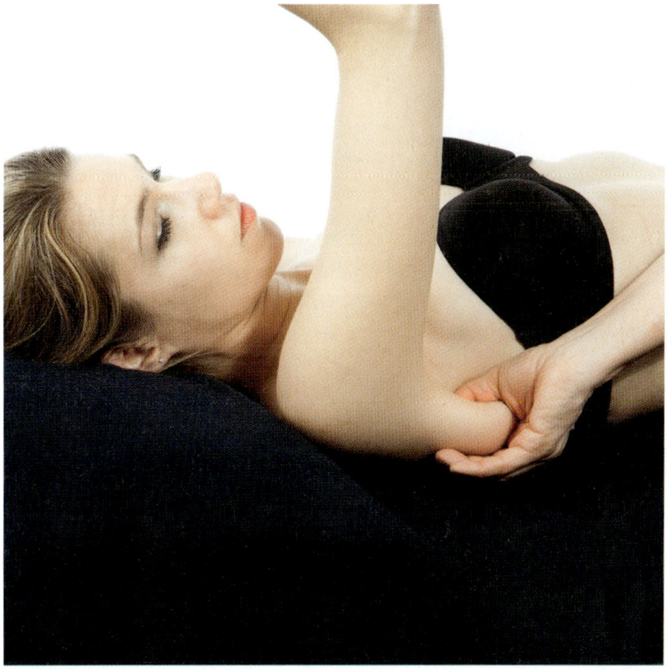

**그림 17.7.2** 큰원근: 움직임을 동반한 허혈성 압박(기법 I). 다른 손으로 환자의 팔을 보조하여 굽힘과 폄을 수행하는 동안, 치료사의 손은 통증유발점을 압박한다 [K348]



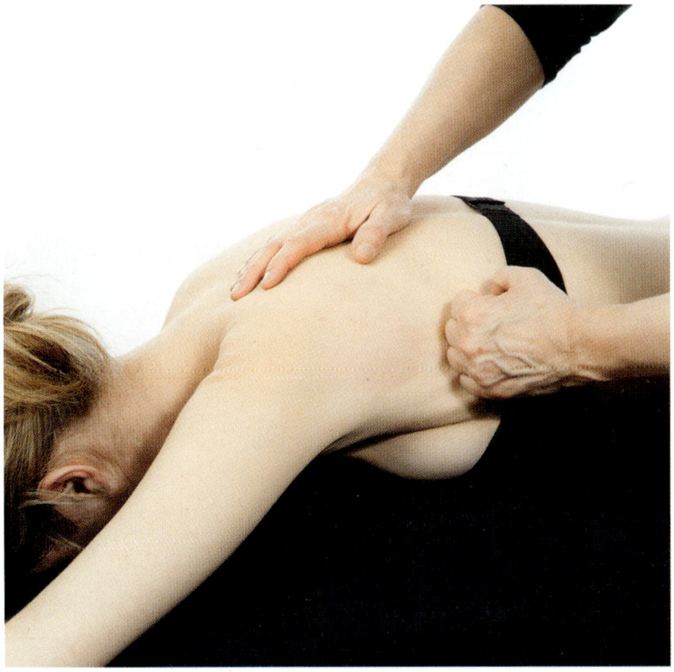

**그림 17.7.3** 큰원근: 근막 신전 (기법 III) [K348]

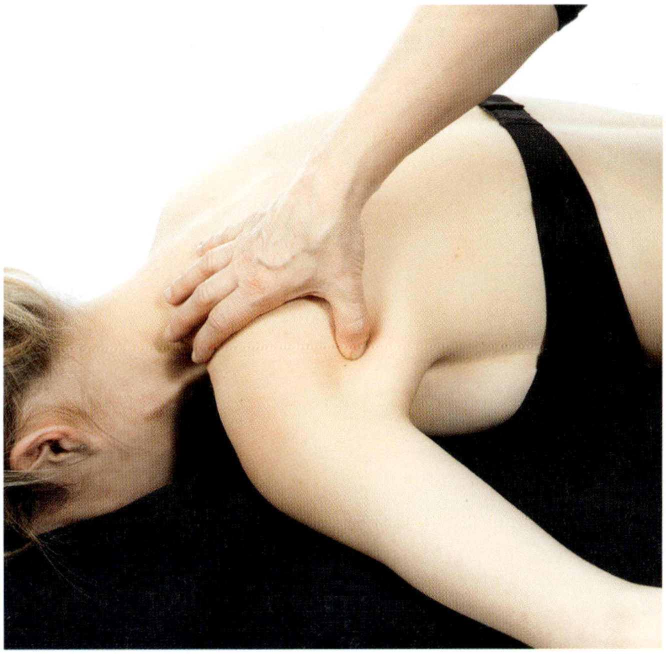

**그림 17.7.4** 큰원근: 큰원근과 작은 원근 사이의 근막 분리 [K348]

# 17.8 어깨밑근 M. subscapularis

## 통증유발점과 그 연관부위

▶그림 17.8.0

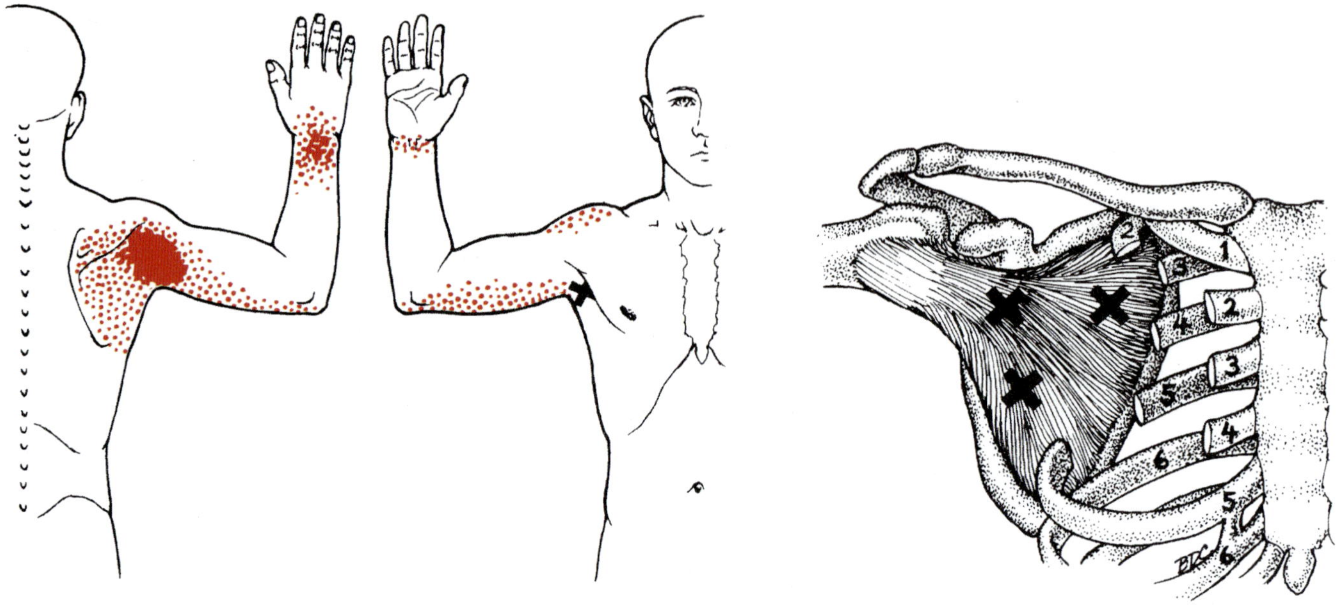



**그림 17.8.0** [G100]

## 해부학

| | |
|---|---|
| 이는곳 | 어깨뼈밑오목(Fossa subscapularis), 배쪽(ventral) 면 |
| 닿는곳 | 위팔뼈 작은결절(Tuberculum minus humcri)에서 관절주머니 앞쪽으로 이어짐 |
| 신경지배 | 어깨밑신경(N. subscapularis) (C5 – C8) |

## 기능

- 안쪽돌림(internal rotation)(가장 중요한 안쪽돌림근), 모음(Adduction).
- 이 근육은 위팔뼈 머리를 중심에 두며, 관절주머니 긴장근(Kapselspanner)으로 작용하고, 팔을 모을 때 위팔뼈 머리를 아래(caudal)로 당긴다.

## 연관 통증

어깨 뒤쪽부분, 위팔의 뒤쪽에서 팔꿈치까지로, 대개 손목관절까지, 때때로 새끼손가락까지 방사됨

## 증상

- 안정 시 그리고 움직임 시 어깨의 심한 통증
- 근막 통증유발점들은 팔의 저림, 마비, 무거운 느낌을 유발한다.
- 가쪽돌림(External rotation)과 모음이 제한된다.
- 무언가를 던지는 움직임 시, 팔을 번쩍 들어 올릴 시, 무엇보다 공을 되받아칠 때의 어깨 통증
- Travell & Simons에 따르면, 어깨밑근의 근막 통증유발점들은 시간이 지남에 따라 "굳은 어깨(Frozen shoulder)"로 발전한다.
- 어깨와 어깨뼈의 감소된 가동성

## 통증유발점을 찾는 방법

**자세:** 똑바로 누운 자세, 옆으로 누운 자세

어깨뼈 가쪽(lateral) 가장자리로 접근하기 위해서, 치료사는 자신의 손 바깥 면을 손톱들이 가슴(Thorax)의 측면에 놓이게 접촉시킨다. 그 후, 손을 가슴과 어깨뼈(Scapula) 사이에서 천천히 밀어준다. 그러면 손가락 끝은 어깨뼈의 안쪽 면에 도달한다. 다른 손을 이용하여 치료사는 환자의 팔을 안쪽(medial)으로, 위쪽(cranial)으로 또는 아래쪽(caudal)으로 움직인다(고정점(Punctum fixum)과 운동점(Puntum mobile)은 이때 뒤바뀐다). 치료사가 환자의 팔을 모든 방향으로 움직이는 동안, 가슴과 어깨뼈 사이에 놓인 손으로 어깨뼈의 안쪽 면을 진찰하고 만져보며 근막 통증유발점들과 어깨뼈–가슴 유착(scapulothoracic adhesion)을 풀어준다. 결합조직 유착의 해제는 옆으로 누워있는 환자의 어깨뼈 안쪽 가장자리에서도 수행할 수 있다.

## 발생 요인

- 스포츠 중 반복되는 강한 안쪽돌림: 테니스, 핸드볼, 자유형 수영.
- 보다 견고한 어깨 안정성이 요구되는 활동, 예를 들어, 사물을 압박하며 가공하기, 자전거 타기, 복싱, 춤추기(상대방이 이끈다).
- 낙상 또는 손으로 잡아채어 낙상을 막음.
- 앞톱니근(M. serratus anterior)과 어깨밑근의 근막 통증유발점들은 서로를 유도한다.

**주 의**

어깨밑근은 다수의 어깨 문제에서 핵심적인 근육이다. 이 근육은 어깨문제들에서 통증이나 또는 기능장애 여부에 관계없이 신중하게 검사하고 치료해야 한다. 어깨와 어깨뼈의 감소된 가동성에는 어깨–가슴(scapulothoracic) 가동술(mobilization)과 결합조직의 유착의 해제가 필요하다.

## 치료, 자가 치료, 훈련, 인체공학

기법 I – IV, 유연성 운동 (▶그림 17.8.1, ▶그림 17.8.2, ▶그림 17.8.3, ▶그림 17.8.4)

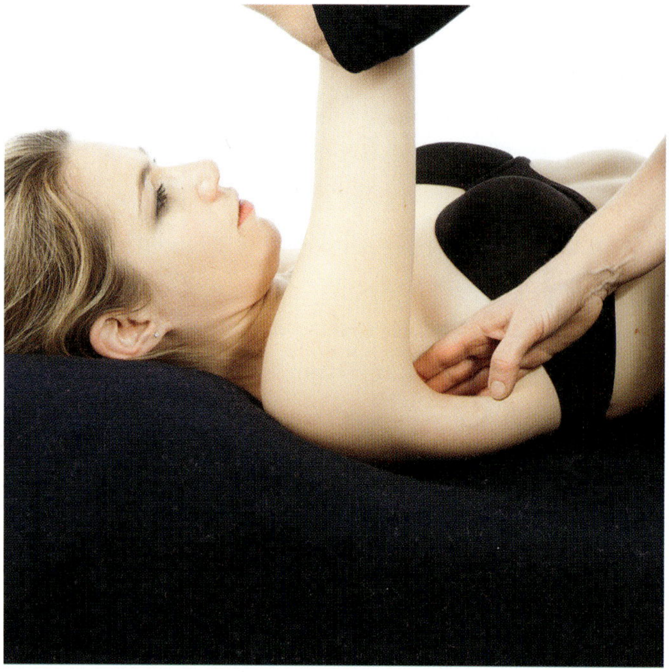

**그림 17.8.1** 어깨밑근: 보조적 움직임을 동반한 허혈성 압박(기법 I). 동일한 위치에서 앞톱니근(M. serratus anterior)과 어깨밑근의 근막 분리가 뒤이어 수행될 수 있다 [K348]

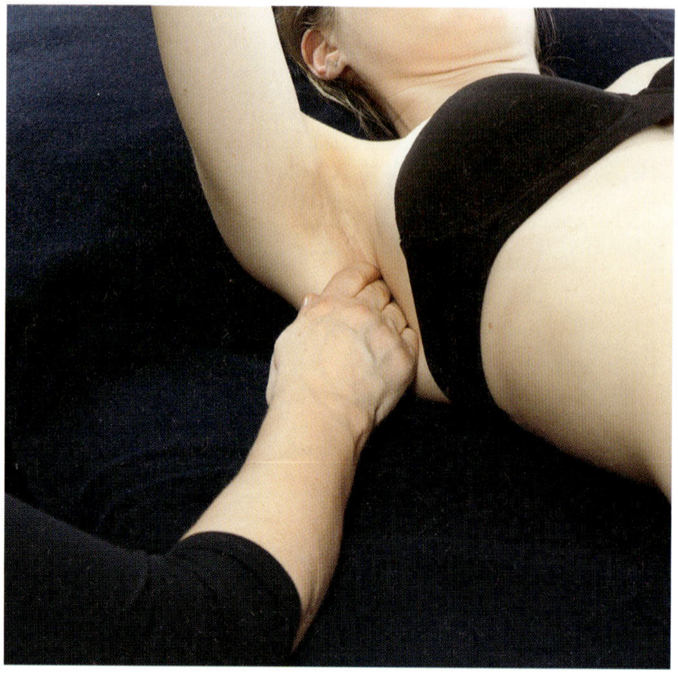

**그림 17.8.2** 어깨밑근: 어깨뼈 안쪽 면 통증유발점 부위의 이완(기법 II), 측면으로부터의 접근 [K348]

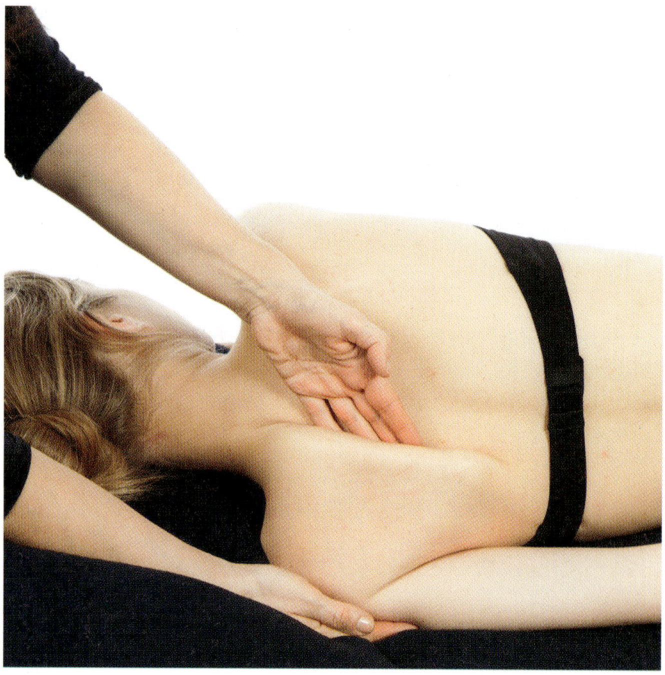

**그림 17.8.3** 어깨밑근: 근막 분리, 등쪽으로부터의 접근 [K348]

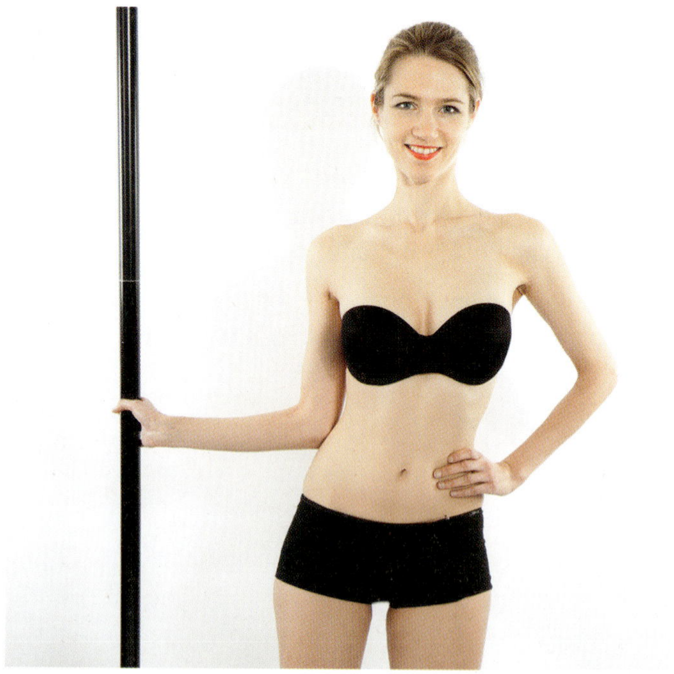

**그림 17.8.4** 어깨밑근: 지지하는 손과 위팔을 가슴에 붙인 채로 자가 스트레칭. 환자는 오른쪽 팔이 몸에서 떨어지게 몸을 돌린다 [K348]

# 17.9 큰마름근과 작은마름근

Mm. rhomboidei major und minor

## 통증유발점과 그 연관부위

▶그림 17.9.0

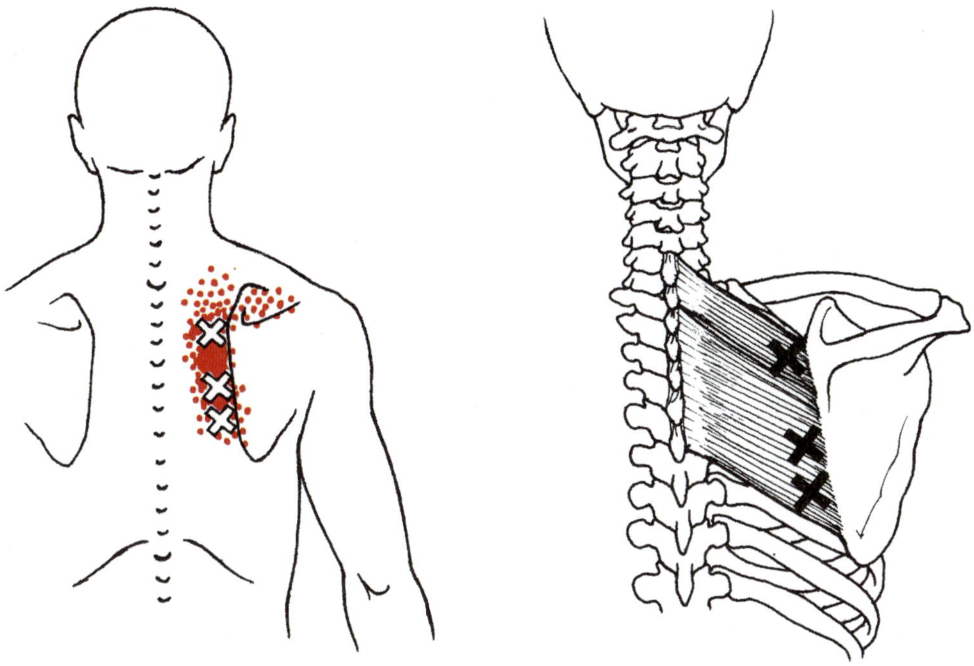

그림 17.9.0 [G100]

## 해부학

| 작은마름근 (M. rhomboideus minor) | |
|---|---|
| 이는곳 | 제 6번과 7번 목뼈의 가시돌기(Processus spinosus) |
| 닿는곳 | 어깨뼈 안쪽(medial) 가장자리 |
| 신경지배 | 등쪽어깨신경(N. dorsalis scapulae) (C4–C5) |

| 큰마름근 (M. rhomboideus major) | |
|---|---|
| 이는곳 | 제 1번에서 4번 등뼈의 가시돌기 |
| 닿는곳 | 어깨뼈 안쪽 가장자리 |
| 신경지배 | 등쪽어깨신경(C4–C5) |

## 기능

어깨뼈 당김과 어깨뼈 아래각(Angulus inferior scapulae)의 안쪽돌림(medial rotation)

17

## 연관 통증

어깨뼈 안쪽 가장자리와 어깨뼈 가시(Spina scapulae) 부분

## 증상

안정을 취할 때에도 표면부의 통증, 염발음, 이 근육의 수축은 팔굽힘을 제한할 수 있다.

## 통증유발점을 찾는 방법

**자세:** 똑바로 누운 자세, 옆으로 누운 자세

마름근들(Mm. rhomboidei)의 통증유발점들은 어깨뼈 안쪽 가장자리에서 검사하고 치료하는 것이 제일 좋다. 여기서 등세모근 위부분(M. trapezius ascendens)의 섬유들과 마름근의 섬유들이 교차하고 섬유가 뻗어있는 방향의 다름으로 명확하게 구별할 수 있다.

## 발생 요인

굽은 등으로 인한 이 근육의 과다 신전과 수축된 대항근들(큰가슴근;M. pectoralis major, 앞톱니근;M. serratus anterior).

**주 의**

마름근들은 어깨뼈의 안정근들로서는 크게 중요하지 않다. 그러나 어깨뼈의 가쪽회전(lateral rotation)을 방해하지 않기 위해, 이 근육들이 수축되지 않아야 한다.
이 근육들의 근막 통증유발점들은 자주 돌기사이관절(facet joint)자극이나 갈비뼈의 가동성 제한(rip blockade)으로 잘못 추측된다.

## 치료, 자가 치료, 훈련, 인체공학

- 기법 I – IV, 자가 신전, 신전, 자세 교정
- 이 표면부 근육들은 마사지 볼들로 자가 치료가 용이하다. 굽은 등은 가능하면 똑바로 세워야 한다. ▶그림 17.9.1, ▶그림 17.9.2, ▶그림 17.9.3, ▶그림 17.9.4).

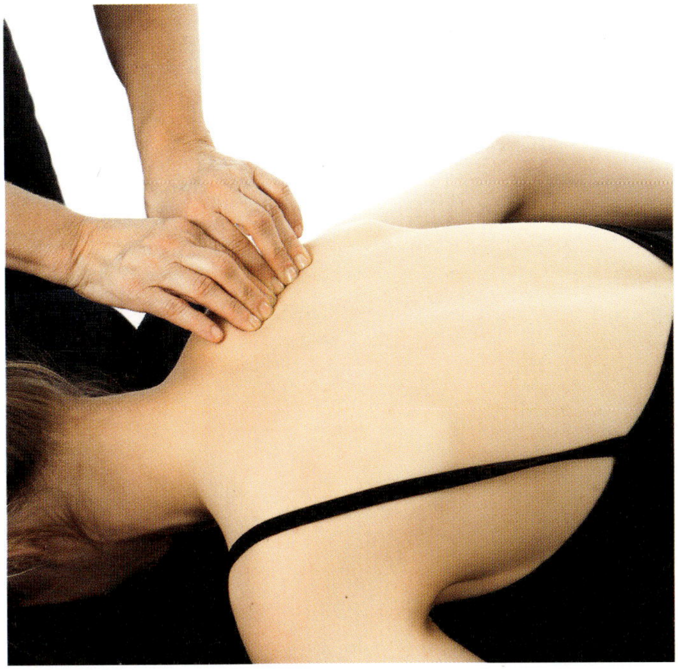

**그림 17.9.1** 큰마름근과 작은마름근: 근육의 섬유를 따라 허혈성 압박(기법 I) [K348]

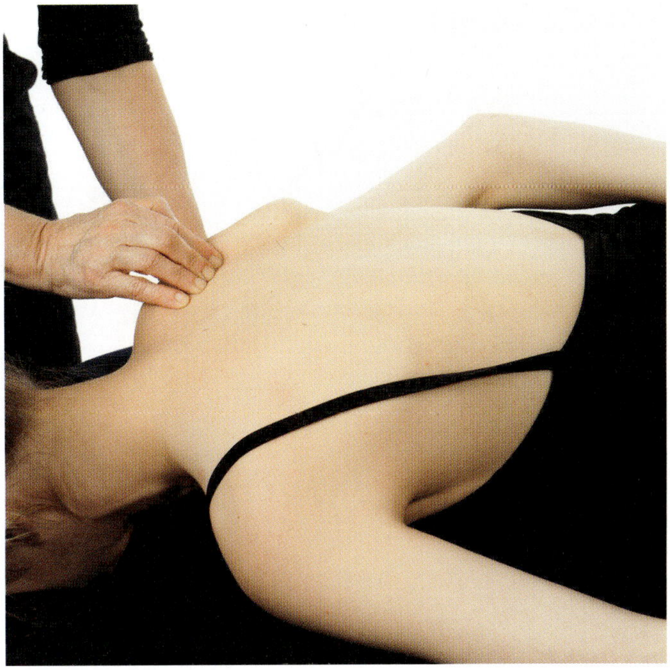

**그림 17.9.2** 큰마름근과 작은마른근: 통증유발점 부위의 이완(기법 II) [K348]

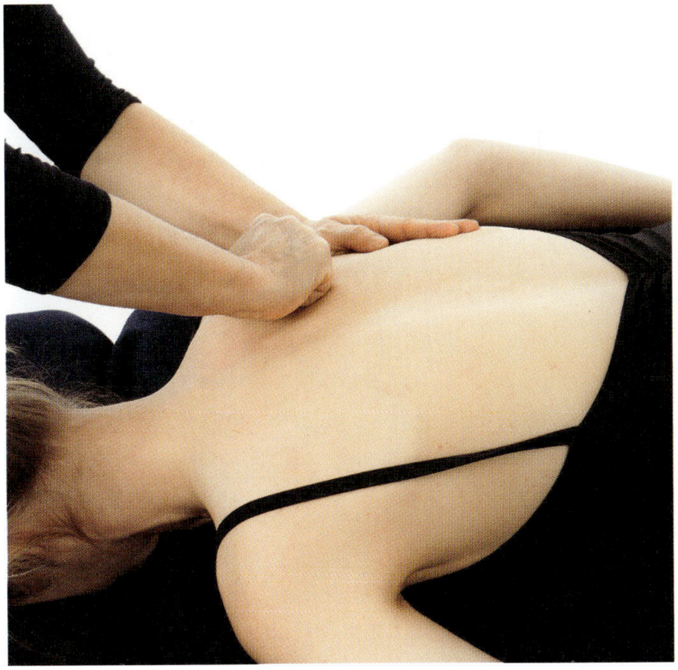

**그림 17.9.3** 큰마름근과 작은마른근: 근막 신전(기법 III) [K348]

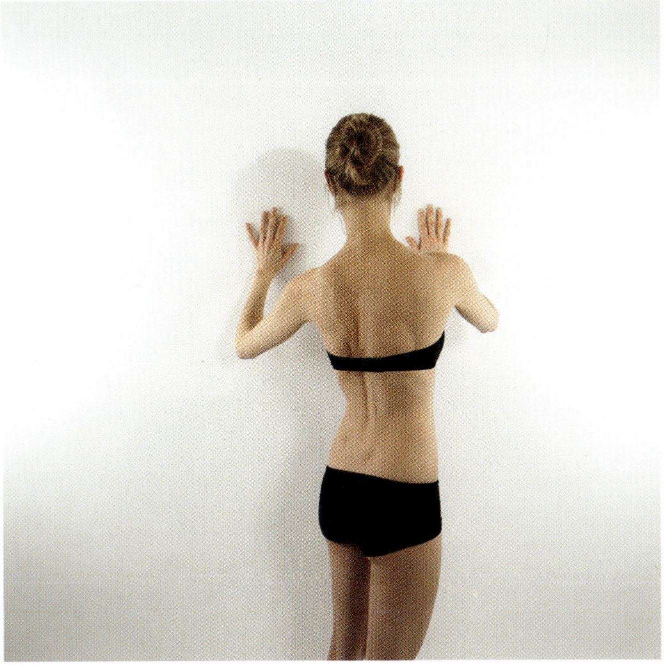

**그림 17.9.4** 벽에 손을 지지한 채로 오른쪽으로 몸통을 회전시키면서 오른쪽 큰마름근과 작은마름근의 자가 신전 [K348]

## 17.10 어깨세모근 M. deltoideus

### 통증유발점과 그 연관부위

▶그림 17.10.0

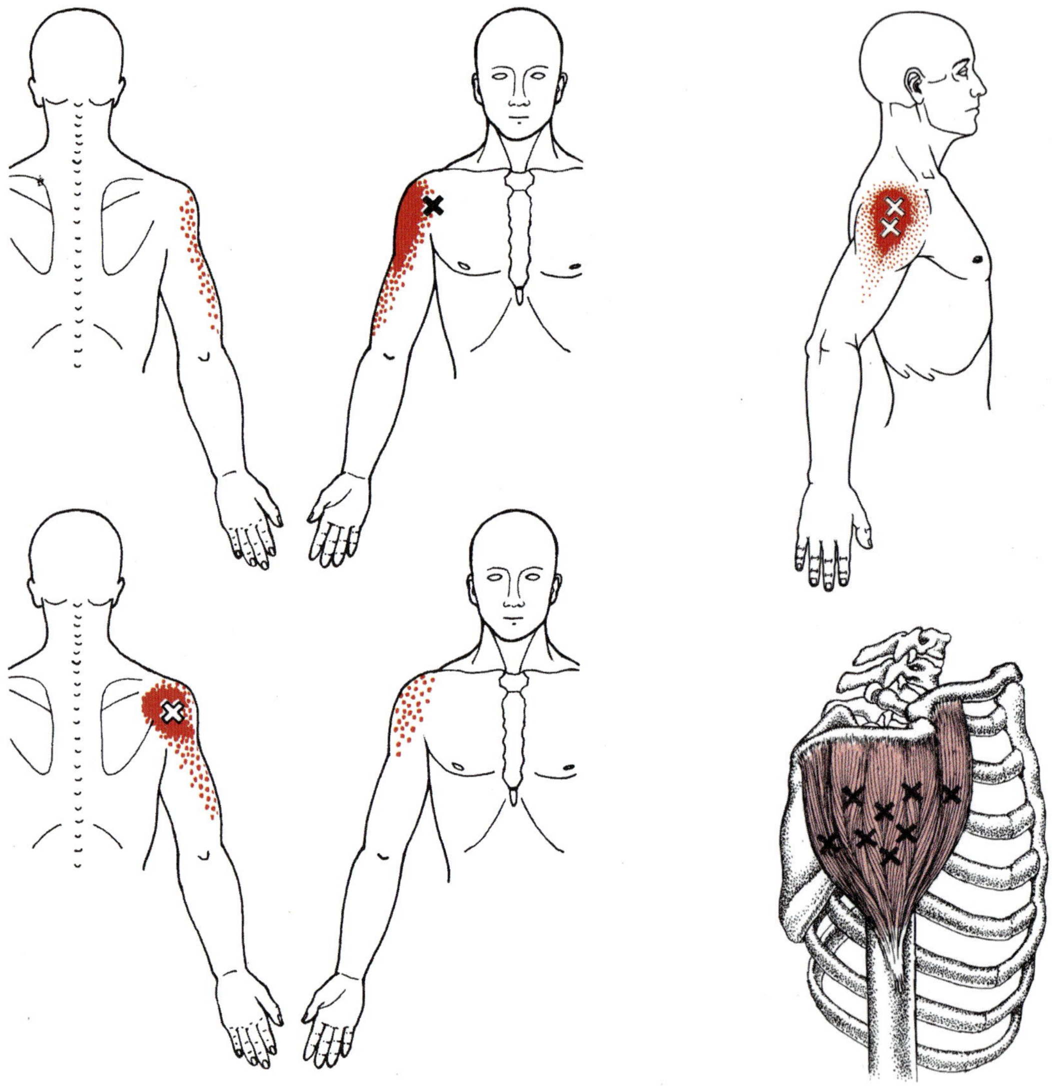

**그림 17.10.0** [G100]

## 해부학

| | |
|---|---|
| 이는곳 | 배쪽(ventral) 부분(빗장부분; Pars clavicularis): 빗장뼈(Clavicula)의 가쪽(lateral) 1/3 |
| | 가쪽(lateral) 부분(봉우리 부분; Pars acromialis): 봉우리(Acromion) |
| | 등쪽(dorsal) 부분(가시부분; Pars spinalis): 어깨뼈가시(Spina scapulae)의 아래쪽 가장자리 |
| 닿는곳 | 위팔뼈(Humerus)의 어깨세모근거친면(Tuberositas deltoidea) |
| 신경지배 | 겨드랑신경(N. axillaris) (C5–C6) |

## 기능

- 벌림(Abduction)
- 배쪽 부분: 수평(transversal) 모음(Adduction)과 굽힘(Flexion)
- 등쪽 부분: 수평 벌림과 폄(Extension)

## 연관 통증

근막 통증유발점 자체의 영역. 근막 통증유발점들은 세 가지 근육부분 모두에서 발생할 수 있다.

## 증상

팔을 움직일 때 통증이 있으며, 안정 상태에서는 통증이 없다.

## 통증유발점을 찾는 방법

**자세:** 똑바로 누운 자세, 옆으로 누운 자세, 엎드린 자세

어깨세모근은 복잡한 깃모양의 섬유배열과 말단(end-plate)에 휘어진 배열을 가진다.(▶그림 3.6c). 통증유발점들은 보통 말단의 근처에 형성된다. 결과적으로 근막 통증유발점들은 어깨세모근의 힘살에서 여러 곳에 형성될 수 있다.

## 발생 요인

- 운동 시 과부하: 수영, 근력운동, 격투기, 무언가를 던지는 움직임들.
- 근육에 타박상 및 타격.

**주 의**

이 근육은 근막 통증유발점들이 자주 생성된다. 배쪽 부분의 앞쪽 가장자리에서 어깨세모근의 통증 부위들은 두갈래근 힘줄(biceps tendon)의 통증과 구별되어야 한다. 그래서 치료사는 검사와 치료 시 어깨세모근의 배쪽(ventral) 모서리에서 아래로부터 잡아야한다. 어깨세모근(M. deltoideus)을 검사하기 위해서는 긴 두갈래근 힘줄(biceps tendon)에서 아래쪽이 아니라, 가쪽(lateral)으로 근육 힘살 쪽으로 압박해야 한다.

## 치료, 자가 치료, 훈련, 인체공학

기법 I–IV, 이 근육은 아령을 가지고 벌림 훈련해야 하며, 처음에는 적은 중량으로, 점차적으로 더 무거운 중량으로 훈련한다. (▶그림 17.10.1, ▶그림 17.10.2, ▶그림 17.10.3, ▶그림 17.10.4).

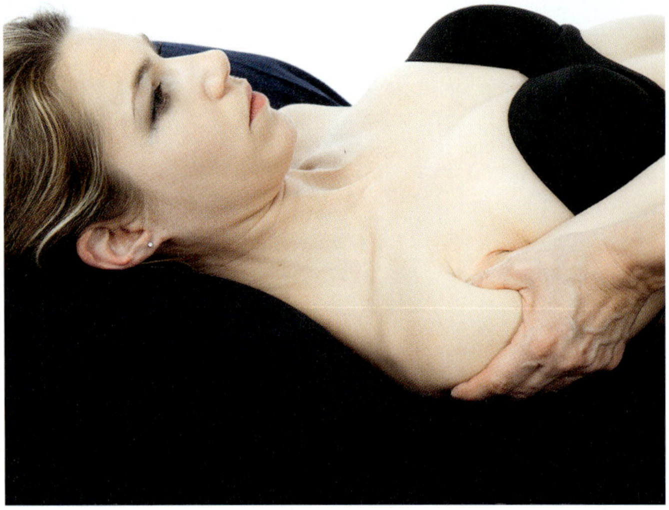

**그림 17.10.1** 어깨세모근, 배쪽 부분: 허혈성 압박(기법 I)과 통증유발점 부위의 이완(기법 II) [K348]

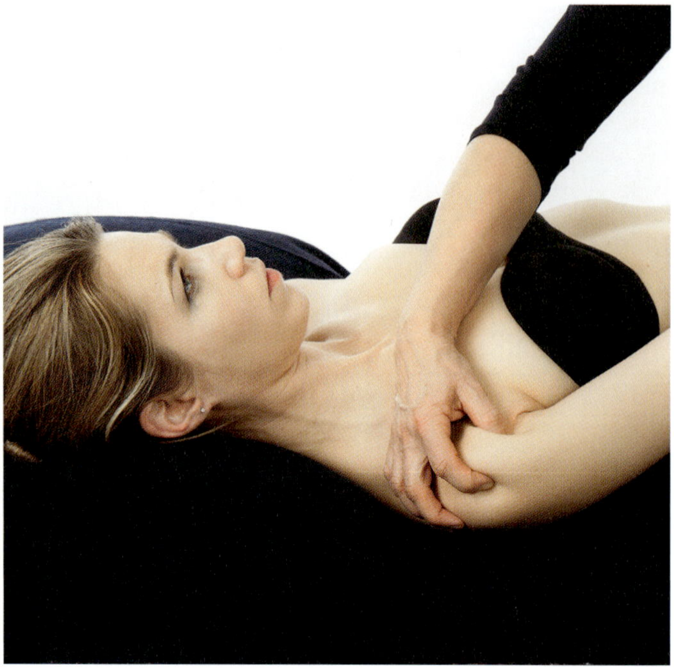

**그림 17.10.2** 어깨세모근, 배쪽 부분: 근육 힘살 방향으로 압박하는 허혈성 압박(기법 I)과 통증유발점 부위의 이완(기법 II) [K348]

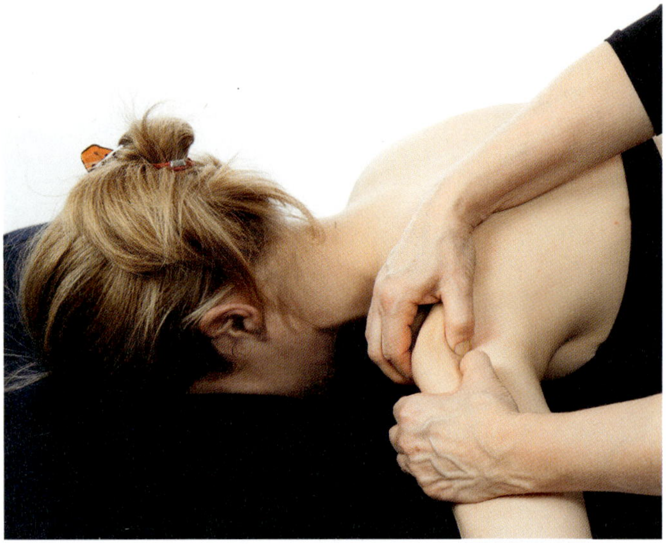

**그림 17.10.3** 어깨세모근, 등쪽 부분: 허혈성 압박(기법 I)과 통증유발점 부위의 압박(기법 II) [K348]

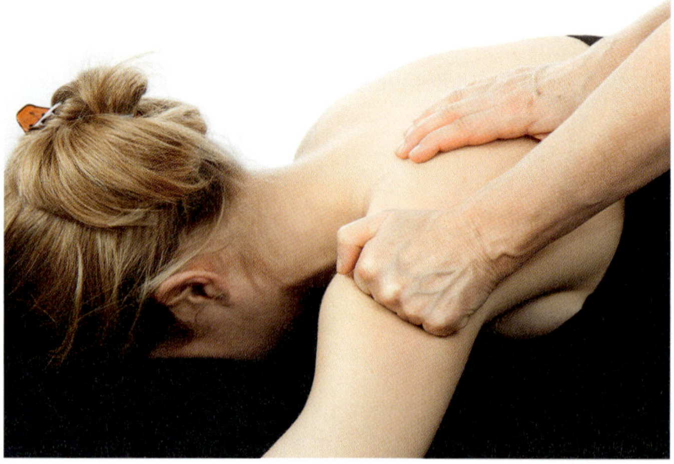

**그림 17.10.4** 어깨세모근: 통증유발점 부위의 이완(기법 III) [K348]

# 17.11 부리위팔근 M. coracobrachialis

## 통증유발점과 그 연관부위

▶그림 17.11.0

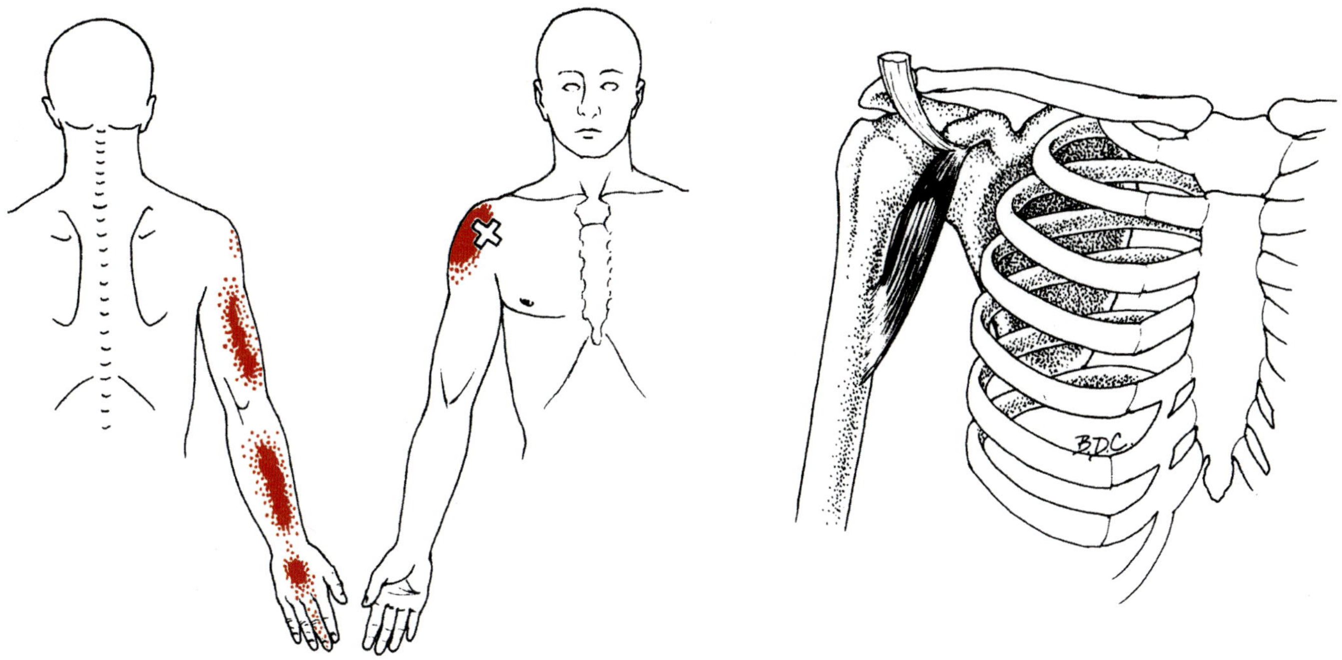


그림 17.11.0 [G100]

## 해부학

| 이는곳 | 부리돌기(Processus coracoideus) |
|---|---|
| 닿는곳 | 위팔뼈(humerus)의 안쪽(medial) 면,<br>작은결절능성(Crista tuberculi minoris)의 먼쪽(distal) |
| 신경지배 | 근육피부신경(N. musculocutaneus) (C6 - C7) |

## 기능

- 오목위팔(Glenohumeral)관절의 모음(Adduction)과 굽힘(Flexion)
- 관절에서 위팔뼈 머리의 고정

## 연관 통증

어깨세모근(M. deltoideus) 앞쪽 부위, 위팔뼈 뒤쪽, 아래팔 뒤쪽, 손등

17

## 증상

- 환자들은 자신의 손을 등에 위치시키기 어렵다.
- 폐색(Entrapments): 근육피부신경은 이 근육을 통과하고 근육경화증(Myogelosis)으로 인해 압박될 수 있다.
  이 신경압박으로 인한 가능한 결과들은 다음과 같다:
  - 아래팔 노쪽(radial) 면의 감각장애(Dysesthesia)와 통증
  - 두갈래근(M. biceps)뿐만 아니라 위팔근(M. brachialis) 또한 근육피부신경에 지배되므로, 팔꿈치를 굽혔을 시 근무력증.
  - 팔꿉 관절의 근육피부신경을 통한 감각적(sensibel) 지배로 인한, 팔꿉 관절의 통증

## 통증유발점을 찾는 방법

**자세:** 똑바로 누운 자세

부리위팔근은 위팔에서 두갈래근의 짧은 갈래 아래에 위치한다. 치료사는 환자의 팔을 굽힘, 가쪽돌림(External rotation), 벌림(Abduction) 상태로 놓는다. 이 때, 위팔뼈 위에서 부리위팔근을 직접적으로 촉진할 수 있다. 이 근육은 팔을 아래 깔개에서 들어 올릴 때, 뚜렷하게 긴장된다.

## 발생 요인

엎드려뻗친 자세, 암벽등반(Climbing), 자전거 타기, 테니스, 공을 사용하는 운동들.

**주 의**

이 근육은 단독으로 영향을 미치는 일은 드물다. 해당 근육은 손등으로 등을 문지를 때 팔의 잔여 통증과 약하게 제한된 가동성에 관련이 있다.

## 치료, 자가 치료, 훈련, 인체공학

기법 I, II, IV (이 근육을 통과하는 근육피부신경에 가해지는 압박 때문에 주의가 필요하다) (▶그림 17.11.1, ▶그림 17.11.2, ▶그림 17.11.3)

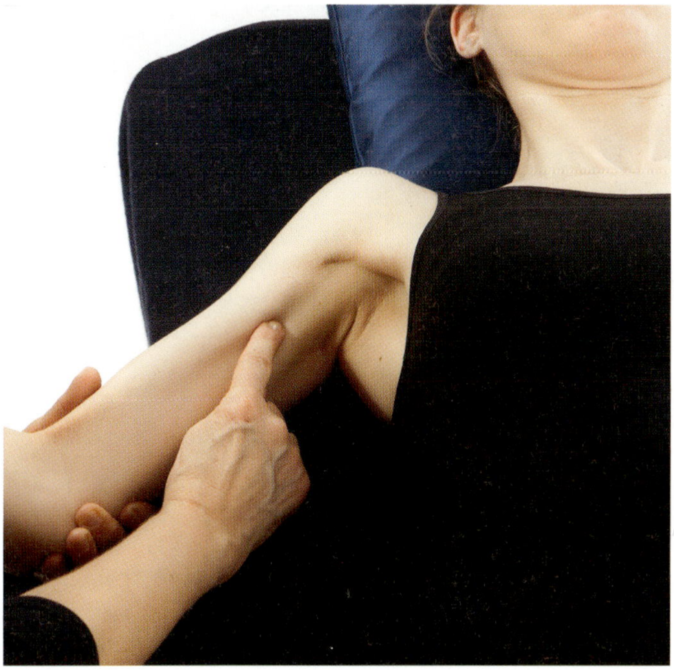

**그림 17.11.1** 부리위팔근: 짧은 두갈래근 힘줄(biceps tendon) 아래에서 이 근육의 허혈성 압박(기법 I) [K348]

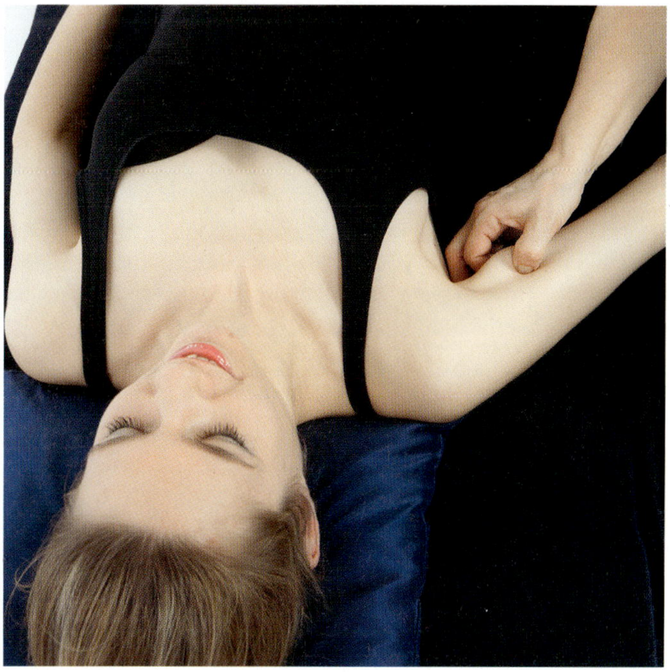

**그림 17.11.2** 부리위팔근: 통증유발점 부위의 이완(기법 II) [K348]

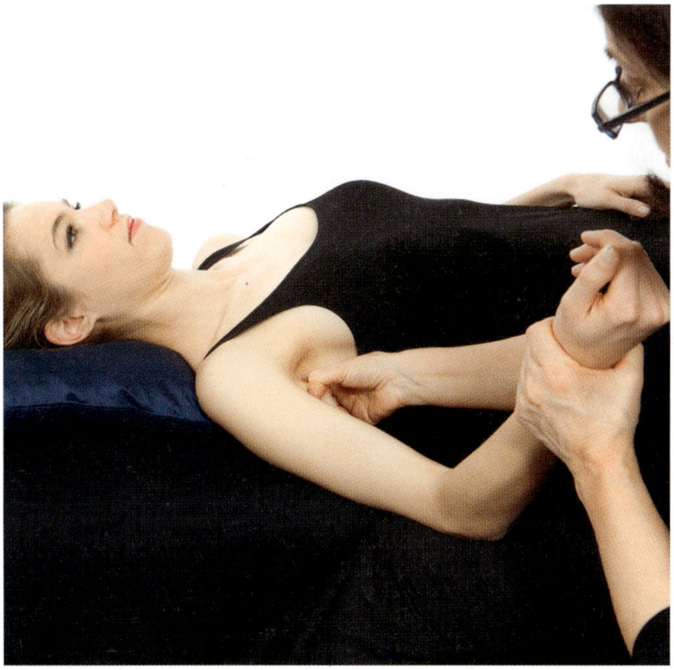

**그림 17.11.3** 부리위팔근: 근막분리와 이 근육의 떼어냄 (기법 IV) [K348]

# 17.12 위팔두갈래근 M. biceps brachii

## 통증유발점과 그 연관부위

▶그림 17.12.0

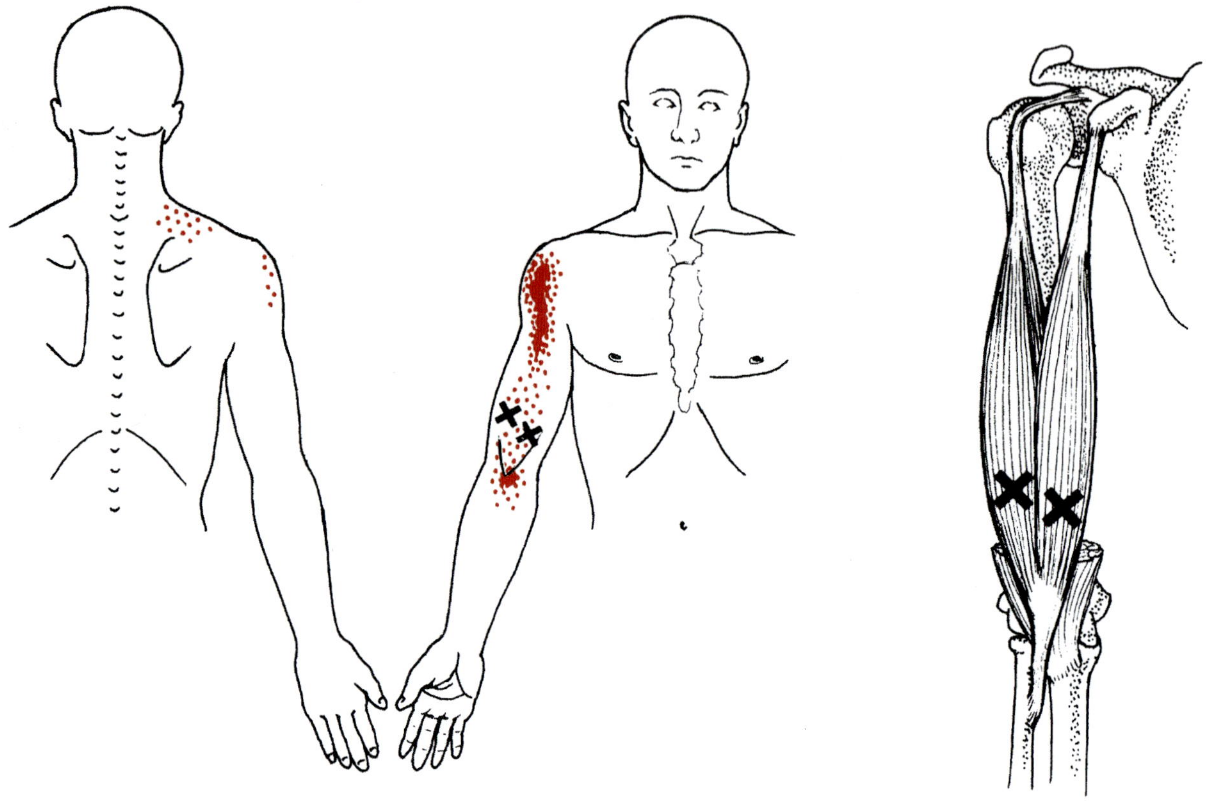

그림 17.12.0 [G100]

## 해부학

| 이는곳 | 긴갈래(Caput longum): 접시위결절(Tuberculum supraglenoidale) |
|---|---|
| | 짧은갈래(Caput breve): 부리돌기(Processus coracoideus) |
| | 양 갈래는 어깨세모근(M. deltoideus) 닿는곳의 높이에서 대부분 하나로 합쳐진다. |
| 닿는곳 | 노뼈거친면(Tuberositas radii)과 위팔두갈래근널힘줄(Lacertus fibrosus)을 거쳐 아래팔 근막의 자쪽(ulnar)면으로 닿는다. |
| 신경지배 | 근육피부신경(N. musculocutaneus) (C5 - C6) |

## 기능

- 양 갈래: 팔꿉 굽힘(Elbow flexion)과 뒤침(Supination), 위팔뼈 머리의 관절 중앙 고정
- 긴 갈래: 오목위팔(Glenohumeral) 관절을 사용한 벌림(Abduction)과 가쪽돌림(External rotation)
- 짧은 갈래: 수평 모음(transversal Adduction)

## 연관 통증

팔꿈치와 위팔의 앞쪽 면. 위팔두갈래근은 몸쪽으로(proximal)로 뻗어나가는 몇 안 되는 근육들 중 하나이다.

## 증상

- 팔을 굽힌 상태(Flexion)로 벌렸을 때, 앞쪽 어깨의 표면부 통증
- 아래팔을 구부린 채로 무거운 가방을 들었을 때의 통증
- 오목위팔 관절을 이용한 폄(Extension)과 엎침(Pronation)시 긴 갈래의 뻐근한 신전통증(Dehnschmerzen)
- 오목위팔 관절을 이용한 폄, 벌림, 엎침 시 짧은 갈래의 뻐근한 신전통증

## 통증유발점을 찾는 방법

**자세:** 똑바로 누운 자세

이 근육들은 집게 촉진법을 이용하여 아래팔의 굽힘과 뒤침 상태에서 검사될 수 있다. 두갈래근고랑(Sulcus bicipitalis)의 근육 힘줄은 교차-마찰마사지(Querfriktionen)를 이용해 치료할 수 있다.

## 발생 요인

- 특히 굽혀진 팔에서, 만성적으로 또는 급작스럽게 과도한 중량을 들어 올림.
- 아래팔을 구부린 채로 무거운 가방을 들었을 때의 통증.
- 머리 위로의 작업. 예: 목수일 또는 석고작업.
- 과도한 근력 운동, 테니스, 배구, 핸드볼과 같이 공을 사용하는 운동들.

17

**주 의**

두갈래근(M. biceps)의 이완을 위해서 위팔근(M. brachialis)이 강화되어야 한다. 이를 위해 아령이나 세라밴드(Theraband)를 사용해서 엎침 상태로 팔꿉을 굽히는 운동들이 적합하다.
긴 두갈래근 힘줄의 파열은 보통 기능적 손상을 초래하지 않고, 이 근육의 찢어짐은 위팔의 먼쪽(distal)에 눈에 뜨는 돌출부로서 나타난다.

## 치료, 자가 치료, 훈련, 인체공학

기법 I - IV, 신전, 굽힘과 뒤침을 이용한 두갈래근의 강화, 굽힘과 엎침을 이용한 위팔근의 강화 (▶그림 17.12.1, ▶그림 17.12.2, ▶그림 17.12.3, ▶그림 17.12.4)

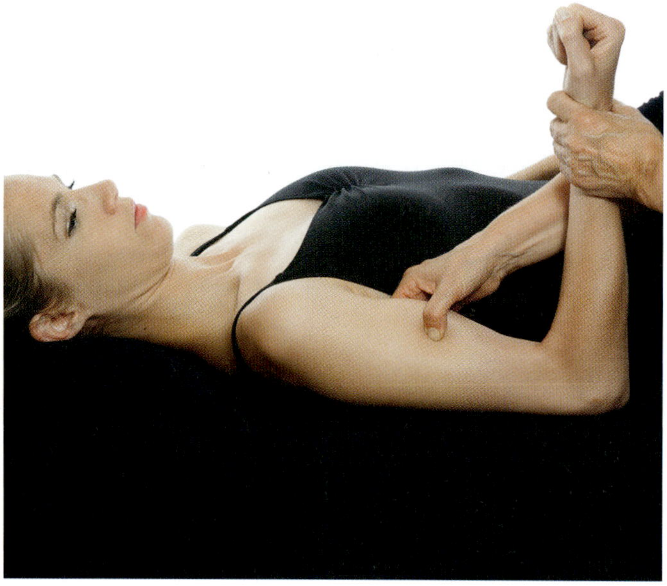

**그림 17.12.1** 위팔두갈래근: 이 근육에 집게 촉진법을 사용한 허혈성 압박(기법 I)과 통증유발점 부위의 이완(기법 II) [K348]

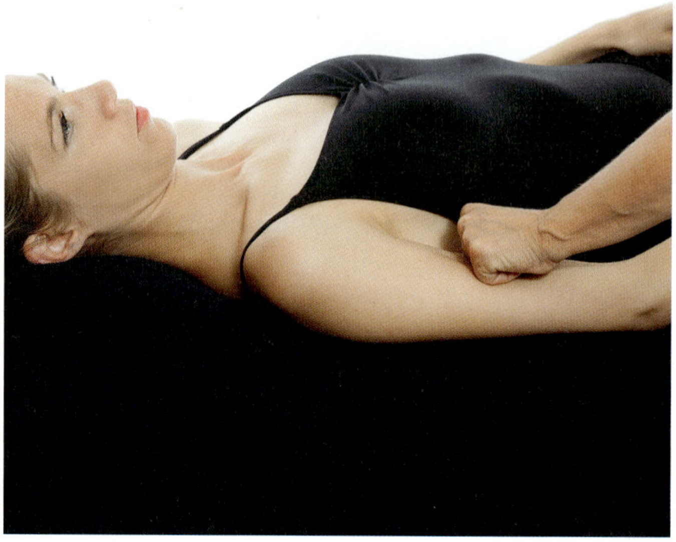

**그림 17.12.2** 위팔두갈래근: 근막 신전 [K348]

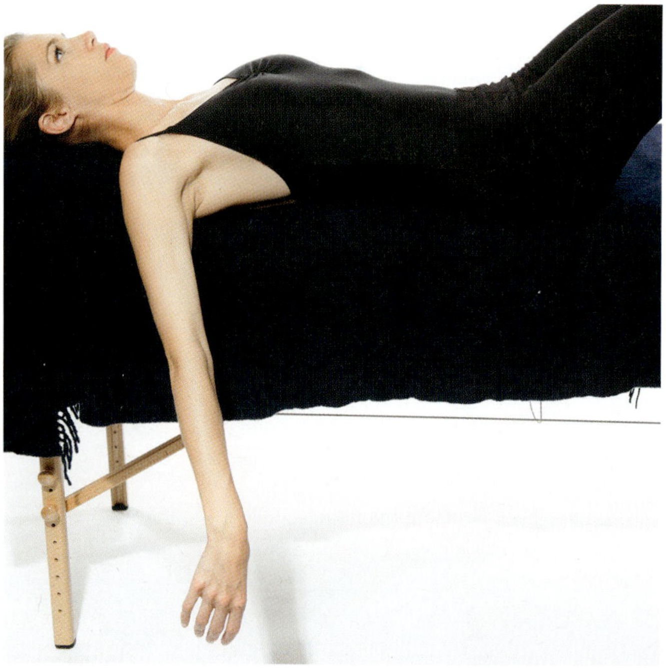

**그림 17.12.3** 위팔두갈래근: 위팔뼈의 폄과 벌림 및 팔꿈치에서의 엎침으로 인한 짧은 갈래의 근육 신전 [K348]

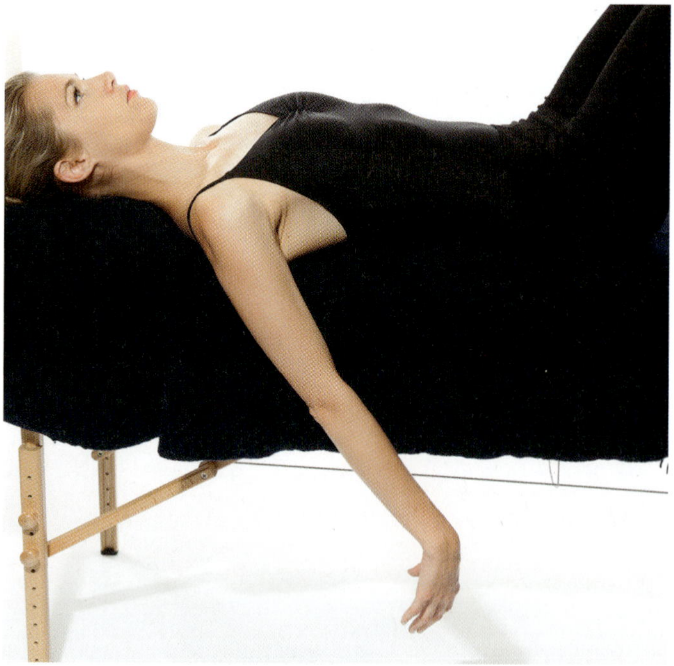

**그림 17.12.4** 위팔두갈래근: 위팔뼈의 폄과 팔꿈치에서의 엎침으로 인한 긴 갈래의 근육 신전 [K348]

# 17.13 위팔근 M. brachialis

## 통증유발점과 그 연관부위

▶그림 17.13.0

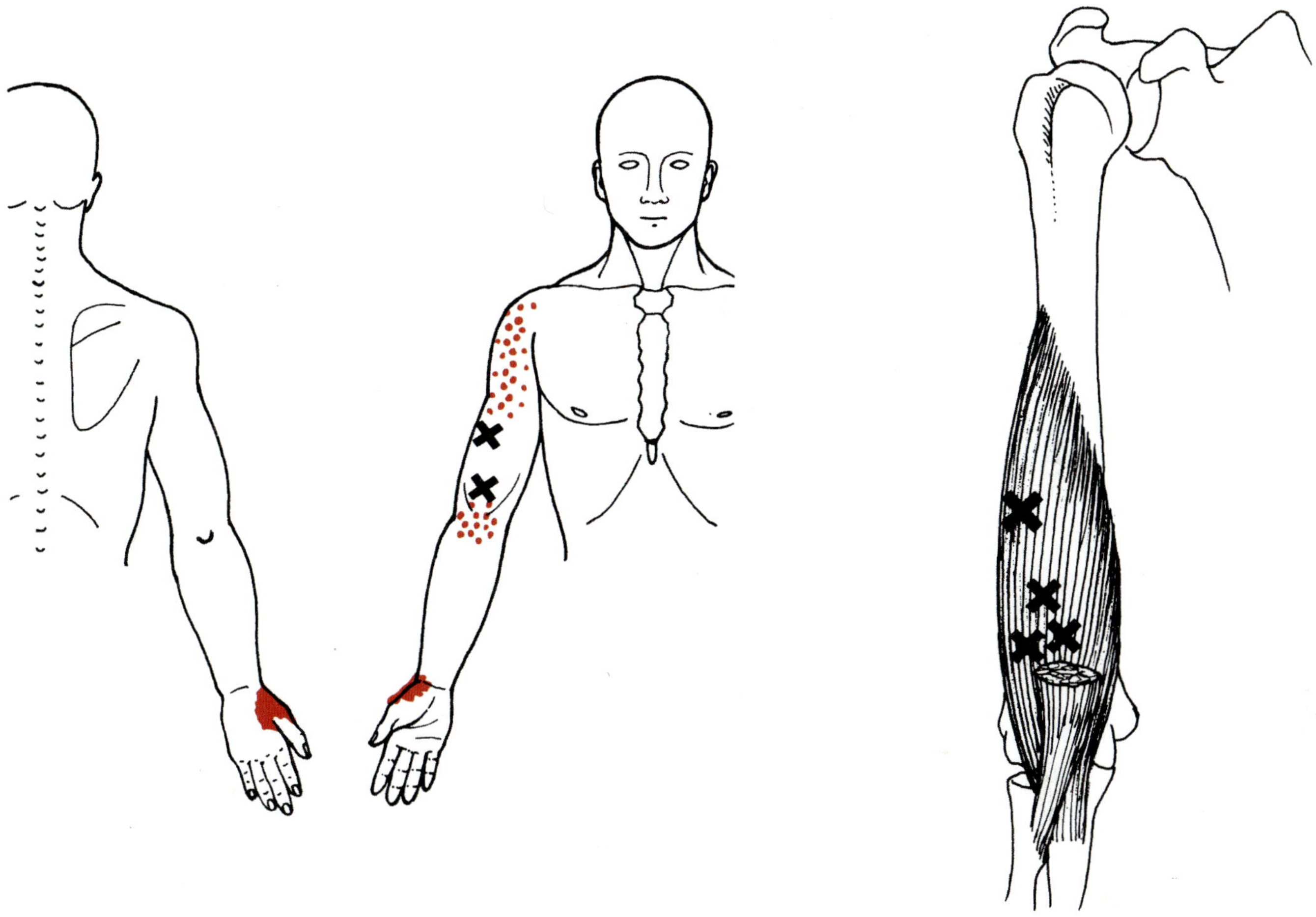

그림 17.13.0 [G100]

## 해부학

| 이는곳 | 위팔뼈(humerus)의 먼쪽(distal) 앞면과 위팔근육사이막(Septum intermusculare) |
|---|---|
| 닿는곳 | 자뼈거친면(Tuberositas ulnae) |
| 신경지배 | 근육피부신경(N. musculocutaneus) (C5–C6) |

## 기능

이 근육은 가장 강력한 팔꿉굽힘근(Elbow flexor)이고 아래팔의 엎침(Pronation)상태와 뒤침(Supination)상태로부터 독립적으로 행동한다.

## 연관 통증

팔꿉앞부위(Regio cubitalis anterior), 엄지손가락 뿌리(마디뼈바닥), 엄지손가락과 검지손가락 사이의 손가락붙음증(Syndactylia), 위팔의 배쪽(ventral)



## 증상

- 팔꿉 통증, 가쪽(lateral) 또는 안쪽(medial), 팔꿉 굽힘 시 무력감
- 폐색(Entrapment): 근육사이막을 통과하여 배쪽으로의 신경의 관통과 위팔근 가쪽(lateral) 가장자리의 근육경화증(Myogelosis)으로 인해 노신경(N. radialis)의 감각신경 가지가 압박될 수 있다. 이 폐색은 엄지손가락 손등 쪽의 마비감(무감각)과 저림을 유발한다.

## 통증유발점을 찾는 방법

**자세:** 똑바로 누운 자세

위팔근은 두갈래근(M. biceps) 아래에 위치해있다. 위팔근은 팔꿈치가 엎침 상태에서 저항에 대항하여 굽혔을 때, 뚜렷하게 식별된다. 위팔근의 근막 통증유발점들을 찾을 때 두갈래근은 가쪽 및 안쪽에서의 접근을 위해 중앙으로 밀려야 한다. 이 근육의 안쪽 면에는 자신경(N. ulnar)과 정중신경(N. medianus)이 뻗어있음을 유의해야 한다.

세갈래근(M. triceps)의 안쪽갈래(Caput mediale)와 구별하기 위해서, 팔꿉을 피고(Extension) 굽히는(Flexion) 행위에 있어서 유동적인 저항을 준다.

## 발생 요인

팔꿈치를 굽히고 엎침 상태에서 무거운 짐을 드는 행위. 악기 연주, 굽힌 아래팔에 가방을 드는 행위.

**주 의**

위팔근은 가장 강력한 팔꿉굽힘근(Elbow flexor)이다. 이 근육은 엎침 상태와 뒤침 상태로부터 독립적으로 행동하는 반면, 협동근(Synergist) 인 두갈래근은 뒤침 상태에서만 자신의 힘을 최대한으로 발휘할 수 있다.

## 치료, 자가 치료, 훈련, 인체공학

기법 I–IV, 근력 강화, 노신경에 대한 신경운동성 훈련들(▶그림 17.13.1, ▶그림 17.13.2, ▶그림 17.13.3, ▶그림 17.13.4)

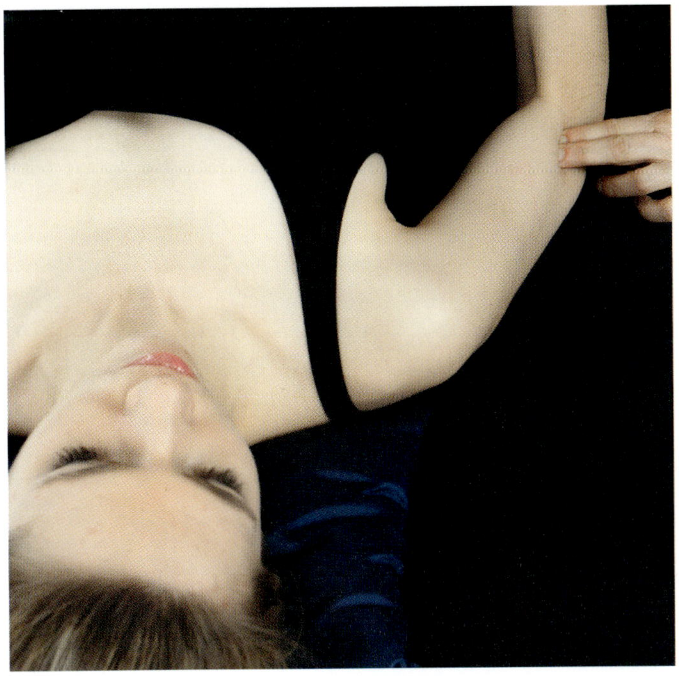

**그림 17.13.1** 위팔근: 근육 가쪽 가장자리에서의 허혈성 압박(기법 I) [K348]

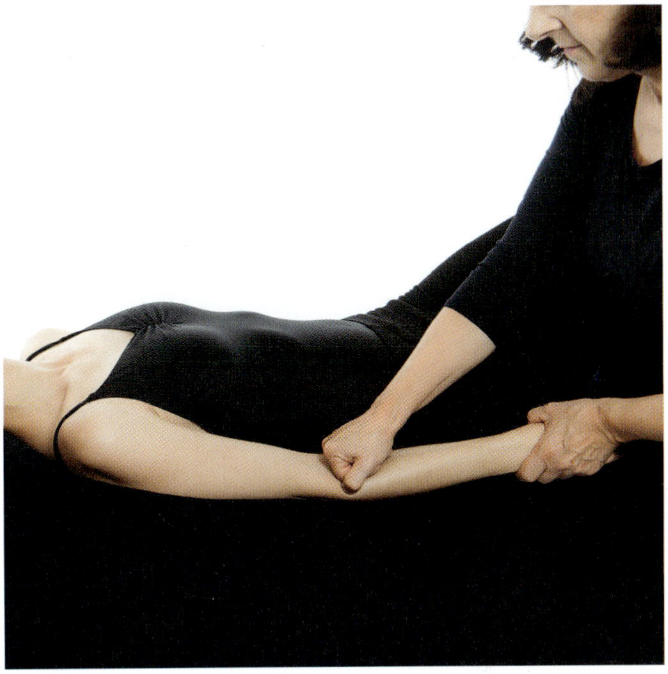

**그림 17.13.2** 위팔근: 근막 신전, 기법 III [K348]

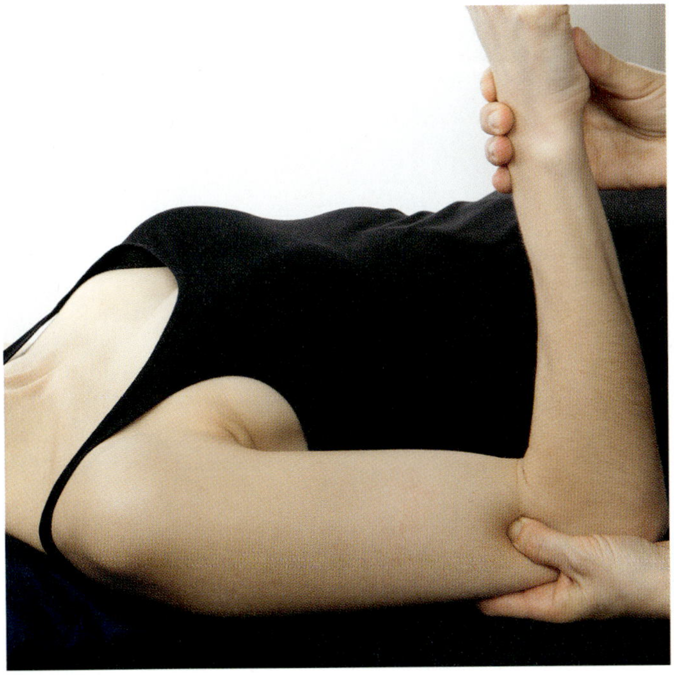

**그림 17.13.3** 위팔근: 위팔근과 위팔두갈래근(M. biceps brachii) 사이의 근막 분리 [K348]

# 17.14 위팔세갈래근, 팔꿈치근

M. triceps brachii, M. anconeus

## 통증유발점과 그 연관부위

▶그림 17.14.0

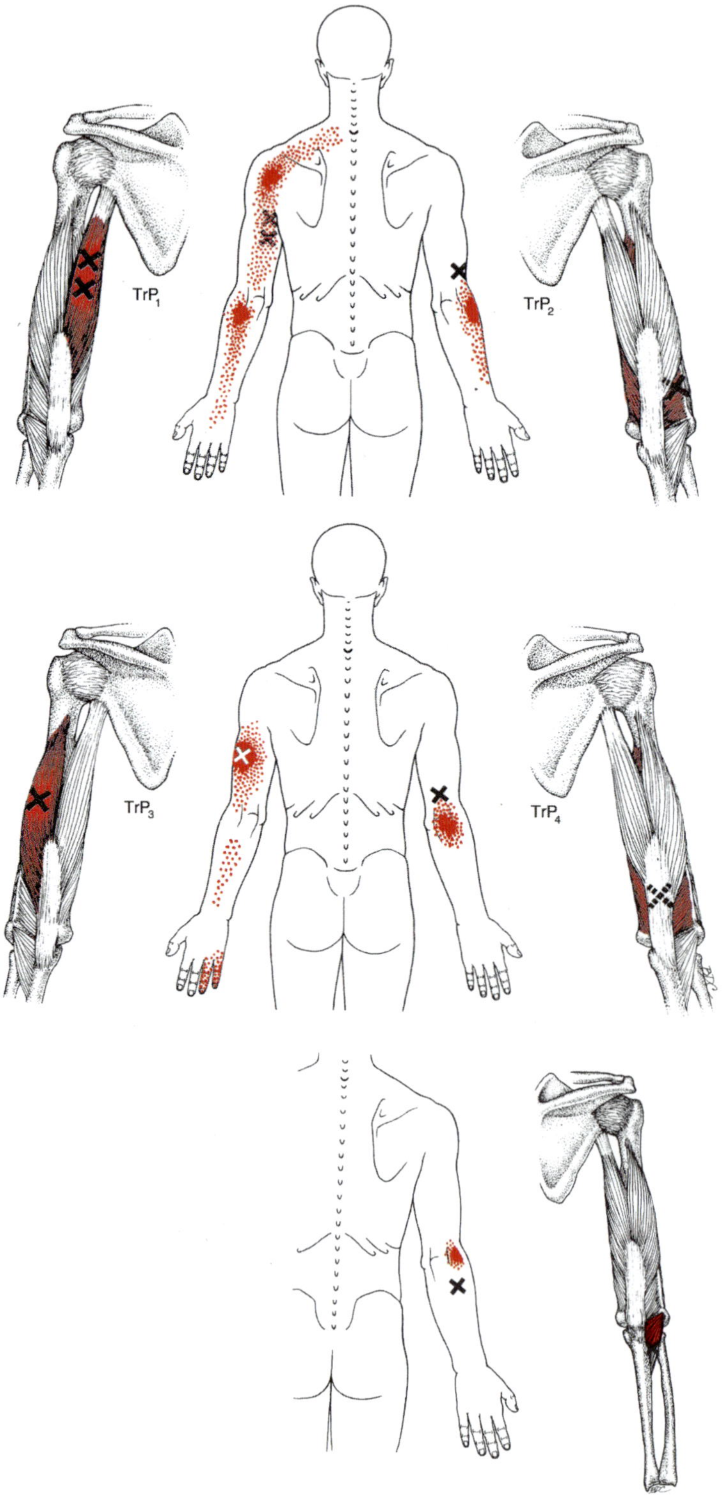




그림 17.14.0 [G100]

## 해부학

| 위팔세갈래근 (M. triceps brachii) | |
|---|---|
| 이는곳 | 긴갈래(Caput longum): 어깨뼈(Scapula)의 접시아래결절(Tuberculum infraglenoidale) |
| | 가쪽갈래(Caput laterale): 위팔뼈(Humerus)의 뒤가쪽(dorsolateral) 면 |
| | 안쪽갈래(Caput mediale): 위팔뼈 뒤쪽 면의 아래 2/3 |
| 닿는곳 | 3개의 모든 갈래들은 힘줄판을 형성하고 자뼈의 팔꿈치머리(Olecranon ulnae)에서 끝난다. |
| 신경지배 | 노신경(N. radialis) (C6–C8) |

| 팔꿈치근 (M. anconeus) | |
|---|---|
| 이는곳 | 위팔뼈의 가쪽위관절융기(Epicondylus lateralis humeri), 가쪽곁인대(Lig. collaterale radiale) |
| 닿는곳 | 자뼈의 팔꿈치머리와 관절주머니 |
| 신경지배 | 노신경(C7–C8) |

## 기능

- 위팔세갈래근의 모든 부분들과 팔꿈치근은 팔꿉을 펴는(Extension) 작용을 한다.
- 긴갈래는 추가적으로: 어깨 관절에서의 위팔뼈 모음(Adduction)
- 팔꿈치근은 추가적으로: 팔꿉 관절에서의 관절주머니 긴장근(Kapselspanner)

## 연관 통증

- 긴갈래: 어깨 뒤쪽부터 아래팔까지
- 가쪽갈래: 위팔 부분, 아래팔에서 네번째와 다섯번째 손가락까지
- 안쪽갈래: 가쪽위관절융기와 안쪽위관절융기(Epicondylus medialis)
- 팔꿈치근: 가쪽위관절융기

## 증상

- 팔등 면에서의 위치를 찾기 어려운 통증
- 만성 가쪽위관절융기염(Lateral Epicondylodynia) (테니스팔꿉증;tennis elbow), 드물게 또한 만성 안쪽위관절융기염(Mediale Epikondylodynia)
- 폐색(Entrapment): 노신경은 가쪽 갈래의 아래로 지나가고 근육경화증(Myogelosis)에 의해 압박될 수 있다. 협착은 아래팔 먼 쪽(distal) 뒷면 및 손등의 저림과 마비감(무감각)을 유발한다.

## 통증유발점을 찾는 방법

**자세:** 엎드린 자세

팔꿉을 피는 것에 대해 저항이 있을 경우 모든 근육 부분들을 조사해야 한다. 전체 근육에 대한 편평한 근막기법은 근막 통증유발점을 찾는 것을 용이하게 한다. 팔꿈치근은 노뼈(Radius)의 머리와 팔꿈치머리 사이의 먼 쪽에 위치하며, 팔꿉을 끝까지 폈을 경우 더욱 명확한 근육의 힘살을 볼 수 있다.

## 발생 요인

엎드려뻗친 자세로 인한 과부하, 근력 운동, 지팡이를 이용한 걷기, 스키, 노 젓기.

**주 의**

안쪽갈래의 가쪽(lateral) 가장자리에 위치한 근막 통증유발점들은 흔히 만성 가쪽위관절융기염(Lateral Epicondylodynia)의 고통을 재현한다. 위팔근(M. brachialis)은 위팔세갈래근 안쪽갈래의 대항근(Antagonist)이다. 이 반대(antagonic) 작용을 하는 근육들은 주로 근막 통증유발점들에 의해 공동으로 영향을 받는다.
가쪽갈래는 보통 두드림(Knock)에 민감하다. 주로 팔꿈치근에서 두드림에 대한 민감성과 환자가 알고있는 팔꿉통증(Elbow pain)을 재현할 수 있다. 따라서 이 근육은 항상 검사되고 동시에 치료되어야 한다.

## 치료, 자가 치료, 훈련, 인체공학

기법 I–IV, 노신경에 대한 신경운동성 훈련들, 유연성 운동 및 근력강화는 적절한 방법으로, 근력강화는 적당히 그리고 천천히 단계를 증가시키며 이루어져야 한다. (▶그림 17.14.1, ▶그림 17.14.2, ▶그림 17.14.3, ▶그림 17.14.4).

17

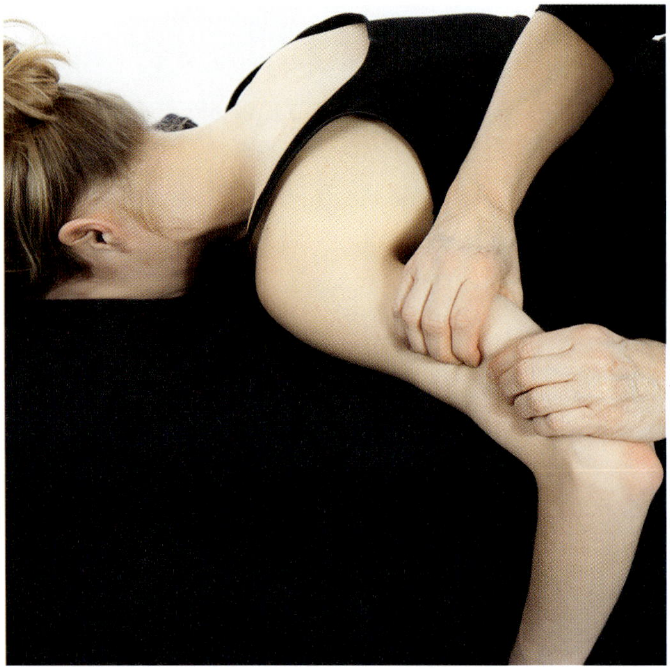

**그림 17.14.1** 세갈래근(M. triceps): 세갈래근과 근육사이막(Septum intermusculare) 사이에 허혈성 압박(기법 I), 통증유발점 부위의 이완(기법 II), 근막 분리 (기법 IV) [K348]

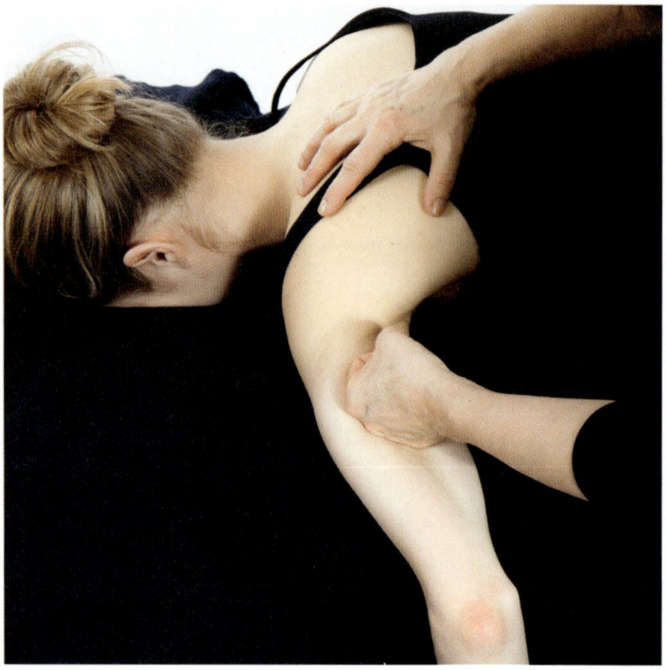

**그림 17.14.2** 세갈래근: 모든 세 가지 근육 부분들의 근막 신전(기법 III) [K348]

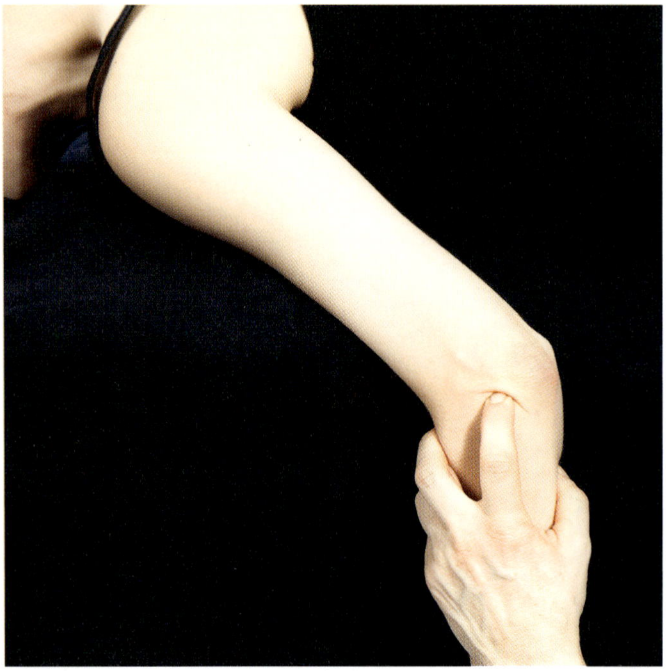

**그림 17.14.3** 팔꿈치근: 허혈성 압박 (기법 I) [K348]

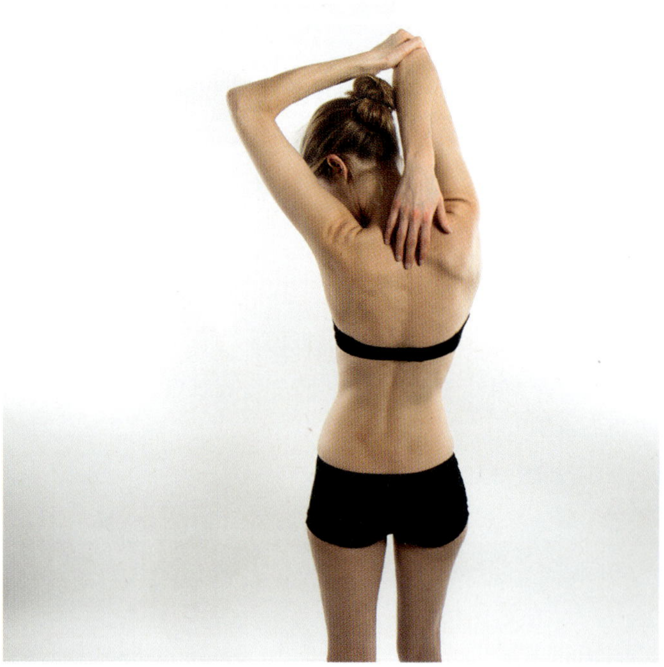

**그림 17.14.4** 세갈래근: 모든 세 가지 근육 부분들의 자가 신전 [K348]

CHAPTER

# 18 아래팔과 손
Unterarm und Hand

## 18.1 위팔노근 M. brachioradialis

### 통증유발점과 그 연관부위

▶그림 18.1.0

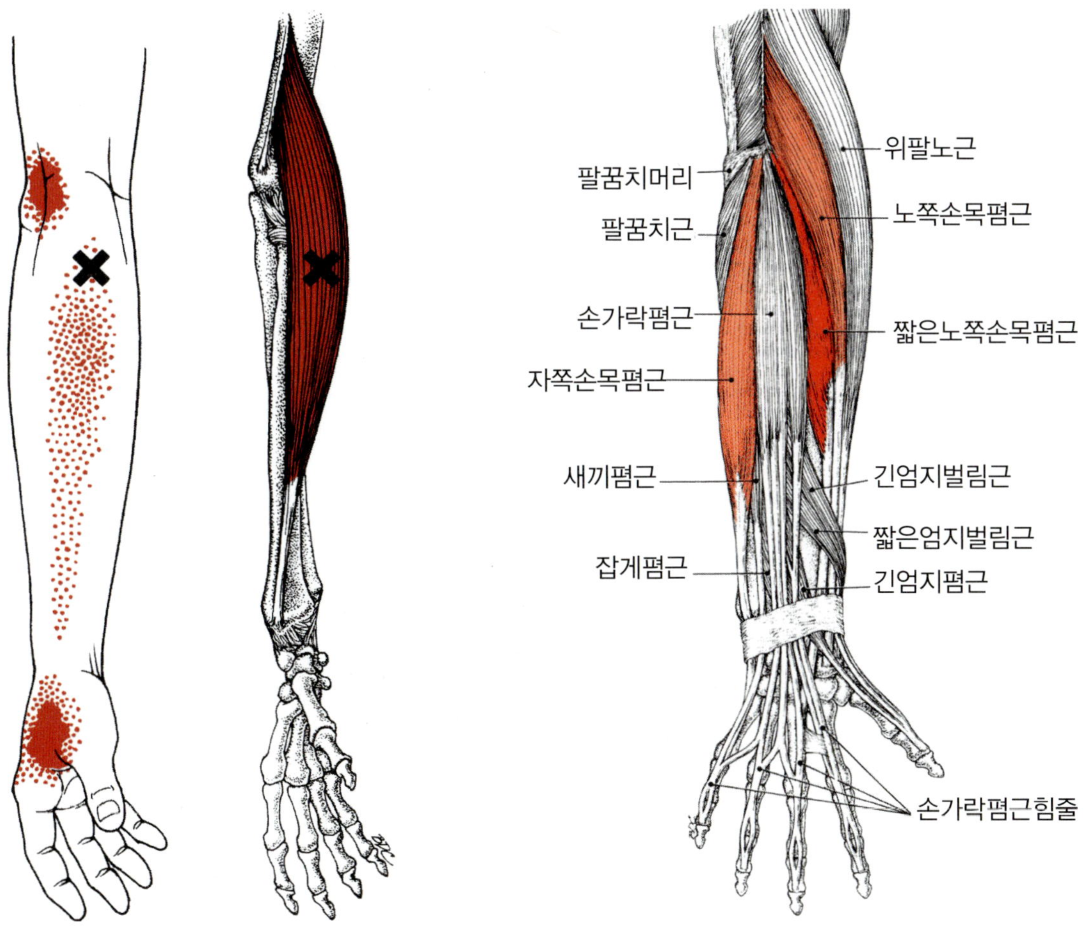


**그림 18.1.0** [G100]

## 해부학

| | |
|---|---|
| 이는곳 | 위팔가쪽모서리(Margo lateralis humeri)와 근육사이막(Septum intermusculare) |
| 닿는곳 | 붓돌기(Processus styloideus radii) |
| 신경지배 | 노신경(N. radialis) (C5-C6) |

## 기능

이 근육은 팔꿉을 구부리고 아래팔을 엎침(Pronation)과 뒤침(Supination) 사이의 중간 위치에 놓는다.

## 연관 통증

- 가쪽위관절융기(Epicondylus lateralis)
- 엄지손가락과 집게손가락 사이의 손가락붙음증(Syndactylia)

## 증상

보통 테니스 엘보우(Tennis elbow)와 관련 있음

## 통증유발점을 찾는 방법

**자세:** 바로 누운 자세, 앉은 자세

팔꿉을 90° 굽히고 엎침과 뒤침 사이의 중간 위치에서 치료사는 반대되는 힘(resistance)을 준다. 등척 긴장(isometric tension)을 통해 이 근육이 뚜렷하게 보이게 된다. 집게 촉진법을 이용하면 이 근육을 수월하게 검사하고 치료할 수 있다.

## 유발 요인

아래팔에 무거운 가방을 걸침, 자전거 타기, 암벽 등반, 테니스, 배구.

**주 의**

만성 가쪽위관절융기염(Laterale Epikondylodynia)의 경우 이 질병과 연관 가능성이 있는 모든 근육들을 조사해야 한다. 이에 해당되는 근육들은 특히 손뒤침근(M. supinator), 위팔노근(M. brachioradialis), 위팔근(M. brachialis), 긴노쪽손목폄근(Mm. extensor carpi radialis longus), 손가락폄근(M. extensor digitorum), 세갈래근(M. triceps), 팔꿈치근(M. anconeus), 가시위근(M. supraspinatus), 그리고 가시아래근(M. infraspinatus)이다.
이 근육들의 유연성 검사와 긴장도 검사는 이에 관련된 중심 근육을 찾는데 도움을 준다.

## 치료, 자가 치료, 훈련, 인체 공학

기법 I-IV, 근력강화 (▶그림 18.1.1, ▶그림 18.1.2, ▶그림 18.1.3, ▶그림 18.1.4)

18

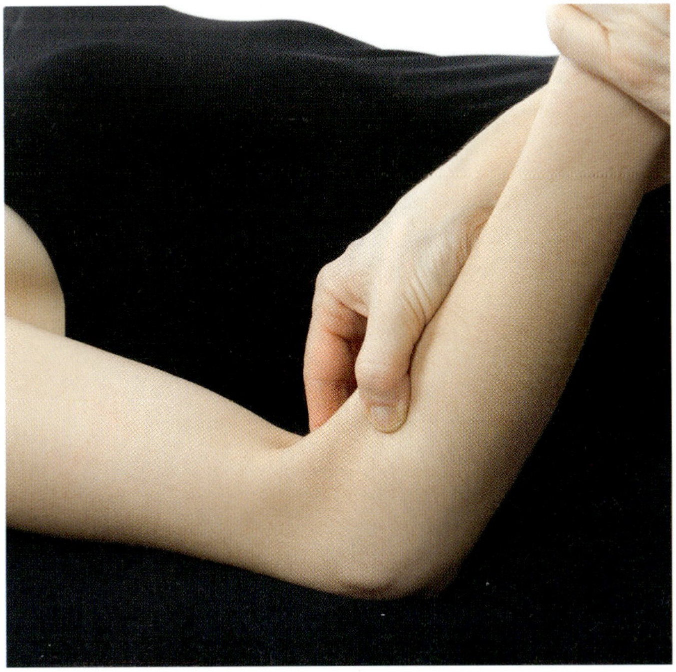

**그림 18.1.1** 위팔노근(M. brachioradialis): 소규모의 팔꿉 폄(Extension)과 굽힘(Flexion) 동작들을 동반한 허혈성 압박(기법 I) [K348]

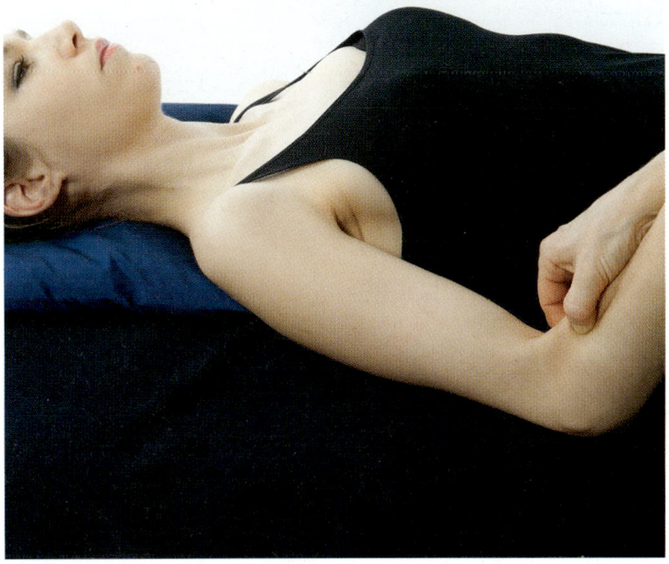

**그림 18.1.2** 위팔노근: 통증유발점 부위의 이완(기법 II) [K348]



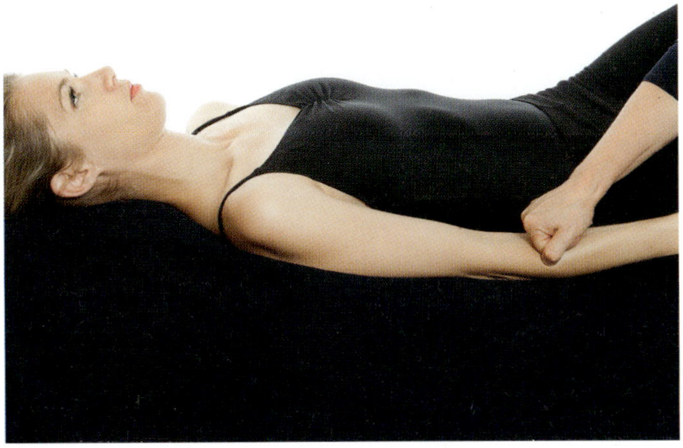

**그림 18.1.3** 위팔노근: 근막 이완(기법 III) [K348]

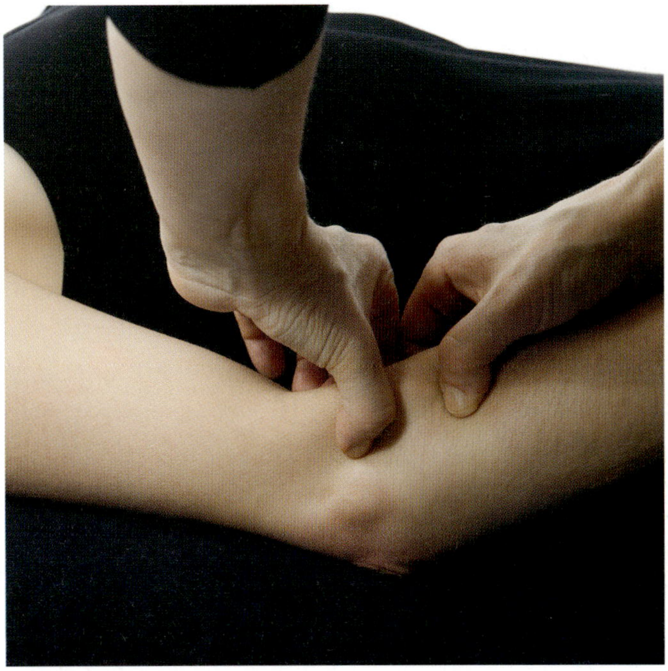

**그림 18.1.4** 위팔노근: 해당 근육을 들어 올려 근막을 분리(기법 IV) [K348]

# 18.2 긴노쪽손목폄근과 짧은노쪽손목폄근, 자쪽손목폄근

Mm. extensor carpi radialis longus und brevis, M. extensor carpi ulnaris

## 통증유발점과 그 연관부위

▶그림 18.2.0

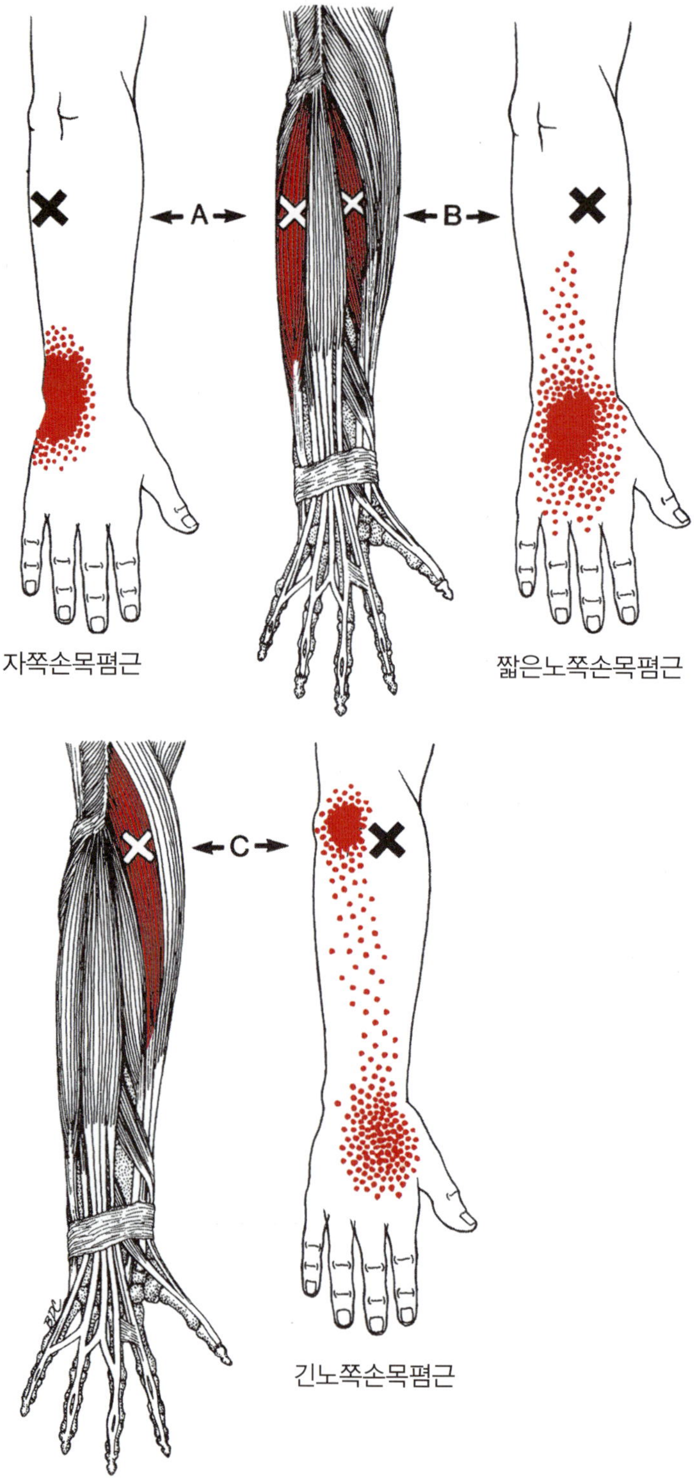


**그림 18.2.0** [G100]

## 해부학

| 긴노쪽손목폄근 (M. extensor carpi radialis longus) | |
|---|---|
| 이는곳 | 위팔가쪽모서리(Margo lateralis humeri)과 근육사이막(Septum intermusculare) |
| 닿는곳 | 집게손가락 손허리뼈(Os metacarpale II)의 바닥 |
| 신경지배 | 노신경(N. radialis) (C5–C7) |

| 짧은노쪽손목폄근 (M. extensor carpi radialis brevis) | |
|---|---|
| 이는곳 | 공통갈래(Caput commune), 긴노쪽손목폄근(M. extensor carpi radialis longus)와 같이, 위팔가쪽모서리(Margo lateralis humeri) |
| 닿는곳 | 가운데손가락 손허리뼈(Os metacarpale III)의 바닥 |
| 신경지배 | 노신경(C7) |

| 자쪽손목폄근 (M. extensor carpi ulnaris) | |
|---|---|
| 이는곳 | 손가락폄근(M. extensor digitorum)과 같이 공통갈래(Caput commune) 그리고 자뼈(Ulna)로부터 |
| 닿는곳 | 새끼손가락 손허리뼈(Os metacarpale V)의 바닥 |
| 신경지배 | 노신경(C7–C8) |

## 기능

- 긴노쪽손목폄근은 손의 손등 쪽 폄(Dorsalextension)과 노쪽 당김(Radialduktion), 그리고 팔꿉 관절에서 굽힘과 뒤침(Supination)을 수행한다.
- 짧은노쪽손목폄근은 손등쪽 폄(Dorsalextension)을 가능케 하며, 팔꿉 관절의 약한 굽힘근(Flexor)이기도 하다.
- 자쪽손목폄근은 주로 손의 강력한 벌림근(Abductor)이다.

## 연관 통증

해당 힘줄(tendon)의 닿는 부근과 팔꿈치

## 증상

- 이 근육들은 테니스 엘보우와 관련이 있는 경우가 많다.
- 폐색(Entrapment): 노신경의 깊은가지(Ramus profundus)가 짧은노쪽손목폄근에 의해 직접적으로 압박되고 협착될 수 있는데, 이는 손가락과 손의 폄근(Extensor)들의 약화를 유발한다. 노신경의 감각신경가지(sensible)는 다시 짧은노쪽손목폄근을 통과하면서 협착될 수 있고 엄지손가락의 손등부위와 손등에 감각이상(Dysesthesia)을 유발한다.
- 주의 의 설명 또한 볼 것(▶18장 1절)

## 통증유발점을 찾는 방법

**자세:** 바로 누운 자세, 앉은 자세

이 근육들은 최대한의 긴장을 통해 쉽게 식별할 수 있다. 긴노쪽손목폄근은 노쪽 당김(Radialduktion)을 동반한 손등 쪽 폄 수행 시 명확히 드러나며, 짧은노쪽손목폄근은 한편 아래팔의 뒤쪽 면에서 손을 가만히 손등 쪽으로 펴기만할 때 명확하게 드러난다. 자쪽손목폄근은 아래팔 가쪽(lateral)에서 자뼈 바로 위에 위치하며 강한 자쪽 당김(Ulnarduktion)을 수행함으로써 감지할 수 있다.

## 유발 요인

손가락 굽힘근들과 손 굽힘근들의 길항작용은 반복적으로 힘차게 잡아 쥐는 동작, 정원일, 테니스 백핸드, 악기 연주, 다리미질, 건설현장 노동, 타자 치기, 컴퓨터 마우스를 사용하는 작업을 통해 이 근육들의 과부하를 유발한다.

**주 의**

손 폄근(Handextensor)들은 주먹움켜잡기도움근(Faustschlusshelfer)이라고도 일컫는데, 굽힘근들의 최대 효력을 위해서는 주먹을 쥘 때 손이 살짝 손등 쪽 폄(Dorsalextension) 상태를 유지해야 되기 때문이다.

## 치료, 자가 치료, 훈련, 인체 공학

기법 I–IV, 유연성 운동, 노신경의 신경가동성(Neuro-mobility) 훈련 (▶11장, 그림 18.2.1, ▶그림 18.2.2, ▶그림 18.2.3, ▶그림 18.2.4)

18

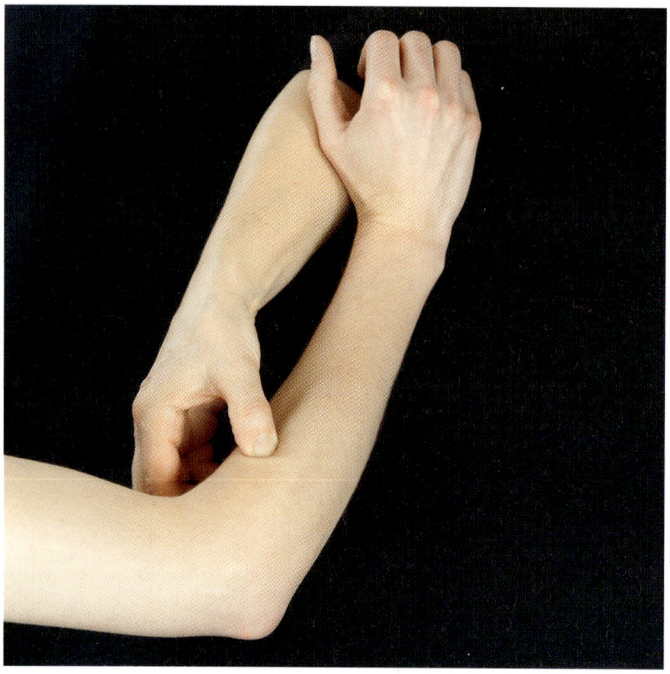

**그림 18.2.1** 긴노쪽손목폄근: 허혈성 압박(기법 I)과 통증유발점 부위의 이완(기법 II) [K348]

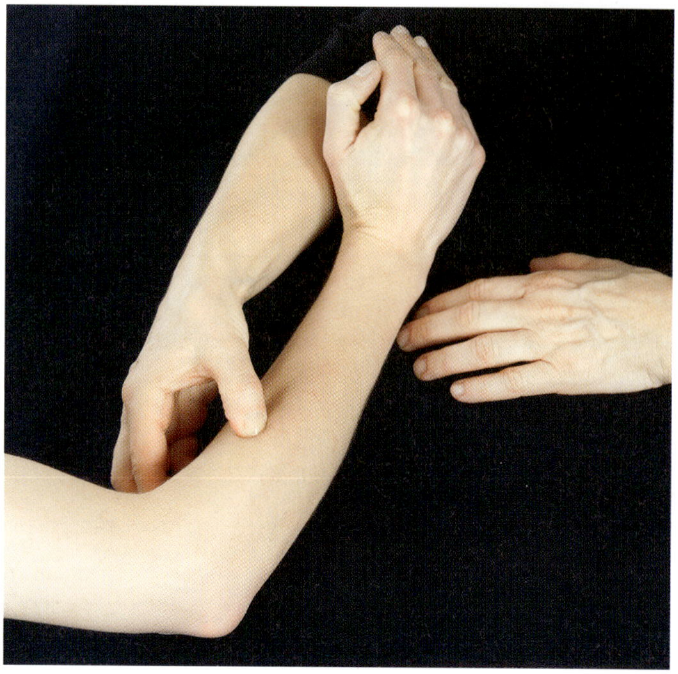

**그림 18.2.2** 짧은노쪽손목폄근: 허혈성 압박(기법 I)과 통증유발점 부위의 이완(기법 II) [K348]

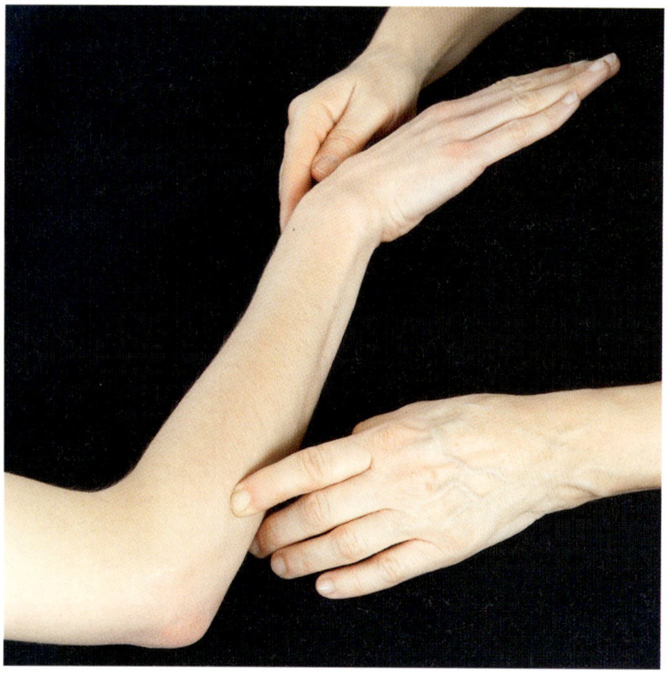

**그림 18.2.3** 자쪽손목폄근: 허혈성 압박(기법 I)과 통증유발점 부위의 이완(기법 II) [K348]

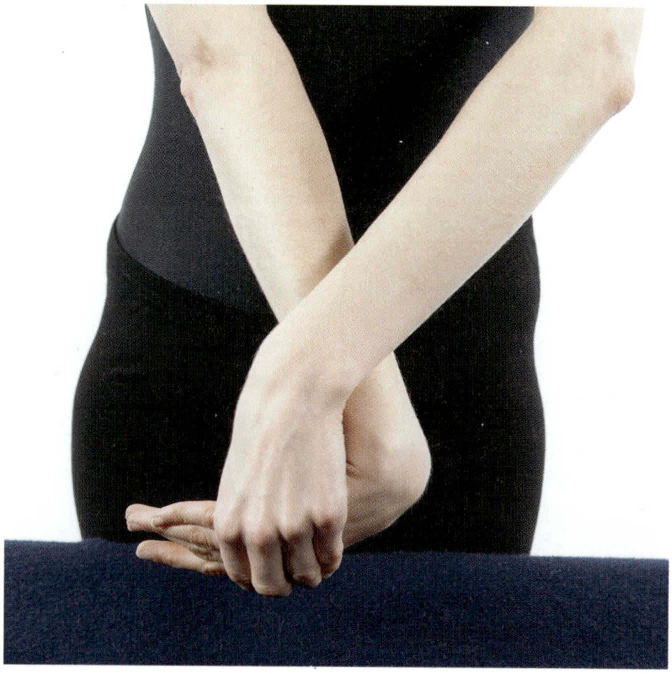

**그림 18.2.4** 긴노쪽손목폄근과 짧은노쪽손목폄근: 자가 신전 [K348]

# 18.3 손가락폄근과 집게폄근

Mm. extensor digitorum und indicis

## 통증유발점과 그 연관부위

▶그림 18.3.0

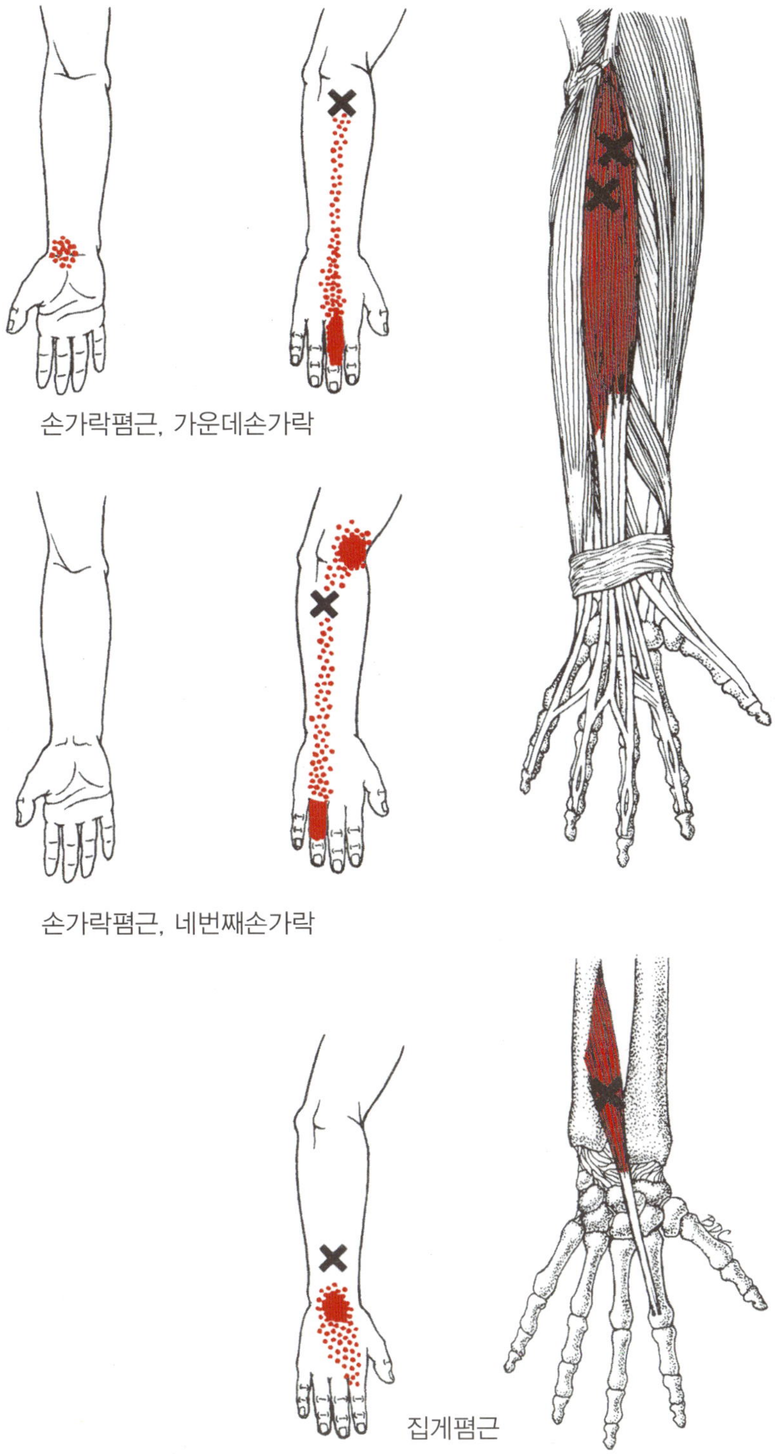


**그림 18.3.0** [G100]

18

## 해부학

| 손가락폄근 (M. extensor digitorum) | |
|---|---|
| 이는곳 | 자쪽손목폄근(M. extensor carpi ulnaris)과 함께 위팔가쪽위관절융기(Epicondylus lateralis humeri) |
| 닿는곳 | 집게손가락부터 새끼손가락의 손등쪽 널힘줄(Aponeurosis), 첫마디뼈(Proximal phalanx)들의 바닥과 첫째관절들의 관절 주머니에 연결된 힘줄 |
| 신경지배 | 노신경(N. radialis) (C6–C8) |

| 집게폄근 (M. extensor indicis) | |
|---|---|
| 이는곳 | 자뼈(Ulna) 뒤쪽 면의 먼쪽 끝과 뼈사이막(Membrana interossea) |
| 닿는곳 | 집게손가락의 손등쪽 널힘줄(Aponeurosis) |
| 신경지배 | 노신경(C6–C8) |

18

## 기능

- 손가락폄근은 손가락을 벌리고 편다. 이 근육은 손의 관절(Handgelenk)들에서 손등 쪽 폄(Dorsalextension) 을 수행하는 가장 강력한 근육이며, 손가락 굽힘(Fingerflexion)에 대항한다.
- 집게폄근은 집게손가락을 펴고 손등 쪽 폄을 보조한다.

## 연관 통증

팔꿉통증, 아래팔의 뒤쪽 면, 손등, 손가락

## 증상

- 뻣뻣한 손가락, 손가락들에서의 관절염(Arthritis)과 같은 느낌, 근무력감, 만성 가쪽위관절융기염(Laterale Epikondylodynia)(테니스 엘보우)
- 손가락 굽힘근(Flexor)들의 수축은 손가락 폄근(Extensor)들의 길항 기능이 필요하기 때문에, 강하게 움켜쥐는 것이 어렵다.

## 통증유발점을 찾는 방법

**자세:** 앉은 자세, 바로 누운 자세

환자가 손가락들을 하나씩 높이 당겨 올릴 때, 손가락폄근의 힘살에서 고통이 느껴지는 부위들을 가장 쉽게 찾을 수 있다. 팔꿉폄(Elbow extension), 손바닥굽힘(Palmarflexion), 주먹쥐기를 행할 때 손가락폄근들은 신전 통증(Dehnschmerz)이 자주 발생한다.

집게폄근의 근막 통증유발점들은 아래팔 뒤쪽 면 자뼈와 노뼈 사이 먼쪽(distal) 1/3 지점에서 찾을 수 있다.

## 유발 요인

- 손가락의 힘찬 움직임들, 타자 치기, 피아노 연주, 암벽 등반, 손가락 굽힘근의 길항작용으로 인한 과부하, 손에 대한 강한 압박.
- 뜨개질과 컴퓨터 마우스를 사용하는 작업들로 인한 집게폄근의 과부하.

**주 의**

가운데 손가락의 폄근은 거의 모든 손 움직임에서 활성화되므로, 거의 모든 성인의 가운데 손가락 폄근에는 압력에 민감한 잠재적 통증유발점을 갖고 있다. 이 통증유발점에 대한 촉진은 가장 빈번하며 쉽게 발생하는 국소적 경련반응들 중 하나를 유발한다. 어떻게 결절과 긴장된 섬유다발을 식별하고 어떻게 국소적 경련반응이 유발되는지, 이 근육을 잘 살펴보면 알 수 있다.

## 치료, 자가 치료, 훈련, 인체 공학

기법 I–IV, 신전은 필수적이다 (▶그림 18.3.1, ▶그림 18.3.2, ▶그림 18.3.3, ▶그림 18.3.4)

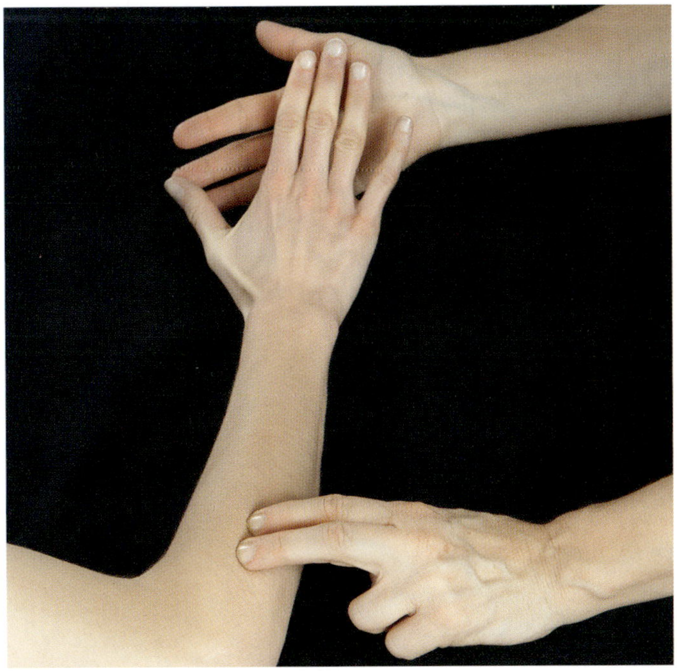

**그림 18.3.1** 손가락폄근: 허혈성 압박(기법 I)과 통증유발점 부위의 이완(기법 II) [K348]

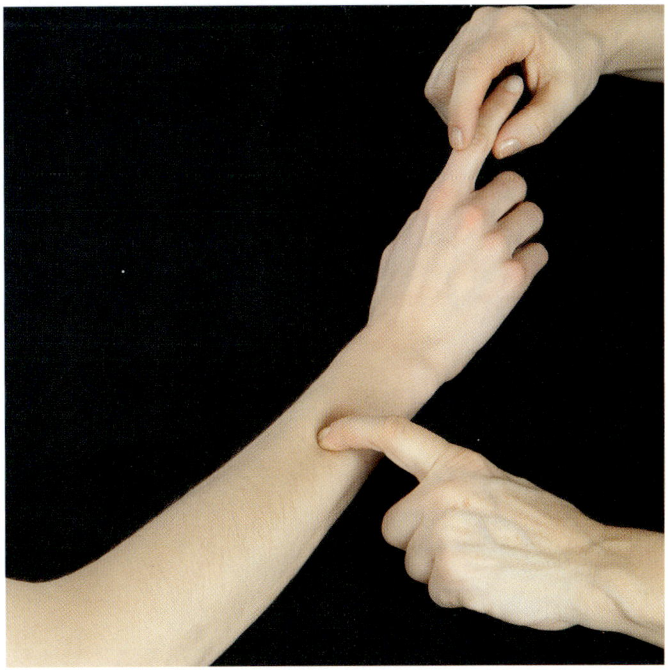

**그림 18.3.2** 집게폄근 : 허혈성 압박(기법 I)과 통증유발점 부위의 이완(기법 II) [K348]



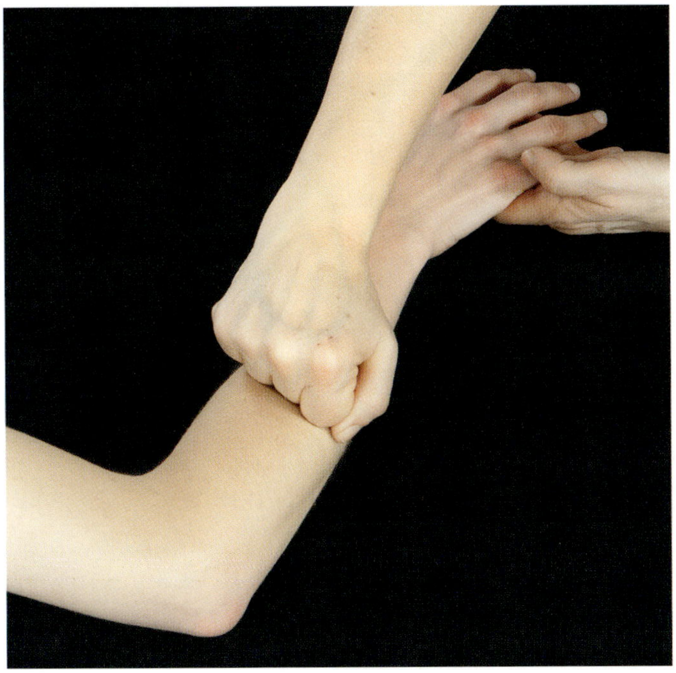

**그림 18.3.3** 손가락폄근과 집게폄근: 근막 신전(기법 III) [K348]

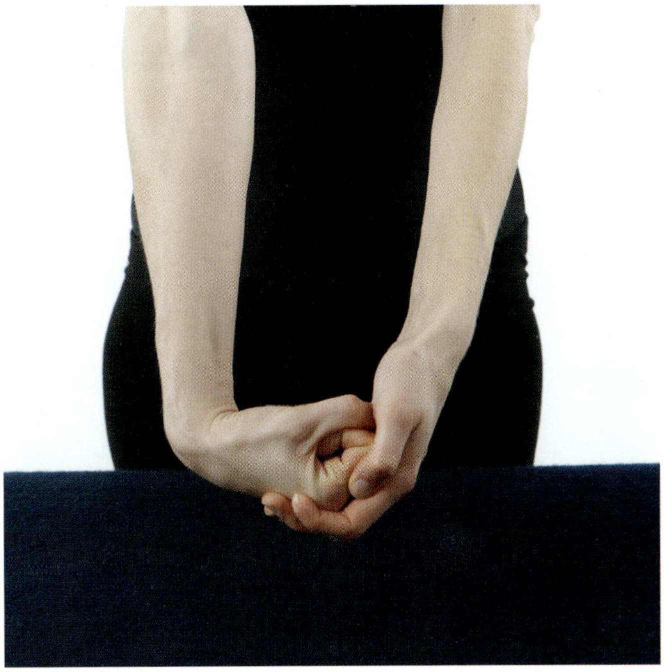

**그림 18.3.4** 손가락폄근과 집게폄근: 자가 신전 [K348]

# 18.4 긴엄지폄근과 짧은엄지폄근, 긴엄지벌림근

Mm. extensor pollicis longus und brevis, M. abductor pollicis longus

## 통증유발점과 그 연관부위

▶그림 18.4.0

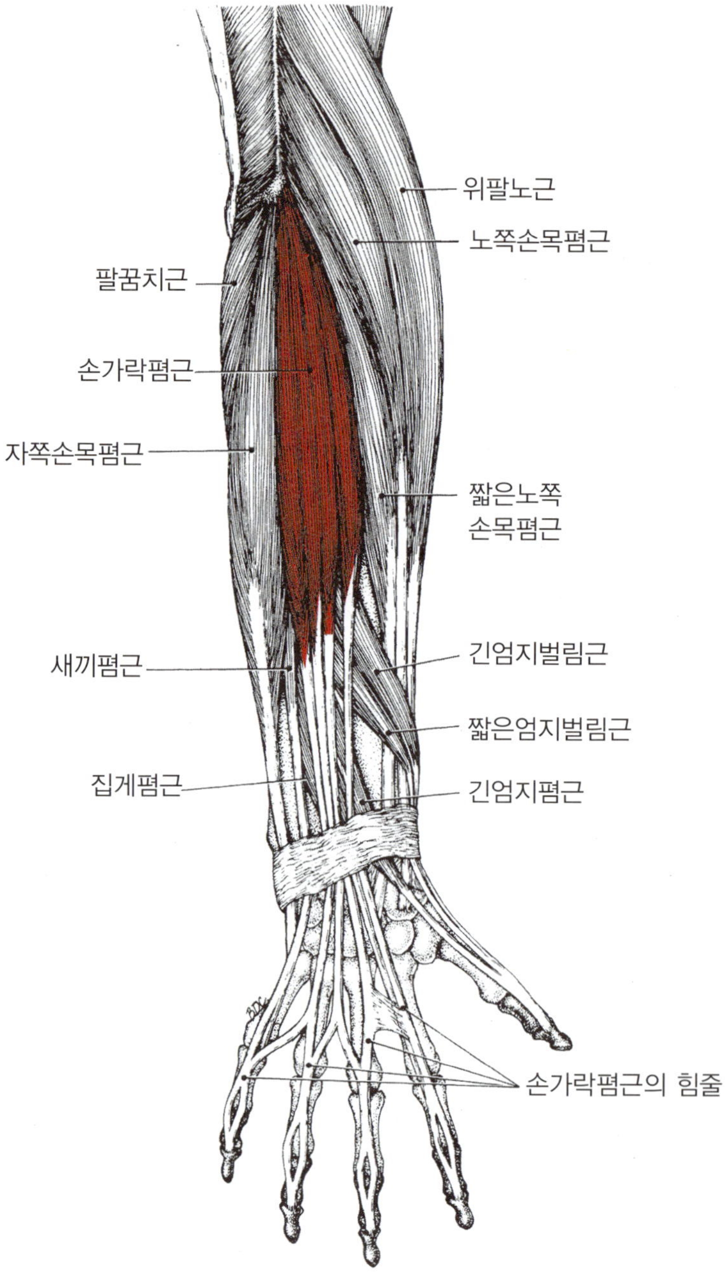


그림 18.4.0 [G100]

## 해부학

| 긴엄지폄근 (M. extensor pollicis longus) | |
|---|---|
| 이는곳 | 뼈사이막(Membrana interossea)과 긴엄지벌림근에서 먼쪽(distal)에 위치한 자뼈(Ulna) 중간 1/3지점 손등(dorsal)면 |
| 닿는곳 | 새끼손가락 손허리뼈(Os metacarpale V)의 바닥 |
| 신경지배 | 노신경(N. radialis), 깊은가지(Ramus profundus) (C7–C8) |

| 짧은엄지폄근 (M. extensor pollicis brevis) | |
|---|---|
| 이는곳 | 노뼈(Radius)의 먼쪽(distal) 1/3 지점 손등면 |
| 닿는곳 | 엄지손가락 끝마디뼈의 바닥 |
| 신경지배 | 노신경, 깊은가지(C8–Th1) |

| 긴엄지벌림근 (M. abductor pollicis longus) | |
|---|---|
| 이는곳 | 노뼈와 자뼈의 중간 1/3 지점 손등면 |
| 닿는곳 | 새끼손가락 손허리뼈의 바닥 |
| 신경지배 | 노신경, 깊은가지(C7–C8) |

## 기능

- 긴엄지폄근은 엄지의 첫째관절(Grundgelenk)과 끝관절(Endgelenk)을 펴고(Extension) 엄지안장관절(Daumensattelgelenk)을 모은다(Adduction).
- 짧은엄지폄근은 엄지안장관절과 끝관절을 편다.
- 긴엄지벌림근은 엄지안장관절을 벌린다.

## 연관 통증

국소적 통증과 손목과 엄지손가락의 시작 부분(Daumenbasis)으로의 방사

## 증상

- 수근관절증(Rhizarthrosis)과 유사한 통증을 보인다. 뿐만 아니라, 환자는 무력증 및 붙잡고 쥐는 동작 시 어색함을 보인다.
- 힘줄윤활막염(Tenosynovitis)

## 통증유발점을 찾는 방법

**자세:** 앉은 자세, 바로 누운 자세

이 근육들의 근막 통증유발점들은 자뼈와 노뼈 사이 아래팔의 뒤쪽(dorsal)면 번쪽 절반에서 발견된다. 상응하는 엄지손가락의 움직임 시, 이 곳에서 근육 힘살을 느낄 수 있다.

## 유발 요인

- 수공업과 음악연주 시 과도한 부하, 손가락과 손에 반복적인 높은 부하를 동반하는 전문적인 활동(수공업자, 제빵사, 요리사, 이발사, 물리치료사, 기계조립기사, 플로리스트, 화가).
- 엄지손가락의 외상(Trauma) 후, 예: '스키어 엄지(Skier's Thumb)'.
- 영유아를 운반할 때 엄지손가락은 아이를 안전하게 들기 위해 벌려진다. 엄지벌림근들과 긴엄지폄근은 이 과정에서 과부하를 받는다. 지속적인 근육 긴장은 힘줄집(Tendon sheath)을 자극할 수 있다(드퀘르뱅 힘줄윤활막염, Tenovaginitis de Quervain).

**주 의**

지속적이며 과도한 근육 긴장은 힘줄집(Tendon sheath)을 자극할 수 있다. 널리 알려진 방법들(부목 치료(Schienentherapie), 고통 경감 및 염증 억제 약물, 조음파)에 더하여 해당 근육 힘살의 치료 또한 힘줄윤활막염(Tenosynovitis)의 치료에 필수적이다.

## 치료, 자가 치료, 훈련, 인체 공학

기법 I – IV, 자가 치료 및 신전, (▶그림 18.4.1, ▶그림 18.4.2, ▶그림 18.4.3, ▶그림 18.4.4)

18

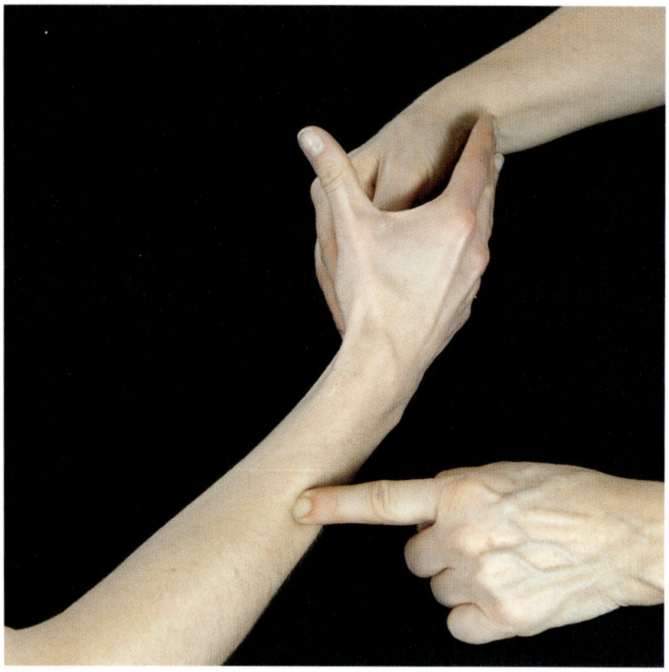

**그림 18.4.1** 긴엄지벌림근과 짧은엄지폄근: 허혈성 압박(기법 I)과 통증유발점 부위의 이완(기법 II) [K348]

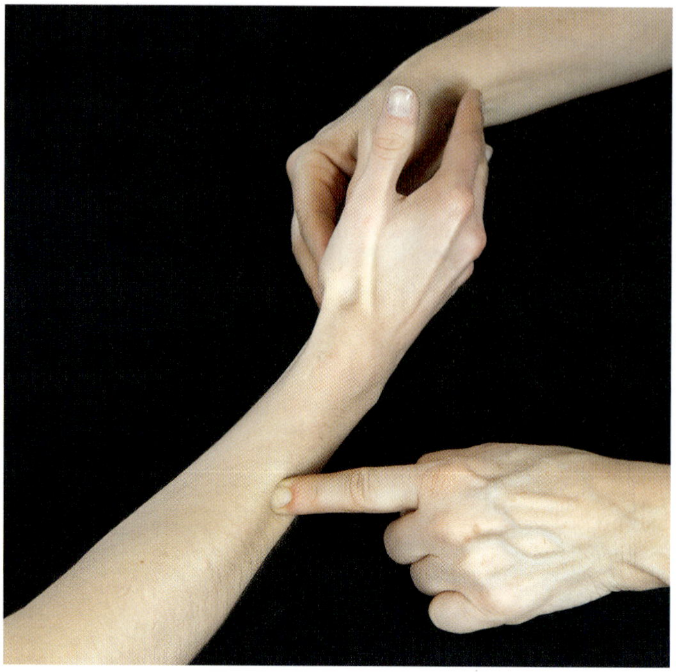

**그림 18.4.2** 긴엄지폄근: 허혈성 압박(기법 I)과 통증유발점 부위의 이완(기법 II) [K348]



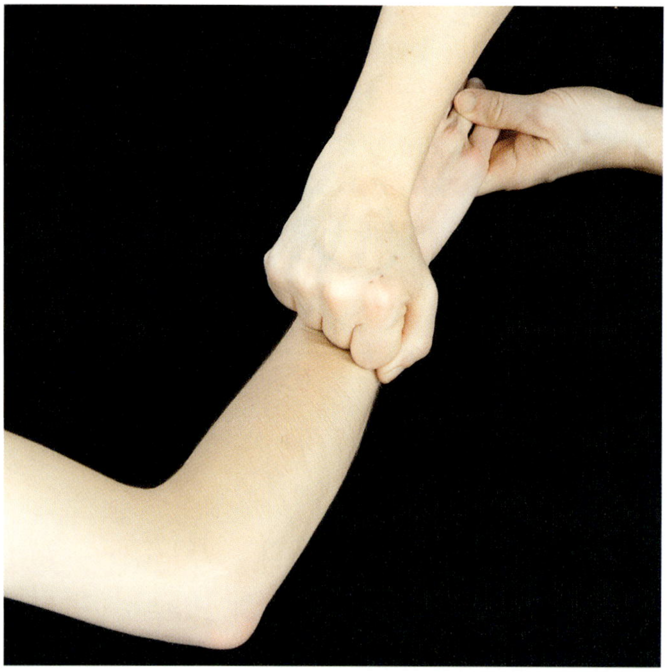

**그림 18.4.3** 긴엄지벌림근, 긴엄지폄, 짧은엄지폄근: 근막 신전 (기법 III) [K348]

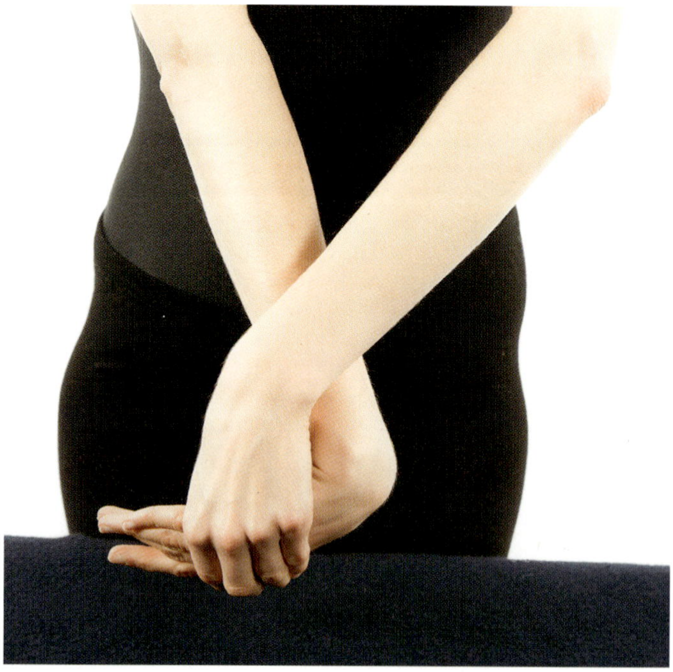

**그림 18.4.4** 긴엄지폄근: 자가 치료 [K348]

# 18.5 손뒤침근 M. supinator

## 통증유발점과 그 연관부위

▶그림 18.5.0

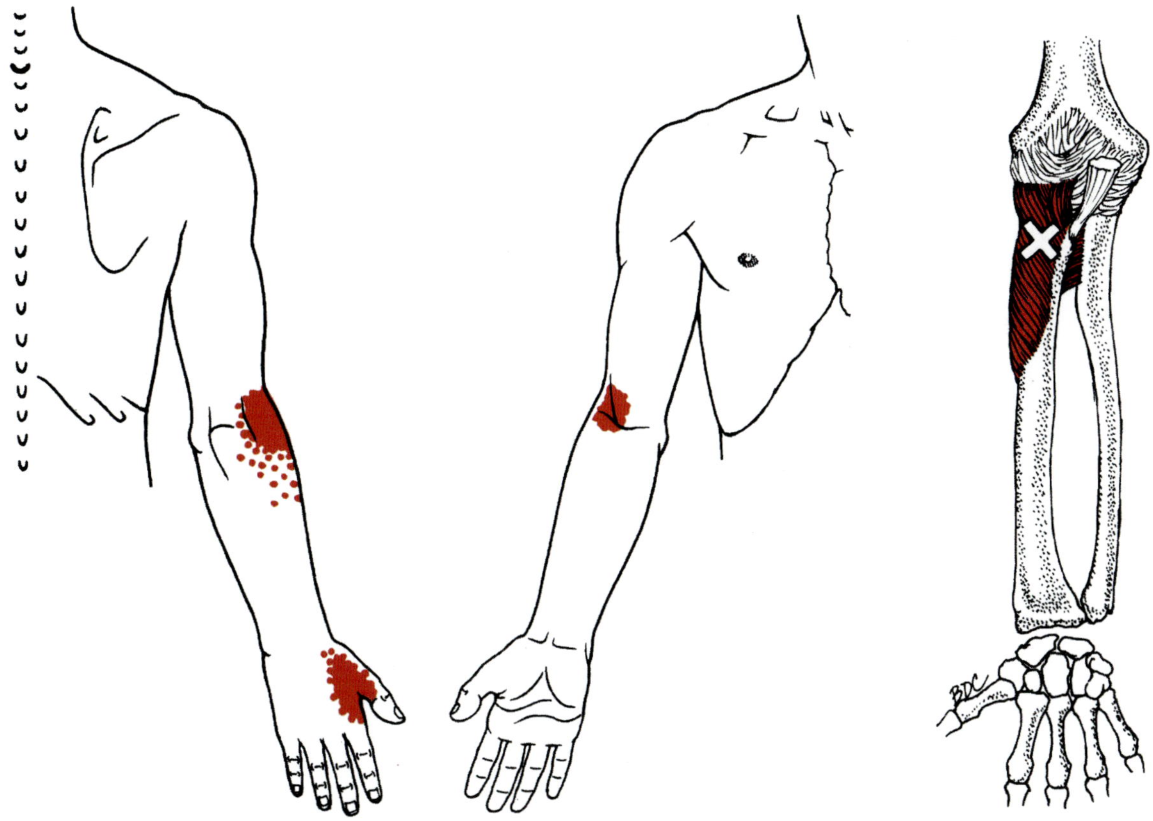


**그림 18.5.0** [G100]

## 해부학

| 손뒤침근 (M. supinator) | |
|---|---|
| 이는곳 | 가쪽위관절융기(Epicondylus lateralis humeri), 자뼈(팔꿈치머리 부분), 가쪽곁인대(Lig. collaterale laterale), 노뼈머리띠인대(Lig. anulare radii) |
| 닿는곳 | 노뼈의 노뼈거친면(Tuberositas radii)에서 먼쪽(distal) 부분 |
| 신경지배 | 노신경(N. radialis) (C5–C6) |

## 기능

손뒤침근은 노뼈(Radius)를 둘러싸고 아래팔을 굽히고 펴는 모든 동작에서 뒤침한다.

## 연관 통증

가쪽위관절융기와 엄지손가락과 집게손가락 사이의 손가락붙음증(Syndactylia) 부위의 통증

## 증상

- 안정 시와 물건 운반 시의 팔꿉 통증, 두드리는 느낌(Klopfempfindlichkeit), 만성 가쪽위관절융기염(laterale Epikondylodynie)(▶18.1장)
- 손가락/손 폄근들의 운동상실을 동반하는 깊은노신경(N. radialis profundus)의 폐색(Entrapment)

18

## 통증유발점을 찾는 방법

**자세:** 앉은 자세

치료사는 근막 통증유발점들을 엄지손가락으로 두갈래근 힘줄의 가쪽(lateral)에서 노뼈머리가 위치한 깊은 곳을 촉진하여 찾는데, 이 때 나머지 손가락들은 노뼈와 자뼈 사이의 아래팔 바깥쪽에 위치한다. 환자가 최대한의 뒤침(Supination) 움직임을 수행할 때, 두 군데 모두에서 근육 수축을 감지할 수 있다. 근막 통증유발점들은 일반적으로 아래팔의 배쪽(ventral) 면에서 노뼈머리의 약간 먼쪽(distal)에 위치한다.

## 유발 요인

수공업 활동, 가방 운반, 테니스, 개의 목줄을 잡고 산책시키기, 무거운 서류들의 정리, 나사못 돌리기.

주 의

노신경의 깊은(운동성) 가지는 이 근육을 통과한다. 뒤침근(M. supinator)과 이 위에 위치한 손가락/손의 폄근(Finger-/Handextensor)들의 근육경화는 노신경을 압박할 수 있다. 도수 치료와 근육 신전 후 환자는 신경의 대사(Metabolism) 촉진과 접촉면 사이의 신경 활강을 보장하기 위해, 노신경의 가동성운동을 함으로써 회복된 신경가동성(Neuromobility)을 유지해야 한다.

## 치료, 자가 치료, 훈련, 인체 공학

기법 I – III, 유연성 운동과 노신경의 신경가동성(Neuromobility) 운동, (▶11장, ▶그림 18.5.1, ▶그림 18.5.2, ▶그림 18.5.3)

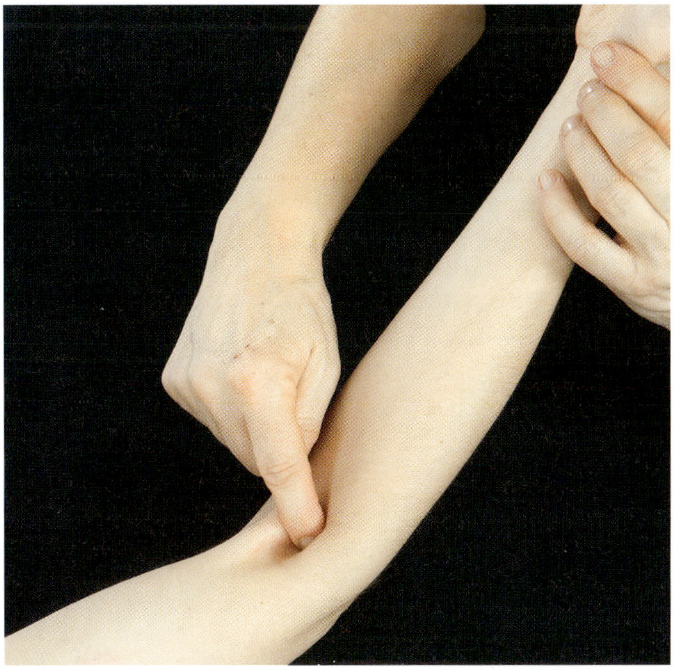

**그림 18.5.1** 손뒤침근: 두갈래근의 힘줄과 위팔노근(M. brachioradialis) 사이에서, 노뼈머리 부위에서 이 근육에 대한 허혈성 압박 [K348]

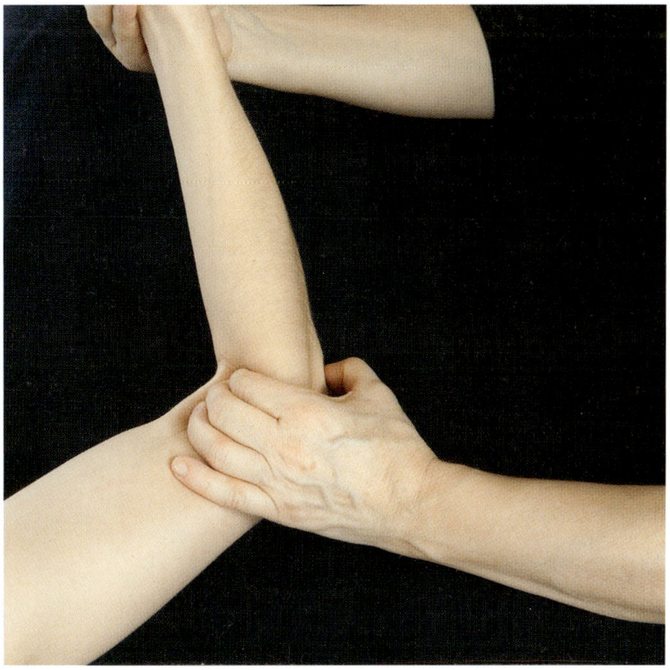

**그림 18.5.2** 손뒤침근: 노뼈머리 부위 그리고 자뼈와 노뼈 사이에서 이 근육을 촉진할 때 및 동시에 손의 뒤침에 대항하여 저항할 때 이 근육의 긴장이 잘 촉진되어 치료가 용이하다 [K348]

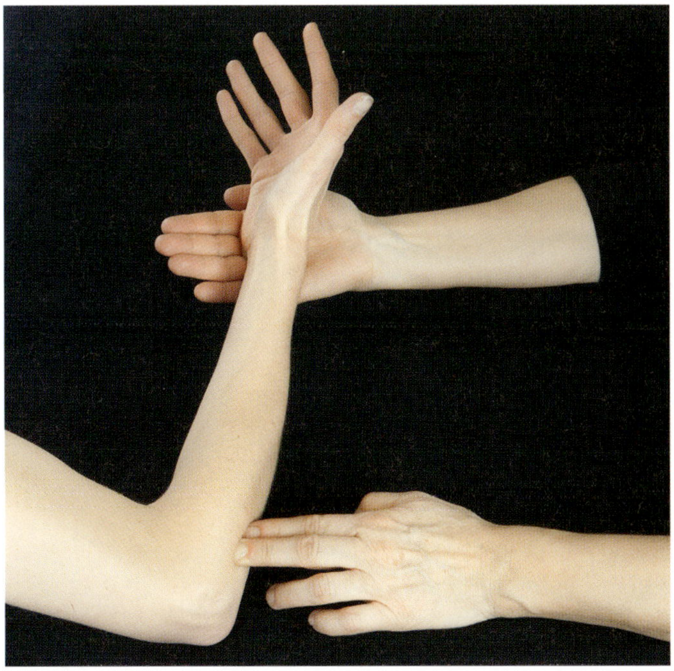

**그림 18.5.3** 손뒤침근: 자뼈와 노뼈 사이에서 이 근육에 대한 허혈성 압박(기법 I) 그리고 최대한의 뒤침에서 교대로 발생하는 긴장과 이완 [K348]

# 18.6 긴손바닥근 M. palmaris longus

## 통증유발점과 그 연관부위

▶그림 18.6.0

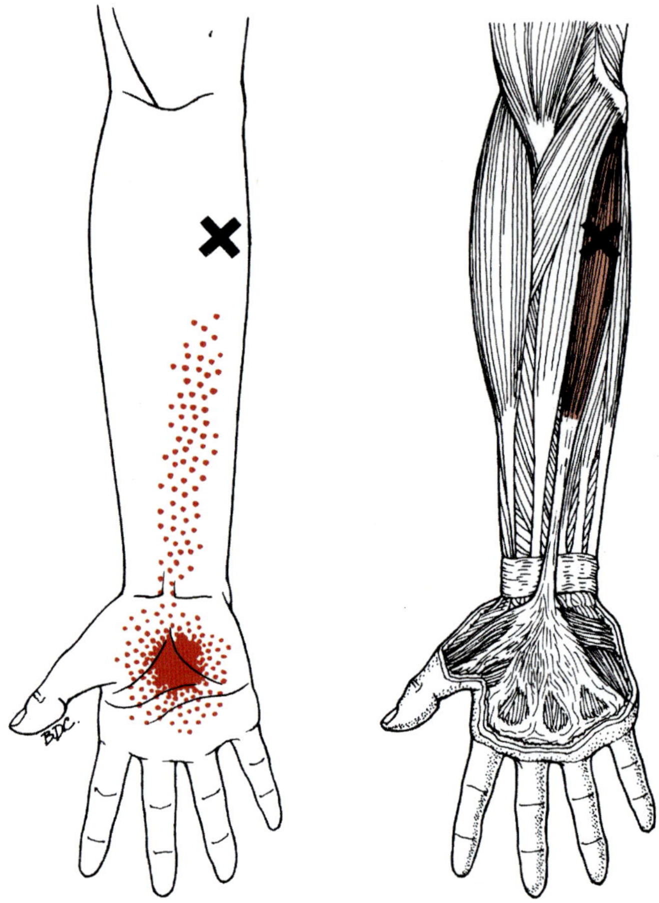

**그림 18.6.0** [G100]

## 해부학

| 긴손바닥근 (M. palmaris longus) | |
|---|---|
| 이는곳 | 안쪽위관절융기(Epicondylus medialis humeri) |
| 닿는곳 | 손바닥 널힘줄(Palmar aponeurosis)과 가로손목인대(Lig. carpi transversum) (이 힘줄은 굽힘근지지띠(Retinaculum flexorum) 위로 뻗는다) |
| 신경지배 | 정중신경(N. medianus) (C6–Th1) |

이 근육은 서유럽지방(Abendland)의 민족들 12~20%에게서는 존재하지 않는다.

## 기능

이 근육은 손바닥 굽힘을 가능케 하고, 손바닥 널힘줄(Palmar aponeurosis)을 당기며 약한 팔꿈굽힘근이다.

## 연관 통증

손바닥과 아래팔의 배쪽(ventral)

## 증상

- 손바닥은 압력에 민감하다. 즉, 작업 도구들을 통증으로 인해 거의 사용할 수 없게 될 수 있다.
- 통증과 뒤퓌트랑 구축(Dupuytren's contracture).

## 통증유발점을 찾는 방법

**자세:** 앉은 자세, 바로 누운 자세

긴손바닥근은 아래팔의 배쪽(ventral) 면에서 손굽힘근(Handflexor)들의 중앙에 위치한다. 이 근육의 힘살을 식별하기 위해서는, 치료사가 근육 힘살까지 몸쪽(proximal)으로 손 관절에서 도드라진 힘줄을 따라가는 것이 최선이다.

## 유발 요인

손목 관절 염좌, 아래팔의 골절, 낙하물 받기, 지팡이를 사용한 걷기, 단단한 재료를 사용하는 작업과 손바닥에 외상을 입히는 도구 사용을 통한 굽힘근들의 반복적인 부하.

주 의

남자가 여자보다 **뒤퓌트랑 구축**을 겪는 비율이 더 높다(비율 8:1). 이 구축은 40세 이상의 연령에서 축적되어 발생하며, 당뇨환자와 간질환자의 경우 발병 빈도가 더 높아진다. '마부병'(Kutscherkrankheit)이라고도 불리는 이 장애는 반복적으로 도구 사용, 손잡이 잡기, 승마 시의 고삐 쥐기로 인해 손바닥에 외상을 입는 사람들에게 더욱 흔하다. Travell &Simons(2002)에 의하면, 이 병증은 손바닥근(M. palmaris)의 근막 통증유발점들을 항상 동반한다. 따라서 통증 경감을 위해 이 근육의 통증유발점들을 치료하는 것을 권장한다.

## 치료, 자가 치료, 훈련, 인체 공학

기법 I–IV, 신전, 손바닥이 입는 외상을 줄이기 위해 도구나 운동기구의 손잡이에 완충재를 덧대기 (▶그림 18.6.1, ▶그림 18.6.2, ▶그림 18.6.3)

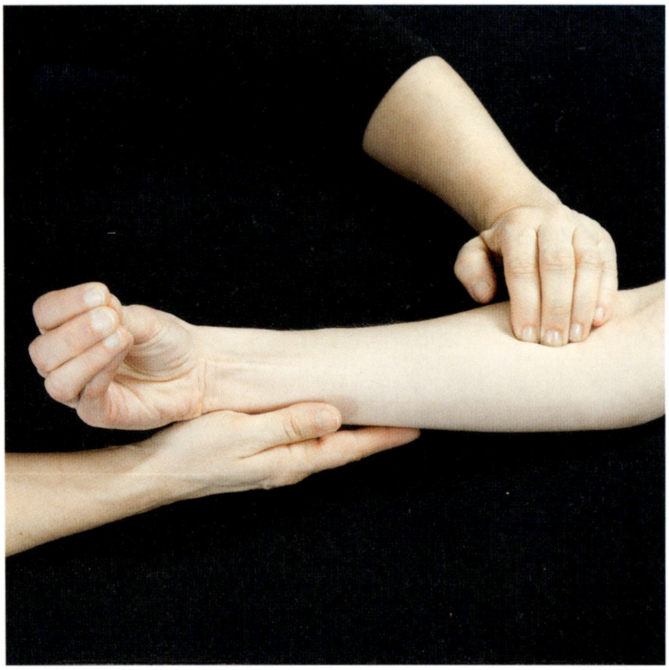

**그림 18.6.1** 손바닥근: 이 근육의 긴장을 동반하는 허혈성 압박(기법 I) [K348]

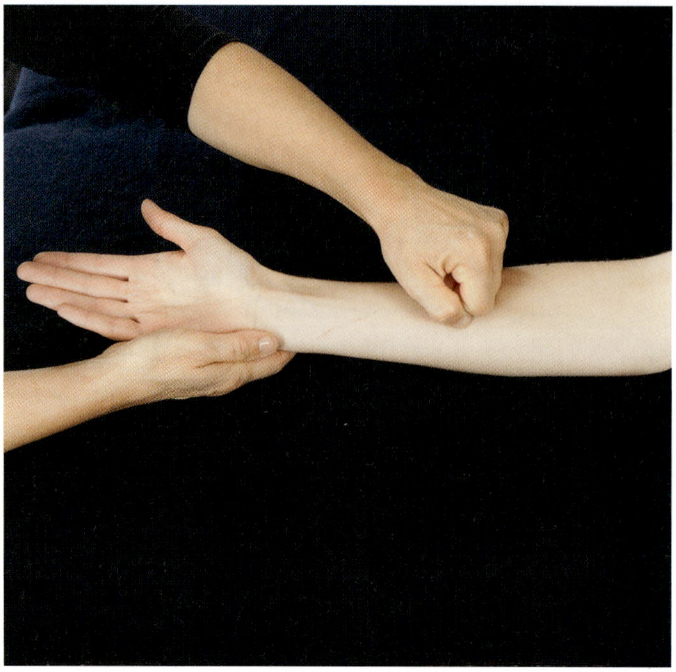

**그림 18.6.2** 손바닥근: 근막 신전 (기법 III) [K348]



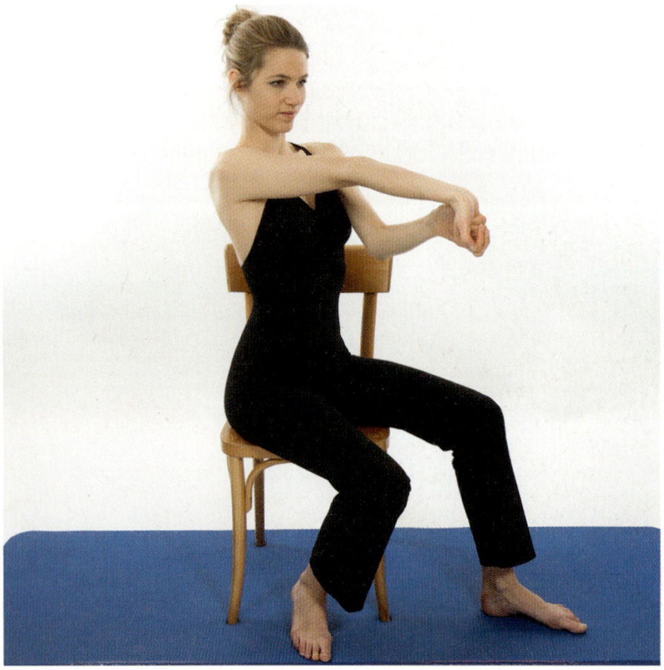

**그림 18.6.3** 손바닥근: 자가 신전 [K348]

# 18.7 자쪽손목굽힘근, 노쪽손목굽힘근

Mm. flexor carpi ulnaris und radialis

## 통증유발점과 그 연관부위

▶그림 18.7.0

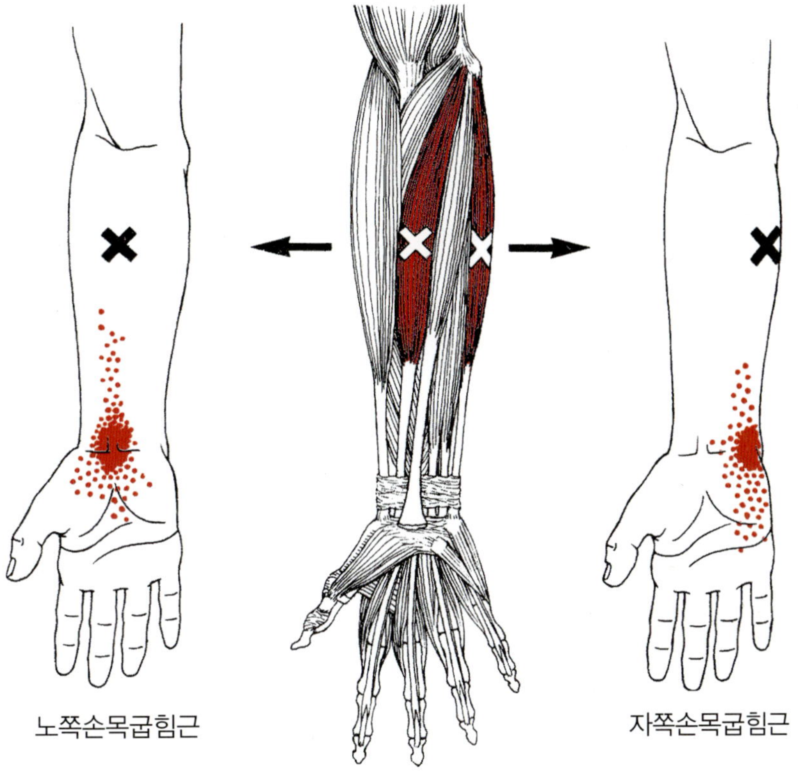


**그림 18.7.0** [G100]

## 해부학

| 자쪽손목굽힘근 (M. flexor carpi ulnaris) | |
|---|---|
| 이는곳 | 안쪽위관절융기(Epicondylus medialis humeri), 팔꿈치머리(Olecranon), 자뼈의 뒤모서리(Margo posterior ulnae) |
| 닿는곳 | 콩알뼈(Os pisiforme) |
| 신경지배 | 노신경(N. radialis) (C7–C8) |

| 노쪽손목굽힘근 (M. flexor carpi radialis) | |
|---|---|
| 이는곳 | 안쪽위관절융기 |
| 닿는곳 | 집게손가락의 손허리뼈(Os metacarpale II) 바닥 |
| 신경지배 | 정중신경(N. medianus) (C6–C8) |

## 기능

- 자쪽손목굽힘근: 손목굽힘(Palmarflexion)과 자뼈당김(Ulnarduktion)
- 노쪽손목굽힘: 손목굽힘과 노뼈당김(Raidalduktion)

18

## 연관 통증

자쪽손목굽힘근은 자쪽 손목 관절 부위에서 통증을 유발하며, 노쪽손목굽힘근(M. flexor carpi radialis)은 노쪽 손목 관절 부위에서 통증을 유발한다.

## 증상

- 자쪽손목굽힘근에 근막 통증유발점들이 있을 경우, 새끼손가락쪽을 받침으로 하여 압력을 가할 시 고통스러움
- 노쪽손목굽힘근에 근막 통증유발점들이 있을 경우, 엄지두덩(Thenar)을 받침으로 하여 압력을 가할 시 고통스러움
- 만성 안쪽위관절융기염(Medial Epikondylodynia)
- 자쪽손목폄근(M. extensor carpi ulnaris)의 통증유발점들로 인한 자신경(N. ulnaris)의 폐색(Entrapment)은 깊은 손가락 근육들을 약화시키고 손의 자쪽(ulnar)에서 이상감각(Dysesthesia)을 유발할 수 있다. (18.8장 팔꿉굴증후군; Cubital tunnel syndrome)

## 통증유발점을 찾는 방법

**자세:** 앉은 자세, 바로 누운 자세

- 자쪽손목굽힘근의 힘살은 자뼈모서리 손바닥 방향(palmar)에서 몸쪽(proximal) 삼등분 지점에 위치한다.
- 노쪽손목굽힘근은 원엎침근(M. pronator teres)의 자쪽에서 촉진이 가능하다.

## 유발 요인

- 낙상, 팔굽혀펴기, 물구나무서기로 인한 과부하.
- 다수의 도수 물리치료 기법들에서 새끼손가락쪽에 압력을 가한다. 이것은 손목굽힘근(M. flexor carpi)을 과부하시키고 콩알뼈(Os pisiforme) 부근에 지속적인 통증을 유발할 수 있다. 자뼈(Ulna) 위쪽 근육 힘살의 치료와 신전이 효과적이며 고통을 지속적으로 완화시킨다.

주 의

안쪽위관절융기 상의 전이 통증들은 다음 근육들에 의해 발생한다: 위팔세갈래근(M. triceps brachii), 큰가슴근과 작은가슴근(Mm. pectoralis major et. minor), 앞톱니근(M. serratus anterior), 위뒤톱니근(M. serratus posterior superior), 자쪽/노쪽 손목굽힘근(Mm. flexor carpi ulnaris et. radialis), 엄지손가락근육

## 치료, 자가 치료, 훈련, 인체 공학

도수 기법 I–IV, 자가 신전, 유연성 운동, 자신경을 위한 신경가동성(Neuromobility) 운동(▶그림 18.7.1, ▶그림 18.7.2, ▶그림 18.7.3, ▶그림 18.7.4)

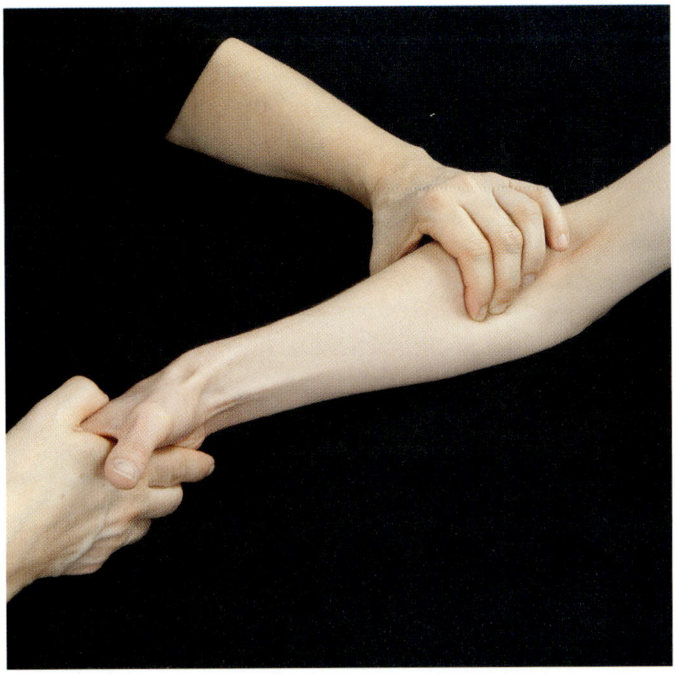

**그림 18.7.1** 노쪽손목굽힘근: 허혈성 압박(기법 I) [K348]

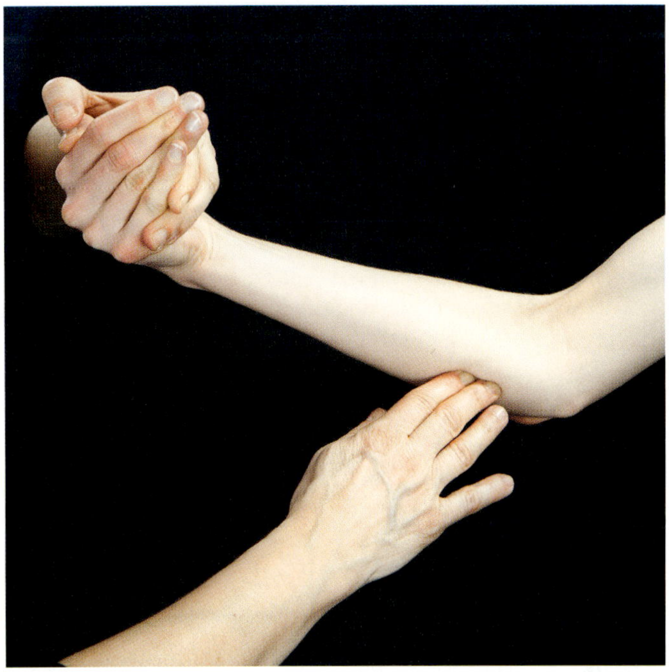

**그림 18.7.2** 자쪽손목굽힘근: 허혈성 압박(기법 I) [K348]

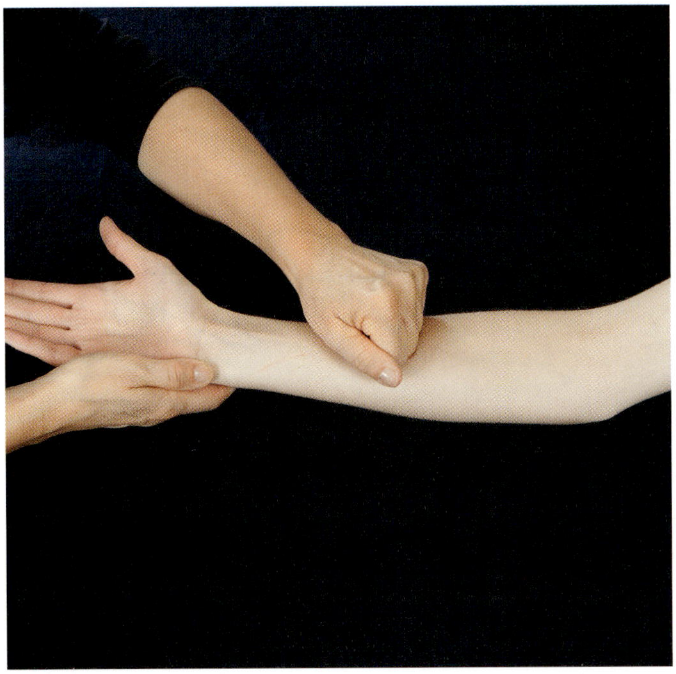

**그림 18.7.3** 노쪽/자쪽손목굽힘근: 근막 신전 (기법 III) [K348]

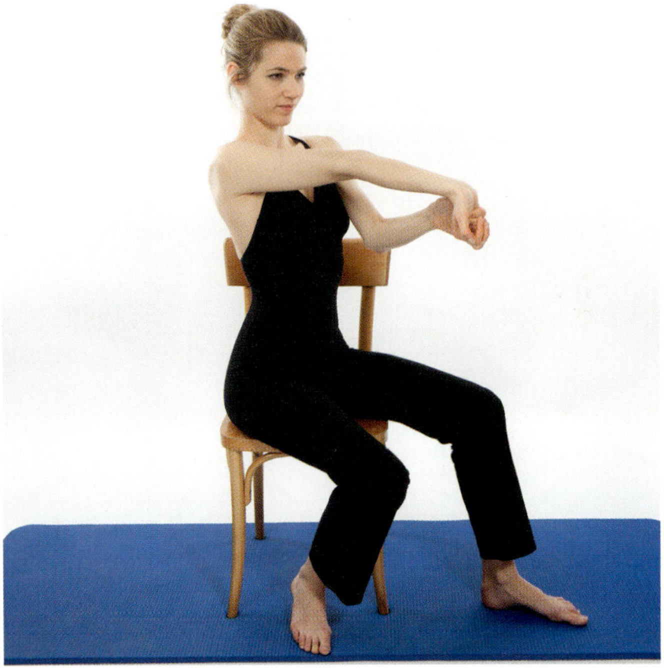

**그림 18.7.4** 노쪽/자쪽손목굽힘근: 자가 신전 [K348]

# 18.8 얕은손가락굽힘근, 깊은손가락굽힘근

Mm. flexor digitorum superficialis und profundus

## 통증유발점과 그 연관부위

▶그림 18.8.0

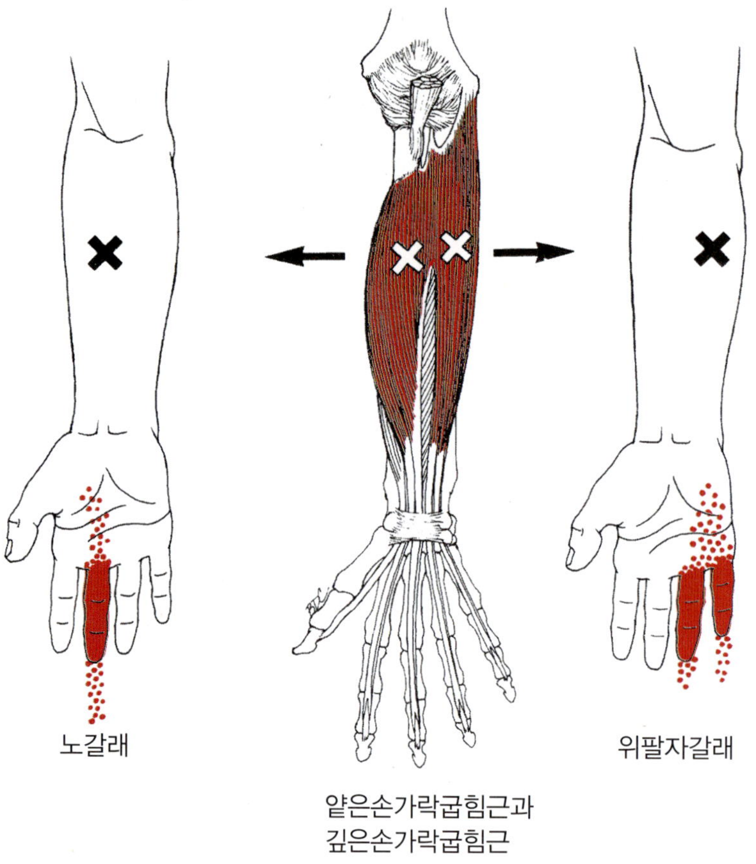


**그림 18.8.0** [G100]

## 해부학

| 얕은손가락굽힘근 (M. flexor digitorum superficialis) | |
|---|---|
| 이는곳 | 위팔갈래(Caput humerale): 안쪽위관절융기(Epicondylus medialis humeri)<br>자갈래(Caput ulnare): 자뼈의 갈고리돌기(Processus coronoideus ulnae)<br>노갈래(Caput radiale): 노뼈 |
| 닿는곳 | 두 번째에서 다섯 번째(II–V) 손가락 중간마디뼈의 측면 |
| 신경지배 | 정중신경(M. medianus) (C7–Th1) |

| 깊은손가락굽힘근 (M. flexor digitorum profundus) | |
|---|---|
| 이는곳 | 자뼈의 손바닥방향(palmar) 몸쪽(proximal) 2/3 지점, 뼈사이막(Membrana interossea) |
| 닿는곳 | 두 번째에서 다섯 번째(II–V) 손가락의 끝마디뼈 |
| 신경지배 | 정중신경과 자신경(N. ulnaris) (C6–Th1) |

## 기능

- 얕은손가락굽힘근은 손목 관절과 몸쪽 손가락 관절을 굽힌다. 이 근육은 약한 팔꿉굽힘근일 뿐이다.
- 깊은손가락굽힘근은 손목 관절, 손허리 관절(손목손허리관절과 손허리뼈관절), 손가락 관절을 굽힌다.

## 연관 통증

아래팔, 손목 관절, 해당되는 손가락에서 발생

## 증상

- 손허리손가락관절(MCP Joint; Articulatio Metacarpophalangeae)들에서의 관절 통증으로 생각하는 일이 흔한 뻣뻣하고 아픈 손가락, 힘줄집 문제, 협동 장애, 방아쇠 손가락(Trigger finger)
- 폐색(Entrapment): 자신경이 두 근육들 사이에서 협착될 수 있고 손가락의 무력감과 어색함 및 손의 자쪽(ulnar) 부근에서 감각 이상과 같은 증상들을 유발할 수 있다.

## 통증유발점을 찾는 방법

**자세:** 앉은 자세, 바로 누운 자세

각각의 손가락을 능동적으로 굽힘(active flexion)으로써 이 근육들의 통증유발점들이 식별될 수 있다. 얕은손가락굽힘근, 깊은손가락굽힘근의 촉진은 손가락굽힘(Fingerflexion)과 최대한의 손바닥굽힘(Palmarflexion)을 통해 이뤄질 수 있다. 이 때, 이 그 위에 위치한 손굽힘근(Handflexor)들은 이완되고, 검사자는 깊이 위치한 손가락굽힘근(Fingerflexion)들에 대한 접촉이 보다 용이하다.

## 유발 요인

- 반복적인 강한 움켜잡기, 예를 들어, 재단(머리카락 이발 또한)과 작업 도구 들기.
- 악기의 연주와 들기, 타자 치기, 훈련을 위한 덤벨 올리기, 기어오르기, 자동차나 자전거의 핸들이나 손잡이를 움켜잡음으로 인한 과부하.

주 의

손목굴에서의 충돌증후군(Impingement syndrome)은 **손목굴증후군**이라고도 불린다. 공통된 굽힘근힘줄의 섬유성 확장이 손목굴의 지붕을 형성한다. 팔꿉 관절을 굽힐 때, 인대(Ligament)가 긴장되고 통로의 크기가 줄어들며 이로 인해 압력이 증가된다. 이 부위에서 먼쪽(distal)으로 인접한 곳에서는 신경이 위팔자 통로(humeroulnare Passage)를 통과한다. 외상, 감염성 진행 또는 팔꿉의 지속적인 받침이 신경의 추가적으로 협착을 유발한다. 신경압박의 증상들은 네번째와 다섯째 손가락에서의 감각 방해들이며, 때때로 무력하고 어색한 움켜잡기로도 나타난다. 자쪽손목굽힘근(M. flexor carpi ulnaris)과 손가락굽힘근들의 통증유발점들로 인한 자신경의 폐색은 자신경의 협착을 촉진할 수 있다.

## 치료, 자가 치료, 훈련, 인체 공학

기법 I–IV, 유연성 운동이 중요함, 움켜잡기 동작을 항상 느슨하게 함, 자신경을 위한 슬라이더 (▶그림 18.8.1, ▶그림 18.8.2, ▶그림 18.8.3, ▶그림 18.8.4)

18

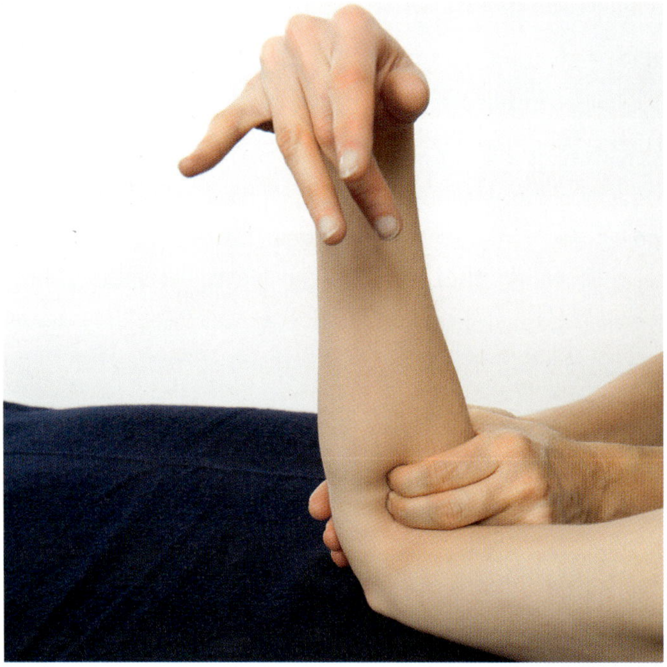

**그림 18.8.1** 얕은손가락굽힘근과 깊은손가락굽힘근: 통증유발점들의 식별을 위해 각각의 손가락을 굽히면서 허혈성 압박(기법 I) [K348]

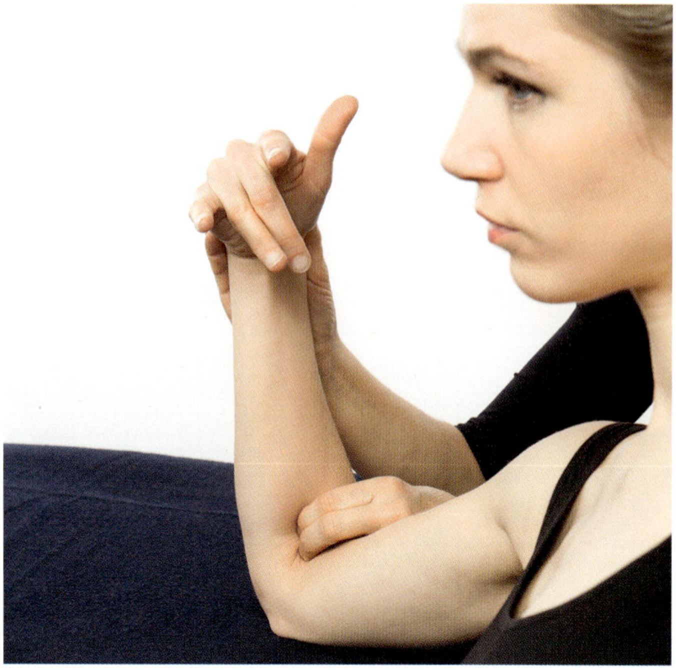

**그림 18.8.2** 얕은손가락굽힘근과 깊은손가락굽힘근: 손바닥굽힘을 실행하면서 허혈성 압박(기법 I)과 통증유발점 부위의 이완(기법 II) [K348]



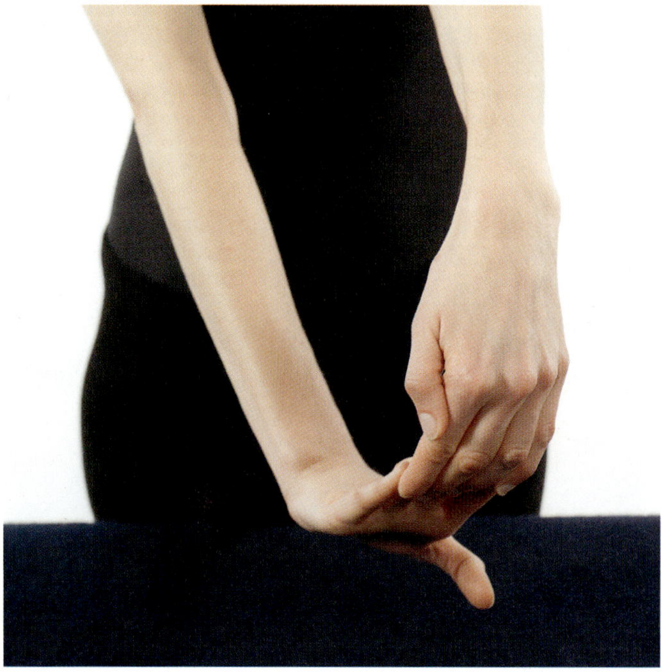

**그림 18.8.3** 얕은손가락굽힘근과 깊은손가락굽힘근: 자가 신전 [K348]

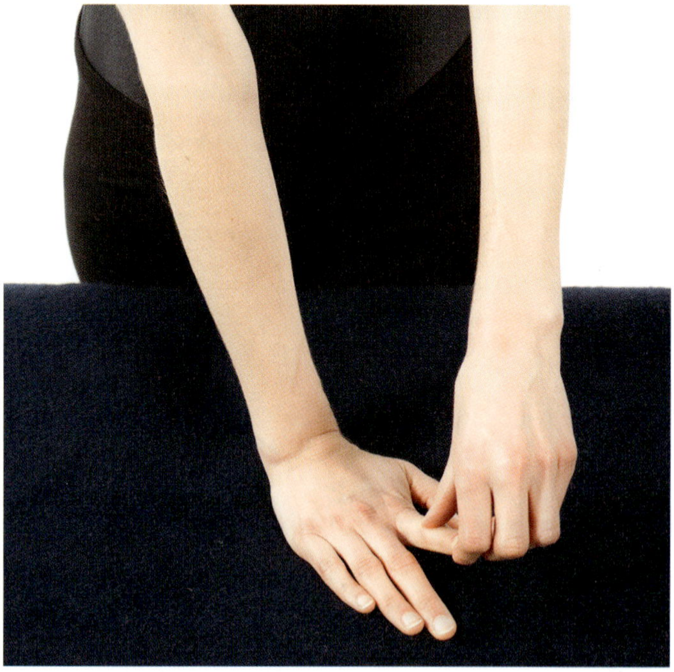

**그림 18.8.4** 얕은손가락굽힘근과 깊은손가락굽힘근: 각 손가락의 자가 신전 [K348]

# 18.9 긴엄지굽힘근

M. flexor pollicis longus

## 통증유발점과 그 연관부위

▶그림 18.9.0

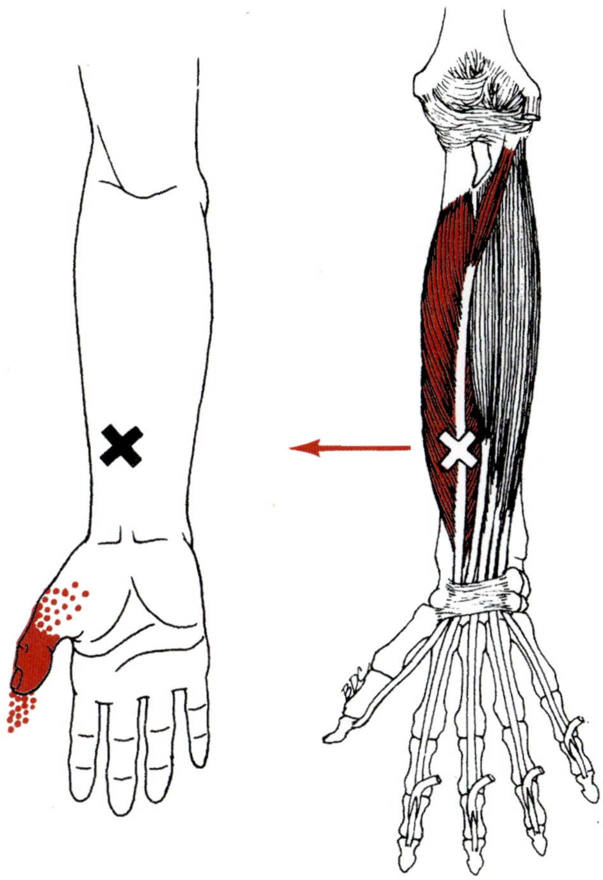

긴엄지굽힘근

**그림 18.9.0** [G100]

## 해부학

| 긴엄지굽힘근 (M. flexor pollicis longus) | |
|---|---|
| 이는곳 | 노뼈(앞쪽 1/3 배쪽(ventral) 면) |
| 닿는곳 | 엄지손가락의 끝마디뼈 |
| 신경지배 | 정중신경(N. medianus) (C6–C8) |

## 기능

이 근육은 엄지손가락을 첫째관절과 끝관절에서 굽히고 엄지안장관절에서는 맞섬(Opposition)과 모음(Adduction)을 실행한다.

## 연관 통증

엄지손가락 끝과 그 외곽으로 이르는 엄지손가락 전체의 손발바닥쪽(volar)

## 증상

엄지손가락의 통증 외에 환자는 단추 채우기, 글쓰기, 바느질에서 엄지손가락의 어색함을 호소한다. 근육과 힘줄이 엄지손가락의 지속적인 굽힘으로 인해 과부하되면, 엄지손가락에 방아쇠 손가락(Trigger finger)이 발생할 수 있다.



## 통증유발점을 찾는 방법

**자세:** 앉은 자세, 바로 누운 자세

치료사는 긴엄지굽힘근의 근육 힘살을 노뼈 배쪽(ventral) 면의 앞쪽 1/3 지점에서 찾을 수 있다.

## 유발 요인

반복적인 강한 움켜쥠과 엄지손가락과 집게손가락을 같이 사용하여 누르는 동작.

**주 의**

방아쇠 손가락(Trigger finger, Tendovaginitis stenosans)은 엄지굽힘근 힘줄의 두꺼워짐 또는 결절 형성을 통해 발생하고, 이로 인해 이 힘줄은 노뼈인대(Ringband, Ligamentum anulare)들로부터 자유롭게 활강되지 않는다. 엄지손가락이 수의적으로 신전될 수 없고 신전이나 굽힘 시의 마지막 상태로 잡아채게(snatch) 된다. 이에 대한 치료 방법으로는 초음파 치료 외에도 아래팔 앞쪽의 배쪽면에 위치한 근육 힘살에 대한 근막 통증유발점 치료 기법들 또한 적절하다.

## 치료, 자가 치료, 훈련, 인체 공학

기법 I–IV, 자가 치료, 신전 (▶그림 18.9.1, ▶그림 18.9.2, ▶그림 18.9.3)

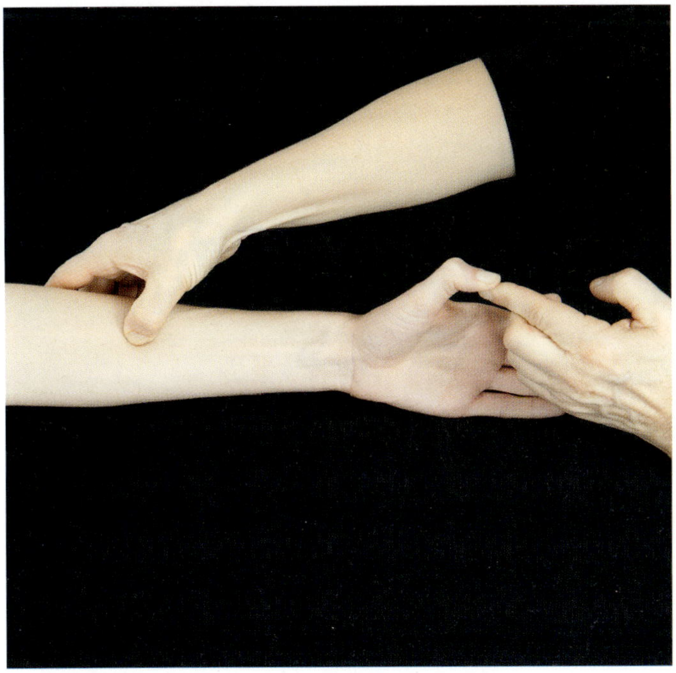

**그림 18.9.1** 긴엄지굽힘근: 허혈성 압박(기법 I). 치료사와 함께여도 엄지굽힘근을 주목하라! [K348]

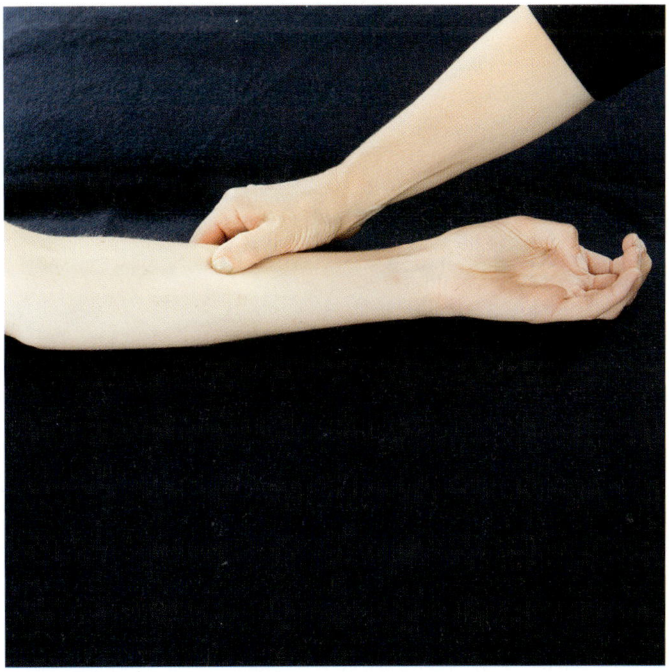

**그림 18.9.2** 긴엄지굽힘근: 통증유발점 부위의 이완(기법 II) [K348]

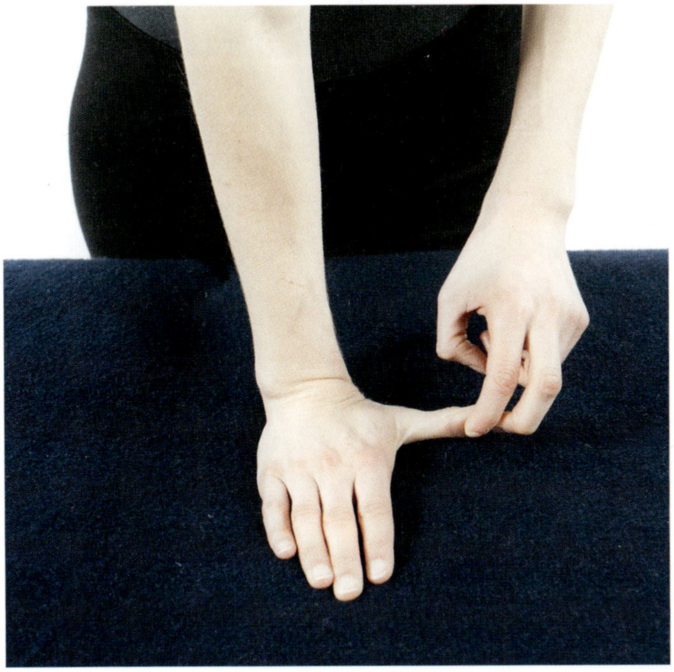

**그림 18.9.3** 긴엄지굽힘근: 자가 신전 [K348]

# 18.10 원엎침근 M. pronator teres

## 통증유발점과 그 연관부위

▶그림 18.10.0

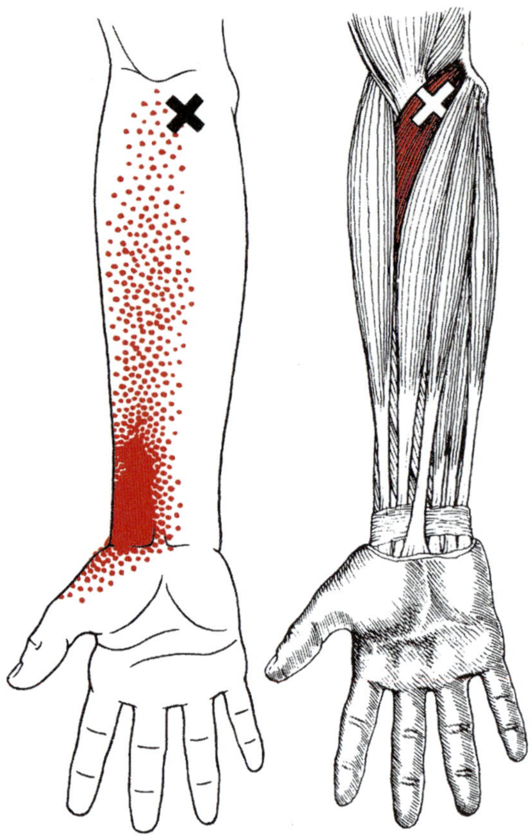


**그림 18.10.0** [G100]

## 해부학

| 원엎침근 (M. pronator teres) | |
|---|---|
| 이는곳 | 가쪽위관절융기의 위팔갈래(Caput humeri)와, 또한 자뼈 갈고리돌기(Processus coronoideus ulnae)의 자갈래(Caput ulnare)와 함께 |
| 닿는곳 | 노뼈(Radius)의 중간 1/3 부위, 손뒤침근(M. supinator)의 먼쪽 |
| 신경지배 | 정중신경(N. medianus) (C6–C7) |

## 기능

이 근육은 아래팔을 굽히고 엎침(Pronation)한다.

## 연관 통증

아래팔과 손목관절 손바닥쪽(palmar)과 노쪽(radial)

## 증상

- 아래팔과 엄지손가락의 통증, 손목굴증후군(Carpal tunnel syndrome)
- 이 근육을 가로지르고 아래로 지나는 정중신경의 폐색(Entrapment) (원엎침근육증후군, Pronator teres syndrome). 이 결과 노쪽 손가락들의 감각이상(Paresthesia), 엄지굽힘근과 손가락굽힘근의 무력증과 협동 장애 및 엄지두덩위축(Atrophy)이 발생할 수 있다.

## 통증유발점을 찾는 방법

**자세:** 앉은 자세, 바로 누운 자세

가벼운 팔꿉 굽힘과 최대한의 엎침을 저항에 반대하여 실행해야 할 때, 근육힘살이 뚜렷하게 드러난다.

## 유발 요인

- 압력을 이용한 외면 작업. 예) 문지르기, 광택내기, 사포질, 갈기(grind).
- 스스로를 끌어올리기, 암벽 등반같은 기어오르기.

**주 의**

손바닥에 압력이 가해지면 원엎침근이 수축된다. 이때 정중신경이 압박된다. (무언가를 갈 때(grind)와 유사한) 강한 압력이 손목뼈(Ossa carpi)에 가해지면, 정중신경은 추가적으로 손목굴(Carpal tunnel)에서 압박을 받게 된다. 이에 따라 신경의 혈류가 두 군데에서 방해를 받게 되고 **"이중 압궤 증후군**(double crush syndrome)"(11장, 폐색과 슬라이더)을 유발할 수 있다. 원엎침근의 치료 후, 정중신경의 신경가동성(Neuromobility)을 위한 운동들이 실행되어야 한다.

## 치료, 자가 치료, 훈련, 인체 공학

기법 I–IV, 유연성 운동, 근육의 자가 치료, 정중신경을 위한 신경가동성(Neuromobility) 운동(▶11장 ▶그림 18.10.1, ▶그림 18.10.2, ▶그림 18.10.3, ▶그림 18.10.4)

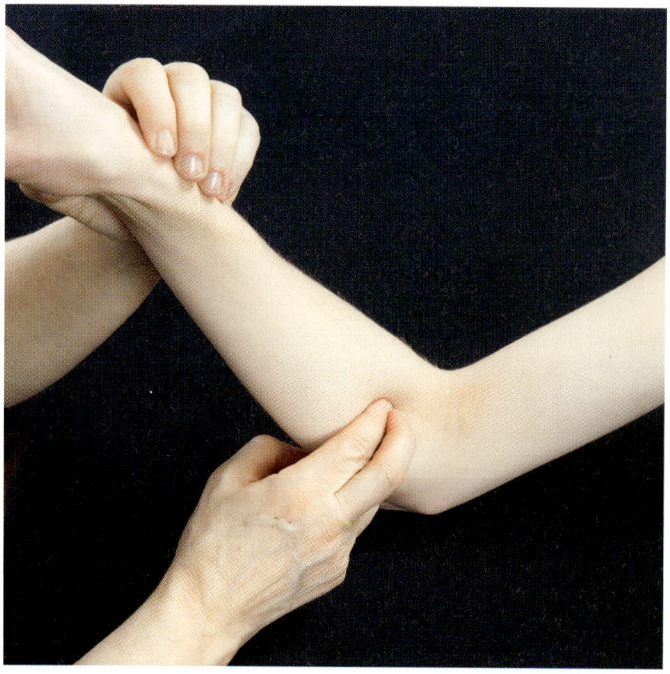

**그림 18.10.1** 원엎침근(M. pronator teres): 허혈성 압박 (기법 I) [K348]

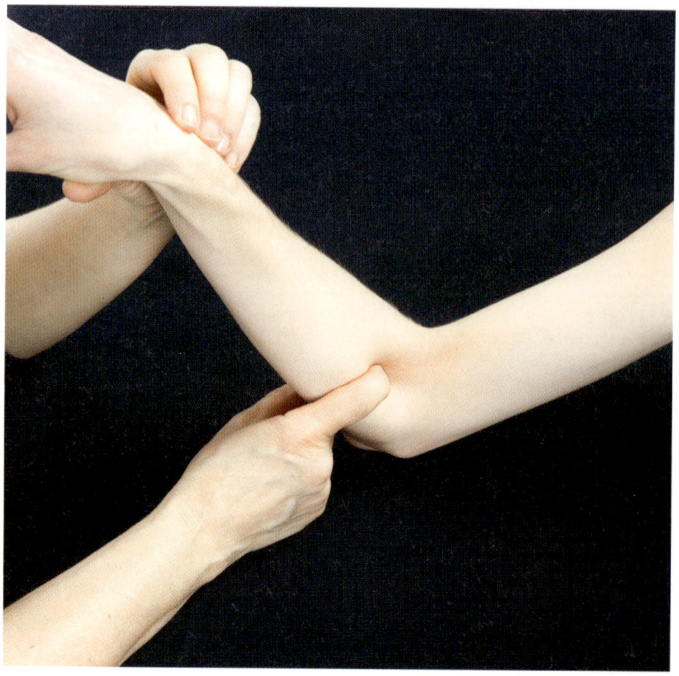

**그림 18.10.2** 원엎침근: 통증유발점 부위의 이완(기법 II) [K348]



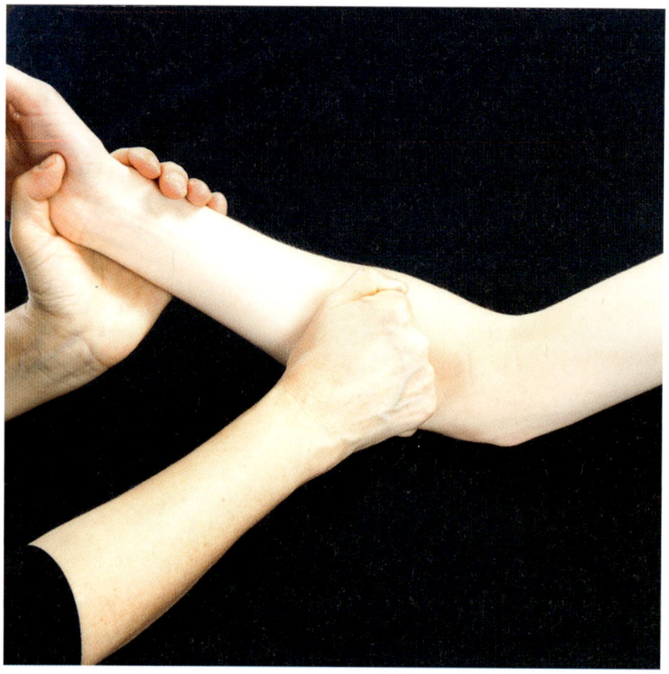

**그림 18.10.3** 원엎침근: 근막 신전 (기법 III) [K348]

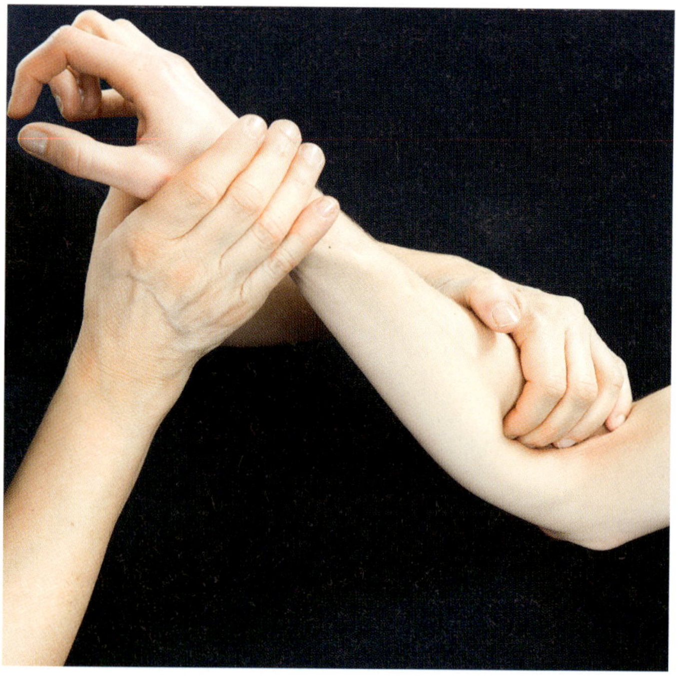

**그림 18.10.4** 원엎침근: 원엎침근과 노쪽손목굽힘근(M. flexor carpi radialis) 사이의 근막 분리 (기법 IV) [K348]

# 18.11 엄지모음근와 엄지맞섬근

Mm. adductor pollicis und opponens pollicis

## 통증유발점과 그 연관부위

▶그림 18.11.0

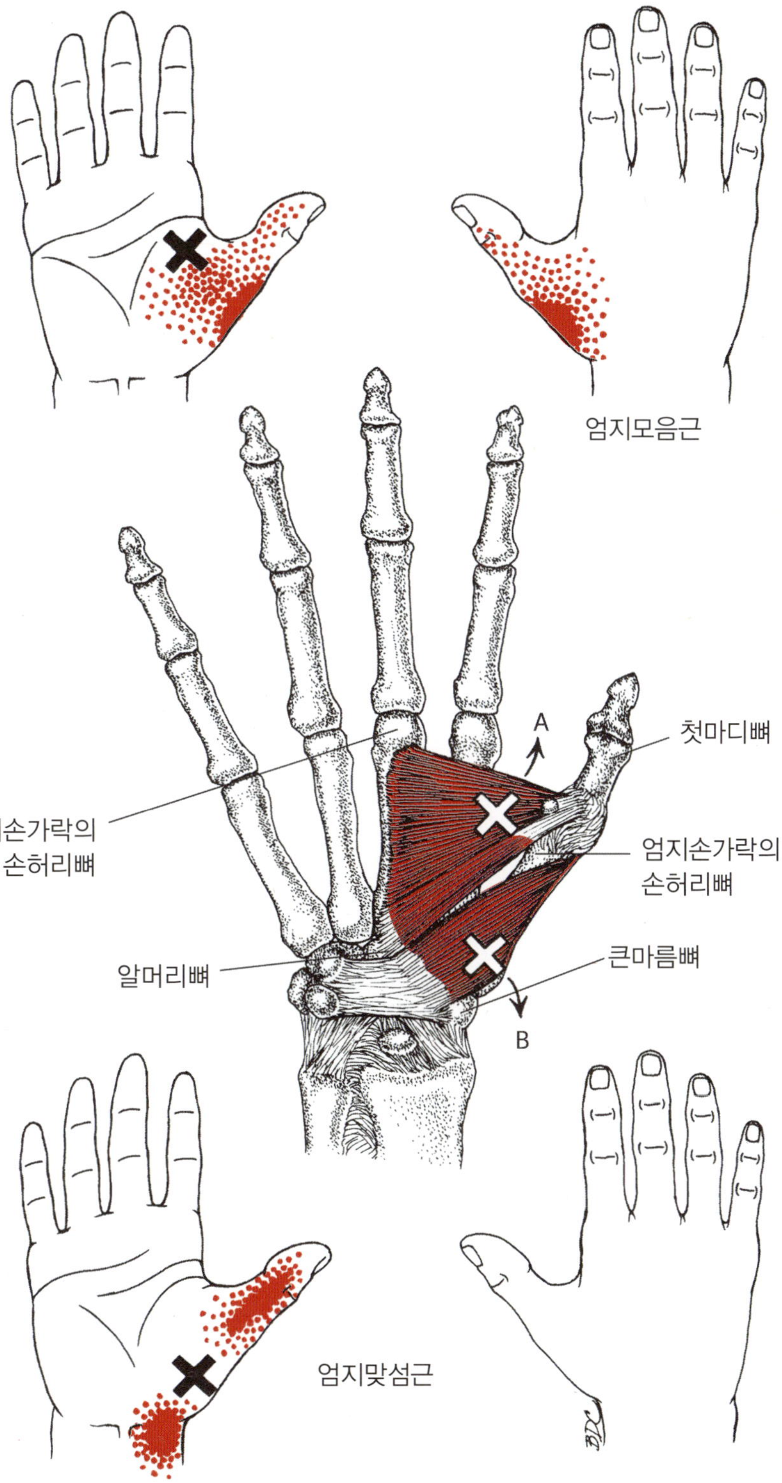


그림 18.11.0 [G100]

## 해부학

| 엄지모음근 (M. adductor pollicis) | |
|---|---|
| 이는곳 | 가로갈래(Caput transversum): 셋째손허리뼈(Os metacarpale III)의 전체 길이를 따라 빗갈래(Caput obliquum): 이웃한 손목뼈들(Ossa carpi) |
| 닿는곳 | 엄지손가락 첫째관절의 자쪽(ulnar) 종자뼈(Os sesamoideum) |
| 신경지배 | 자신경(N. ulnaris), 깊은가지(Ramus profundus) (C8–Th1) |

| 엄지맞섬근 (M. opponens pollicis) | |
|---|---|
| 이는곳 | 큰마름뼈(Os trapezium)과 굽힘근지지띠(Retinaculum flexorum) |
| 닿는곳 | 첫째손허리뼈(Os metacarpale I)의 노쪽(radial) 가장자리 |
| 신경지배 | 정중신경(N. medianus) (C6–C7) |

18

## 기능

- 엄지모음근은 엄지손가락을 모으고 맞섬(Opposition)을 돕는다.
- 엄지맞섬근은 엄지손가락을 맞섬 위치로 가져오고 모음(Adduction)에 협력한다.

## 연관 통증

엄지모음근과 엄지맞섬근은 엄지손가락의 노쪽(radial)과 손발바닥쪽(volar)으로 통증을 투사한다. 엄지맞섬근은 또한 손목관절의 자쪽(radial) 손발바닥쪽(volar) 면에 통증을 유도할 수 있다.

## 증상

부하로 인한 통증(Stress–induced pain), 심한 경우에는 휴식통(Pain at rest). 연필이나 바늘을 잡는 경우 또는 의류의 단추를 다는 경우 겪는 세밀한 동작의 어려움. 정확하게 엄지손가락과 집게손가락으로 집는 동작이 필요할 때마다 겪는 어색함.

## 통증유발점을 찾는 방법

**자세:** 바로 누운 자세, 앉은 자세

엄지손가락과 집게손가락 또는 가운데손가락 사이의 압력이 엄지모음근(M. adductor pollicis)을 활성화시킨다. 근막 통증유발점들은 엄지손가락과 집게손가락의 손허리뼈 사이의 손가락붙음증(Syndactylia)에서 엄지손가락과 집게손가락으로 집는 동작과 함께 식별되고 치료될 수 있다.

엄지손가락과 새끼손가락 사이의 압력이 엄지맞섬근을 활성화시킨다. 엄지두덩 깊숙이 위치한 근육을 그 위에 놓여있는 짧은엄지벌림근(M. abductor pollicis brevis)과 짧은엄지굽힘근(M. flexor pollicis brevis)을 안쪽(medial)으로 밀어서 조사하고 치료한다.

## 유발 요인

- 엄지손가락과 집게손가락으로 잡는 동작을 오래 유지함으로 인한 근육들의 과부하(예: 바느질, 글쓰기, 잡초 뽑기).
- 핸드폰 이용, 기타 연주.

**주 의**

엄지손가락의 근육들에서 오는 근막 통증을 종종 성급하게 수근관절증(Rhizarthrose) (엄지안장관절증)으로 판단한다. 통증과 기능장애는 엄지손가락의 근육을 치료함으로써 대부분 현격하게 완화된다. 환자들은 근육들을 스스로 치료하고 신전하는 법을 익혀야 한다.

## 치료, 자가 치료, 훈련, 인체 공학

기법 I–IV, 자가 치료와 유연성 운동 (▶그림 18.11.1, ▶그림 18.11.2, ▶그림 18.11.3, ▶그림 18.11.4)

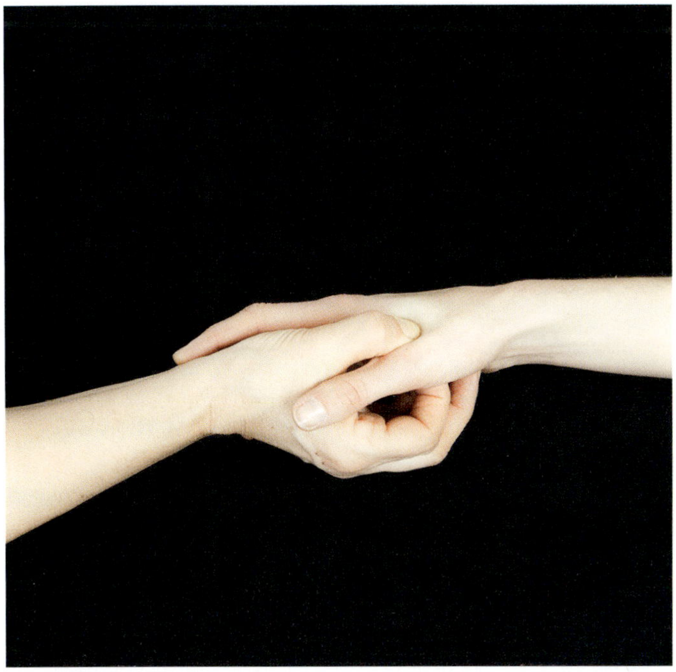

**그림 18.11.1** 엄지모음근: 허혈성 압박(기법 I)과 통증유발점 부위의 이완(기법 II) [K348]

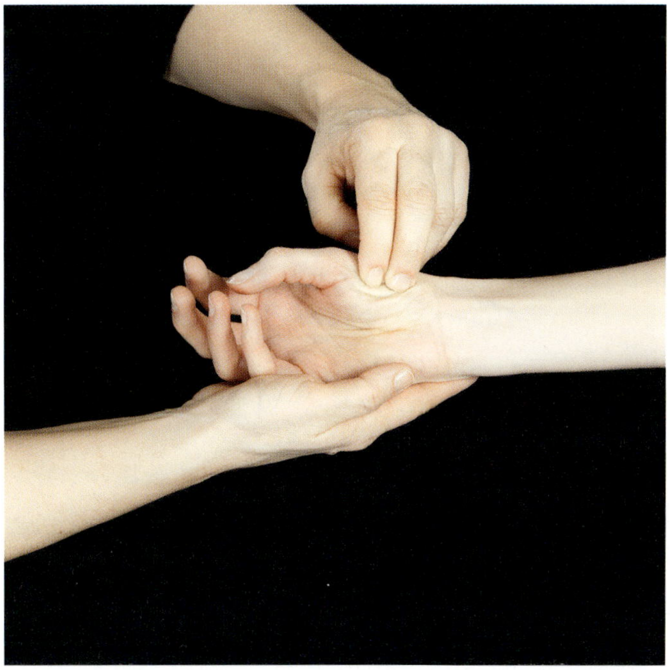

**그림 18.11.2** 엄지맞섬근: 허혈성 압박(기법 I)과 통증유발점 부위의 이완(기법 II) [K348]



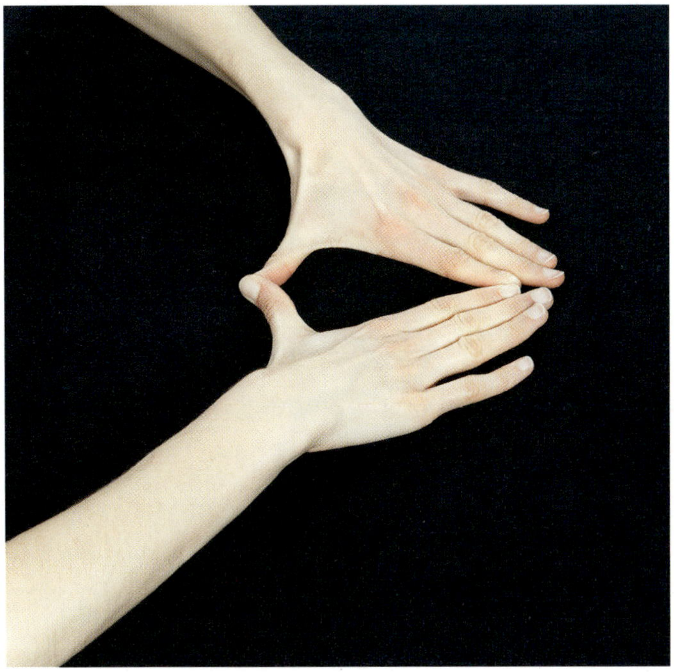

**그림 18.11.3** 엄지모음근: 자가 신전 [K348]

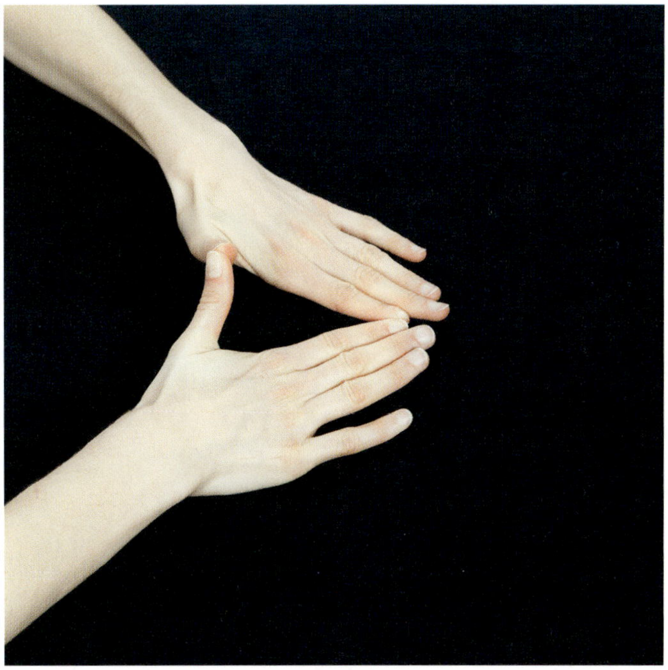

**그림 18.11.4** 엄지맞섬근: 자가 신전 [K348]

# 18.12 손뼈사이근, 벌레근

Mm. interossei manus und lumbricales

## 통증유발점과 그 연관부위

▶그림 18.12.0

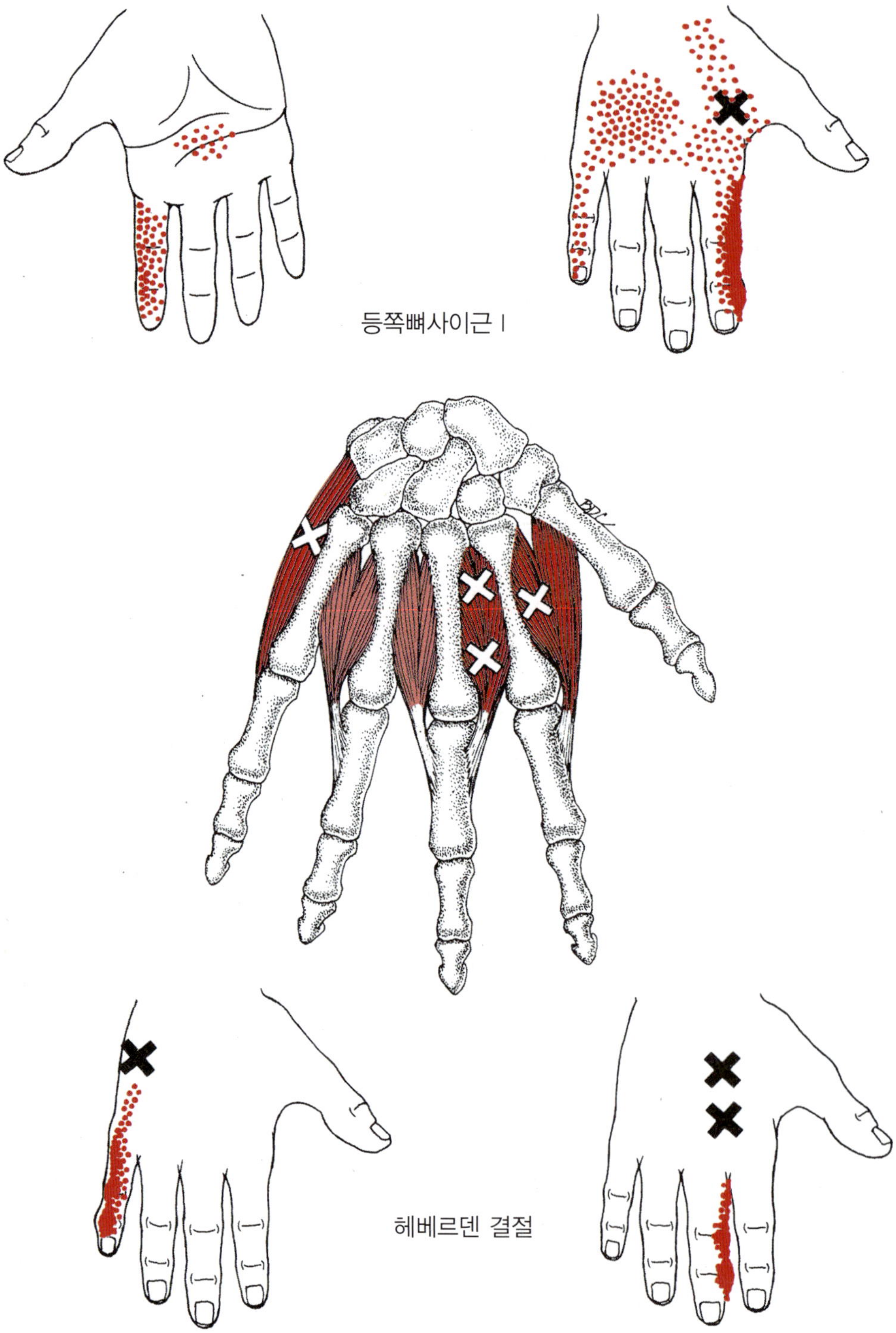


그림 18.12.0 [G100]

## 해부학

| 등쪽뼈사이근 (Mm. interossei dorsales) | |
|---|---|
| 이는곳 | 다섯 손허리뼈(Ossa metacarpi I–V)의 서로 마주보는 면들로부터 양갈래로 |
| 닿는곳 | 집게손가락부터 반지손가락까지의 첫째마디뼈 바닥 |
| 신경지배 | 자신경(N. ulnaris) (C8–Th1) |

| 바닥쪽뼈사이근 (Mm. interossei palmares) | |
|---|---|
| 이는곳 | 집게손가락, 빈지손가락, 새끼손가락의 손허리뼈(Ossa metacarpi II, IV, V) |
| 닿는곳 | 손가락 첫째마디뼈 바닥과 해당하는 손등쪽 널힘줄(Dorsalaponeurosis) |
| 신경지배 | 자신경(C8–Th1) |

| 벌레근 (Mm. lumbricales) | |
|---|---|
| 이는곳 | 깊은손락굽힘근(M. flexor digitorum profunduns)의 힘줄 노쪽(radial) 면으로부터 |
| 닿는곳 | 집게손가락부터 새끼손가락까지의 첫째마디뼈 손등쪽널힘줄과 관절주머니 |
| 신경지배 | 집게손가락과 가운데손가락: 정중신경(N. medianus) (C8–Th1)<br>반지손가락과 새끼손가락: 자신경(C8–Th1) |

## 기능

- 세 근육들 모두 첫째관절을 굽히고 중간마디뼈와 끝마디뼈를 편다.
- 등쪽뼈사이근은 가운데손가락을 기준으로 벌린다(Abduction).
- 바닥쪽뼈사이근은 가운데손가락을 기준으로 모은다(Adduction).
- 벌레근은 첫째관절을 굽히고 끝관절을 편다.

## 연관 통증

해당 근육들이 닿아 있는 손가락 옆면을 따라, 손바닥에서 손가락 끝관절까지

## 증상

- 통증, 손가락의 뻣뻣함과 어색함, 손가락 내의 관절염(Arthritis) 통증
- 폐색(Entrapment): 정중신경과 자신경의 최종경로로 형성된 손가락신경(Nn. digitales)은 손뼈사이근(Mm. interossei)과 벌레근의 근경화증으로 인해 협착될 수 있다. 그 결과 손가락의 옆면을 따라 무감각(마비)이 발생할 수 있다.

## 통증유발점을 찾는 방법

**자세:** 앉은 자세, 바로 누운 자세

세 근육 모두 손허리뼈 사이를 치료한다.

집게손가락 첫째마디뼈 노쪽 면의 첫 번째 바닥쪽뼈사이근과 등쪽뼈사이근은 대개 근막 통증유발점들을 가지고 있고 대부분의 경우 압통에 매우 민감하다.

## 유발 요인

손끝으로 집는 동작을 요구하는 활동(예: 글쓰기, 바느질, 그림그리기, 골프채 잡기).

**주 의**

**헤베르덴 결절**(Heberden's node)은 보통 손뼈사이근과 벌레근에 위치한 근막 통증유발점들과 결합되어 있다. 주로 손을 쓰는 활동을 하는 사람들에게서 손가락뼈사이관절(interphalangeal joints)의 몸쪽(proximal)과 먼쪽(distal)에서 결절이 형성된다. 헤베르덴 결절은 PCP와는 관련이 없고, 고통스럽다기보다는 성가시며 장기간 존속한다(Travell & Simons 2002).

## 치료, 자가 치료, 훈련, 인체 공학

기법 I–IV, 자가 치료와 규칙적인 신전 (▶그림 18.12.1, ▶그림 18.12.2, ▶그림 18.12.3, ▶그림 18.12.4)

18

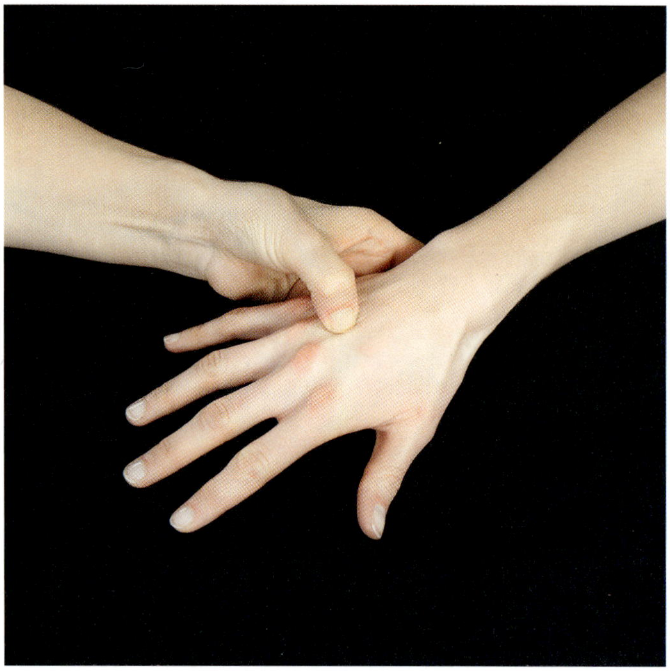

**그림 18.12.1** 등쪽뼈사이근: 손등에서의 허혈성 압박(기법 I)과 통증유발점 부위의 이완(기법 II) [K348]

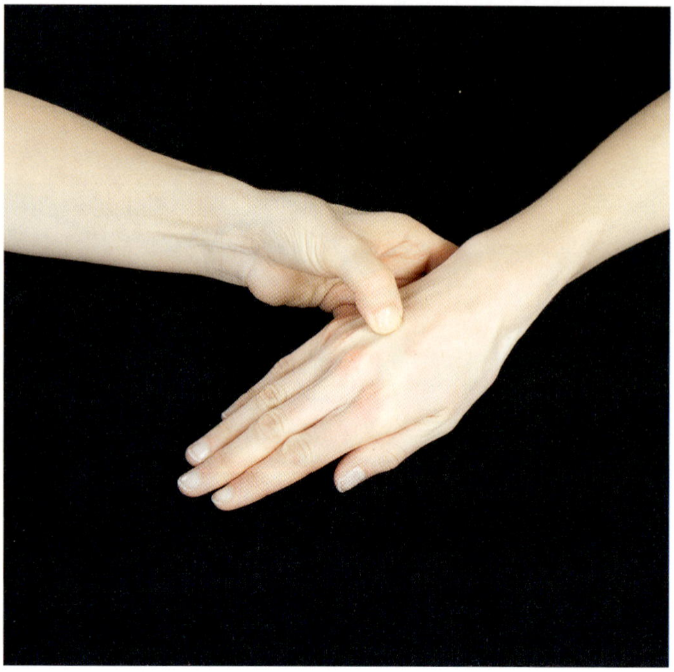

**그림 18.12.2** 바닥쪽뼈사이근과 벌레근: 손바닥쪽에서의 허혈성 압박(기법 I)과 통증유발점 부위의 이완(기법 II) [K348]



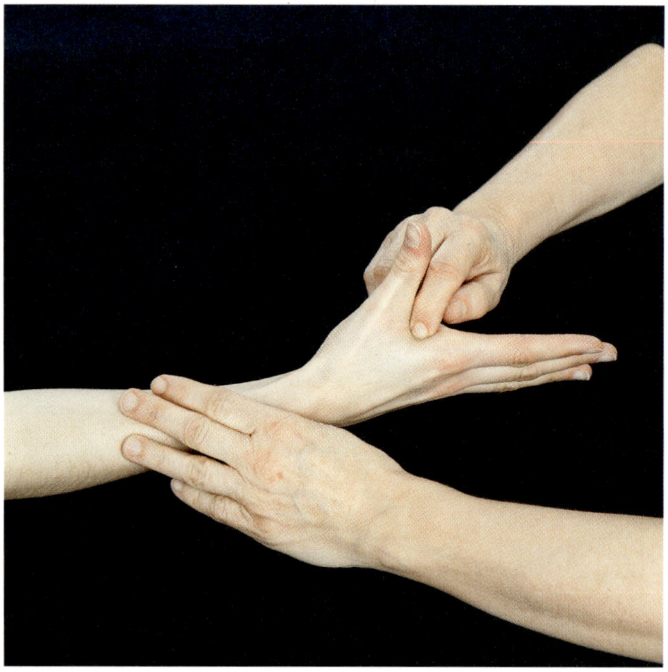

**그림 18.12.3** 집게손가락 첫째마디뼈 노쪽 면에서의 바닥쪽뼈사이근과 등쪽뼈사이근 [K348]

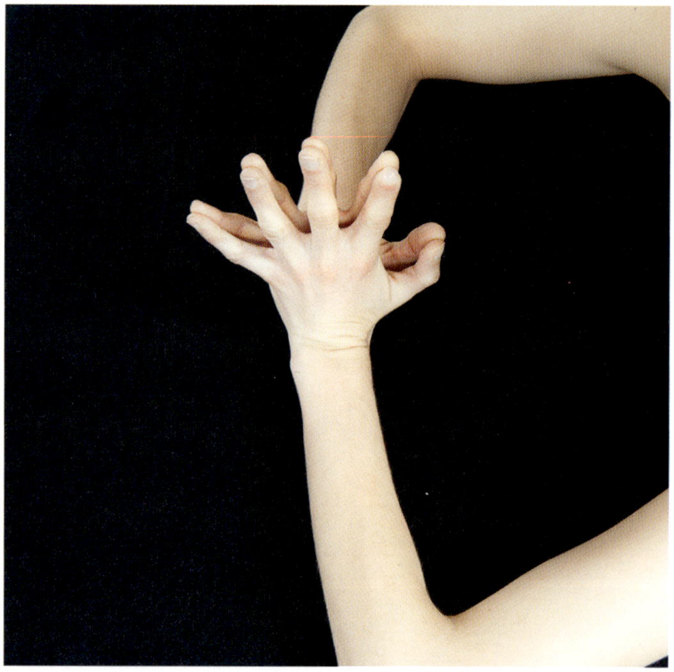

**그림 18.12.4** 손뼈사이근: 자가 신전 [K348]

CHAPTER

# 19 몸통

Rumpf

## 19.1 큰가슴근 M. pectoralis major

### 통증유발점과 그 연관부위

▶그림 19.1.0

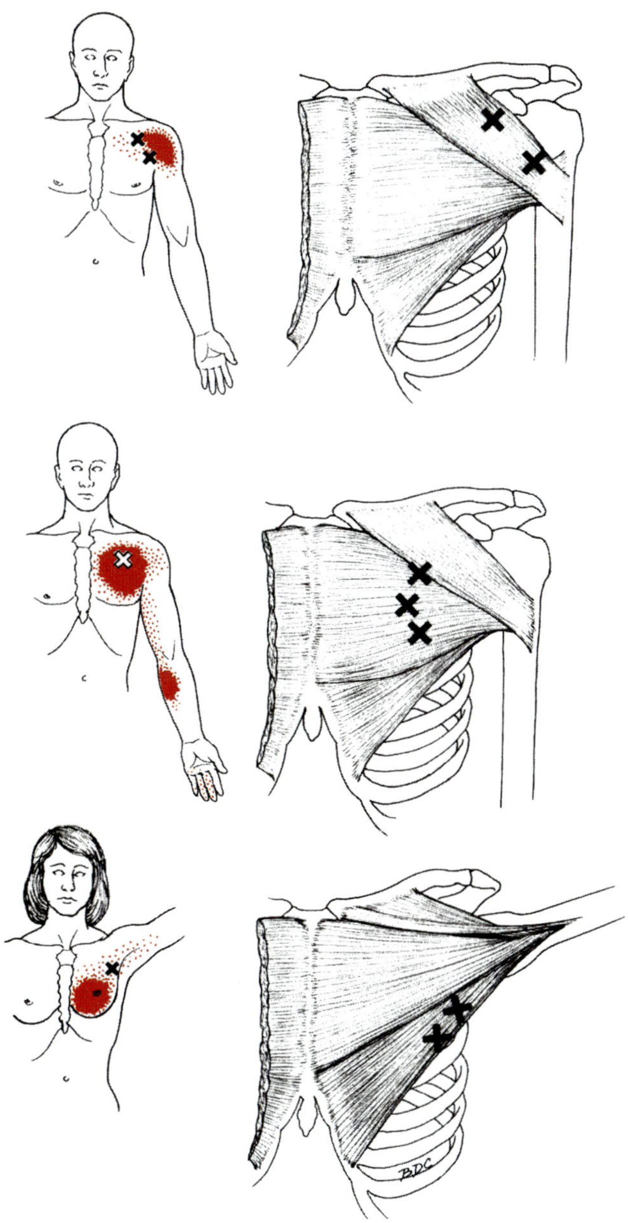

그림 19.1.0 [G100]

## 해부학

| | |
|---|---|
| 이는곳 | 빗장부분(Pars clavicularis): 빗장뼈 중간부분부터 |
| | 복장갈비부분(Pars sternocostalis):<br>복장막(Membrana sterni)과 제 2-7 번 갈비뼈들의 연골 |
| | 배부분(Pars abdominalis): 배곧은근집(Rectus sheath)의 앞면 |
| 닿는곳 | 위팔뼈의 큰결절능선(Crista tuberculi majoris humeri)<br>꼬리쪽(caudal) 섬유들은 머리쪽(cranial)에서 가장 멀게, 머리쪽 섬유는 꼬리에서 가장 멀도록 나선형으로 꼬여 있다. |
| 신경지배 | 가슴근신경들(Nn. pectorales) (C5-Th1) |

## 기능

팔 모음(Adduction), 팔의 안쪽돌림과 횡단 모음(Transversal adduction)

## 연관 통증

- 빗장부분의 근막 통증유발점들은 국소적 통증을 유발하며 어깨 앞쪽 부분으로 통증을 전달한다.
- 복장갈비부분의 근막 통증유발점들은 가슴 앞쪽(ventral)과 팔 안쪽 면에 통증을 유발한다. 배부분의 근막 통증유발점은 가슴통증과 유두의 과민증을 야기한다.

19

## 증상

- 야간 및 휴식 중에 국소적 통증
- 가슴근(M. pectoralis)의 근막 통증유발점들은 심장 및 폐 질환으로 오인되며 가슴의 답답함을 유발한다.
- 민감한 유두
- 가슴 통증이 하중에 따라 다르다면, 내과적 진료를 받아야 한다.

## 통증유발점을 찾는 방법

**자세:** 바로 누운 자세, 옆으로 누운 자세

집게 촉진법으로 전체 근육을 평가한다. 치료사는 모든 섬유들을 손바닥으로 밀고 이를 통해 근경화띠들을 식별하여 치료한다. 빗장뼈 부분의 섬유들은 빗장뼈 아래에서 찾는다.

## 발생 요인

- 정원 가꾸는 일, 장작패는 일, 무거운 짐 나르기, 과도한 근력운동과 수영은 근육을 과부하 시킬 수 있다.
- 굽은 등(hunchback)과 구부린 자세는 근육을 수축시키고 굽은 등이 심해질 수 있다.

**주 의**

굽은 등(hunchback)과 구부린 자세는 근육을 수축시키고 환자로 하여금 큰 노력을 해야만 등을 똑바로 세울 수 있도록 한다. 도수치료와 가슴근의 신전은 올바르지 못한 자세, 쇼이어만 병(Morbus Scheuermann), 베흐테레브 병(Morbus Bechterew)으로 인해 굽은 등을 가진 환자의 척추를 세우기 용이하게 한다.

## 치료, 자가 치료, 훈련, 인체공학

- 기법 I-IV, 여성의 경우 오로지 겨드랑이 앞부분과 빗장뼈 아래 부분만, 유연성 운동이 중요하다. (▶그림19.1.1, ▶그림 19.1.2, ▶그림 19.1.3, ▶그림 19.1.4)

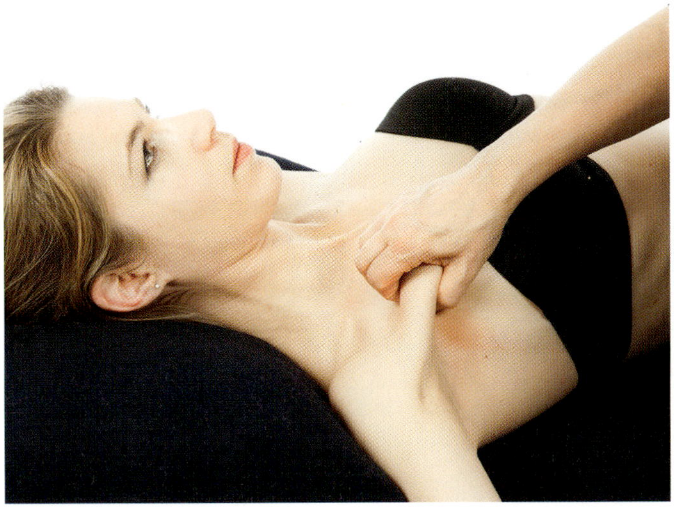

**그림 19.1.1** 큰가슴근: 집게손가락 기법을 이용한 허혈성 압박(기법 I)과 통증유발점 부위의 이완(기법 II) [K348]

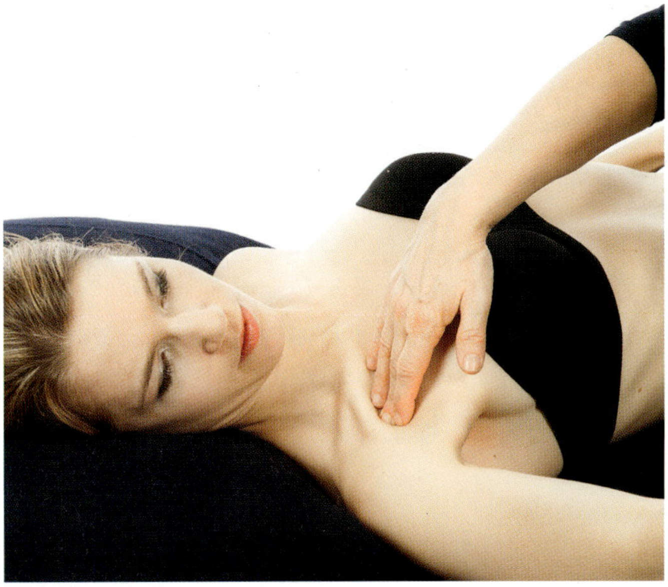

**그림 19.1.2** 큰가슴근: 빗장부분의 허혈성 압박(기법 I)과 통증유발점 부위의 이완(기법 II) [K348]

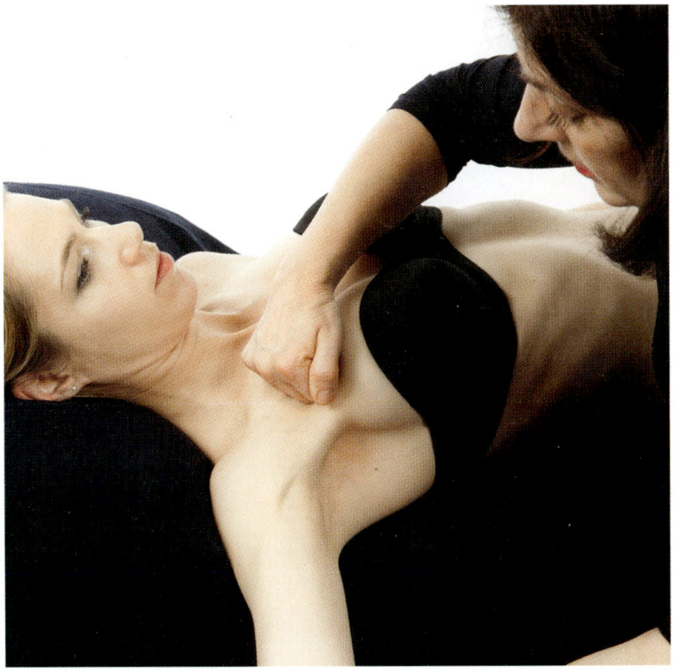

**그림 19.1.3** 큰가슴근: 근막 신전(기법 III) [K348]

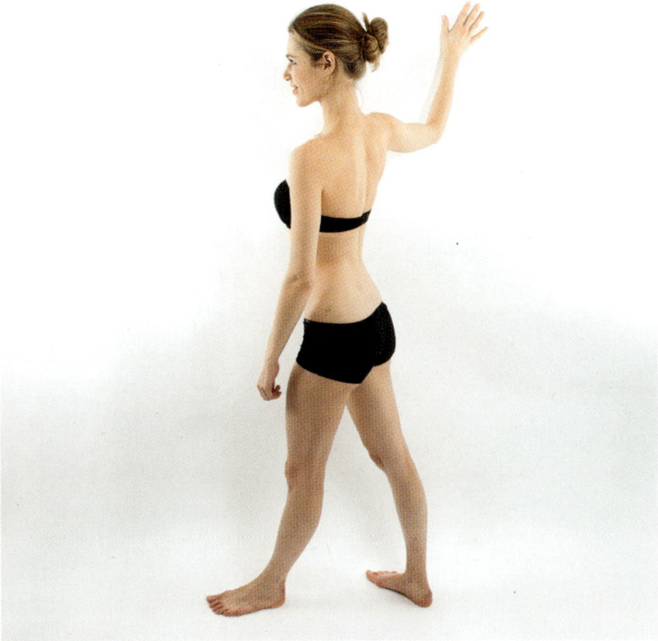

**그림 19.1.4** 큰가슴근: 갈비부분의 자가 신전. 팔을 90°로 접은 상태에서 벌리면 복장부분은 신전된다. 45°로 접은 상태에서 벌리면 빗장부분이 신전된다 [K348]

# 19.2 빗장밑근 M. subclavius

## 통증유발점과 그 연관부위

▶그림 19.2.0

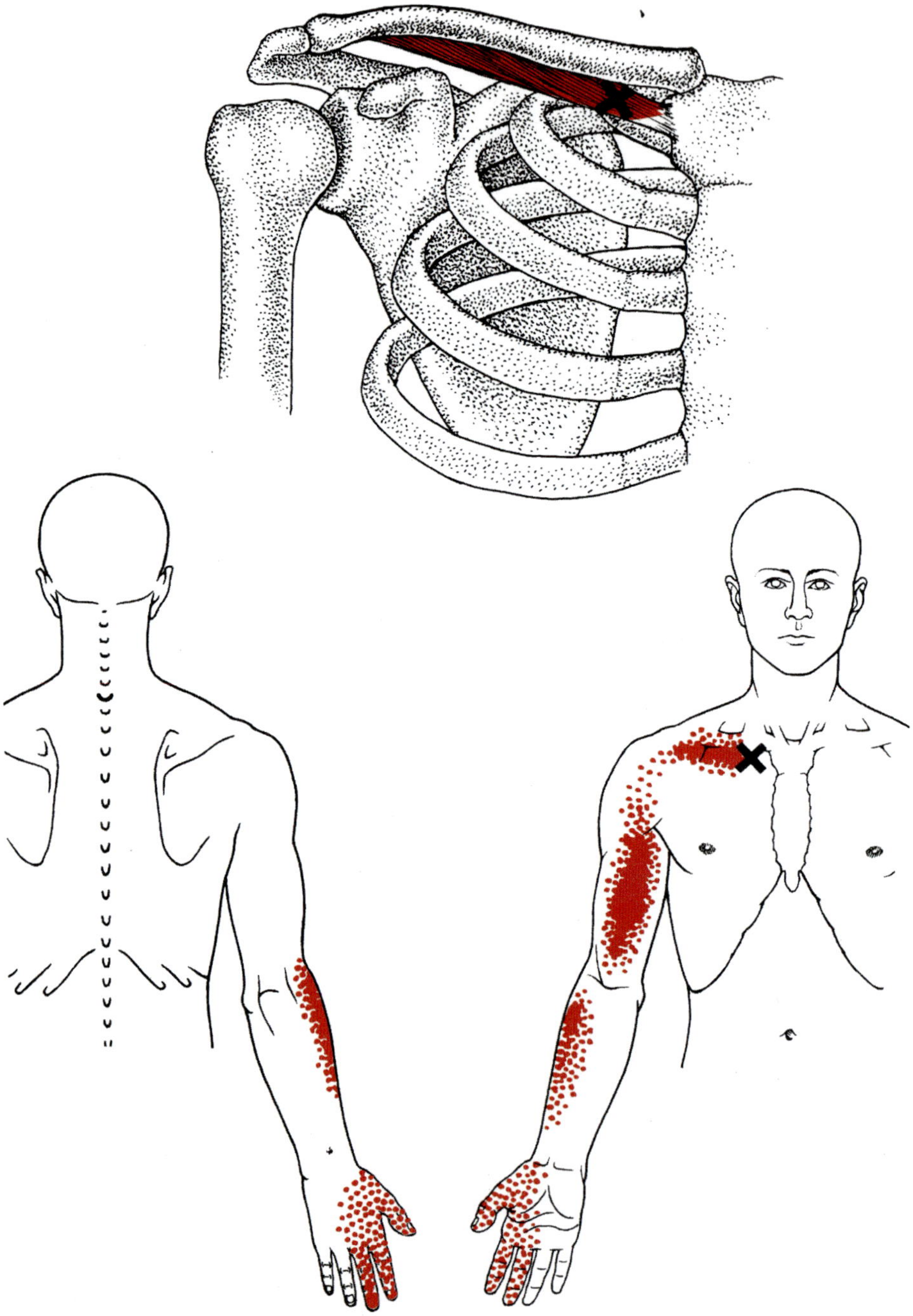

그림 19.2.0 [G100]

## 해부학

| 이는곳 | 첫번째 갈비뼈에서 뼈와 연골의 경계 |
|---|---|
| 닿는곳 | 빗장뼈 아랫면의 가쪽(lateral) 1/3 지점 |
| 신경지배 | 빗장밑신경(N. subclavius) (C5–C6) |

## 기능

빗장밑근은 빗장뼈(Clavicula)를 복장뼈(Sternum)쪽으로 당기고 복장빗장관절(Sternoclavicular articulation)을 고정시킨다. 이 근육은 빗장뼈와 가슴 사이의 공간을 줄인다.

## 연관 통증

같은 쪽 팔에서 어깨와 위팔의 앞쪽 면을 지나 아래팔의 노쪽(radial) 부위를 따라서 통증. 그 밖에도 엄지, 검지, 중지의 뒷면과 손바닥쪽에 통증이 있을 수 있다.

## 증상

- 가슴문증후군(TOS;Thoracic Outlet Syndrome)과 비슷한 증상
- 폐색(Entrapment): 빗장뼈와 제 1번 갈비뼈 사이에 있는 혈관신경섬유다발의 협착

## 통증유발점을 찾는 방법

**자세:** 바로 누운 자세

환자는 90°로 굽힌 팔을 천장을 향해 뻗는다. 이로 인해 빗장뼈가 가슴(Thorax)으로부터 멀어진다. 치료사는 빗장뼈를 움켜잡고 근육의 뒷면과 아랫면 또한 진찰 및 치료할 수 있다.

## 발생 요인

- 팔굽혀 펴기와 자전거 타기.
- 가슴근들(Mm. pectorals)의 근막 통증유발점을 치료한 이후에도 통증이 남아있을 경우, 대개 빗장밑근을 치료함으로써 회복할 수 있다.
- 넘어짐은 이 근육에 무리를 준다. 빗장뼈 골절이 발생할 경우 이 근육에 외상을 입기 때문에, 뼈가 완전 회복된 이후에도 빗장밑근에 대한 치료를 해야 한다.

**주 의**

빗장밑근은 빗장뼈와 제 1번 갈비뼈 사이의 공간을 축소시킨다. 이로 인해 이 근육을 팔신경얼기(Plexus brachialis)를 협착시킨다. 이 근육은 목갈비근들(Mm. scalene)과 작은가슴근(M. pectoralis minor)에 이어 가슴문증후군(TOS;Thoracic Outlet Syndrome)을 유발할 수 있는 세 번째 근육이다 (▶제 19.3 장).

## 치료, 자가 치료, 훈련, 인체공학

기법 I–IV, 가슴근들을 함께 수평으로 최대로 벌리면서 신전(▶그림 19.2.1, ▶그림 19.2.2, ▶그림, 19.2.3)

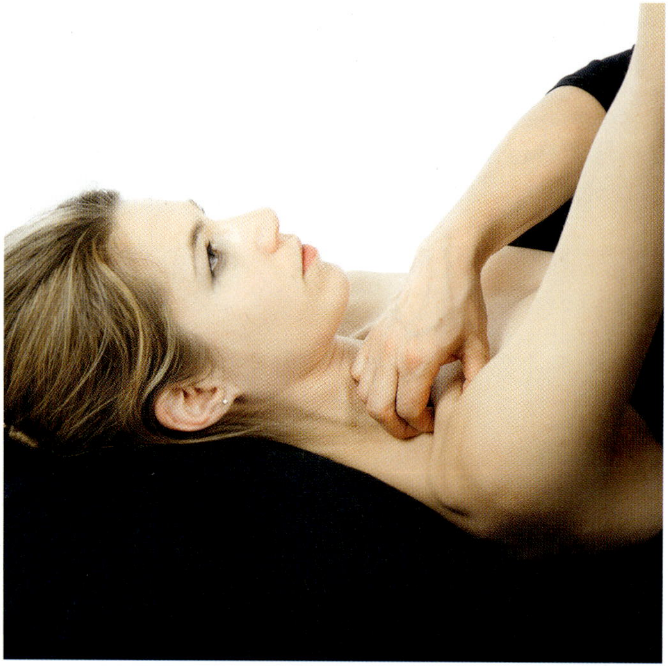

**그림 19.2.1** 빗장밑근: 허혈성 압박(기법 I), 치료사는 환자의 팔을 가슴으로부터 멀어지게 당기고 이를 통해 빗장뼈의 아래쪽 가장자리에 접촉한다 [K348]

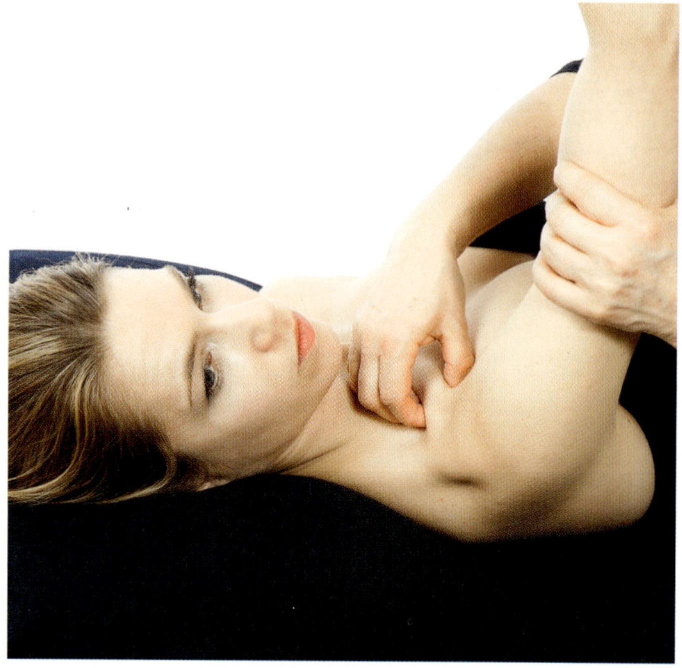

**그림 19.2.2** 빗장밑근: 통증유발점 부위의 이완 [K348]

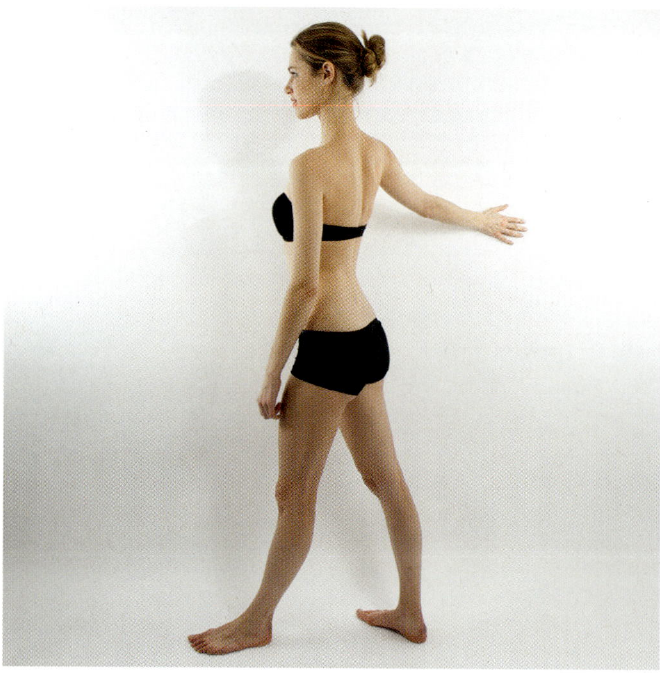

**그림 19.2.3** 빗장밑근: 자가 신전 [K348]

# 19.3 작은 가슴근 M. pectoralis minor

## 통증유발점과 그 연관부위

▶그림 19.3.0

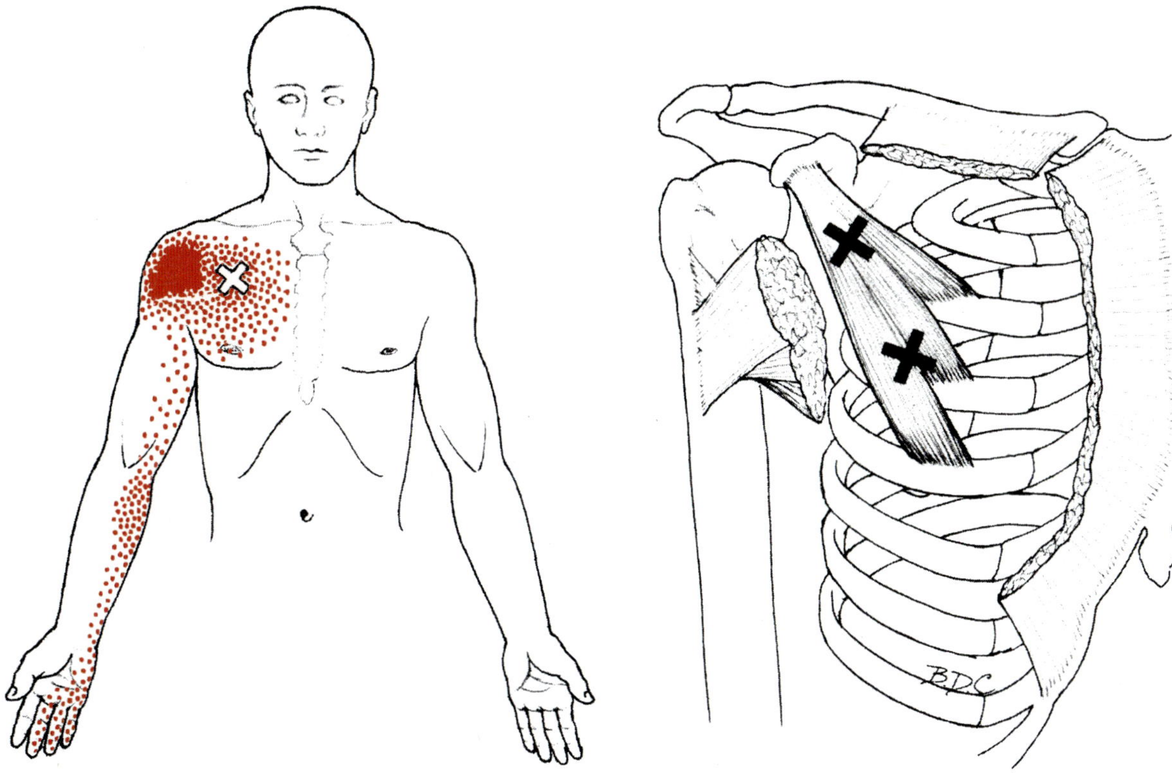

그림 19.3.0 [G100]

## 해부학

| 이는곳 | 제 3–5번 갈비뼈 근처의 갈비연골(Cartilago costalis) |
|---|---|
| 닿는곳 | 부리돌기(Processus coracoideus) |
| 신경지배 | 겨드랑신경(N. axillaris) (C5 – C6) |

## 기능

- 이 근육은 어깨뼈(Scapula)를 배쪽(ventral) 및 꼬리 쪽(caudal)으로 당긴다.
- 팔들을 받쳐놓은 경우 이 근육은 가슴을 들어 올리고 뿐만 아니라 이를 통해 들숨의 도움근이 된다.
- 목발을 짚고 걸을 때 이 근육은 어깨뼈(부리돌기;processus coracoideus)와 흉부를 연결한다.

## 연관 통증

이 근육은 통증을 앞쪽 가슴, 특히 그 중에서도 앞쪽 어깨 부위로 전달하며 때때로 위팔, 아래팔, 손의 자쪽(ulnar) 면을 따라 아래쪽으로 전달한다.

## 증상

- 왼쪽 큰가슴근과 작은가슴근(Mm. pectoralis major and minor)의 연관 통증들은 심근 허혈(Myocardial ischemia)과 유사한 압박감을 추가로 나타낼 수 있다.
- 수축된 작은가슴근은 팔 굽힘을 제한할 수 있다
- 폐색(Entrapment): 이 수축된 근육은 팔의 신경혈관 가닥을 압박하여 일련의 신경혈관성 증상들(아래팔의 뒤쪽(dorsal) 및 노쪽(radial)과 첫 번째부터 세 번째 손가락 및 네 번째 손가락 반절의 앞면(volar)에 몸감각기관 장애들(Somatosensory disorders))을 야기할 수 있다. 작은가슴근에 의한 압박증후군(compression syndrome)은 손의 부종이나 손가락 경직(이러한 증상들은 오히려 앞목갈비근(M. scalenus anterior)에 의한 협착을 가리킨다.)을 초래하지 않는다.

19

## 통증유발점을 찾는 방법

**자세:** 똑바로 누운 자세, 옆으로 누운 자세

치료사의 한 손으로 환자의 팔을 수동적 수평 모음(Passive, horizontal adduction)을 행하게끔 움직여 준다. 나머지 한 손은 큰가슴근(M. pectoralis major)의 아래에 두고, 팔을 모으는 동안(adduction) 치료를 수행하는 손은 가슴(Thorax) 위에서 안쪽(medial)으로 손바닥으로 밀어준다. 그곳에서 작은가슴근의 섬유들을 손쉽게 찾을 수 있다.

이 섬유들은 가슴 위에서 둥글게 불룩하여 확실하게 알아볼 수 있고 대부분 예상보다 가쪽(lateral)에 위치한다.

## 발생 요인

- 자세로 인한 근육 수축과 어깨올림근(M. levator scapulae)과 함께 어깨뼈의 앞쪽 아래로 기울어짐
- 목발을 사용한 걷기.
- 심장근육 문제들(myocardial problems)의 내장체성(viscerosomatic) 반사반응과의 상관관계.
- 격한 기침 발작에 있어서 호흡도움 근육으로서의 부하.
- 배낭끈의 압박.
- 큰가슴근의 일차적 근막 통증유발점들은 작은가슴근의 위성 근막 통증유발점들을 형성할 수 있다.

### 가슴문증후군(Thoracic-outlet-syndrome;TOS)

가슴문증후군(TOS)은 신경혈관 압박 증후군의 일종이다. TOS에서는 팔신경얼기(Plexus brachialis), 빗장밑동맥(Arteria subclavia), 빗장밑정맥(Vena subclavia)으로 구성된 신경혈관다발의 일시적인 또는 꾸준한 압박이 존재한다. 이 혈관신경다발은 목에서 팔로 향하고 그 경로에서 세 군데의 수축되는 구간들을 지나가야 한다.

- 앞목갈비근(M. scalenus anterior)과 중간목갈비근(M. scalenus medius) 사이의 목갈비근 틈새(Hiatus scalenus; Interscalene triangle)
- 제 1번 갈비뼈와 빗장뼈 사이의 갈비빗장 공간(Costoclavicular space)
- 작은가슴근과 부리돌기(Processus coracoideus) 사이의 갈비가슴 공간(Coracopectoral space)

목갈비근들과 작은가슴근 및 빗장밑근들의 치료 전과 후의 신경운동성 검사들(Neuromobility tests)은 그 증상들(혈액순환 장애 및 팔의 감각장애와 마비현상)이 근육의 치료를 통해 영향을 받을 수 있는지에 대한 여부와 방법에 대한 정보를 준다.

## 치료, 자가 치료, 훈련, 인체공학

기법 I, II, IV, 유연성운동, 노신경(N. radialis), 정중신경(N. medianus), 자신경(N. ulnaris)들의 신경운동성 향상 위한 운동들 (▶그림 19.3.1, ▶그림 19.3.2, ▶그림 19.3.3, ▶그림 19.3.4)

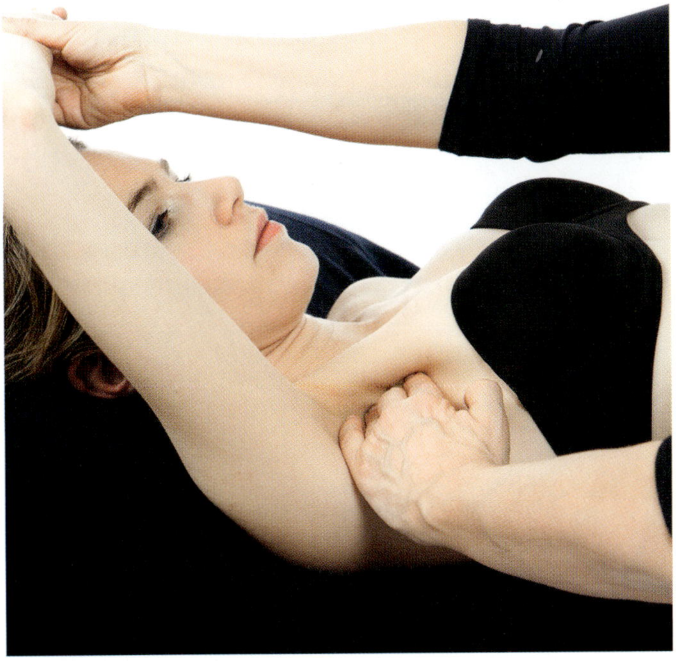

**그림 19.3.1** 작은가슴근, 시작 위치: 치료사의 손이 가슴(Thorax) 위 큰가슴근 아래에 위치해있다 [K348]

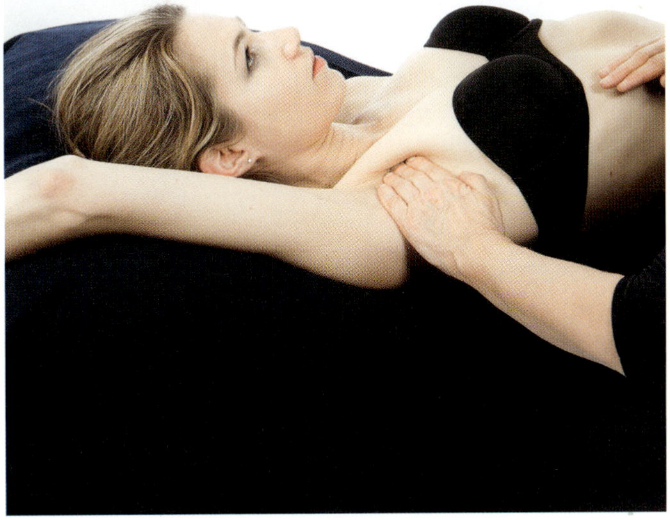

**그림 19.3.2** 작은가슴근: 팔을 모으는 동안 치료를 수행하는 손은 가슴 위에서 안쪽으로 손바닥을 이용해 밀어준다. 그 부위에서 작은가슴근의 근섬유들을 쉽게 찾을 수 있다. 근섬유들은 가슴 위에서 둥글게 불룩하여 확실히 알아볼 수 있으며 대부분 예상보다 가쪽에 위치한다. 이 근육 위에서 허혈성 압박(기법 I) 과 통증유발점 부위의 이완을 수행할 수 있다(기법 II) [K348]

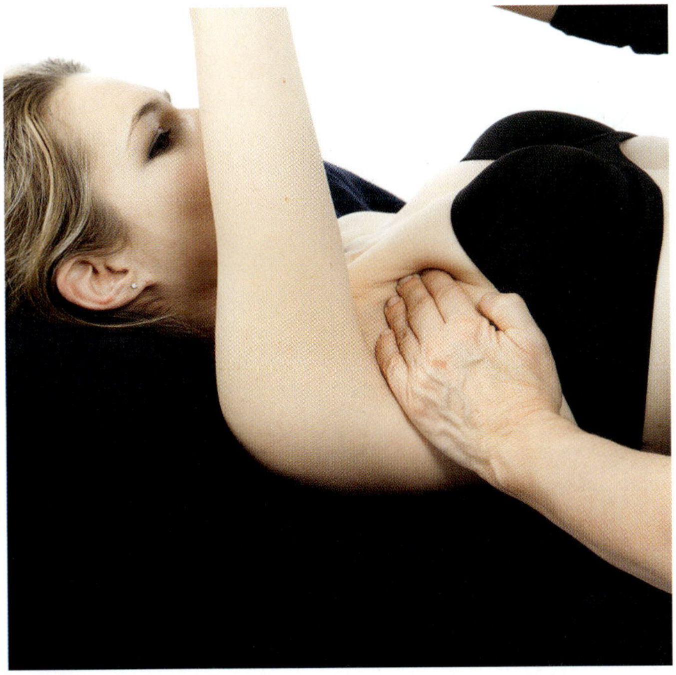

**그림 19.3.3** 작은가슴근: 근막 신전(기법 IV)은 큰가슴근과 작은가슴근 또는 작은가슴근과 가슴 사이에서 수행할 수 있다 [K348]

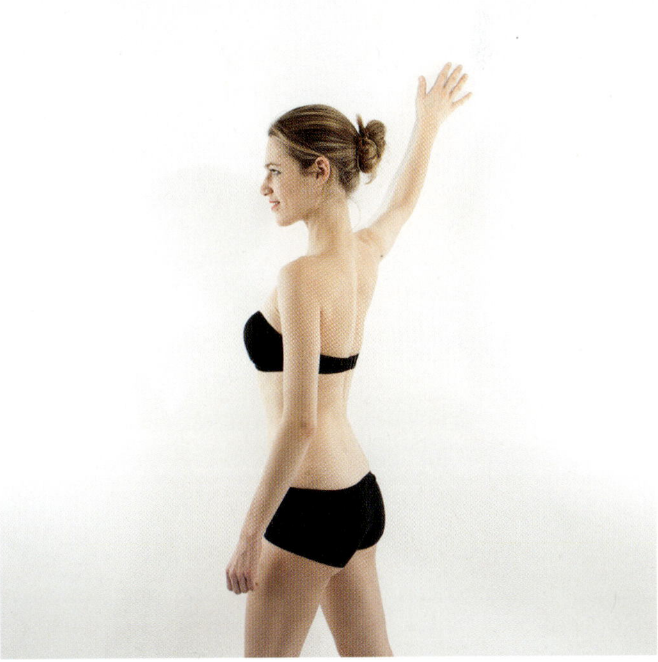

**그림 19.3.4** 작은가슴근: 작은가슴근의 자가신전은 팔을 접은 상태와 벌린 상태에서 수행되어야 한다 [K348]

19

## 19.4 앞톱니근 M. serratus anterior

### 통증유발점과 그 연관부위

▶그림 19.4.0

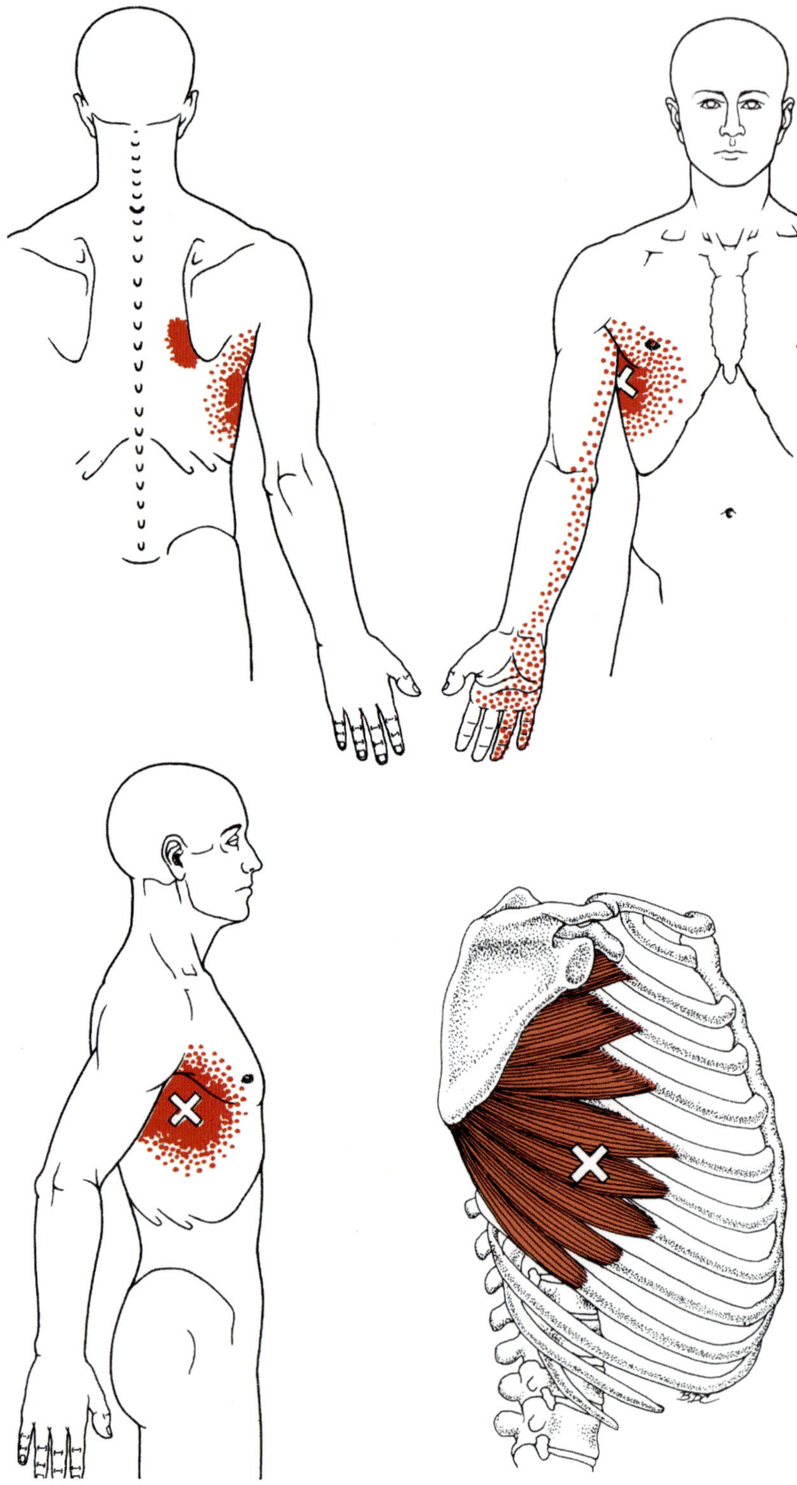

그림 19.4.0 [G100]

## 해부학

| 이는곳 | 제 1–12번 갈비뼈로부터의 12개의 갈래(Zacke) |
|---|---|
| 닿는곳 | 어깨뼈(Scapula)의 안쪽(medial) 가장자리 |
| 신경지배 | 긴가슴신경(N. thoracicus longus) (C5–C7) |

## 기능

- 어깨뼈의 가쪽돌림(Lateral rotation)
- 어깨뼈의 안정화

## 연관 통증

가슴(Thorax)의 측면과 뒷면 및 아래팔의 자쪽(ulnar) 면

## 증상

- 빠르게 오래 달릴 때의 통증과 짧은 호흡.
- 안정 시 및 움직임 시 어깨뼈 사이(interscapular)의 심한 통증
- 근막 통증유발점들은 팔의 가려움, 저림, 무거운 느낌을 유발한다.
- 어깨와 어깨뼈의 가동성 감소
- 어깨뼈의 불안정

## 근막 통증유발점을 찾는 방법

**자세:** 옆으로 누운 자세, 똑바로 누운 자세

앞톱니근의 근막 통증유발점들은 갈비뼈 바로 위의 근육 힘살에서 촉진이 용이하고 치료가 가능하다.

## 발생 요인

창문 청소, 기침, 넘어짐, 무거운 물건들을 머리 위로 들어 올림, 과도한 근력 운동.

**주 의**

이 근육의 근막 통증유발점들은 보통 분별이 어렵다. 다수의 환자들은 그 통증의 원인에 대해 상세히 말하기 어렵다. 이 환자들에겐 결합조직의 유착으로 인해 가슴(Thorax)과 어깨뼈 사이의 공간을 촉진할 수 없다는 것이 특징이다. 어깨밑근(M. subscapularis)과 앞톱니근(M. serratus anterior) 사이의 근막 유착은 어깨뼈의 기능이상을 유발한다(Dejung 1987).

## 치료, 자가 치료, 훈련, 인체공학

기법 I–IV, 유연성 운동과 어깨뼈의 고정을 위한 훈련 (▶그림 19.4.1, ▶그림 19.4.2, ▶그림 19.4.3, ▶그림 19.4.4)

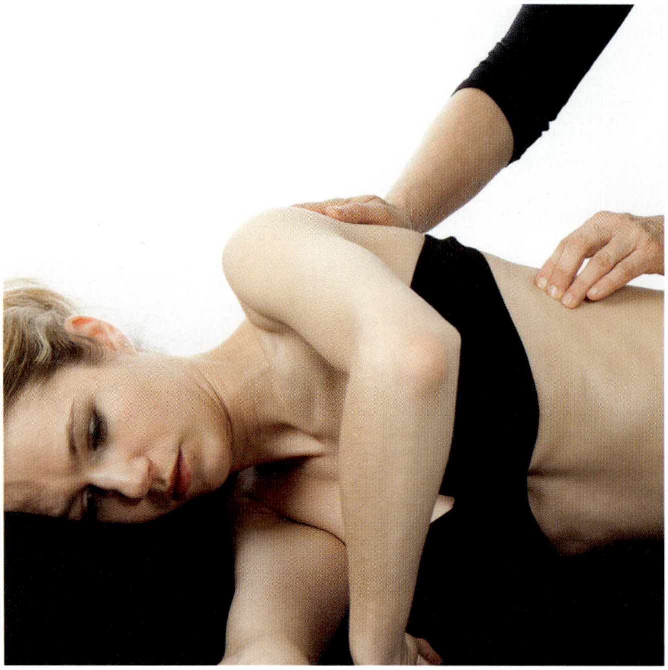

**그림 19.4.1** 앞톱니근: 허혈성 압박(기법 I)과 통증유발점 부위의 이완(기법 II) [K348]

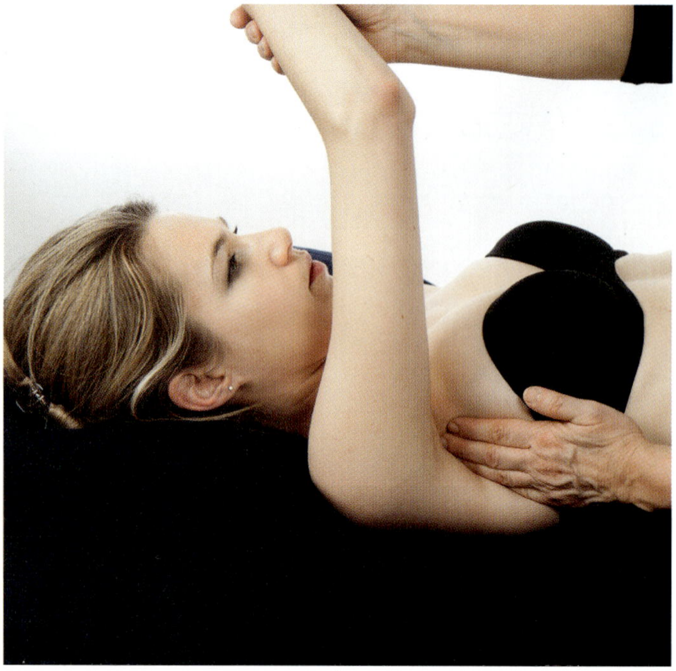

**그림 19.4.2** 앞톱니근: 앞톱니근과 어깨밑근 사이의 근막 신전(기법 IV) [K348]

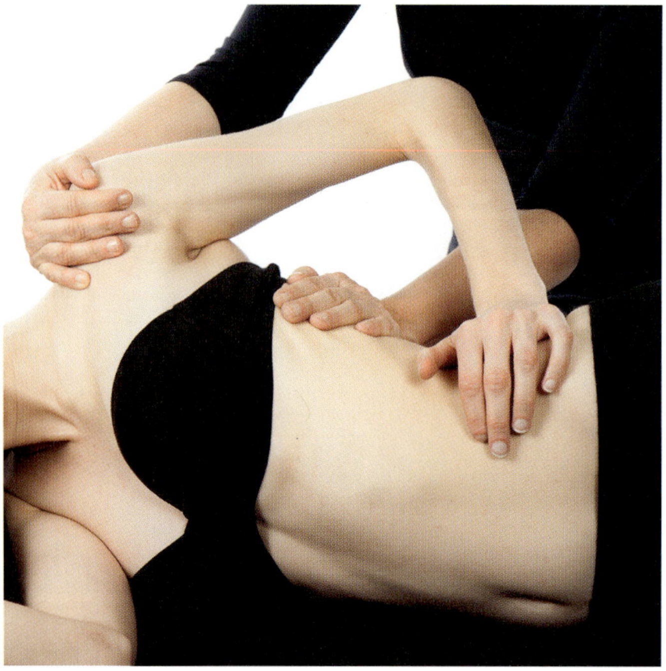

**그림 19.4.3** 앞톱니근: 치료적 신전: 어깨는 후방으로, 가슴은 전방으로 민다 [K348]

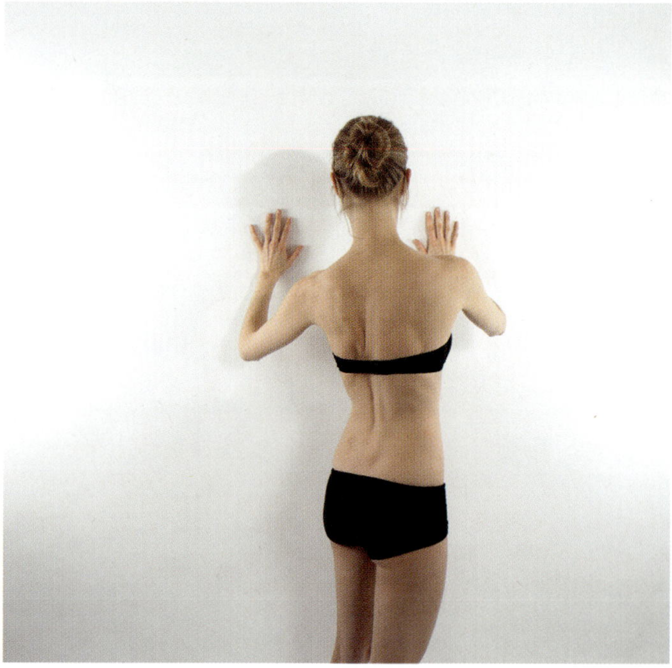

**그림 19.4.4** 앞톱니근: 왼쪽 앞톱니근의 자가 신전 [K348]

# 19.5 위뒤톱니근과 아래뒤톱니근

M. serratus posterior superior, M. serratus posterior inferior

## 통증유발점과 그 연관부위

▶그림 19.5.0

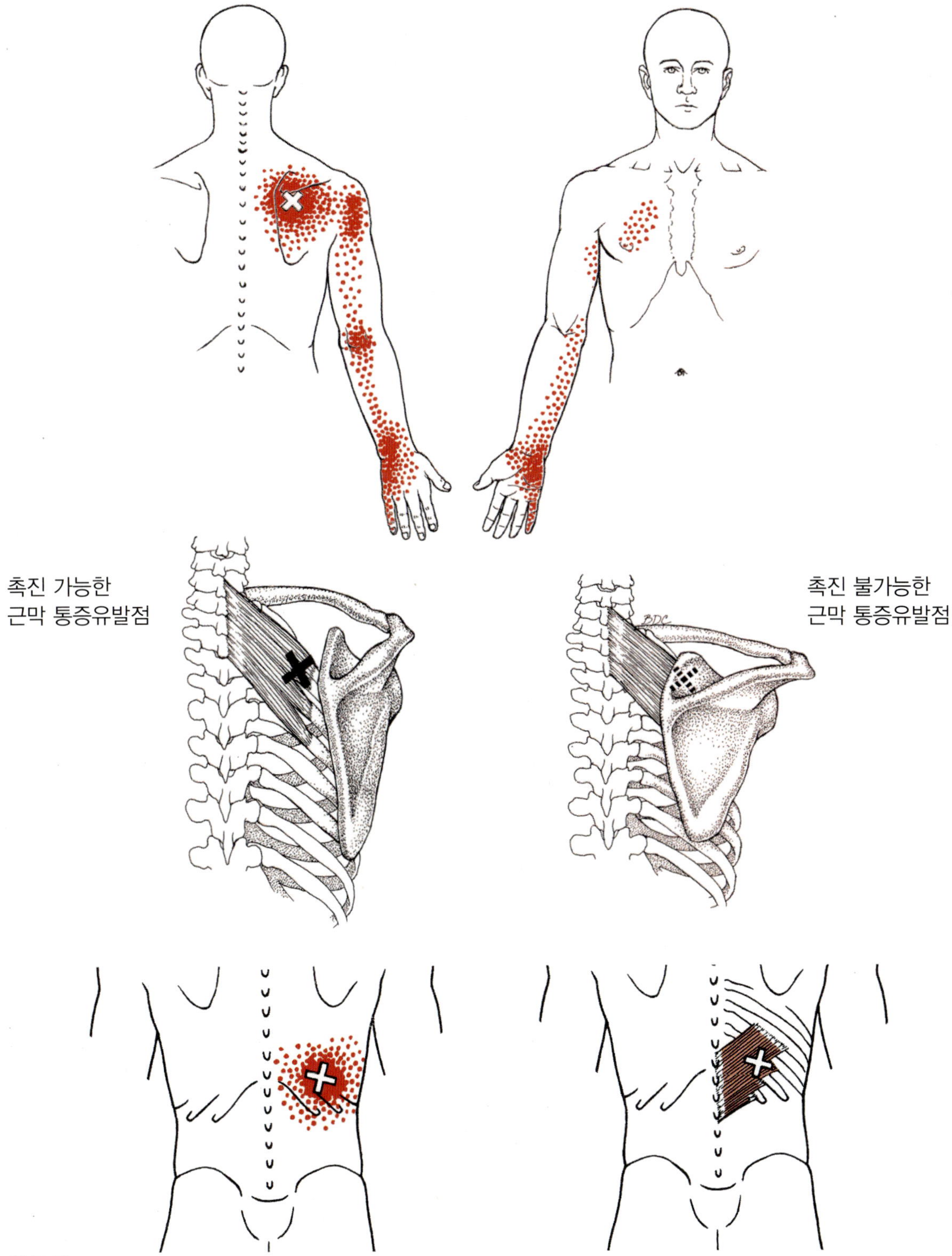


그림 19.5.0 [G100]

### 해부학

| 위뒤톱니근 (M. serratus posterior superior) | |
|---|---|
| 이는곳 | 목뼈 6번(C6)과 목뼈 7번(C7), 등뼈 1번(Th1)과 등뼈 2번(Th2)의 가시돌기(Processus spinosus) |
| 닿는곳 | 제 2–5번 갈비뼈 |
| 신경지배 | 갈비사이신경(Nn. intercostales) (Th1–Th4) |

| 아래뒤톱니근 (M. serratus posterior inferior) | |
|---|---|
| 이는곳 | 등허리근막(Fascia thoracolumbalis) |
| 닿는곳 | 제 9–12번 갈비뼈 |
| 신경지배 | 갈비사이신경 (Th9–Th12) |

### 기능

- 위뒤톱니근: 갈비뼈 들어 올림. 반대 방향으로의 등뼈(Thoracic spine) 회전.
- 아래뒤톱니근: 날숨을 도움.
- 양 근육은 자생적 등근육들(Authochtonous back muscles)을 꽉 붙든다.

### 연관 통증

- 위뒤톱니근: 어깨뼈와 어깨뒷면 부근, 팔꿈치, 아래팔 자(ulnar)부분과 손에서 새끼손가락까지의 심부 통증
- 아래뒤톱니근: 근막 통증유발점 부근의 국소 통증

19

### 증상

- 위뒤톱니근: 휴식 상태일때 느껴지는 깊고 지속적인 통증이 주로 관찰되며, 드물게 무감각, 무거운 느낌, 아래팔 자 부분에서 새끼손가락까지의 저림이 관찰될 수 있다.
- 아래뒤톱니근: 등을 똑바로 편 상태에서 가슴을 돌리는 복합동작 시 근육통이 느껴진다 (예: 천장을 바라보고 작업을 할 때)

### 근막 통증유발점을 찾는 방법

**자세:** 엎드린 자세, 옆으로 누운 자세

위뒤톱니근은 동일하게 뻗어있는 마름모근들(Mm. rhomboidei)의 근섬유들로 완전히 덮여있다. 물론, 마름모근들에 의해 발생하는 통증은 위뒤톱니근에서 발생하는 통증과는 확실히 다르다. 심부에 더 쉽게 접촉하기 위해서, 수동적으로 어깨뼈를 뒤로 당겨서 마름모근과 등세모근(M. trapezius)을 이완시켜야 한다. 이를 통해 치료사는 어깨뼈 아래 근막 통증유발점들이 위치한 갈비뼈 쪽 근육의 부착지에 더욱 쉽게 접촉할 수 있다.

아래뒤톱니근은 가슴을 돌리고 동시에 숨을 내쉴 때 같은 방향의 아래쪽 갈비뼈에서 진찰과 치료가 용이하다.

### 발생 요인

- 위뒤톱니근:
  - 근막 통증유발점들의 활성화: 호흡기질환, 척주옆굽음증, 앞으로 팔을 뻗은 채로 무거운 것을 들었을 때 어깨뼈에 가해지는 압력이 그 아래쪽에 있는 근막 통증유발점들을 자극하는 경우.
  - 목뼈 회전외상(Distorsionstrauma; 염좌).
- 아래뒤톱니근:
  - 목수일, 천장의 석고 세공.

**주 의**

위뒤톱니근에 있는 근막 통증유발점들은 통증의 확산과 관련하여 C7과 C8의 신경뿌리병(Radiculopathy)과 비교할 수 있으며 감별진단을 통해 반드시 구별되어야 한다. 위뒤톱니근의 근막 통증유발점들은 신경뿌리병과는 다르게 신경학적 결핍을 야기하지 않는다.

### 치료, 자가 치료, 훈련, 인체공학

- 치료 기법 I–III
- 위뒤톱니근은 마사지 볼들을 이용해 스스로 치료할 수 있다. 통증을 느끼는 부분 아래에 마사지 볼들을 놓는다. 등을 대고 누운 환자는 양팔을 가슴위에서 교차시키고 어깨뼈를 가쪽(lateral)으로 당겨서 어깨뼈 아래에 위치한 근막 통증유발점들에 접촉하기 쉽게 한다. 이때 이 근막 통증유발점들은 마름모근과 등세모근 중간부분(M. trapezius transversus)을 통과하여 치료할 수 있다. 예를 들어, 환자가 자신의 골반을 들어올리면, 근육에 대한 압력이 뚜렷하게 증가된다.
- 아래뒤톱니근도 마찬가지로 통증 부위 아래에 마사지 볼들을 두고 치료할 수 있다 (▶그림 19.5.1, ▶그림 19.5.2, ▶그림 19.5.3, ▶그림 19.5.4).

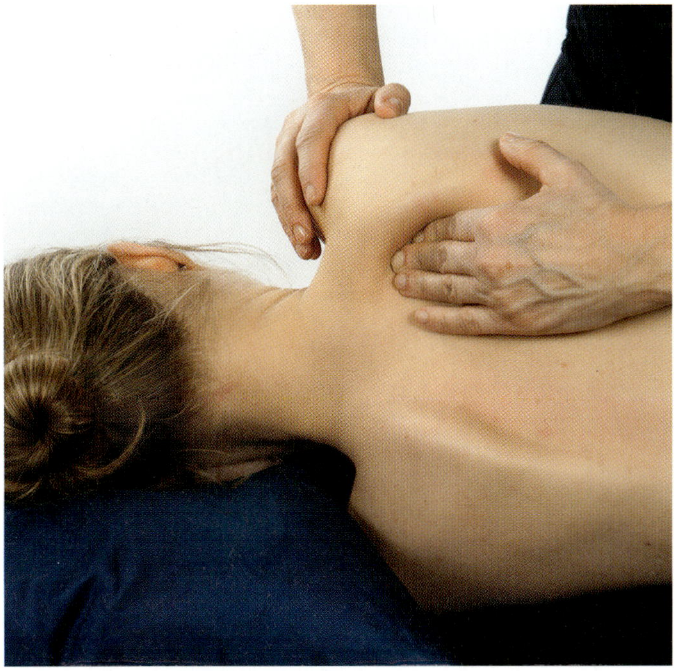

**그림 19.5.1** 위뒤톱니근: 허혈성 압박(기법 I)과 통증유발점 부위의 이완(기법 II) [K348]

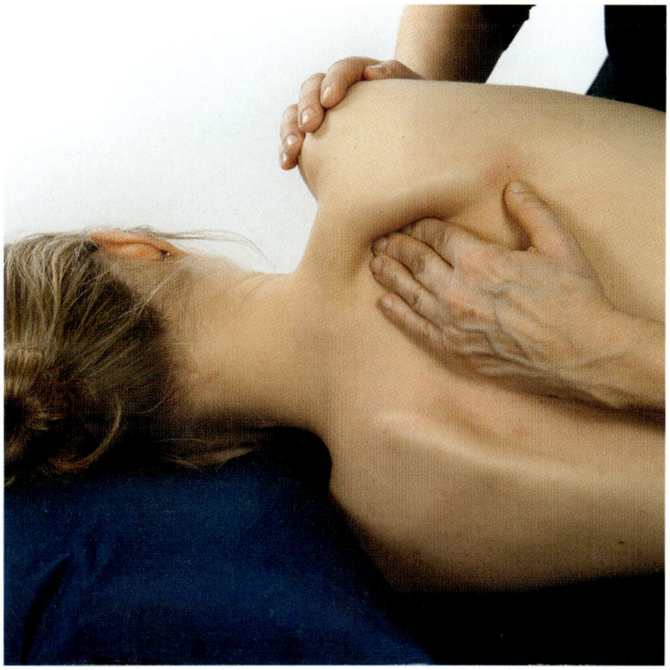

**그림 19.5.2** 위뒤톱니근: 통증유발점 부위의 이완(기법 II)과 근막 분리(기법 IV) [K348]

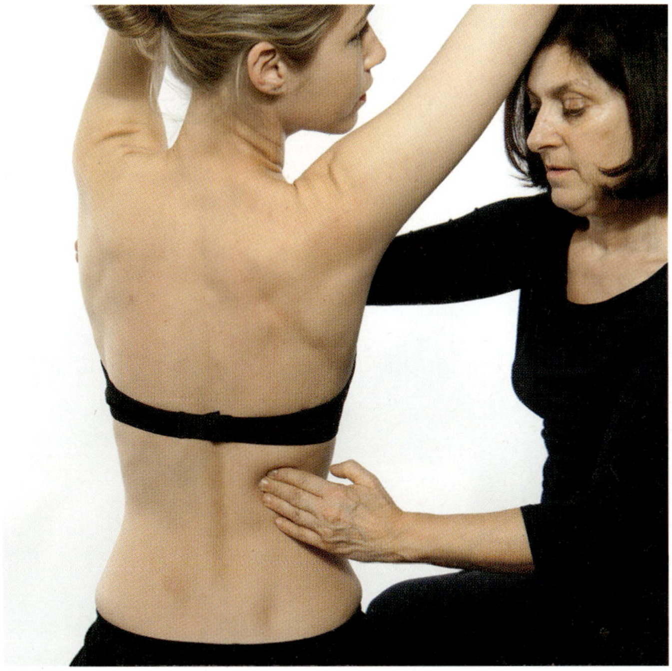

**그림 19.5.3** 아래뒤톱니근: 움직임을 동반한 허혈성 압박(기법 I) [K348]

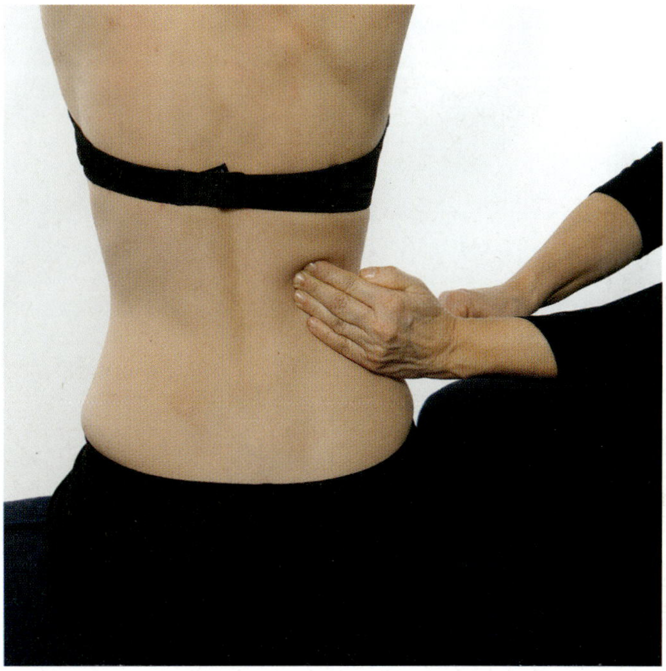

**그림 19.5.4** 아래뒤톱니근: 통증유발점 부위의 이완(기법 II) [K348]

# 19.6 가로막과 갈비사이근들

Diaphragma, Mm. Intercostales

## 통증유발점과 그 연관 부위

▶그림 19.6.0

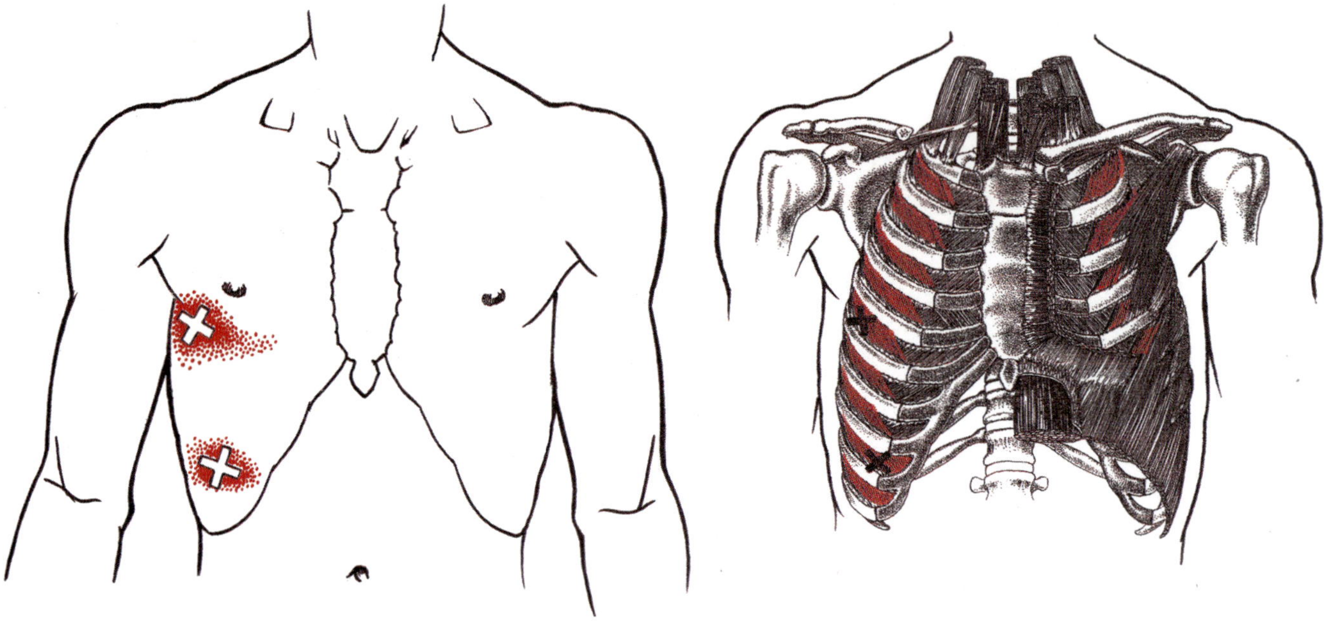

그림 19.6.0 [G100]

## 해부학

| 가로막 (Diaphragma) | |
|---|---|
| 이는곳 | 복장부분(Pars sternalis): 칼돌기(Processus xiphoideus)의 안쪽 면 |
| | 갈비부분(Pars costalis): 제7–12번 갈비뼈 안쪽 면으로부터 각각의 갈래 |
| | 허리부분(Pars lumbalis): 제1–4번 허리뼈 |
| 닿는곳 | 중심널힘줄(Central tendon) |
| 신경지배 | 목신경얼기(Plexus cervicalis)에서 파생된 왼쪽과 오른쪽 가로막신경(N. phrenicus) (C3–C5) |

| 바깥갈비사이근들 (Mm. intercostales externi) | |
|---|---|
| 이는곳 | 제1–11번 갈비뼈의 아래쪽(caudal) 가장자리 |
| 닿는곳 | 제2–12번 갈비뼈의 윗부분(cranial) 가장자리, 배바깥빗근(M. obliquus externus)과 같은 섬유 방향 |
| 신경지배 | 갈비사이신경(N. intercostales) (Th1–11) |

| 속갈비사이근 (내늑간근 Mm. intercostales interni) | |
|---|---|
| 이는곳 | 갈비뼈 연골과 제1–11번 갈비뼈의 갈비뼈고랑 |
| 닿는곳 | 제2–12번 갈비뼈의 윗부분 가장자리, 배속빗근(M. obliquus internus)과 같은 섬유 방향 |
| 신경지배 | 갈비사이신경(Th1–11) |

## 기능

- 가로막은 가장 중요한 호흡기 근육이다. 이는 배안(Abdominal cavity)으로부터 가슴안(Thoracic cavity)을 분리한다.
- 바깥갈비사이근들은 숨을 들이마시는 역할을 한다.
- 속갈비사이근들은 주로 숨을 내쉴 때 활동한다.

## 연관 통증

가로막의 근막 통증유발점들은 아래쪽 가슴(Thorax) 가장자리와 복장뼈뒤(retrosternal)에 통증을 나타낸다.

## 증상

- 기침 및 재채기를 할 때 가슴 통증, 호흡 곤란, 옆구리 통증
- 등뼈의 제한된 회전
- 깊이 숨을 들이마실 때의 통증은 바깥갈비사이근의 근막 통증유발점들은 뜻하고, 완전히 숨을 내쉴 때의 통증은 오히려 가로막의 근막 통증유발점을 뜻한다(가로막의 신전 통증).

## 근막 통증유발점을 찾는 방법

**자세 :** 똑바로 누운 자세, 옆으로 누운 자세, 앉은 자세

가로막 내 촉진이 가능한 근막 통증유발점들은 갈비뼈의 앞쪽과 안쪽 가장자리에 위치한다. 숨을 들이마실 때 가로막은 수축한다. 숨을 내쉴 때 가로막은 이완하고 치료사는 한쪽 또는 양쪽에 손을 갈비뼈 가장자리 아래로 찔러 넣는다. 이것은 그 위에 있는 복부 근육이 이완된 경우에만 가능하다. 바깥갈비사이근들과 속갈비사이근들의 근막 통증유발점들은 갈비뼈 사이에서 발견되고 치료된다.

## 발생 요인

급성 또는 만성 기침에 의한 과부하, 역설호흡(Paradoxical respiration), 지구력을 필요로 하는 운동.

**주 의**

가슴 부근에 통증이 있는 경우, 심각한 흉곽내 질병(Intrathoracic diseases)(예: 심근경색(Myocardial infarction), 종양(Tumor), 가슴막염(Pleuritis), 가슴막 삼출(Pleural effusion), 틈새 탈장(Hiatal hernia))을 내과적으로 진찰하고 치료해야 한다.

## 치료, 자가 치료, 훈련, 인체공학

기법 I–III, 호흡 훈련, 갈비사이근들(intercostales)의 신전(▶그림 19.6.1, ▶그림 19.6.2, ▶그림 19.6.3, ▶그림 19.6.4)

19

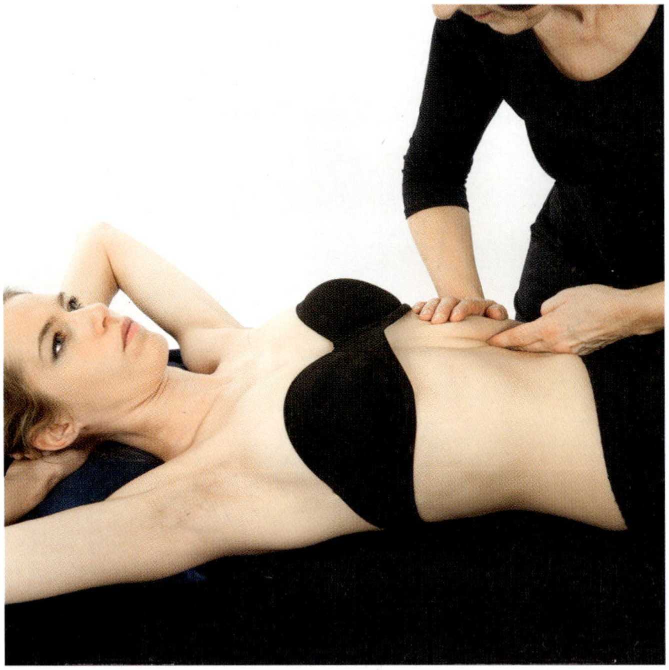

**그림 19.6.1** 가로막: 허혈성 압박(기법 I)과 통증유발점 부위의 이완(기법 II) [K348]

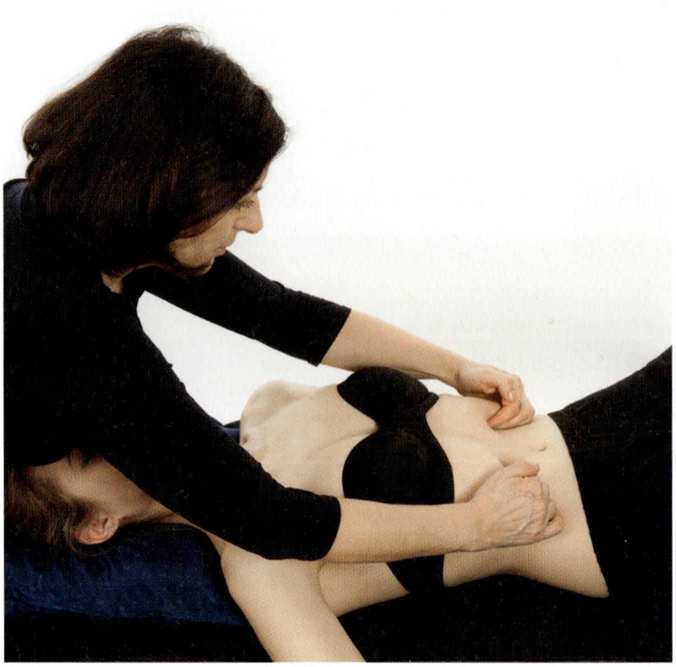

**그림 19.6.2** 가로막: 숨을 내쉬는 동안 이완된 가로막에서의 근막 신전 [K348]



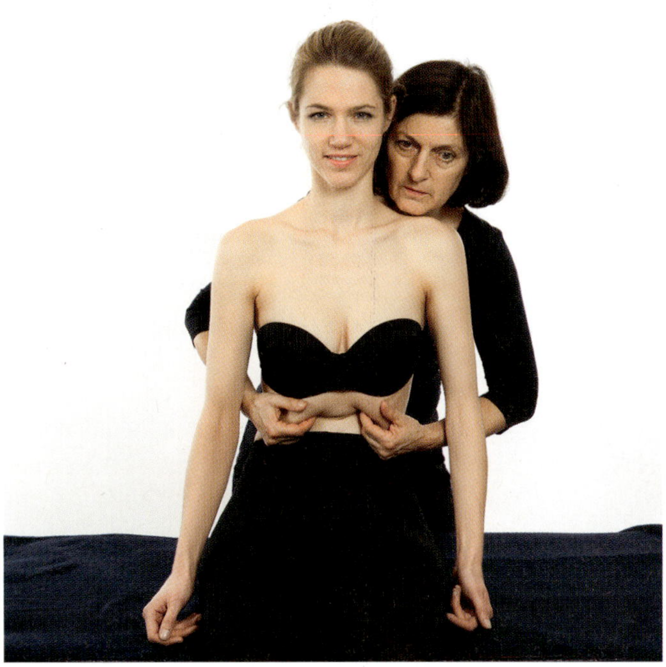

**그림 19.6.3** 가로막: 앉은 자세에서 통증유발점 부위의 이완(기법 II). 앉아 있을 때 배 근육이 이완되어 가로막에 보다 쉽게 접근할 수 있다 [K348]

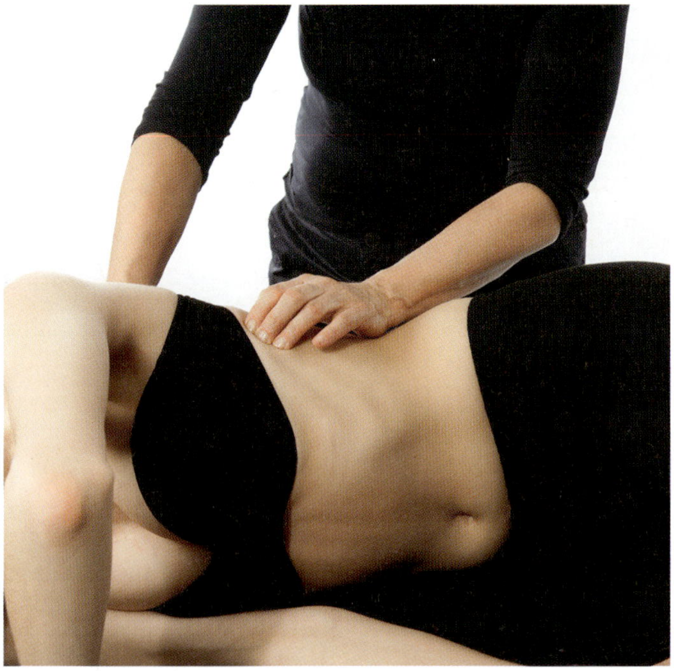

**그림 19.6.4** 갈비뼈 사이의 허혈성 압박(기법 I)과 통증유발점 부위의 이완(기법 II) [K348]

# 19.7 배곧은근, 배세모근

M. rectus abdominis, M. pyramidalis

## 통증유발점과 그 연관부위

▶그림 19.7.0

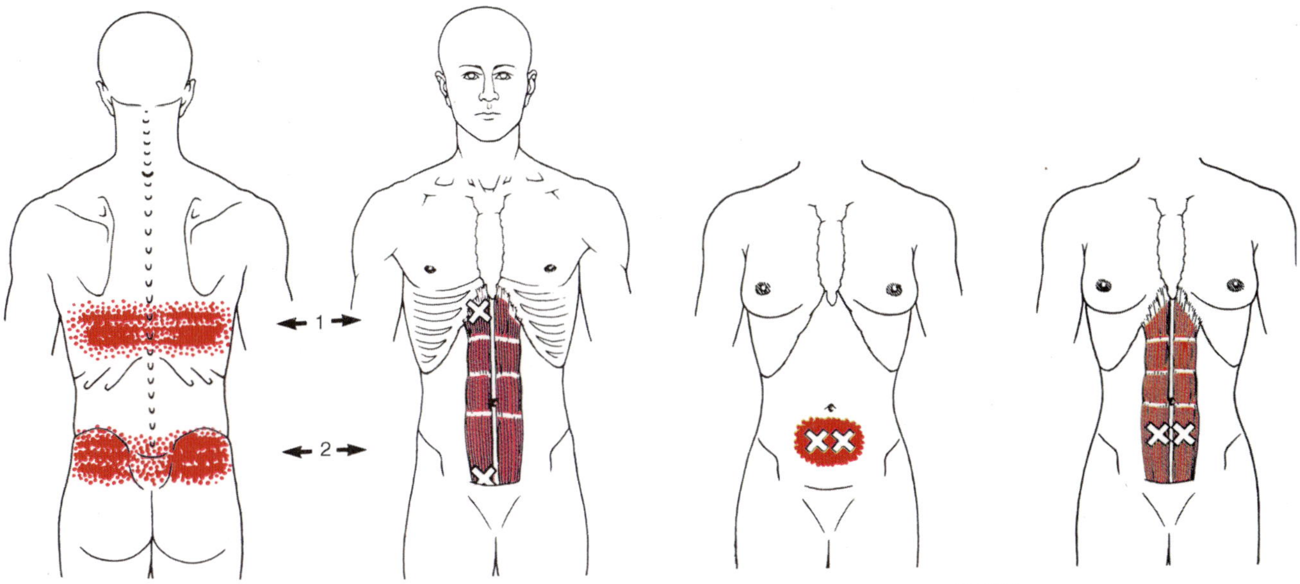


배곧은근

월경통
Dysmenorrhea

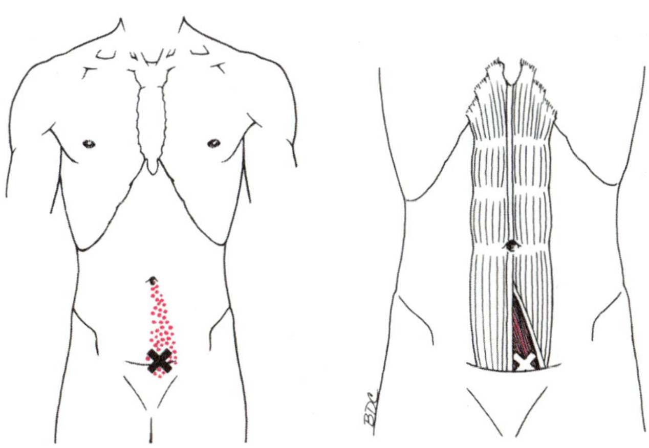

배세모근

**그림 19.7.0** [G100]

## 해부학

| 배곧은근 (M. rectus abdominis) | |
|---|---|
| 이는곳 | 제 5–7번 갈비연골 바깥 면으로부터 3개의 갈래와 칼돌기(Processus xiphoideus), 3–4개의 나눔힘줄(Intersectiones tendineae)은 근육의 연결을 끊는다("Sixpack"). |
| 닿는곳 | 두덩뼈(Os pubis) |
| 신경지배 | 갈비사이신경(Nn. intercostales) (Th5–Th12) |

| 배세모근 (M. pyramidalis) | |
|---|---|
| 이는곳 | 두덩뼈 |
| 닿는곳 | 백색선(Linea alba) |
| 신경지배 | 갈비사이신경 (Th12–L1) |

### 기능

몸통 접기(Truncus flexion), 배벽(Abdominal wall)의 수직(vertical) 강화, 등을 굽힌 상태에서의 편심성(eccentric) 정적 수축(Static contraction)

### 연관 통증

허리뼈 위의 띠 모양의 통증, 허리 굽힘 통증

### 증상

배와 허리의 통증, 허리의 제한된 굽힘



## 통증유발점 찾는 방법

**자세:** 허리를 약간 들어(Lordose) 바로 누운 자세

근육의 섬유 방향에서 근경화(Myogelosis) 부위를 찾을 수 있다. 민감한 부위가 발견되면, 이 부위가 근육의 통증인지 또는 내장에 의한 통증인지 항상 명확하지는 않다. 이를 구별하기 위해서 머리를 들어 올리고 배 벽에 긴장을 주는 동안, 통증 부위에 손가락으로 압력을 가한다. 통증이 지속되면, 이것은 십중팔구 배 근육에 의한 것이다. 만약 통증이 줄어들거나 완전히 사라지면, 이는 오히려 압력에 의한 내장의 통증을 뜻한다.

배세모근의 진찰과 치료는 섬유연골결합(Symphysis)을 통해 이루어진다.

## 발생 요인

- 과도한 근력운동, 등뼈를 과도하게 뒤로 굽힌 자세, 서브 시 편심성 과부하(테니스, 배구, 핸드볼)
- 몸통을 숙인 채로 하는 운동(아이스하키와 플로어볼)
- 내장체성(Viscerosomatic) 영향(예: 위궤양, 급통증(Colic), 위–창자 내 공기참(Flatulence), 생리통)
- 복통 및 내장기관 장애들을 유발할 수 있는 배근육의 몸내장성(Somatovisceral) 영향

**주 의**

근력 강화 훈련 후 배곧은근은 신장되는데, 이로 인해 상체를 굽힐 수 없고 직립 자세를 취하기 어렵게 한다.

## 치료, 자가 치료, 훈련, 인체공학

기법 I–III, 신전과 훈련은 직립 자세만큼 중요하다. (▶그림 19.7.1, ▶그림 19.7.2, ▶그림 19.7.3, ▶그림 19.7.4)

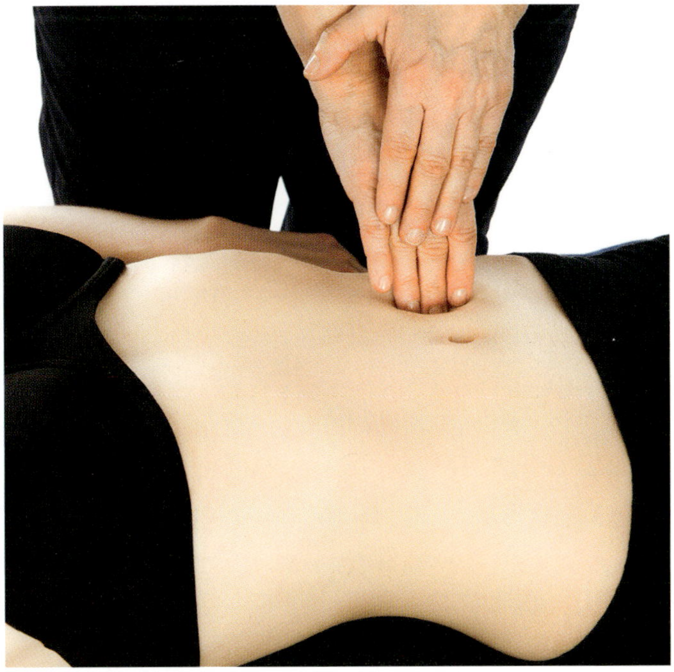

**그림 19.7.1** 배곧은근: 허혈성 압박(기법 I)과 통증유발점 부위의 이완(기법 II). 배안에서 압력을 곧장 배안으로 가하는 것이 아니라, 평평한 표면을 쓸어 당기는 듯이 행해야 한다 [K348]

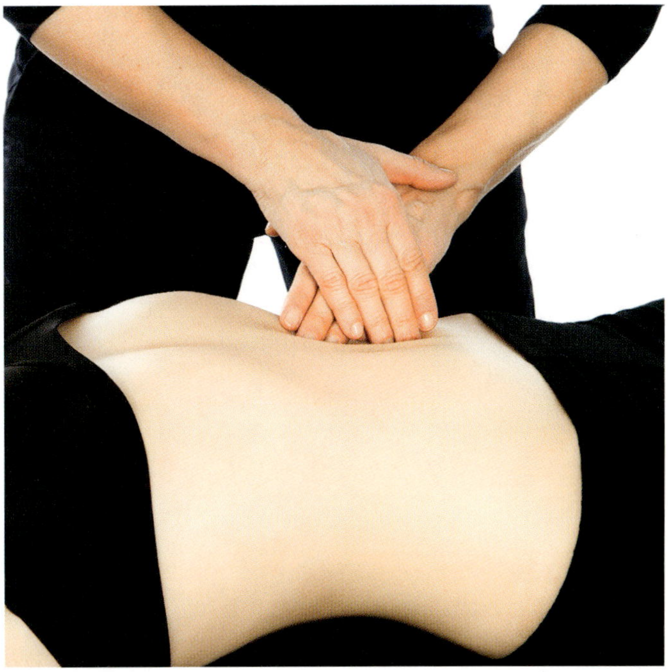

**그림 19.7.2** 배곧은근: 조직의 위로 압력을 가하는 대신 당김을 통한 근막 신전 (기법 III) [K348]

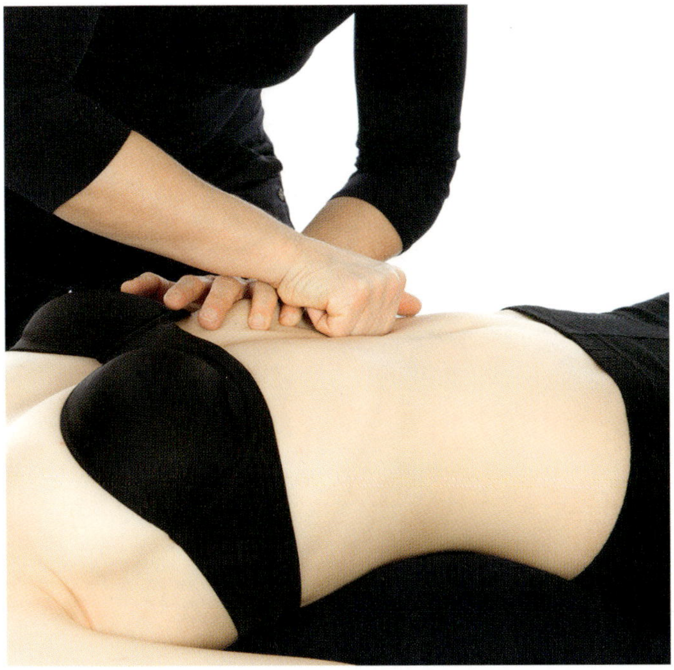

**그림 19.7.3** 배곧은근: 근막 신전 (기법 III) [K348]

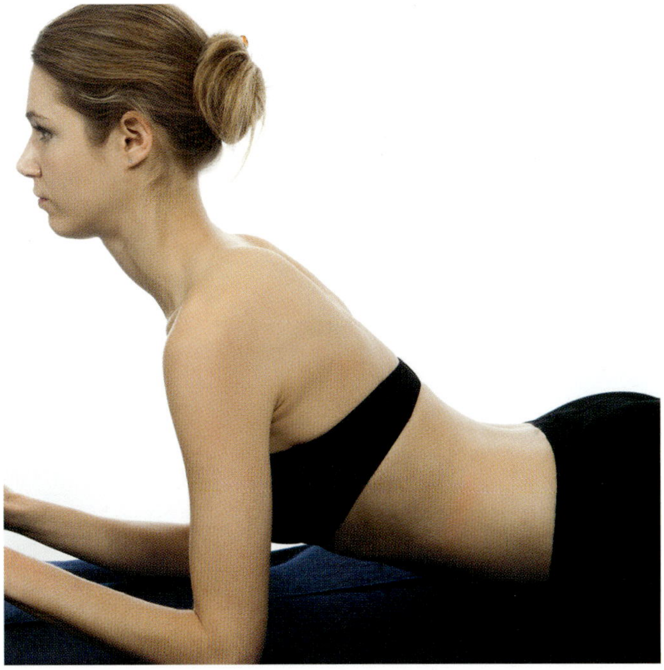

**그림 19.7.4** 배곧은근: 근육 신전 [K348]

# 19.8 배바깥경사근과 배속경사근

M. obliquus externus, M.obliquus internus

## 통증유발점과 그 연관부위

▶그림 19.8.0

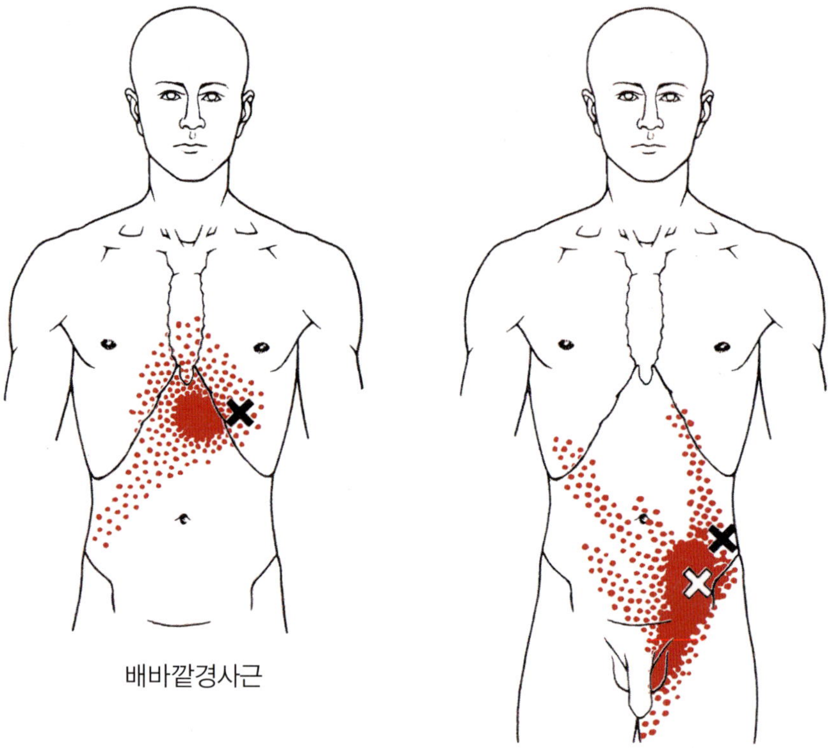




**그림 19.8.0** [G100]

## 해부학

| 배바깥경사근 (M. obliquus externus) | |
|---|---|
| 이는곳 | 8개의 갈래로 제 5–12번 갈비뼈 바깥 면에 연결 |
| 닿는곳 | 엉덩뼈능선(Crista iliaca), 배널힘줄(Abdominal aponeurosis) |
| 신경지배 | 갈비사이신경(Nn. intercostales) (Th5 – Th12) |

| 배속경사근 (M.obliquus internus) | |
|---|---|
| 이는곳 | 엉덩뼈능선, 등허리근막(Fascia thoracolumbalis), 위앞엉덩뼈가시(Spina iliaca anterior superior) |
| 닿는곳 | 마지막 세 갈비뼈의 아랫부분 가장자리, 배널힘줄, 이 근육의 아랫부분(Caudal part)이 남성에게선 정삭(Spermatic cord)위의 고환올림근(M. cremaster)으로 이어진다. |
| 신경지배 | 갈비사이신경 (Th12 – L1) |

## 기능

- 배바깥경사근은 배벽(Abdominal wall)을 강화하고 몸통을 안쪽으로 회전시킨다.
- 배속경사근은 배벽을 강화하고 골반을 안쪽으로 회전시킨다. 이 근육은 편심성 활동(eccentric activity)으로 몸통의 회전을 제한하고 복강내압(Intraabdominal pressure)을 상승시킨다.

## 연관 통증

배바깥경사근과 배속경사근의 근막 통증유발점들은 배안, 사타구니, 허리로 퍼진다.

## 증상

- 급성 허리통증(Lumbago)
- 몸통의 제한된 움직임
- 복통, 병리학적 내장 통증과 유사한 증상
- 내부 질환은 배근육의 근막 통증유발점들을 유발한다.

## 통증유발점을 찾는 방법

**자세:** 똑바로 누운 자세, 옆으로 누운 자세, 앉은 자세

배바깥경사근과 배속경사근의 섬유들은 허리부분에서 교차한다. 치료사는 허리 양쪽을 집게손가락으로 촉진한다. 이를 통해 근경화띠들을 식별할 수 있다. 섬유방향에 따라 근경화가 배바깥경사근과 배속경사근 중 어디에 있는지 확인할 수 있다. 보통 가슴(Thorax)과 골반 사이의 왼쪽 간격과 오른쪽 간격이 다르다는 것을 알 수 있다. 한쪽으로 치우쳐진 자세는 대개 수축된 쪽의 치료와 신전을 통해서 교정할 수 있다.

## 발생 요인

한쪽으로 만의 하중, 척주옆굽음증 또는 옆으로 굽은 잘못된 자세, 한쪽으로 만의 과부하 그리고/또는 테니스와 골프 같은 스포츠 활동 중 과도한 신전, 흉터

**주 의**

비스듬한 배근육들은 배가로근(M. transversus abdominis)과 배곧은근(M. rectus abdominis)과 함께 몸통을 안정화 시키므로 강화시켜야 한다. 또한 몸통의 회전이 제한되지 않도록 신전시켜야 한다.

## 치료, 자가 치료, 훈련, 인체공학

기법 I – IV, 유연성 운동은 중요하다 (▶그림 19.8.1, 그림 19.8.2, ▶그림 19.8.3, ▶그림 19.8.4)

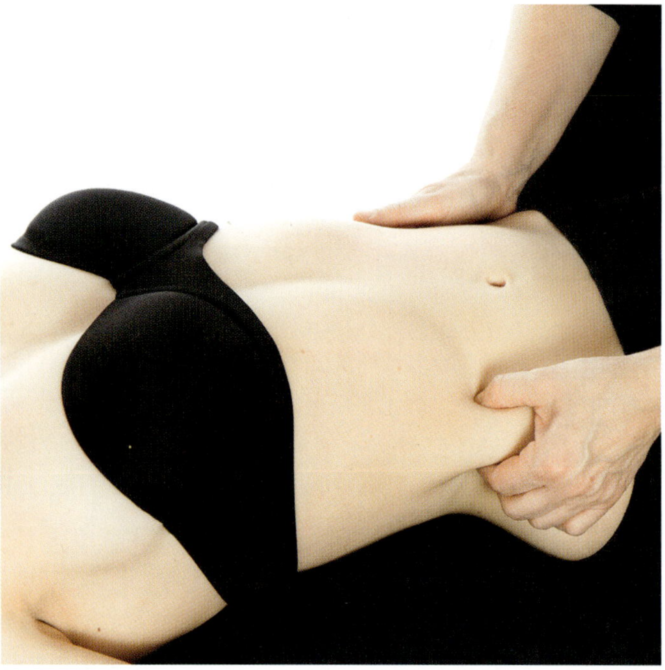

**그림 19.8.1** 배바깥경사근과 배속경사근: 양 근육들을 집게손가락으로 촉진. 섬유방향에 따라 근경화가 배바깥경사근과 배속경사근 중 어디에 있는지 확인할 수 있다 [K348]

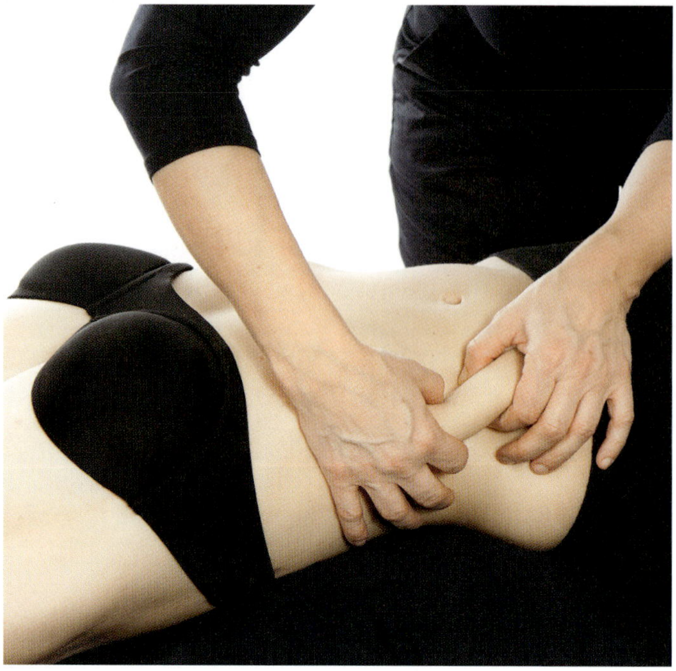

**그림 19.8.2** 배바깥경사근: 허혈성 압박 (기법 I)과 통증유발점 부위의 이완 (기법 II) [K348]



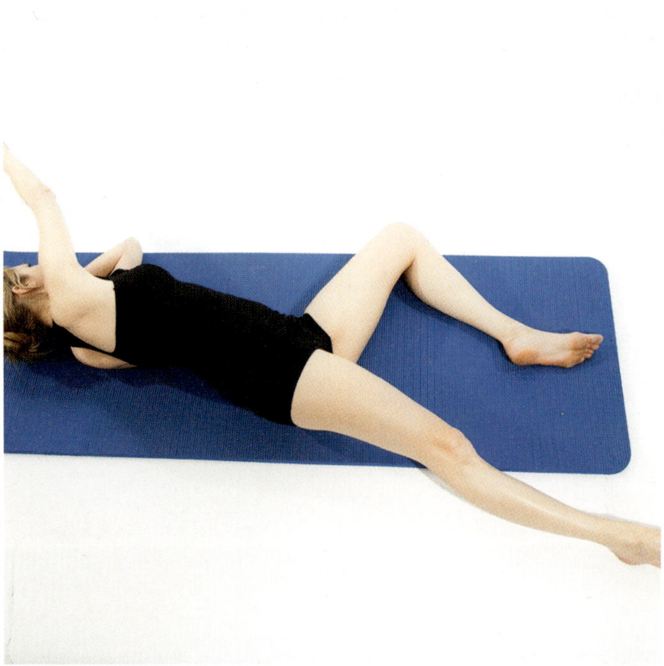

**그림 19.8.3** 배속경사근: 자가 신전 시 충분한 몸통 회전에 유의한다. – 몸통은 앞쪽(ventral)으로, 골반은 뒤쪽(dorsal)으로 [K348]

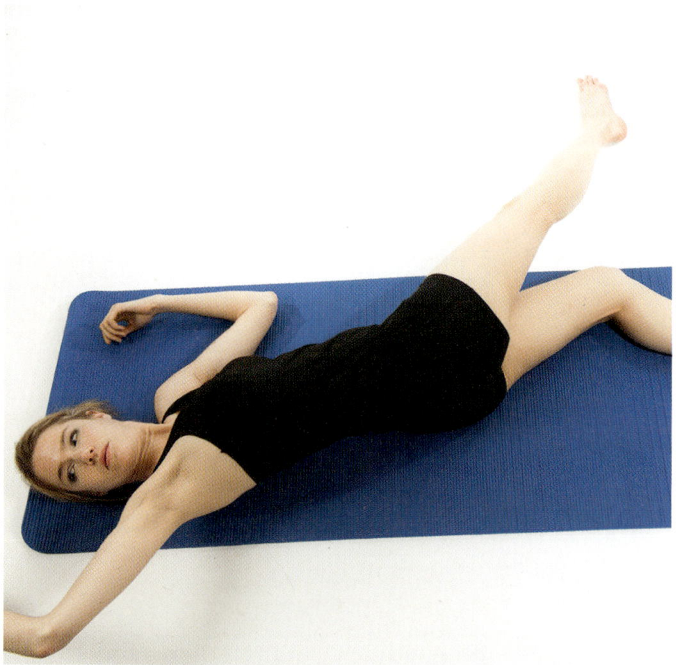

**그림 19.8.4** 배바깥경사근: 자가 신전 시 충분한 몸통 회전에 유의한다. – 몸통은 뒤쪽으로, 골반은 앞쪽으로 [K348]

# 19.9 척주세움근: 가쪽길 – 허리엉덩갈비근과 등가장긴근

M. erector spinae: lateraler Trakt – M. iliocostalis und M. longissimus

## 통증유발점과 그 연관부위

▶그림 19.9.0

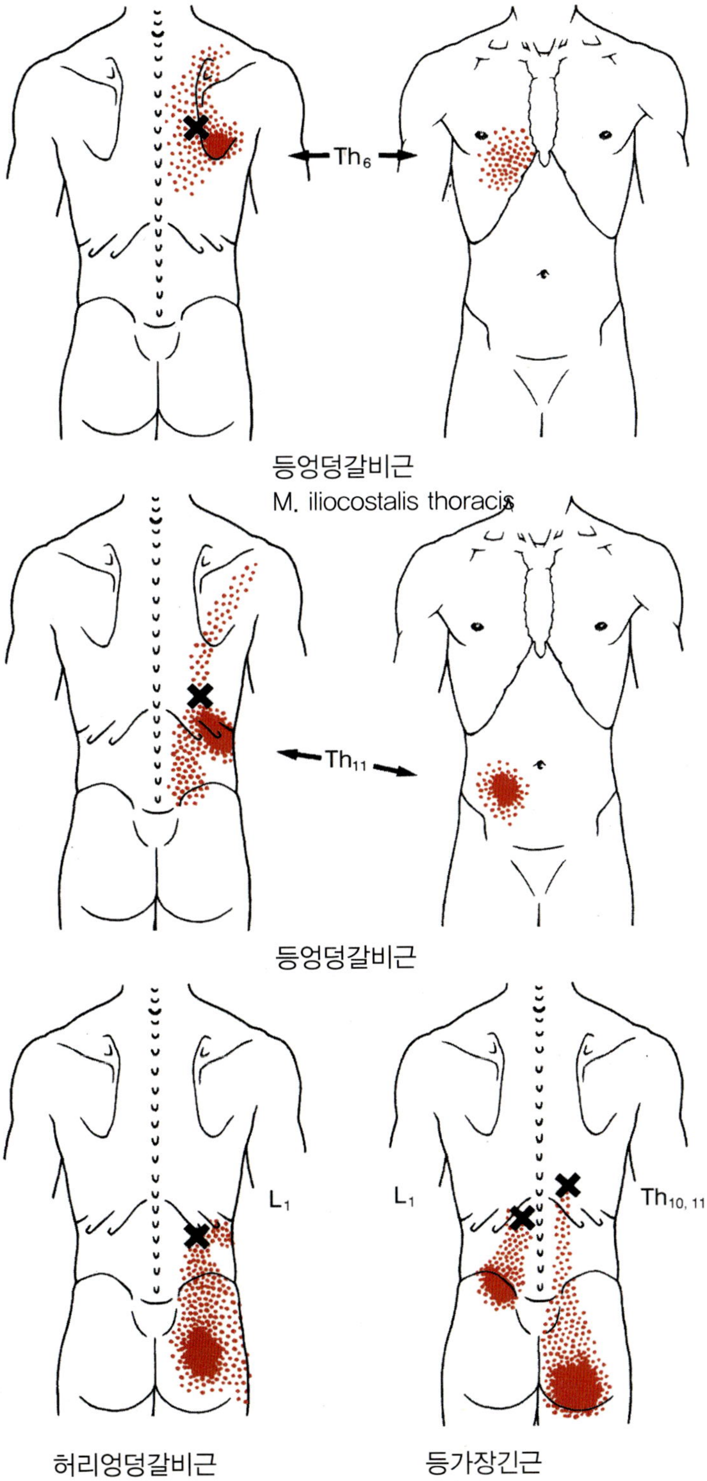


**그림 19.9.0** [G100]

## 해부학

| 허리엉덩갈비근 (M. iliocostalis lumborum) | |
|---|---|
| 이는곳 | 엉치뼈(Os Sacrum), 등허리근막(Fascia thoracolumbalis) |
| 닿는곳 | 위쪽 허리뼈의 갈비돌기(Processus costalis)와 제6–12번 갈비뼈 |
| 신경지배 | 신경 지배 척수신경(Spinal nerve) (C2–L5)의 등쪽가지들(Rami dorsales) |

| 등엉덩갈비근 (M. iliocostalis thoracis) | |
|---|---|
| 이는곳 | 제 6–12번 갈비뼈 |
| 닿는곳 | 제 1–6번 갈비뼈 |
| 신경지배 | 척수신경(C2–L5)의 등쪽가지들 |

| 목엉덩갈비근 (M. iliocostalis cervicis) | |
|---|---|
| 이는곳 | 제 3–6번 갈비뼈 |
| 닿는곳 | 제 4–6번 목뼈(C4–C6)의 가로돌기 |
| 신경지배 | 신경 지배 척수신경 (C2–L5)의 등쪽가지들 |

| 등가장긴근 (M. longissimus thoracis) | |
|---|---|
| 이는곳 | 허리뼈의 가시돌기, 아래쪽 등뼈의 가로돌기 |
| 닿는곳 | 허리뼈의 가로돌기, 제 1–10번 갈비뼈 |
| 신경지배 | 척수신경(C2–L5)의 등쪽가지들 |

| 목가장긴근 (M. longissimus cervicis) | |
|---|---|
| 이는곳 | 제 1–6번 등뼈의 가로돌기 |
| 닿는곳 | 제 2–5번 목뼈의 가로돌기 |
| 신경지배 | 척수신경 (C2–L5)의 등쪽가지들 |

| 머리가장긴근 (M. longissimus capitis) | |
|---|---|
| 이는곳 | 제 1–5번 등뼈의 가로돌기와 제 2–5번 목뼈의 가로돌기 |
| 닿는곳 | 꼭지돌기(Processus mastoideus) |
| 신경지배 | 신경 지배 척수신경 (C2–L5)의 등쪽가지들 |

19

## 기능

- 이 근육들은 척추와 가슴(Thorax)을 펴주고 고정시킨다.
- 엉덩갈비근은 몸통을 같은 방향으로 회전시킨다.

## 연관 통증

- 방사 통증(radiating pain)은 근막 통증유발점 부위 안에 존재하지만, 더 아래(caudal)의 그리고 때로는 배쪽(ventral)의 여러 부분들로 전달 될 수 있다.

## 증상

지속적이고, 자세 변경에도 계속되는 허리 통증, 개별 척추 분절의 가동성 제한

## 통증유발점을 찾는 방법

**자세:** 엎드린 자세, 옆으로 누운 자세

엉덩갈비근은 허리 옆쪽 불룩한 부분들의 가장자리에서 촉진이 가능하다. 이 근육의 섬유들은 허리네모근(M. quadratus lumborum)의 섬유들과는 다르게 가슴까지 뻗어있다. 가슴에서 엉덩갈비근은 매우 가쪽(lateral)에, 갈비뼈의 가장 볼록한 쪽 바로 위에 존재한다. 등가장긴근은 갈비가로돌기 관절(Articulatio costotransversaria) 위에 놓여있는 노끈처럼 느껴진다. 머리가장긴근은 목뼈의 가로돌기(Processus transversus) 부분에 불룩하게 솟은 것처럼 만져진다.

## 발생 요인

- 짐을 한쪽으로 들거나 나를 때 및 올바르지 않는 자세와 정기계적 운동은(Statics) 근육에 과부하를 준다.
- 갈비뼈 돌출이 있는 척주옆굽음증(Scoliosis)의 경우 볼록한 측면의 근육들이 편심적(eccentric)으로 과부하된다.
- 물건을 잘못 들어 올려서 생기는 외상(trauma).
- 장시간 머리를 숙인 채 읽고 쓰는 환자의 척주세움근(M. erector spinae)에 대한 편심적(eccentric) 과부하.

**주 의**

갈비뼈 막힘(Rippenblockade)의 중요한 감별 진단은 해당 부위의 근막으로 인한 통증이다. 어깨뼈 사이(interscapular)의 통증은 다음의 근육들을 층(layer)별로 외부에서 내부로 검사해야 한다. : 이 부분에 통증을 전이하는 근육에는 아래쪽등세모근(M. trapezius ascendens), 마름모근들(Mm. rhomboid), 목갈비근들(Mm. scalene)이 있다. 때때로 가시아래근(M. infraspinatus) 또한 통증을 안쪽(medial)으로 방사한다. 흔히 가장긴근과 엉덩갈비근의 가슴 부분은 어깨뼈 사이에 존재하는 극심한 통증의 원인이다.

## 치료, 자가 치료, 훈련, 인체공학

기법 Ⅰ–Ⅳ, 마사지 볼들을 이용한 자가 치료(사용 금지: 골다공증!), 근력 운동들 (▶그림19.9.1, ▶그림 19.9.2, ▶그림 19.9.3, ▶그림 19.9.4)

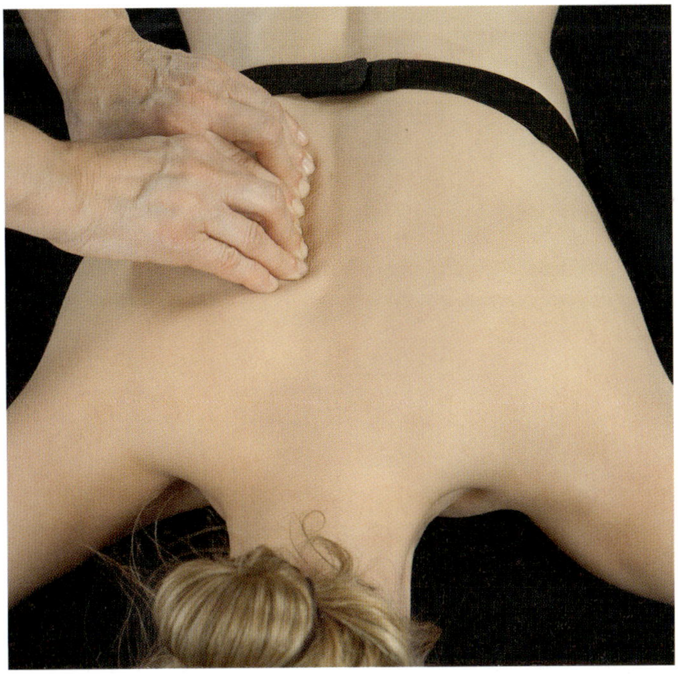

**그림 19.9.1** 가장긴근: 허혈성 압박(기법 I)과 통증유발점 부위의 이완 (기법 II). 등가장긴근은 갈비가로돌기관절 위에 놓여있는 노끈처럼 느껴진다 [K348]

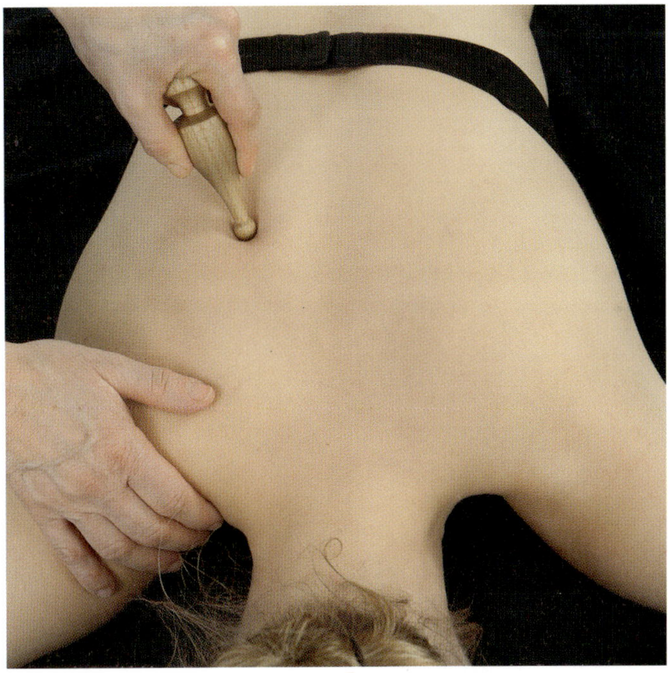

**그림 19.9.2** 등엉덩갈비근: 통증유발점 나무지압기를 이용한 허혈성 압박(기법 I)과 통증유발점의 부위의 이완 (기법 II) [K348]

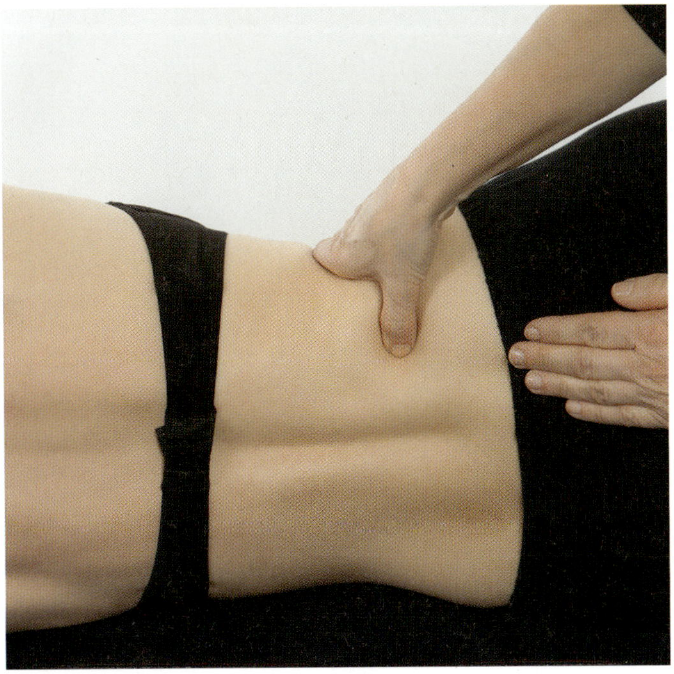

**그림 19.9.3** 허리엉덩갈비근: 허혈성 압박(기법 I)과 통증유발점의 부위의 이완 (기법 II). 근섬유들은 허리네모근의 섬유들과는 반대로 가슴까지 뻗어있다 [K348]

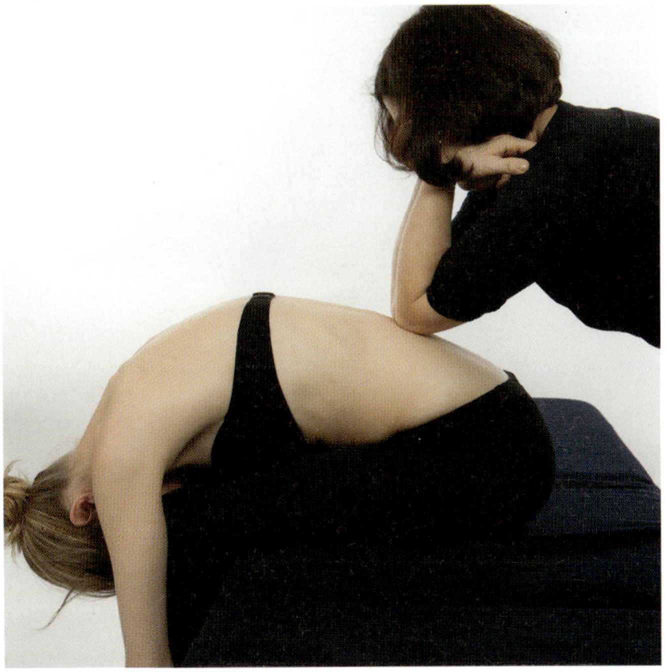

**그림 19.9.4** 척주세움근(M. erector spinae): 근막 신전(기법 III) [K348]

# 19.10 척주세움근: 안쪽길 – 뭇갈래근, 돌림근, 가시사이근육, 가로돌기사이근, 가시근

M. erector spinae: medialer Trakt – Mm. multifidi, rotatores, interspinales, intertransversarii und spinales

## 통증유발점과 그 연관부위

▶그림 19.10.0

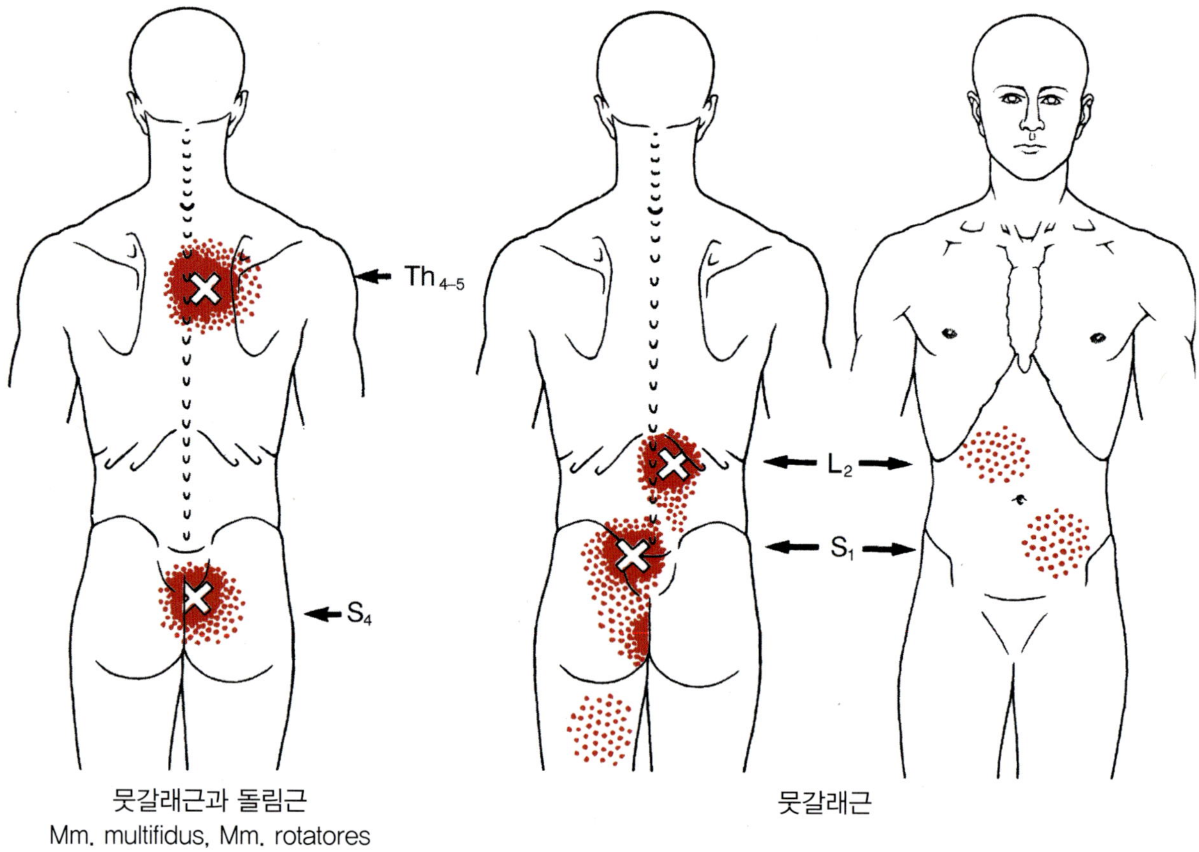


**그림 19.10.0** [G100]

## 해부학

| 뭇갈래근 (Mm. multifidus) | |
|---|---|
| 이는곳 | 가장긴근(M. longissimus)의 힘줄판, 엉치뼈(Os sacrum)의 뒷면, 허리뼈의 유두돌기(Processus mamillares), 등뼈의 가로돌기(Processus transversus), 제 4–7번 의 목뼈의 관절돌기(Processus articulares) |
| 닿는곳 | 척추 뼈 2–4개 위 척추의 가시돌기(Processus spinosus) |
| 신경지배 | 등쪽가지(Rami dorsales) (C2–S4) |

| 돌림근 (Mm. rotatores) | |
|---|---|
| 이는곳 | 등뼈의 가로돌기 |
| 닿는곳 | 바로 위 또는 척추 뼈 2개 위 척추의 가로돌기 |
| 신경지배 | 등쪽가지 (Th1–Th11) |

| 가로돌기사이근 (Mm. intertransversarii), 가시근 (Mm. spinales) |
|---|
| 이 근육들은 촉진으로 구별하기 어렵기 때문에 치료 대상으로 포함시키지 않는다. |

## 기능

- 뭇갈래근과 돌림근은 척추를 고정시킨다. 한쪽의 활성화는 척추를 반대쪽으로 회전하고, 양쪽의 활성화는 등을 편다.
- 가로돌기사이근(Mm. intertransversarii)은 이웃하는 가시돌기들을 서로 연결한다.

## 연관 통증

방사 통증은 해당 근막 통증유발점 부위에 있고 환자들은 이를 관절통과 구별할 수 없다.

## 증상

- 지속적인 통증과 부분적인 가동성 제한
- 폐색(Entrapments): 척수신경(Spinal nerve)의 등쪽가지들은 등쪽 피부의 감각을 전달한다. 이 신경들은 자생적 등근육들(Autochthonous back muscles)을 통해 지나가고 그곳에서 압박될 수 있다. 그 결과로 등의 감각과민증(Hyperesthesia), 이상감각(Dysesthesia), 감각저하(Hypoesthesia)가 나타난다.
- 가시돌기와 가로돌기에서의 근육의 닿는 부위 힘줄의 염증(Tendinitis)

## 통증유발점을 찾는 방법

**자세:** 엎드린 자세, 옆으로 누운 자세

척추와 가까운 근육들의 근막 통증유발점들은 가시돌기들과 가로돌기들 사이 깊은 곳에 위치한다. 통증유발점 나무지압기를 이용하면 깊은 곳에 위치한 근막 통증유발점들을 찾고 치료하기 용이하다. 뭇갈래근은 엉치뼈의 뒤쪽 면에서 뻗어나온다. 환자들은 대개 뭇갈래근의 근경화띠들 위쪽에서 특정한 허리통증을 인식할 수 있다.

## 발생 요인

한쪽으로만의 하중, 잘못된 자세, 척추옆굽음증과 한쪽으로만의 부하에 의한 근육들의 과부하, 과도하게 무거운 짐을 들어서 발생한 외상(Trauma).

**주 의**

척추세움근(M. erector spinae, 외측로(Lateral tract)와 내측로(Medial tract)) 부위의 근육들은 근육경화증(Myogelosis)을 자주 보인다. 이것만으로는 아직 근막 통증유발점이 존재함을 입증하지 못한다. 환자의 근경화띠(Hartspannstrang)에 임상 증상을 재현하는 뚜렷하게 민감한 부위가 발견되면, 근막 통증유발점이 존재한다고 확실히 말할 수 있다. 촉진 시, 척추옆근육(Paravertebral muscle) 부위에서 주로 염발음이 들린다. 이 염발음은 이 부위에 근막 통증유발점이 존재한다는 증거이다.

## 치료, 자가 치료, 훈련, 인체공학

기법 I–III, 마사지 볼들을 이용한 자가 치료 (사용 금기: 골다공증!), 등 근력운동 (▶그림 19.10.1, ▶그림 19.10.2, ▶그림 19.10.3, ▶그림 19.10.4)

19

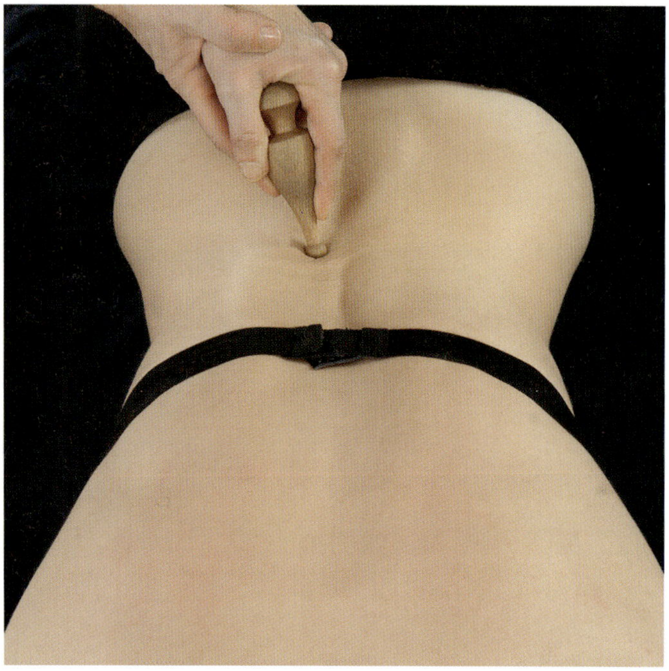

**그림 19.10.1** 뭇갈래근: 통증유발점 나무지압기(Triggerholz)를 이용한 허혈성 압박(기법 I)과 통증유발점의 부위의 이완(기법 II) [K348]

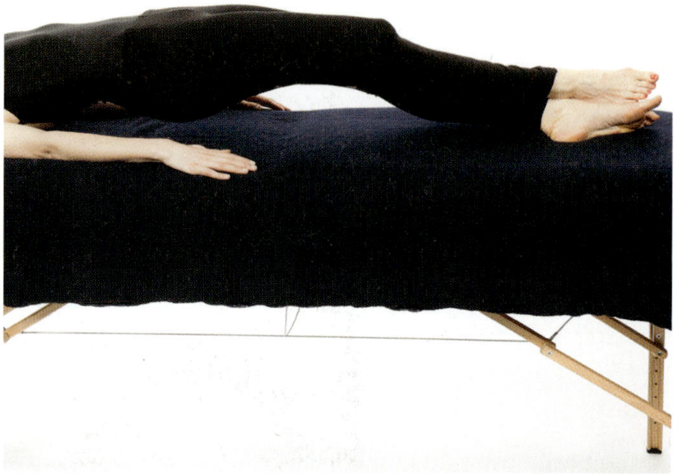

**그림 19.10.2** 척주세움근(M. erector spinae): 브릿지 운동에서의 근력 강화 [K348]



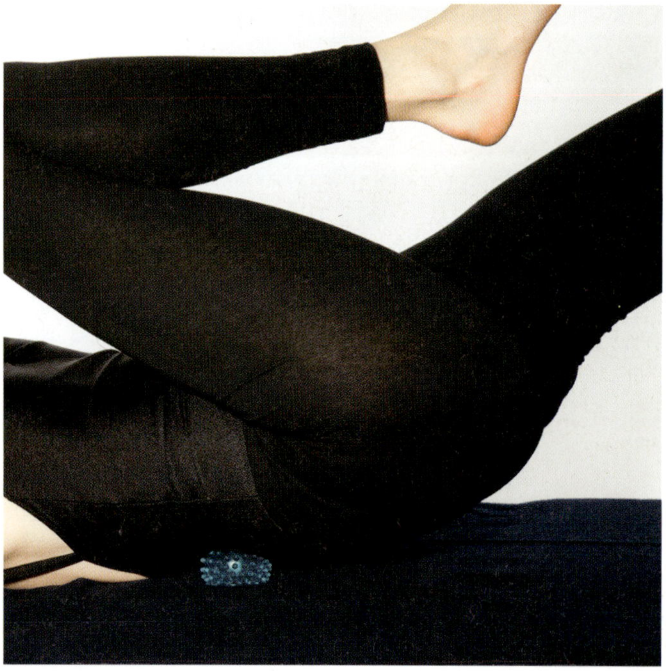

**그림 19.10.3** 척주세움근: 마사지 볼들을 이용한 자가 치료 [K348]

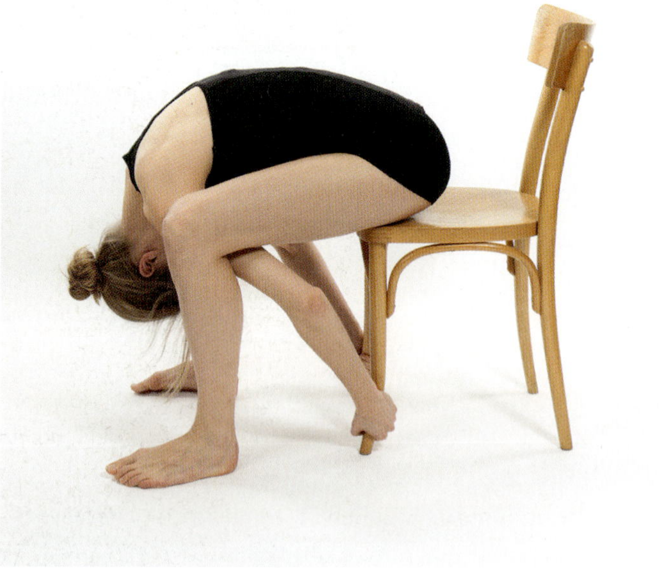

**그림 19.10.4** 척주세움근: 자가 신전 [K348]

# 19.11 허리네모근 M. quadratus lumborum

## 통증유발점과 그 연관 부위

▶그림 19.11.0

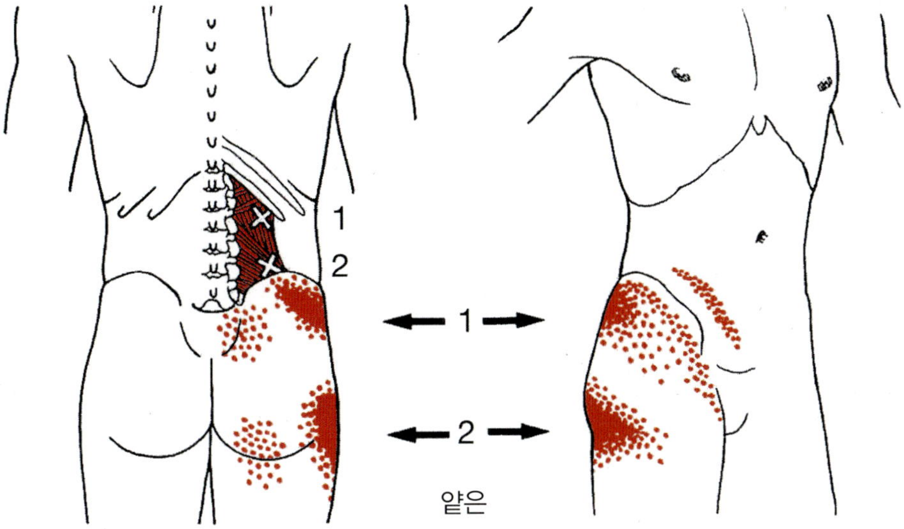


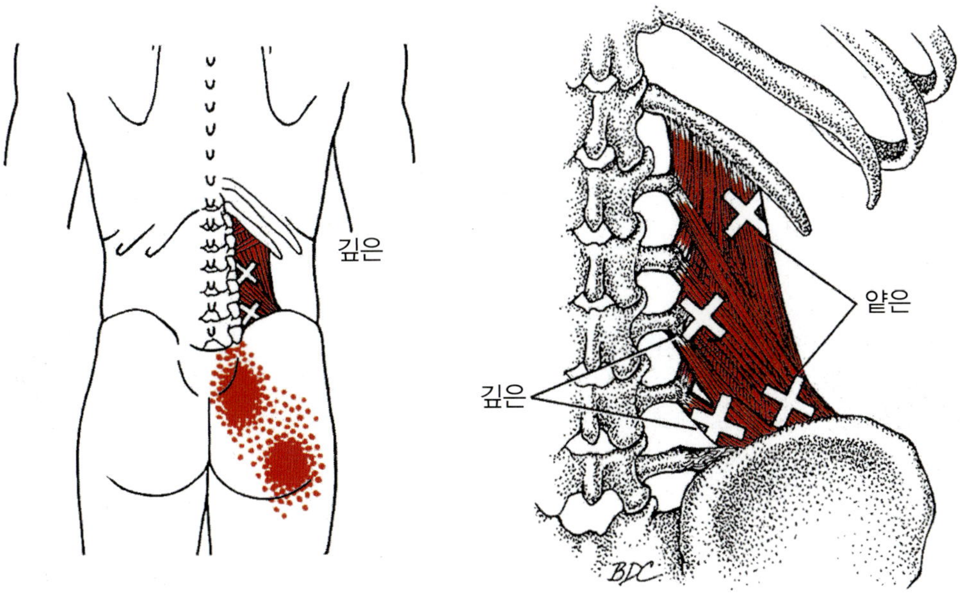


**그림 19.11.0a** [G178]

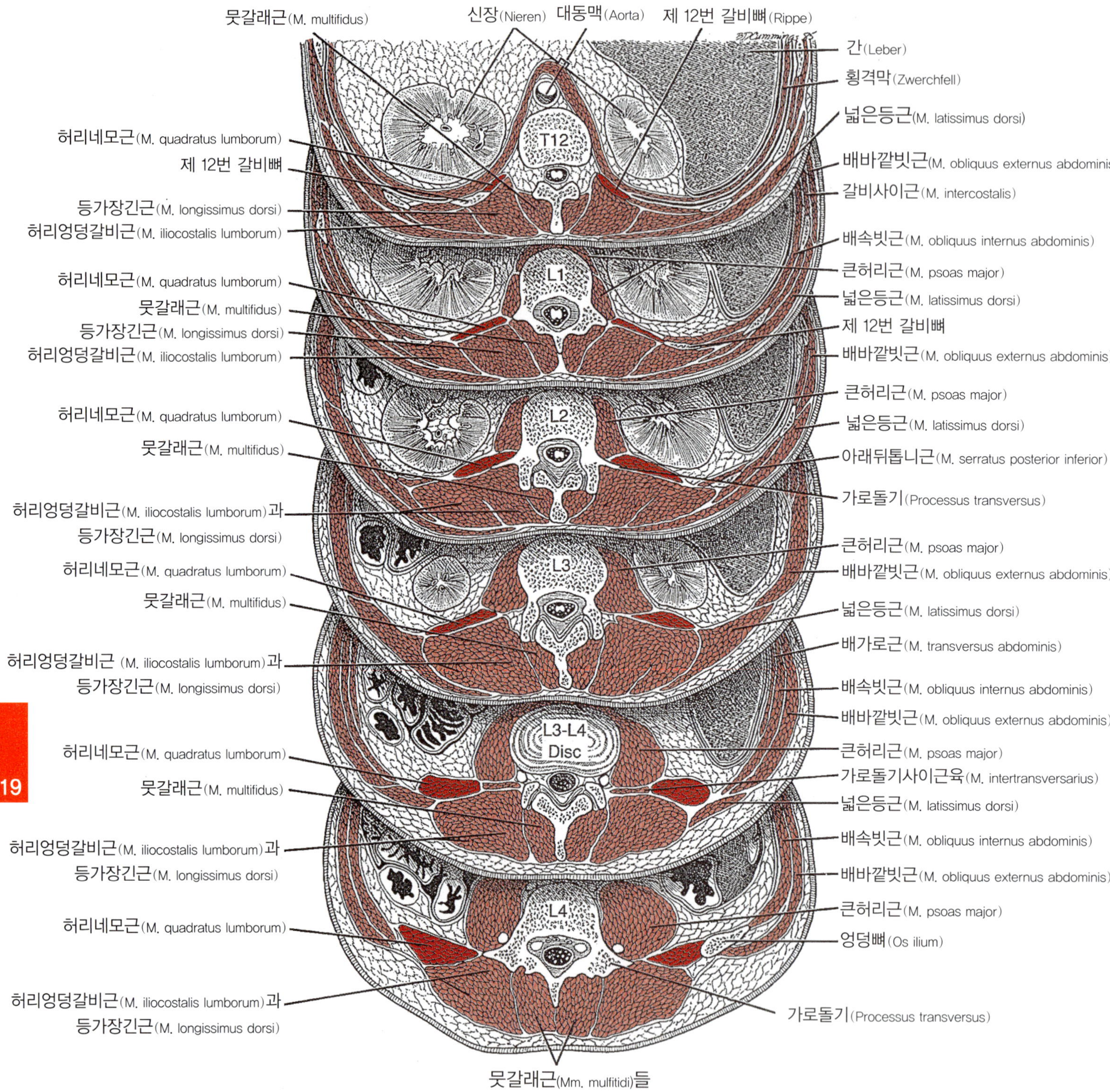


**그림 19.11.0b** [G178]

## 해부학

이 근육은 세부분으로 구성된다.

| 엉덩갈비섬유 (Iliocostal fibers) | |
|---|---|
| 이는곳 | 엉덩이뼈능선(Crista iliaca) |
| 닿는곳 | 제 12번 갈비뼈 |
| 신경지배 | 갈비사이신경(Nn. intercostales) (Th12,L1–L3) |

| 엉덩허리 섬유 (Iliolumbar fibers) | |
|---|---|
| 이는곳 | 엉덩이뼈능선(Crista iliaca) |
| 닿는곳 | 제 1–4번 허리뼈(L1–L4)의 가로돌기(Processus transversus) |
| 신경지배 | 갈비사이신경(Nn. intercostales) (Th12,L1–L3) |

| 허리갈비 섬유 (Lumbocostal fibers) | |
|---|---|
| 이는곳 | 제 1–4번 허리뼈(L1–L4)의 가로돌기(Processus transversus) |
| 닿는곳 | 제 12번 갈비뼈 |
| 신경지배 | 갈비사이신경(Nn. intercostales) (Th12,L1–L3) |

## 기능

- 같은 방향으로의 동심성(concentric) 가쪽굽힘(Lateral flexion). 반대 방향으로는 편심성(eccentric)
- 가슴(Thorax), 허리뼈, 골반의 연결을 통한 몸통(Trunc)의 안정화

## 연관 통증

- 등허리부위(thoracolumbar), 허리부위(lumbar), 엉치엉덩관절(Sacroiliac joint), 사타구니, 넓적다리까지의 방사 통증

## 증상

- Travell & Simons (2002)에 따르면 허리네모근의 근막 통증유발점은 가장 흔히 간과되는 허리통증이다.
- 장시간 서 있을 시 허리 통증, 급성 및 만성 허리 통증, 기침 시와 재채기 시 통증, 아침에 일어날 때와 침대에서 돌아누울 때의 통증.

## 통증유발점을 찾는 방법

**자세:** 옆으로 누운 자세

허리네모근은 제 12번 갈비뼈와 엉덩뼈능선 사이의 허리뼈 가로돌기에서 촉진되고 치료된다.

갈비뼈와 골반을 통해 접촉할 수 없는 경우, 근육을 먼저 신전시켜야만 한다. 이를 위해 반대쪽 허리에 방석을 깔아준다.

## 발생 요인

- 편평해진 허리척주앞굽음증(Lumbar lordosis), 다리길이의 차이, 너무 딱딱한 매트리스 그리고 그 결과로 인한 허리네모근의 지속적인 브릿지자세 활성화는 골반과 가슴이 앞으로 또는 뒤로 기울어지는 것을 방해한다. 너무 부드러운 깔개 위에서 허리네모근은 이 불안정한 상황을 안정화시킨다.
- 무거운 물체를 미는 경우(가구 또는 화분).
- 한쪽만으로의 과부하로 인한 신경학적 질환(반마비;Hemiplegia)으로부터의 빈번한 통증근원.

**주 의**

편평한 허리척주앞굽음증는 대부분 허리네모근의 과부화와 관련있다. 자생적 등근육들(Autochthonous back muscles)은 허리척주앞굽음증의 치료 후 대개 본래 기능을 완전히 충족시킬 수 없으며, 이 때 허리네모근은 이 불안정한 상황을 보완한다. 대부분의 허리 통증은 허리네모근의 치료를 통해서 완화될 수 있다.

## 치료, 자가 치료, 훈련, 인체공학

기법 I – III, 신전, 자세 교정, 심각한 허리척주앞굽음증(Lumbar lordosis)의 바로 잡음. (▶그림 19.11.1, ▶그림 19.11.2, ▶그림 19.11.3, ▶그림 19.11.4)

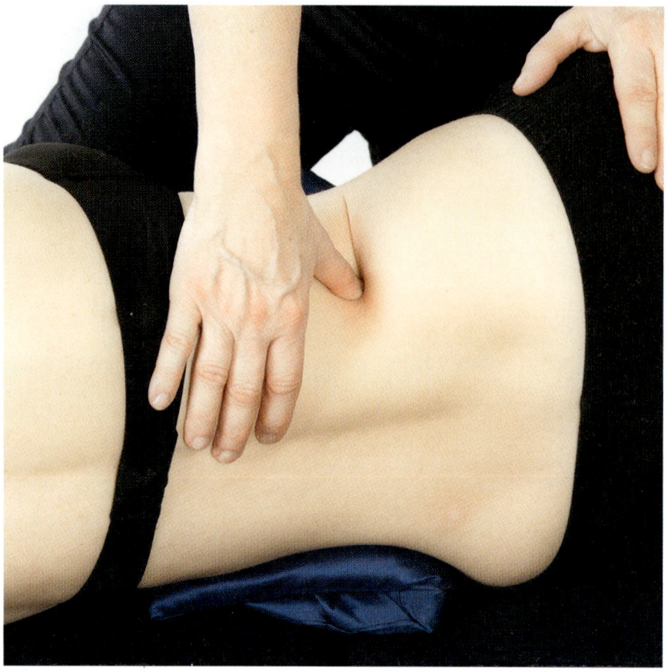

**그림 19.11.1** 허리네모근: 허혈성 압박(기법 I). 아래쪽에 방석을 놓으면 근육으로의 접근이 용이해진다 [K348]

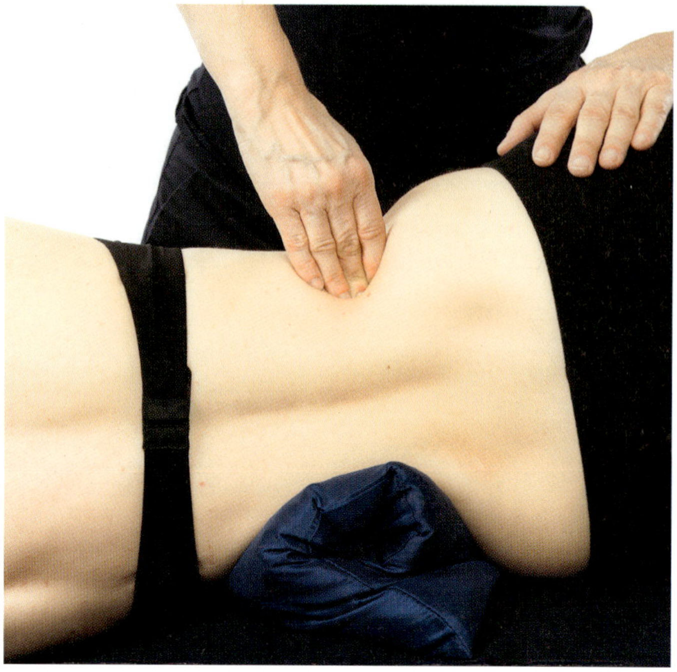

**그림 19.11.2** 허리네모근: 통증유발점 부위 신전(기법 II). 아래쪽의 방석은 근육으로의 접근을 용이하게 한다 [K348]

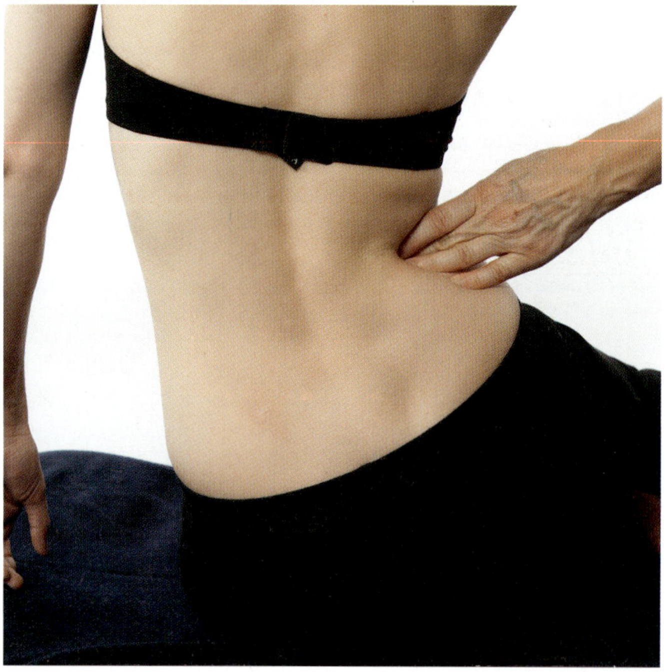

**그림 19.11.3** 허리네모근: 앉아 있는 자세에서 서로 근접하게 되고 이완된 배근육을 통한 허혈성 압박(기법 I)과 통증유발점 부위의 이완 (기법 II) [K348]

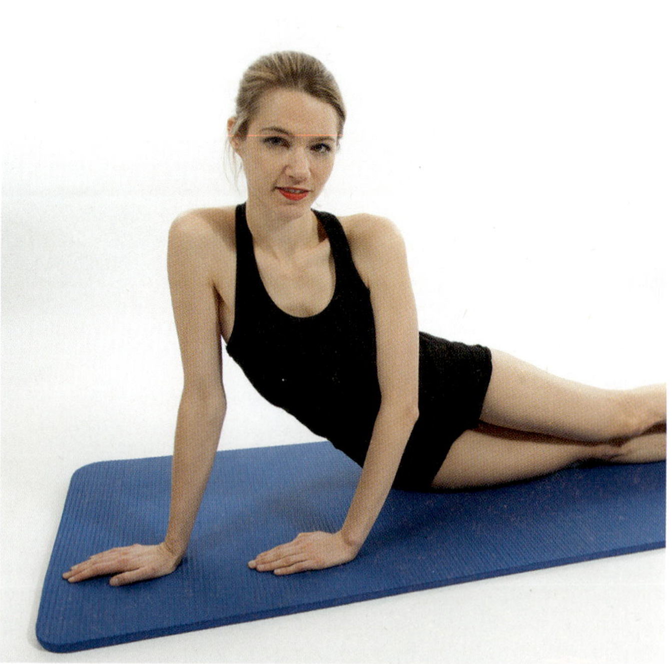

**그림 19.11.4** 허리네모근: 자가 신전 [K348]

CHAPTER

# 20 엉덩부위, 넓적다리, 무릎

Hüfte, Oberschenkel, Knie

## 20.1 엉덩허리근 M.iliopsoas

### 통증유발점과 그 연관부위

▶그림 20.1.0

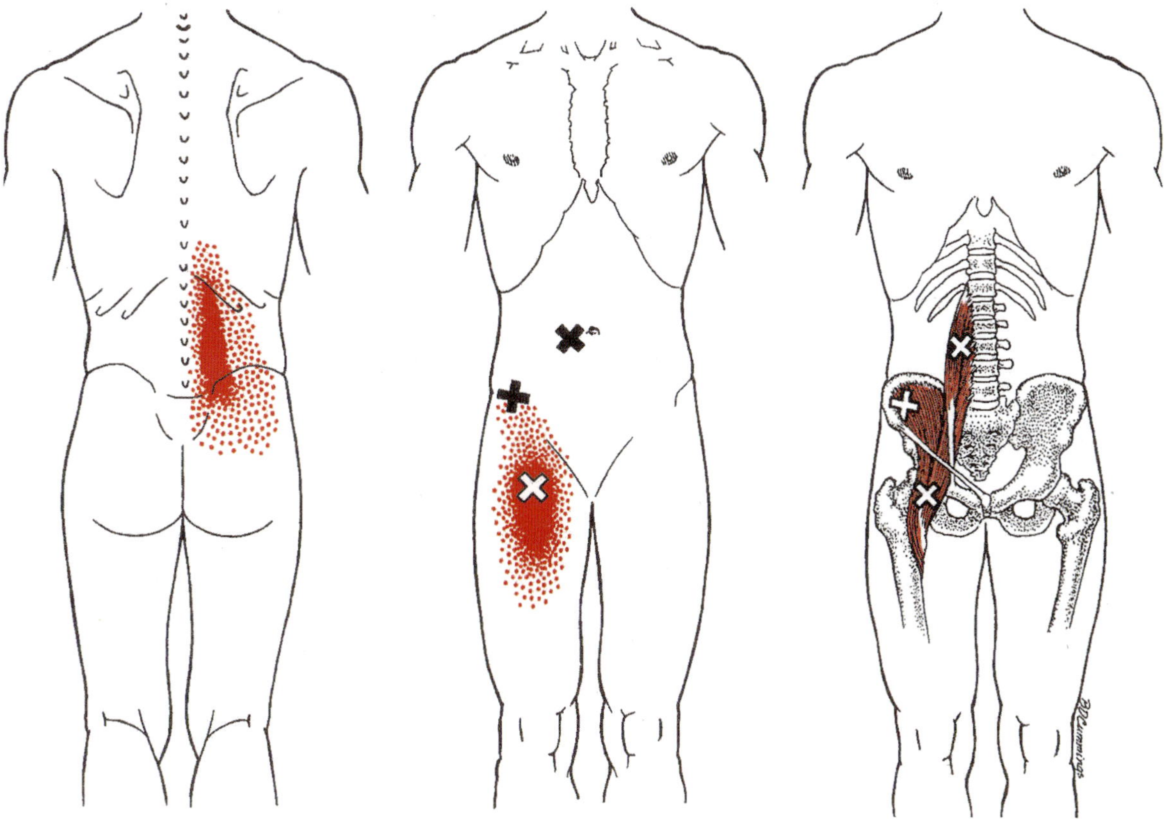

그림 20.1.0 [G178]

## 해부학

| 허리근 (M. psoas) | |
|---|---|
| 이는곳 | 얕은부분: 제12등뼈 몸통부터 제4허리뼈 또는 제5허리뼈 몸통의 가쪽면과 그 사이에 위치한 척추원판들 |
| 닿는곳 | 넙다리뼈의 작은돌기(엉덩근과 함께) |
| 신경지배 | 허리신경얼기와 넙다리신경 (L1-L4) |
| 작은허리근(M. psoas minor)은 인구의 50%미만이 갖고있으며, 제12등뼈와 제1허리뼈에서 시작해서 엉덩허리근막에 부착한다. | |

| 엉덩근 (M. iliacus) | |
|---|---|
| 이는곳 | 골반내강을 덮으며, 엉덩뼈오목(Fossa iliaca)과 아래앞엉덩뼈가시 부근에서 출발 |
| 닿는곳 | 넙다리뼈의 작은돌기 |
| 신경지배 | 허리신경얼기와 넙다리신경 (L1-L4) |

| 엉덩허리근 (M. iliopsoas) | |
|---|---|
| 이는곳 | 엉덩근과 허리근은 골반내강에서 엉덩허리근으로 합쳐짐 |
| 닿는곳 | 넙다리뼈의 작은돌기(Trochanter minor) |
| 신경지배 | 허리신경얼기와 넙다리신경 (L1-L4) |

## 기능

- **허리근**
  - 엉덩관절의 굽힘, 모음, 가쪽돌림
  - 허리뼈의 옆굽힘과 고정
  - 허리를 앞으로 내민 상태에서의 허리뼈 신전, 허리를 구부린 상태에서의 허리뼈 굽힘
- **엉덩근**
  - 엉덩관절의 굽힘, 모음, 가쪽돌림

20

## 연관 통증

허리뼈 옆 수직으로, 샅굴부위, 때때로 넓적다리까지 영향을 끼친다

## 증상

- 장시간 서 있을 때 허리통증, 야간 엉치통증, 침대에서 돌아누울 때 통증, 의자에서 일어날 때의 불편, 엉덩관절의 신전성 부족.
- 엉덩근은 허리통증(Low back pain)에서 핵심근육이며, 허리-엉치통증(Lumbosacral pain)과 엉치엉덩관절 이상기능장애에 대부분 관련되어 있다 (Dejung 2006).
- 폐색(Entrapment): 허리신경얼기(Plexus lumbalis)는 큰허리근의 얕은부분과 깊은부분 사이에 위치하고 있으며, 큰허리근의 근경화는 허리신경얼기와 엉덩아랫배신경, 엉덩샅굴신경, 가쪽넓다리신경, 넙다리신경의 신경섬유들을 압박할 수 있다.

## 통증유발점을 찾는 방법

**자세:** 바로 누운 자세

허리근은 배꼽아래 허리뼈 부분으로 이완된 배벽(복벽)을 통해 촉진한다. 환자가 뻗은 다리를 깔개에서 살짝 들어올리면, 수축을 또렷하게 확인할 수 있다. 이때 치료사의 손가락은 항상 동일한 장소에 위치해야 한다. 복강에서의 도수치료는 오직 기법 I을 통해서 이뤄지며, 넙다리동맥(A. femoralis)의 샅굴가지들(Rr. inguinales)이 눌려서는 안된다. 왼쪽에서 박동하는 대동맥을 절대로 압박해선 안된다 (Dejung 2006).

엉덩근의 촉진을 위해 치료사는 골반 안쪽 면으로 손을 누른다. 이때 이는끝과 닿는끝이 바뀌고, 엉덩뼈와 다리는 치료사의 손에 의해 최대한의 엉덩굽힘과 무릎굽힘의 상태로 움직인다.

엉덩허리근의 근막 통증유발점들은 샅굴인대(Lig. inguinale) 아래에, 넙다리빗근(M. sartorius) 안쪽에서 찾을 수 있으며 치료할 수 있다.

## 발생 요인

장시간 앉아있음으로 인한 수축, 엉덩관절을 기울일 시 허리뼈의 과다앞굽음(Hyperlordosis), 엉덩관절증, 축구하다 발생한 근육긴장, 동양무술에서 발차기를 하다 발생하는 과부하.

**주 의**

윗몸일으키기나 다른 적절치 않은 복근운동이 허리통증을 유발하면, 이는 복근이 강화되는 것이 아니라 엉덩허리근이 과부하가 걸리는 징후다. 엉덩허리근은 허리뼈의 고정에 관여하므로 강화시켜야 하며, 자주 단축되므로 추가적으로 늘려줘야 한다.

## 치료, 자가 치료, 훈련, 인체공학

- 엉덩근: 기법 I과 II
- 허리근: 복강에서는 오로지 기법 I만 사용할 수 있다.
- 신전, 넙다리신경을 위한 신경가동성운동, (▶그림20.1.1, ▶그림 20.1.2, ▶그림 20.1.3, ▶그림 20.1.4)

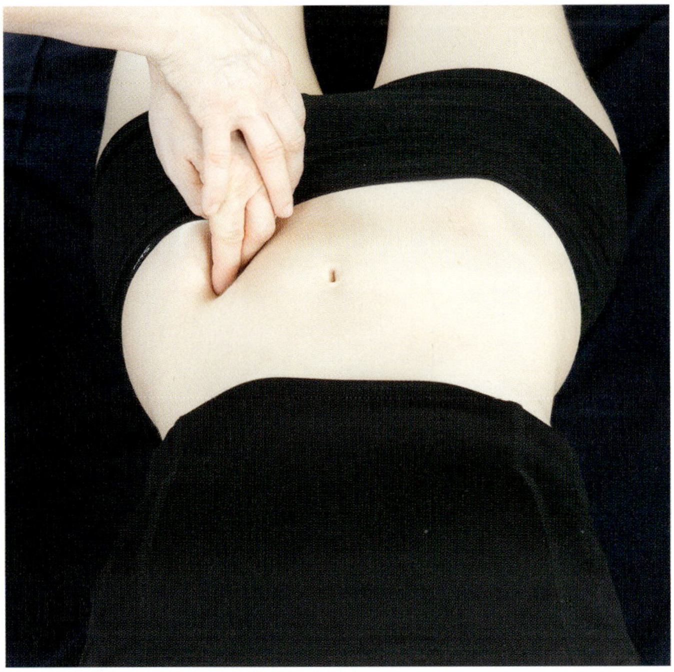

**그림 20.1.1** 엉덩근(M. iliacus): 엉덩뼈 안쪽면의 허혈성 압박(기법 I)과 통증유발점 부위의 이완(기법 II). 더 나은 복근 이완을 위해선 엉덩관절과 무릎을 굽힌 상태로 치료해야 한다 [K348]

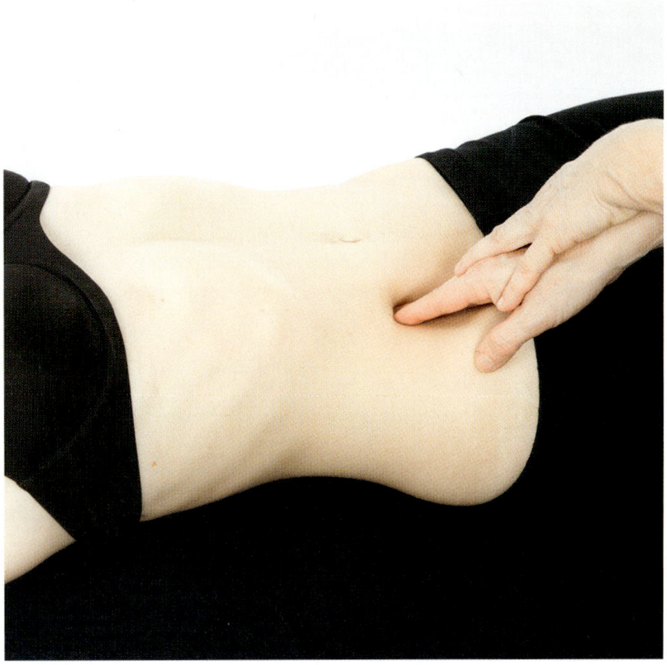

**그림 20.1.2** 허리근(M. psoas): 허리뼈는 이완된 복벽을 허리뼈 방향으로 눌러주면서 촉진한다. 환자가 뻗은 다리를 깔개에서 살짝 들어올리면, 수축을 또렷하게 확인할 수 있다. 이때 치료사의 손가락은 항상 동일한 장소에 위치해야 한다. 복강에서의 도수치료는 오직 기법 I을 통해서만 이뤄진다 [K348]

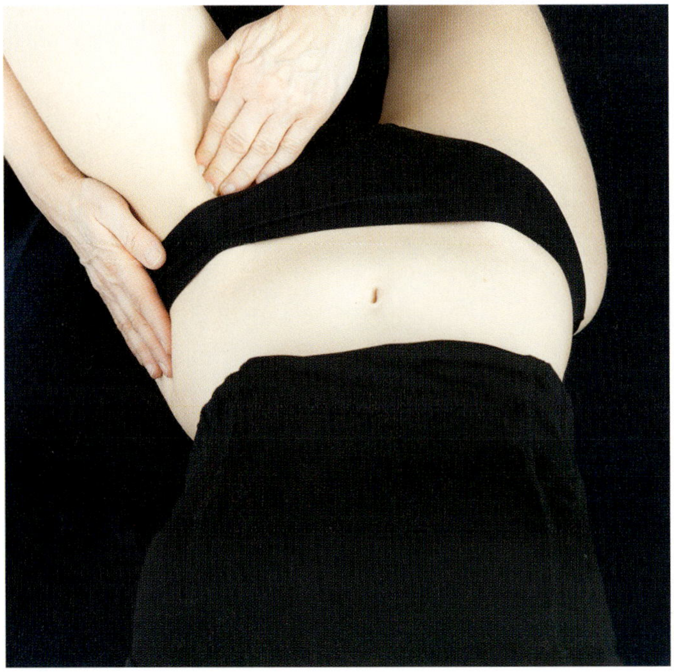

**그림 20.1.3** 엉덩허리근: 근육의 닿는곳 부근 샅굴인대 아래의 허혈성 압박(기법 I)과 통증유발점 부위의 이완(기법 II) [K348]

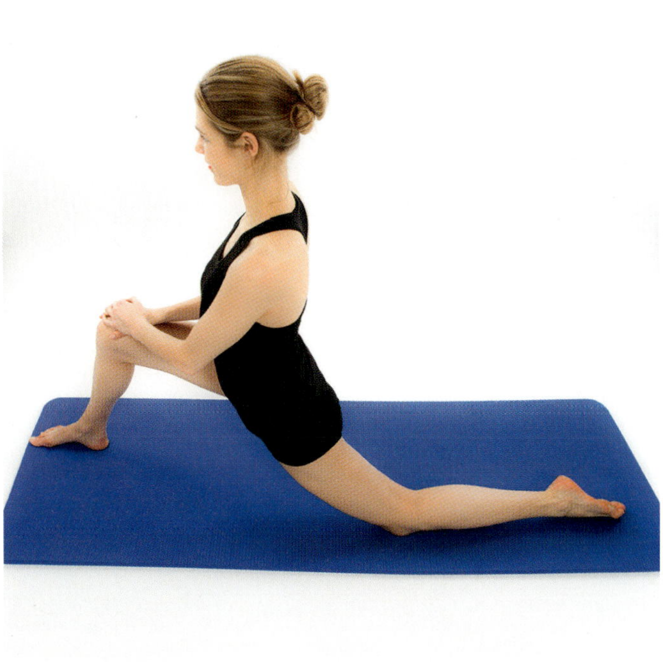

**그림 20.1.4** 엉덩허리근: 자가신전 [K348]

20

# 20.2 큰볼기근 M. gluteus maximus

## 통증유발점과 그 연관부위

▶그림 20.2.0

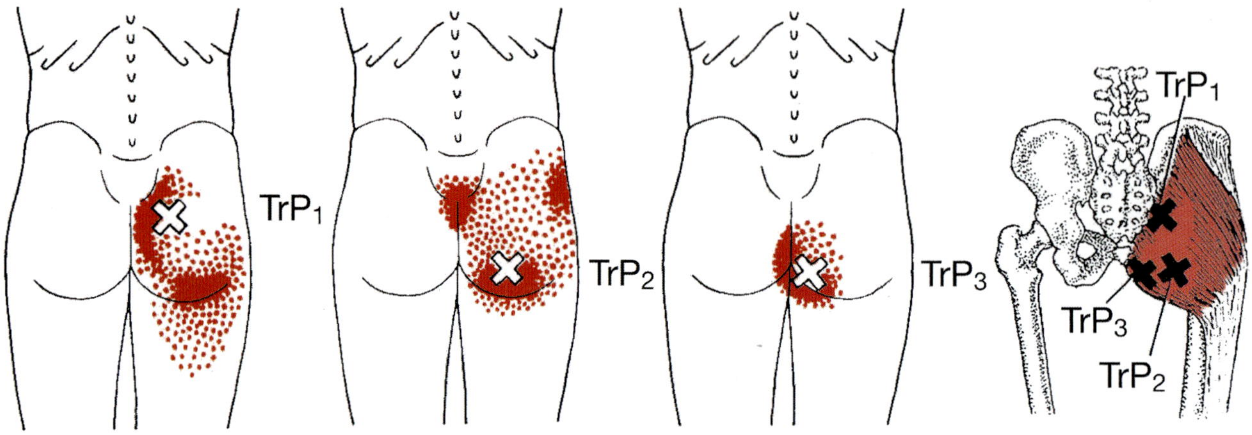


**그림 20.2.0** [G178]

## 해부학

| | |
|---|---|
| 이는곳 | 엉덩뼈능선(Crista iliaca), 엉덩뼈가시(Spina iliaca), 등허리근막(Fascia thoracolumbalis), 엉치뼈(Os sacrum), 꼬리뼈(Os coccygis), 엉덩뼈날개(Ala ossis ilii), 엉치결절인대(Lig. sacrotuberale), 중간볼기근(M. gluteus medius)의 근막 |
| 닿는곳 | 몸쪽(proximal)부분은 엉덩정강띠(Tractus iliotibialis)로 연결, 먼쪽(distal)부분은 넙다리뼈(Femur)의 볼기근거친면(Tuberositas glutea) |
| 신경지배 | 아래볼기신경(N. glutaeus inferior) L5–S2 |

## 기능

해당 근육은 보행할 때, 달리기 할 때, 계단을 올라갈 때, 의자에서 일어날 때 엉덩부위에서 팽창된다. 또한 이 근육은 신체의 무게중심을 발 앞쪽으로 위치시키고, 일어설 때 엉덩관절이 굽혀지려는 것을 막으며, 엉덩관절의 가쪽돌림을 돕는다.

## 연관 통증

엉덩이와 엉치뼈의 통증, 대개 넓적다리를 지나 몸의 말단까지 영향을 미친다.

## 증상

심한 허리통증과 앉아 있을 때의 불편함

## 통증유발점을 찾는 방법

**자세:** 옆으로 누운 자세

근막 통증유발점들은 옆으로 누운 자세에서 엉덩관절을 90°로 굽힌 채 이 근육을 앞으로 늘렸을 때 가장 진찰하기 좋다. 이 근육은 꼬리뼈부터 엉덩뼈능선까지 진찰해야 한다. 경화부위는 뚜렷하게 드러나며 촉진은 대개 경련반응을 일으킨다. 이 근육의 꼬리 쪽 가장자리에 위치한 근막 통증유발점들은 궁둥뼈결정(Tuber ischiadicum) 위쪽에서 발견된다.

## 발생 요인

대부분 척추앞굽음증 환자들의 편심(eccentric) 과부하, 넘어짐이나 이 근육의 타박상으로 인한 직접적 외상들, 등산이나 등반(climb) 시 무리한 전진들로 인한 과부하.

**주 의**

큰볼기근은 대체로 Typ 1 섬유들로 구성되어있다(▶제 2장). 이 근육은 이로 인해 정지동작에 사용되도록 되어 있고 대부분 기립 보행을 돕는다. 몸이 앞으로 살짝 굽은 노인들이 서 있거나 갈 때, 큰볼기근은 앞으로 넘어지려는 것을 방지하며 이로 인해 과부하된다. 이러한 환자들은 그들의 엉덩관절과 등을 항상 계속해서 펴줘야 한다 (예: McKenzie 운동).

## 치료, 자가 치료, 훈련, 인체공학

기법 I–IV, 이 근육의 훈련, 예: 큰 걸음으로 올라가기 (▶그림 20.2.1, ▶그림 20.2.2, ▶그림 20.2.3, ▶그림 20.2.4)

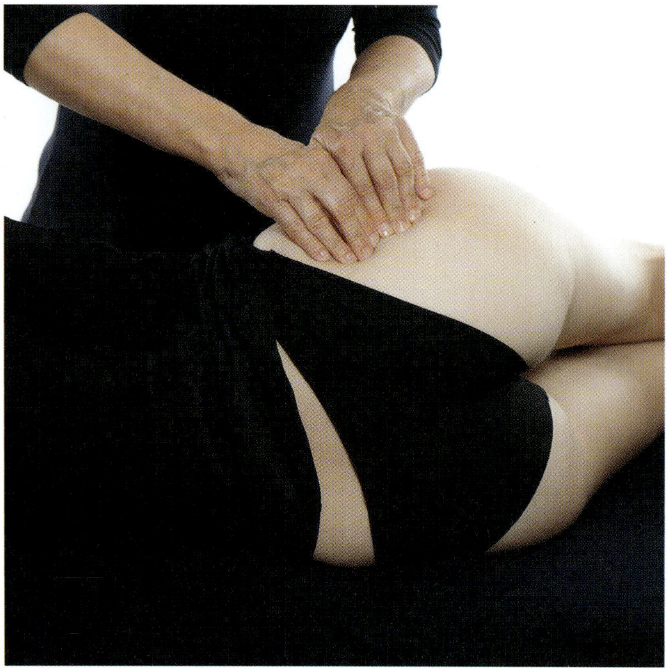

**그림 20.2.1** 큰볼기근: 허혈성 압박(기법 I)과 통증유발점 부위의 이완(기법 II) [K348]

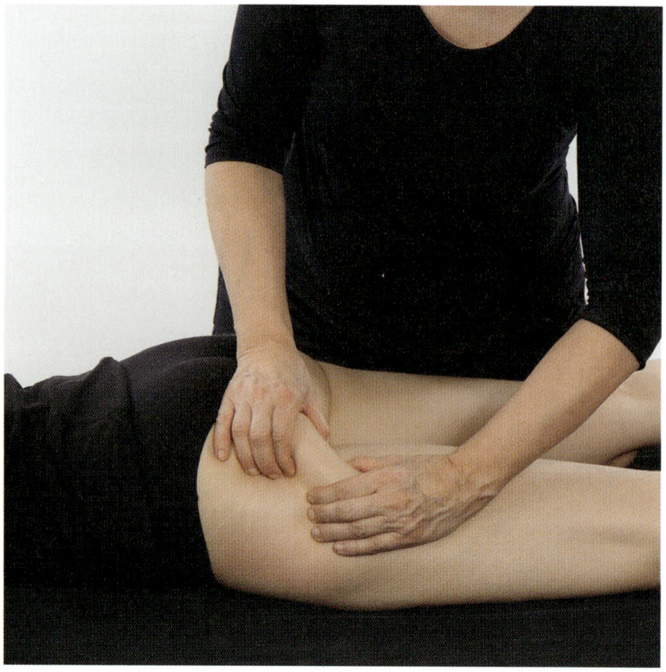

**그림 20.2.2** 큰볼기근: 근육 꼬리쪽 부분에서의 허혈성 압박(기법 I) 과 통증유발점 부위의 이완(기법 II) [K348]

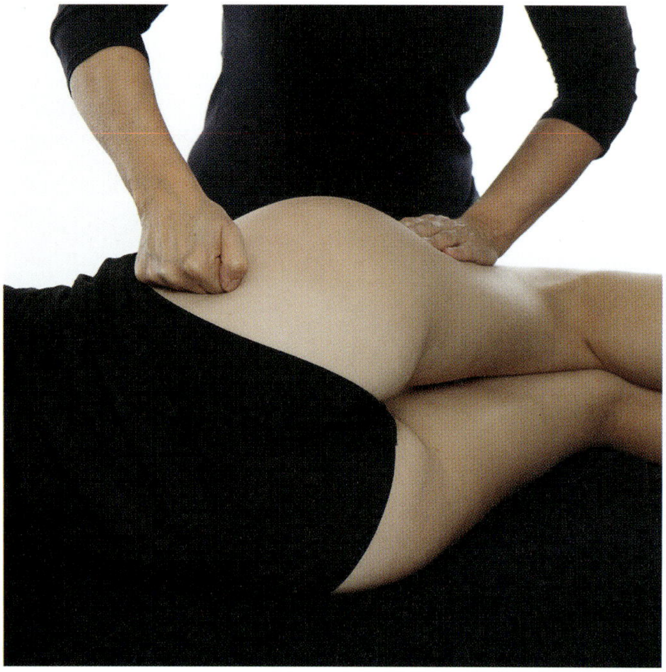

**그림 20.2.3** 큰볼기근: 근막 신전 (기법 III) [K348]

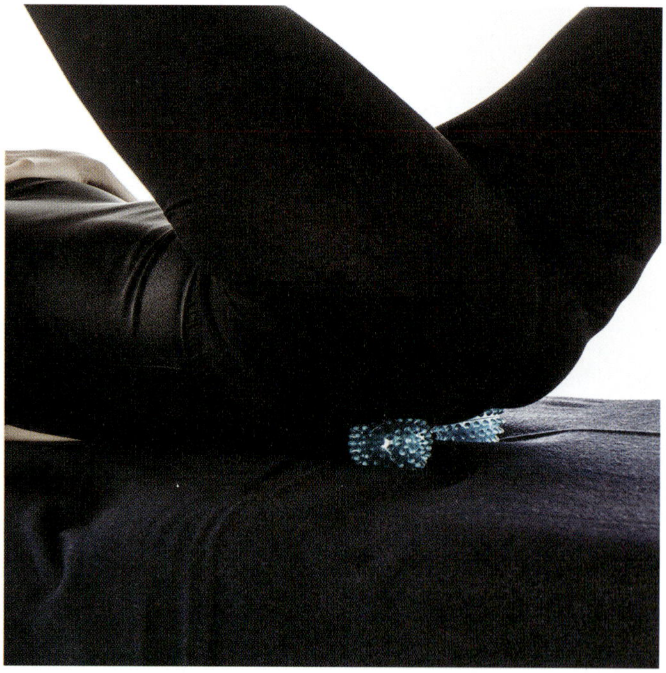

**그림 20.2.4** 큰볼기근: 트리거 공(Trigger ball)들을 이용한 자가치료. 이 공들을 통증유발점들 아래에 위치시키고 엉덩관절을 굽힌다. 이때, 통증유발점들은 기법II의 적용과 같이 압박된다 [K348]

# 20.3 중간볼기근과 작은볼기근

Mm. gluteus medius et. minimus

## 통증유발점과 그 연관부위

▶그림 20.3.0

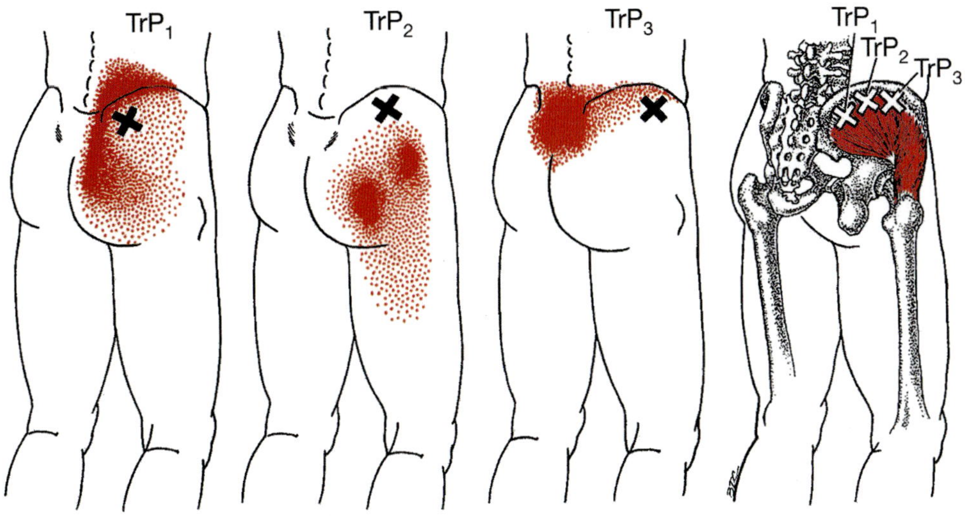


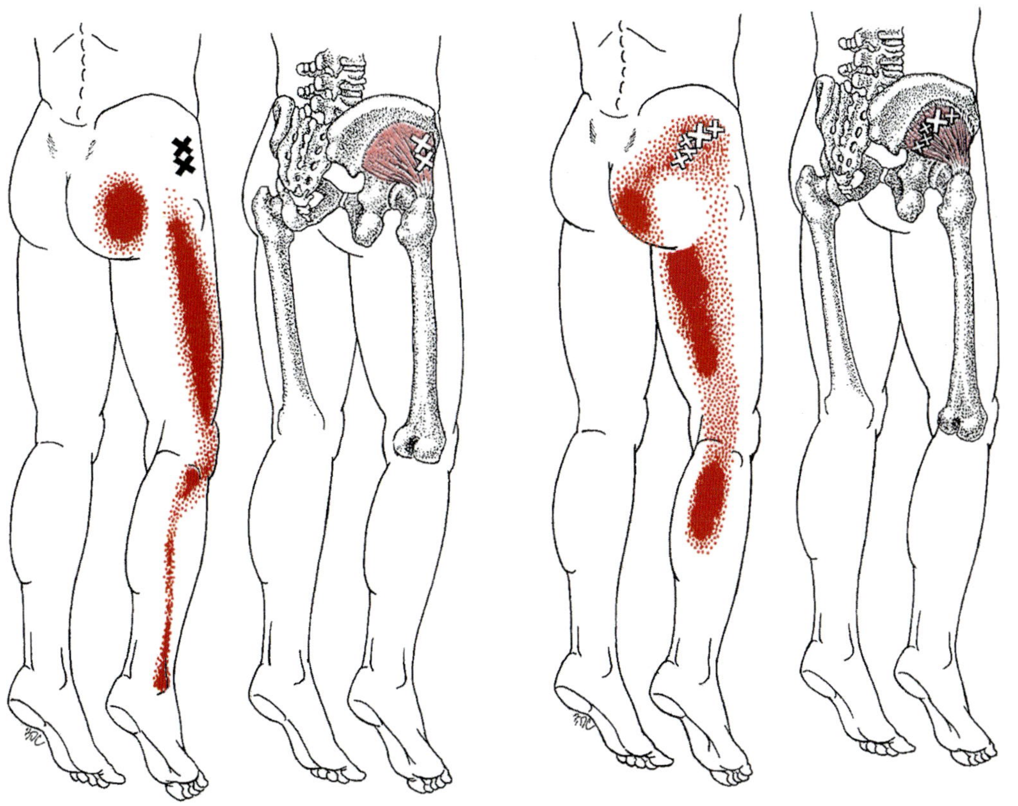

**그림 20.3.0** [G178]

## 해부학

| 중간볼기근 (M. gluteus medius) | |
|---|---|
| 이는곳 | 엉덩뼈능선(Crista iliaca)의 앞쪽 ¾ 부분과 엉덩뼈의 가쪽면(엉덩뼈날개; Ala ossis ilii) |
| 닿는곳 | 넙다리뼈의 큰돌기(Trochanter major) |
| 신경지배 | 위볼기신경(N. gluteus superior) L4-S1 |

| 작은볼기근 (M. gluteus minimus) | |
|---|---|
| 이는곳 | 엉덩뼈의 가쪽면(엉덩뼈날개; Ala ossis ili) |
| 닿는곳 | 넙다리뼈의 큰돌기(Trochanter major) |
| 신경지배 | 위볼기신경(N. gluteus superior) L4-S1 |

## 기능

- 중간볼기근과 작은볼기근은 엉덩관절벌림에 참여하는 근육들이며 디딤발을 안정화시킨다.
- 중간볼기근은 앞쪽 섬유들을 이용하여 추가적으로 굽힘과 안쪽돌림을, 뒤쪽 섬유들을 이용하여 가쪽돌림과 뻗음을 가능하게 한다.

## 연관 통증

허리-엉치 경계면, 엉덩이 가쪽, 넓적다리 및 종아리 측후방을 거쳐 발목까지 퍼져나감(거짓신경뿌리형; pseudoradicular)

## 증상

- 허리통증(Lumbago), 거짓신경뿌리형 방사(pseudoradikuläre Ausstrahlungen), 엉치엉덩관절-장애들, L4/L5 또는 L5/S1의 디스크탈장(Discus hernia)로 유발된 근막 통증유발점들.
- 작은볼기근에 근막 통증유발점들을 보유한 환자들은 앉을 때나 일어설 때 지속적으로 고통스러운 통증을 호소한다. 밤에는 편안한 자세를 찾을 수가 없으며, 이 환자는 엉덩관절통증으로 인해 절뚝거리면서만 보행할 수 있다(Travel & Simons 2000).

## 통증유발점을 찾는 방법

**자세:** 옆으로 누운 자세

중간볼기근의 근막 통증유발점을 찾기 위해서는 위뒤엉덩뼈가시(Spina iliaca posterior superior)부터 위앞엉덩뼈가시(Spina iliaca anterior superior)까지 진찰해야 한다.
이 근막 통증유발점들은 대개 두터운 근경화띠들에 숨어 있으며 촉진 시 경련반응을 자주 유발한다.

깊은 곳에 위치한 작은볼기근을 진찰하기 위해서는 환자가 엎드린 자세(큰볼기근의 이완)에서 엉덩관절벌림(중간볼기근 이완)을 수행해야 한다. 진찰자는 이완되고 가까워진 근육들을 통해 돌기 끝에 보다 쉽게 접촉할 수 있으며, 이를 통해 그 위로 작은볼기근을 진찰할 수 있다.

## 발생 요인

장시간 서 있을 때의 과부하 또는 한쪽 발에 체중을 싣는 움직임들(예: 무용, 아이스스케이트, 인라인스케이트), 내려가는 경사의 지면에서의 하이킹이나 달리기, 골반 불균형, 엉덩관절증(Coxarthrosis), 디스크 탈장(Discus hernia) 후 쇠약, 정지-출발(Stop-and-go)을 반복하는 스포츠종류들.

**주 의**

뿌리형(radicular) 증상들 뿐만 아니라 통증유발점들로부터의 방사통증으로 인해 위성 통증유발점들이 생성될 수 있다. 위성 통증유발점들의 촉진은 고통스럽고, 이 통증유발점들은 압력에 매우 민감할 뿐만 아니라 통각 수용기들을 흥분시킨다. 최초 원인을 치료한 후 이러한 새로 생성된 통증유발점들 또한 치료해야만 한다.

## 치료, 자가 치료, 훈련, 인체공학

기법 I-IV, 신전, 옆으로 누운 자세에서 마사지 볼들을 이용한 자가치료 (▶그림 20.3.1, ▶그림 20.3.2, ▶그림 20.3.3, ▶그림 20.3.4)

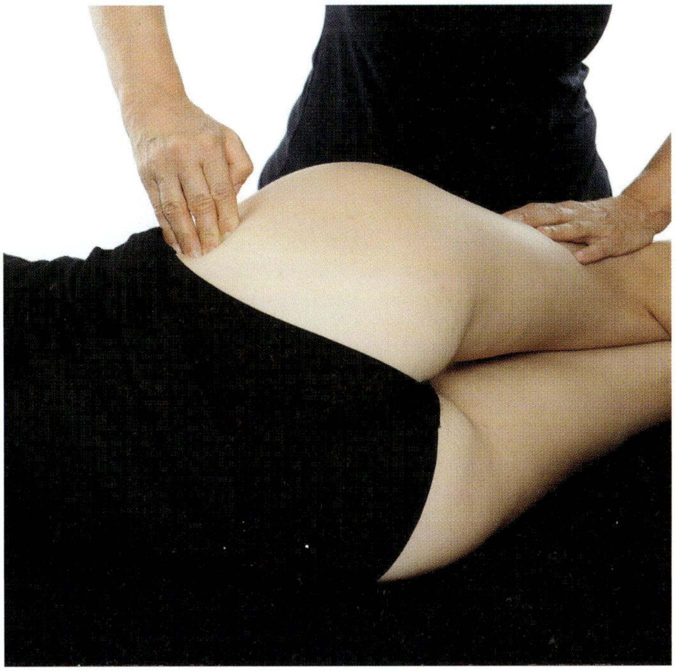

**그림 20.3.1** 중간볼기근: 허혈성 압박(기법 I)과 통증유발점 부위의 이완(기법 II) [K348]

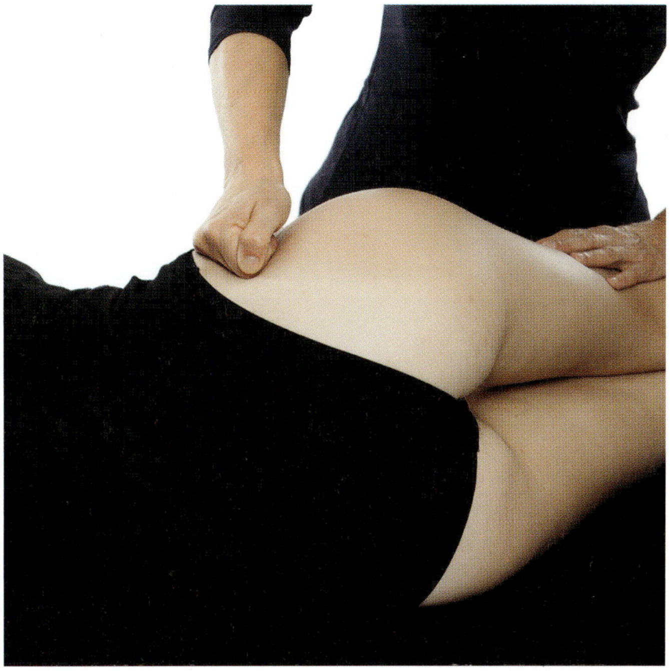

**그림 20.3.2** 중간볼기근: 근막 신전 (기법 III) [K348]

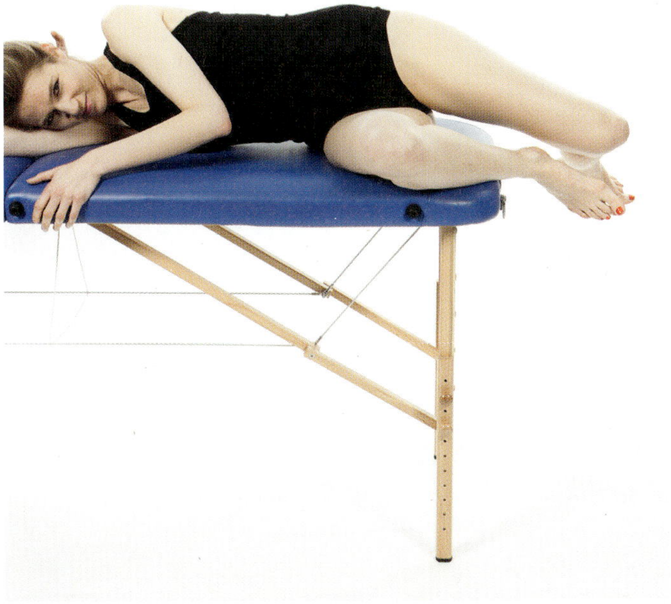

**그림 20.3.3** 중간볼기근: 근육 신전(Muskeldehnung) [K348]

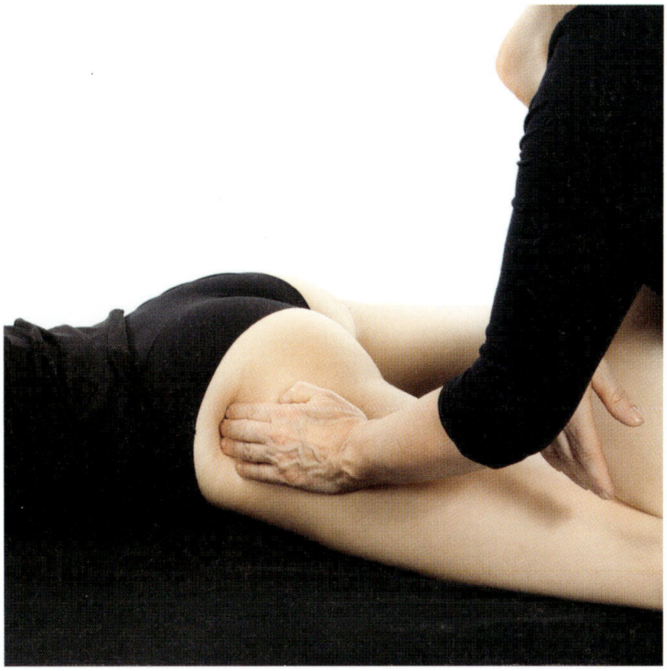

**그림 20.3.4** 작은볼기근: 허혈성 압박(기법 I)과 통증유발점 부위의 이완(기법 II). 엎드린 자세는 큰볼기근을 근접시키며, 벌림(Abdcution)은 중간볼기근을 이완시키고, 작은볼기근은 돌기의 몸쪽부분에서 진찰 및 치료가 가능하다 [K348]

# 20.4 궁둥구멍근 M. piriformis

## 통증유발점과 그 연관부위

▶그림 20.4.0

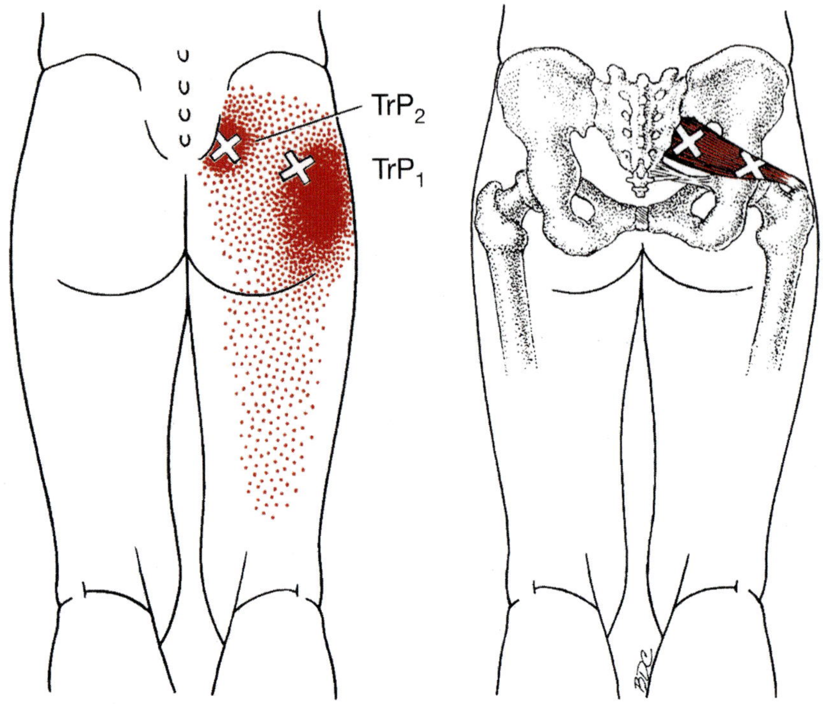


**그림 20.4.0** [G178]

### 해부학

| 이는곳 | 큰궁둥구멍(Foramen ischiadicum majus)로 인해 수많은 돌기가 존재하는 엉치뼈의 안쪽 면 |
|---|---|
| 닿는곳 | 큰돌기(Trochanter major)의 안쪽면 |
| 신경지배 | 엉치신경얼기(Plexus sacralis) (L5-S2) |

### 기능

- 엉덩관절이 뻗어진 상태에서 궁둥구멍근(M. piriformis)은 엉덩관절을 바깥으로 돌린다.
- 90° 이상의 굽힘에서 이 근육은 벌림근(Abductor)의 역할을 한다.
- 이 근육은 엉치엉덩관절(Sacroiliac joint) 뿐만 아니라 엉덩관절(Hip joint)을 안정화시킨다.

### 연관 통증

해당 근육 부위에서 국소적으로 그리고 넓적다리의 뒷면으로 퍼져나간다.

### 증상

- 앉아 있을 때, 걸을 때, 서 있을 때 엉덩이의 통증. 환자들은 앉아 있을 때 자주 자세를 바꿔야만 한다.
- 폐색(Entrapment): 큰궁둥구멍에서 궁둥신경(N. ischiadicus)은 궁둥구멍근의 근경화를 통해 구멍들의 단단한 가장자리에 의해 눌려서 협착될 수 있으며, 궁둥통증(Ischialgia)를 유발 할 수 있다(궁둥구멍근 증후군; Piriformis-Syndrome).

### 통증유발점을 찾는 방법

**자세:** 엎드린 자세

엎드린 자세에서 궁둥구멍근 위에 위치한 볼기근들(Mm. glutei)은 이완된다. 궁둥구멍근은 아래뒤엉덩뼈가시(Spina iliaca posterior inferior)와 돌기 끝 사이의 선 위에서 거의 정확히 엉덩이 중앙에 위치한다. 무릎은 90°로 구부려지며 정강이는 안쪽으로 움직이는데, 이는 이 근육의 수축과 같은 작용을 한다. 정강이가 바깥쪽으로 움직이면, 엉덩관절의 안쪽돌림에 의해 이 근육이 늘어난다. 안쪽돌림과 가쪽돌림 사이의 자그마한 움직임으로 해당 근육을 진찰 및 치료할 수 있다(움직임을 이용한 기법 II).

### 발생 요인

자동차 운전 시 근육의 과부하(악셀페달 누름)와 엉덩이 뒤쪽 주머니에 넣어놓은 지갑이 이 근육을 직접적으로 압박, 넘어짐 또는 넘어지지 않으려는 동작, 엉치엉덩관절 문제들.

**주 의**

궁둥통증(Ischialgia)이 신경뿌리병증(Radiculopathy) L5와 궁둥구멍근-증후군 중 어떤 것에 의한 것인지 확인하는 방법으로 Shacklock (2008) 은 다음의 진찰을 추천했다:
다리 뻗어 올리기(SLR)의 시작 자세에서 엉덩관절은 최대한 멀리 안쪽으로 돌리고, 발은 발바닥쪽으로 굽히며 안쪽번짐 상태를 만든다. 이때 다리는 다리 뻗어 올리기(SLR)에서처럼 깔개에서 들어올린다. 엉덩관절이 대략 70°로 굽혀질 때까지 안쪽돌림의 상태가 유지된다. 이 진찰의 모든 부분에서 궁둥구멍근이 궁둥신경의 종아리 부분에 가하는 압박을 보다 강하게 하기 위해 치료사는 가쪽돌림을 최대한 막을 수 있다. 이러한 방법을 사용함으로써 해당 통증이 재현되면, 궁둥구멍근의 근경화가 궁둥신경을 협착한다 여길 수 있다.

### 치료, 자가 치료, 훈련, 인체공학

기법 I-III, 신전, 마사지 볼들을 이용한 자가치료 (▶그림 20.4.1, ▶그림 20.4.2, ▶그림 20.4.3, ▶그림 20.4.4)

20

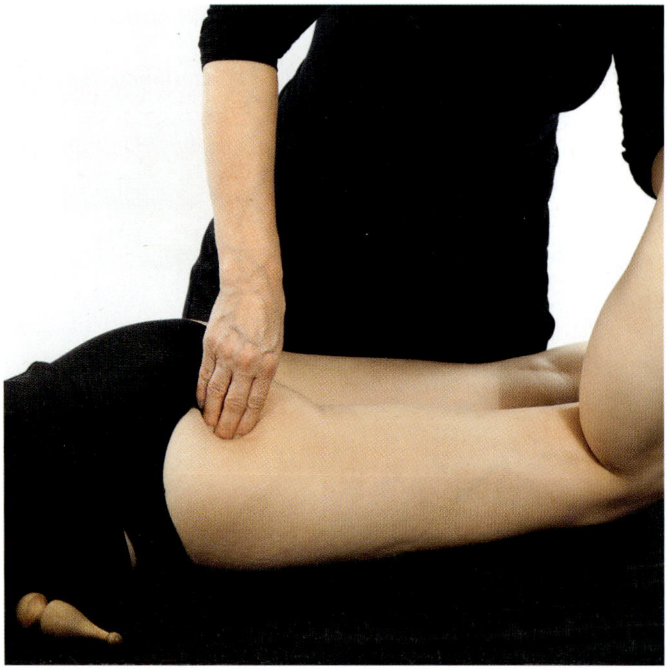

**그림 20.4.1** 궁둥구멍근: 허혈성 압박(기법 I) 과 통증유발점 부위의 이완(기법 II) [K348]

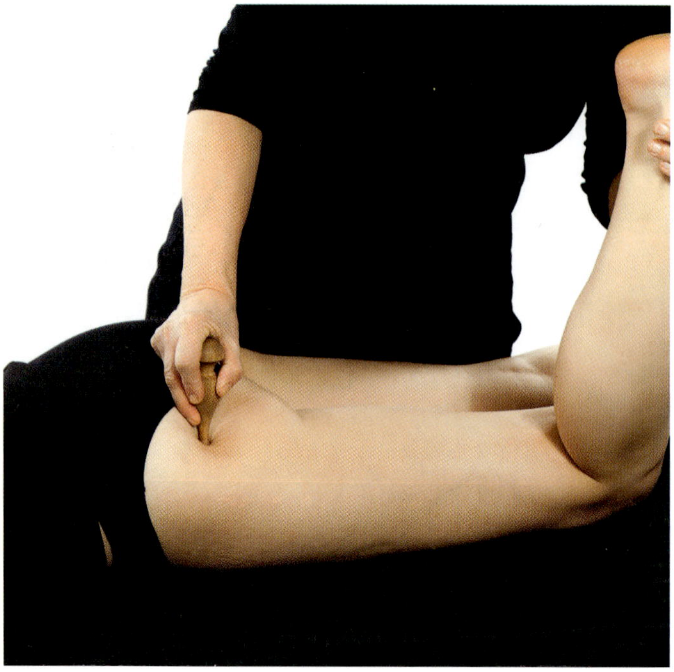

**그림 20.4.2** 궁둥구멍근: 통증유발점 나무지압기를 이용한 허혈성 압박(기법 I)과 통증유발점 부위의 이완(기법 II) [K348]

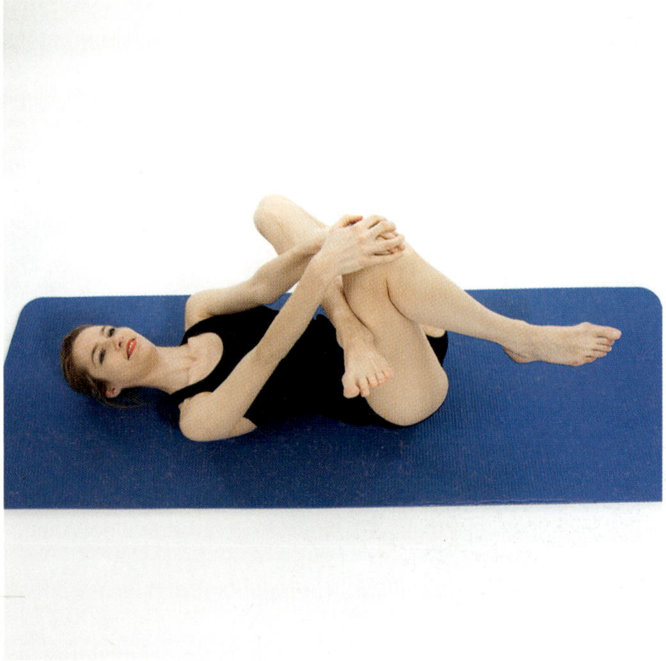

**그림 20.4.3** 궁둥구멍근: 누운 자세에서의 자가신전 [K348]

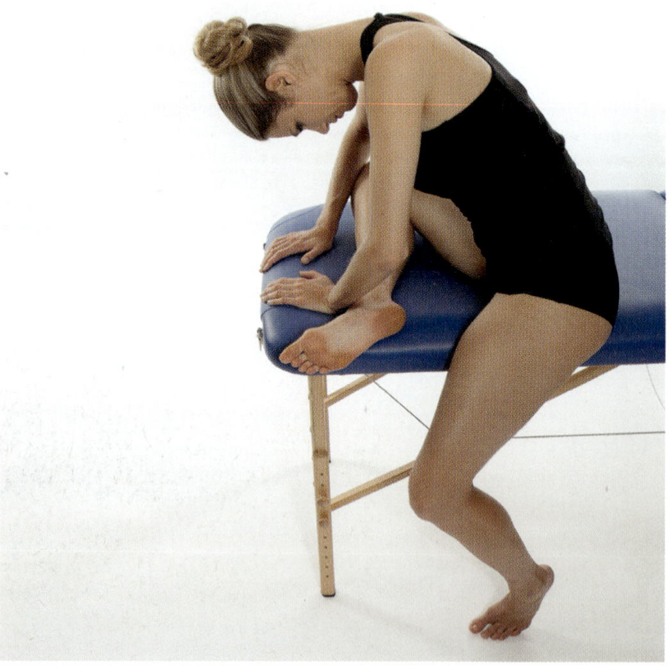

**그림 20.4.4** 궁둥구멍근: 앉은 자세에서의 자가신전 [K348]

# 20.5 쌍둥이근, 속폐쇄근과 겉폐쇄근, 넙다리네모근

Mm. gemelli, obturatorius internus und externus, quadratus femoris

## 근육 그림

▶그림 20.5.0

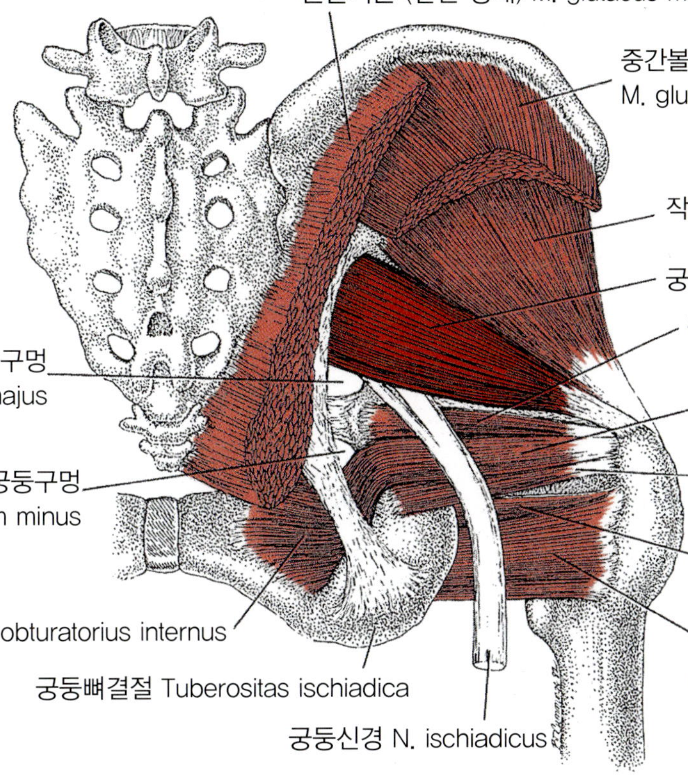


**그림 20.5.0** [G178]

## 해부학

| 위쌍둥이근 (M. gemellus superior)와 아래쌍둥이근 (M. gemellus inferior) | |
|---|---|
| 이는곳 | 궁둥뼈가시(Spina ischiadica)와 궁둥뼈결절(Tuber ischiadicum) |
| 닿는곳 | 돌기오목(Fossa trochanterica) |
| 신경지배 | 아래볼기신경(N. gluteus inferior), 엉치신경얼기(Plexus sacralis) (L5–S2) |

| 속폐쇄근 (M. obturatorius internus) | |
|---|---|
| 이는곳 | 폐쇄구멍(Foramen obturatum) 주위 볼기뼈(Os coxae)와 폐쇄막(Membrana obturatoria)의 안쪽면 |
| 닿는곳 | 돌기오목 |
| 신경지배 | 아래볼기신경, 엉치신경얼기 (L5–S2) |

| 겉폐쇄근 (M. obturatorius externus) | |
|---|---|
| 이는곳 | 폐쇄구멍을 둘러사는 안쪽(medial) 뼈가장자리와 폐쇄막(Membrana obturatoria)의 바깥면 |
| 닿는곳 | 돌기오목 |
| 신경지배 | 폐쇄신경(N. obturatorius), 앞가지(Ramus anterior) (L2–L4) |

| 넙다리네모근 (M. quadratus femoris) | |
|---|---|
| 이는곳 | 궁둥뼈결절(Tuber ischiadicum) |
| 닿는곳 | 돌기오목 |
| 신경지배 | 엉치신경얼기 (L2–S2) |

20

## 기능

명시된 모든 근육들은 엉덩관절의 가쪽돌림을 수행할 뿐만 아니라 엉덩관절을 안정화시킨다.

## 통증유발점을 찾는 방법

**자세:** 엎드린 자세(이 자세가 그 위에 위치한 큰볼기근을 **이완시키기 때문**)

궁둥구멍근(M.piriformis)의 꼬리쪽에서 쌍둥이근은 속폐쇄근의 경계구역을 형성한다. 꼬리 쪽으로 더욱 들어가면 겉폐쇄근과 넙다리네모근이 존재한다. 무릎을 90°로 굽히고, 종아리를 몸 중앙을 향해 수동적으로 모아주면, 위에 명시한 근육들이 수축된다. 종아리를 바깥을 향해 움직여주면 (엉덩관절 안쪽돌림), 이러한 가쪽돌림을 수행하는 근육들은 늘어난다. 겉폐쇄근은 또한 앞쪽(ventral)에서 두덩근(M. pectineus)을 거쳐 촉진되고 치료될 수 있다.

## 연관 통증

- 해당 근육 부위의 국소부분
- 겉폐쇄근은 엉덩관절과 샅굴부위에서 통증을 유발할 수 있다 (Gautschi 2010).

## 증상

- 엉덩관절 안쪽돌림 시 제한된 움직임
- 앉아 있을 때, 걸을 때, 서 있을 때 심해지는 엉덩이 통증
- 겉폐쇄근은 엉덩관절충돌(Hip impingement)과 유사한 증상을 만들 수 있다.

## 발생 요인

- 이차 근막 통증유발점을 동반한 엉덩관절증(Coxarthrosis)
- 넘어짐 또는 넘어지지 않으려는 동작, 엉치엉덩관절 문제, 과도한 엉덩관절-안쪽돌림 자세로 인한 근육의 편심(eccentric) 과부하.

**주 의**

겉폐쇄근은 엉덩관절충돌(Hip impingement)와 유사한 증상을 만들 수 있다. 엉덩관절의 굽힘-모음-안쪽돌림을 통해 이 근육을 늘어나게 할 수 있다.
이 근육은 똑바로 누워있는 환자에게서 두 가지 방법으로 진찰될 수 있다:
- 앞쪽(ventral)에서 두덩근을 거치는 방법
- 뒤쪽(dorsal)의 큰모음근(M. adductor magnus)과 짧은모음근(M. adductor brevis) 사이에서부터 폐쇄구멍(Foramen obturatum) 방향으로 더듬어 찾는 방법 (Gautschi 2010)

## 치료, 자가 치료, 훈련, 인체공학

기법 I–III, 신전, 마사지 볼들을 이용한 자가치료 (▶그림 20.5.1, ▶그림 20.5.2, ▶그림 20.5.3, ▶그림 20.5.4)

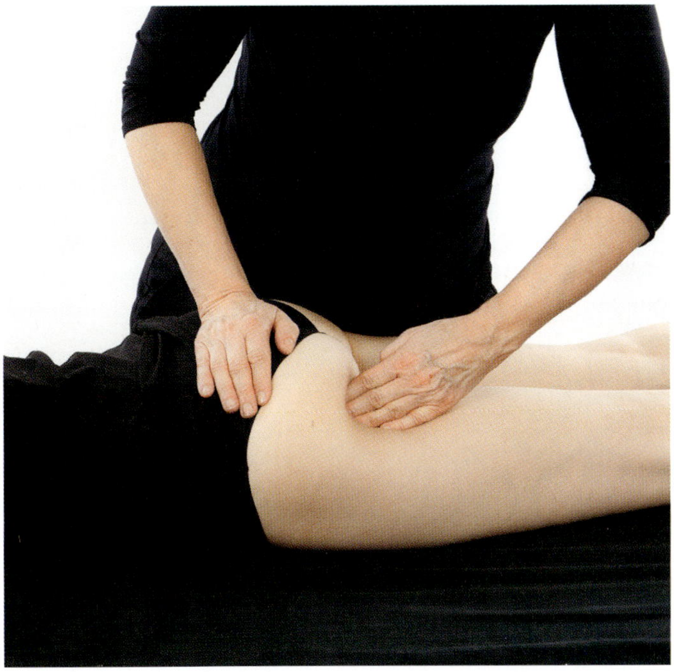

**그림 20.5.1** 쌍둥이근, 넙다리네모근, 속폐쇄근, 겉폐쇄근: 허혈성 압박(기법 I), 통증유발점 부위의 이완(기법 II) [K348]

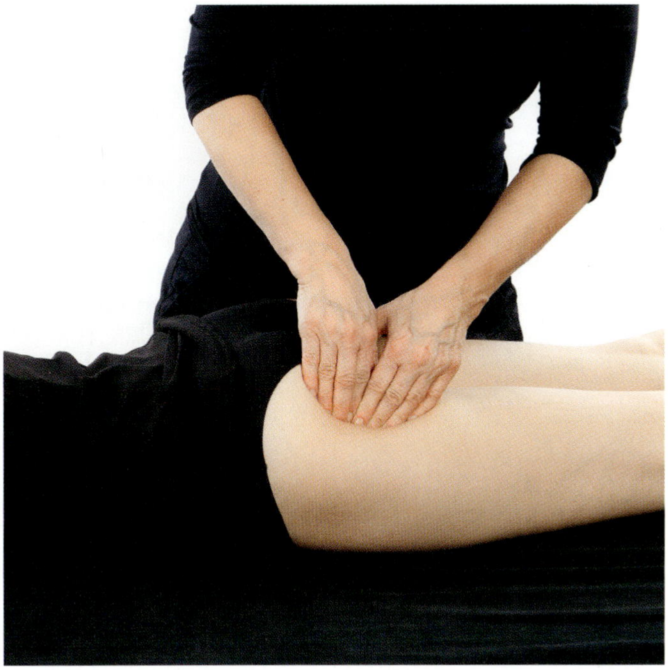

**그림 20.5.2** 쌍둥이근, 넙다리네모근, 속폐쇄근, 겉폐쇄근: 근막 신전 (기법 III) [K348]

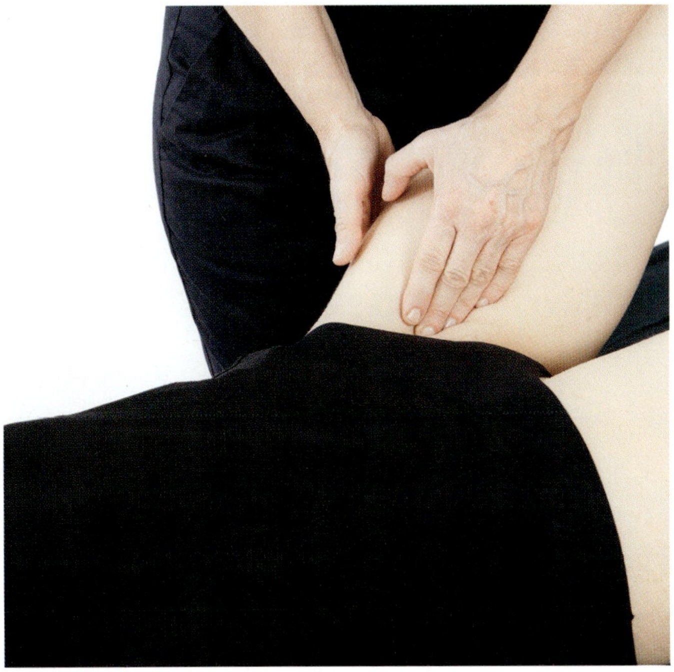

**그림 20.5.3** 겉폐쇄근: 이완되어 가까워진 두덩근를 통한 촉진 [K348]

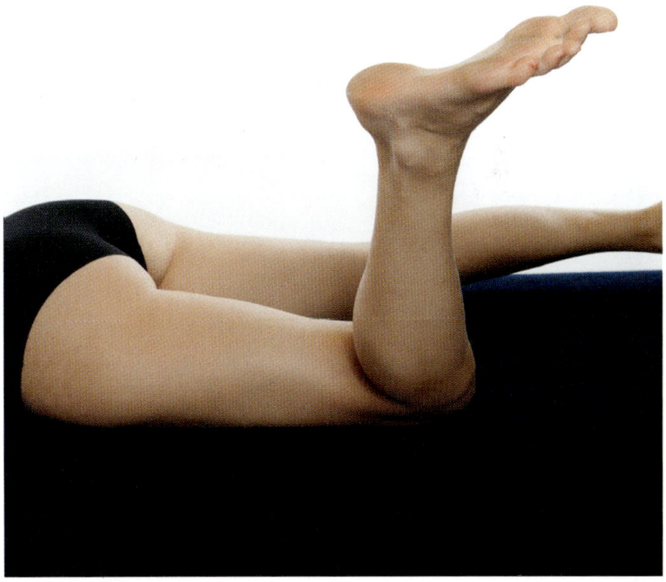

**그림 20.5.4** 자가신전 [K348]

## 20.6 넙다리근막긴장근 M. tensor fasciae latae

### 통증유발점과 그 연관부위

▶그림 20.6.0

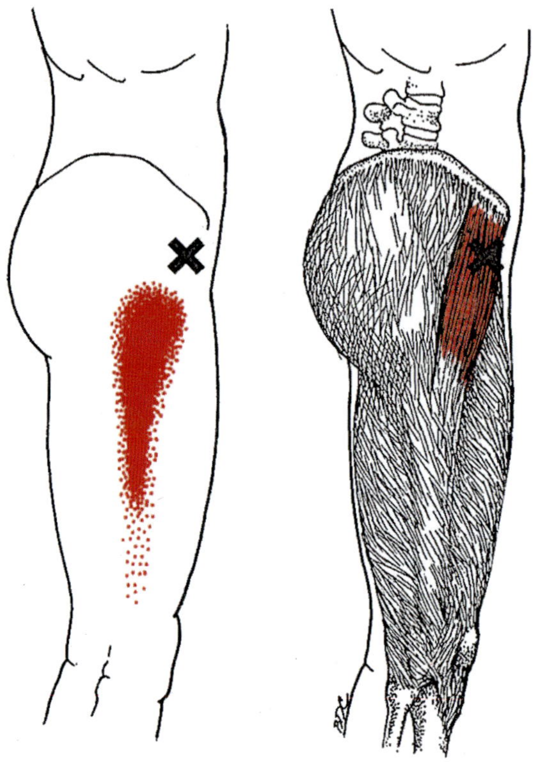

그림 20.6.0 [G178]

### 해부학

| | |
|---|---|
| 이는곳 | 위앞엉덩뼈가시(Spina iliaca anterior superior)<br>부근과 돌기들(Trochanters) 아래에서<br>엉덩정강띠(Tractus iliotibialis)로서 계속됨 |
| 닿는곳 | 위가쪽(posterolateral) 섬유들은<br>정강뼈가쪽관절융기(Condylus lateralis tibiae)로,<br>앞안쪽(anteromedial) 섬유들은<br>무릎지지띠(Retinaculum patellae)로 닿음 |
| 신경지배 | 위볼기신경(N. gluteus superior) (L4–S1) |

### 기능

- 엉덩관절의 굽힘, 벌림, 안쪽돌림, 엉덩관절의 안정화
- 엉덩정강띠의 긴장을 통한 무릎의 안정화

### 연관 통증

엉덩관절과 돌기들 부근의 국소 통증 및 넙다리근막(Fascia lata)을 따라 무릎, 종아리, 발까지의 방사통증

### 증상

국소통증 외에도 거짓신경뿌리형 방사와 넙다리근막의 닿는곳에 대한 자극으로 유발되는 무릎 문제

넙다리근막긴장근의 근막 통증유발점들로 유발된 통증은 종종 넙다리돌기 윤활낭염(Trochanteric bursitis)으로 해석되기도 한다.

### 통증유발점을 찾는 방법

**자세:** 옆으로 또는 바로 누운 자세

패트릭 검사(Patrick test;Viererzeichen)에서 다리가 쉽게 들린다면, 긴장근(M. tensor)이 넙다리빗근(M. sartorius)의 바로 옆에 가쪽(lateral)으로 위치하고 있다. 이 근육은 엉덩관절 안쪽돌림 시 활성화되고 촉진이 용이하다. 해당 근육은 몇 센치미터의 두께를 갖고 있다. 환자가 엎드린 자세에서 검사받는 다리를 벌리고 안쪽으로 돌리는 게 쉽다면, 뒤쪽에 위치한 근막들을 진찰할 수 있다.

### 발생 요인

넙다리근막긴장근이 미숙한 상태로 달리기를 시작하는 환자들에게서 해당 근육에 근막 통증유발점들이 자주 발견된다. 축구, 하이킹, 배구와 같은 운동들 또한 이 근육을 과부하시킨다. 장시간의 운전, 한쪽으로 기울어진 지반, 다리길이 불균형, 넘어짐 또한 같은 현상을 유발한다.

**주 의**

넓적다리의 가쪽 부근 통증은 대개 넙다리근막(Fascia lata)의 유착 때문이다. 이러한 경우, 넙다리근막을 기법 III으로 치료하는 것이 중요하다. 그 밑에 위치한 넙다리네갈래근(M. quadriceps)의 가쪽넓은근(Vastus lateralis) 또한 최소 같은 빈도로 통증이 자주 발생한다. 치료사는 이때 통증 부위가 어딘지 정확히 진찰해야 한다. 무릎 관절의 가쪽 부근에서 근막 통증유발점들은 종종 넙다리근막이 닿는곳의 만성 힘줄염(Tendinosis)으로 오해된다. 그러나 정확한 진찰 시 활성 근막 통증유발점들은 넙다리근막의 살짝 앞쪽, 뒤쪽 또는 아래에 위치하여 가쪽넓은근에 존재한다.

### 치료, 자가 치료, 훈련, 인체공학

기법 I–IV, 넙다리근막에의 기법 III, 마사지 볼들을 이용한 근육의 자가치료, 유연성 운동들 (▶그림 20.6.1, ▶그림 20.6.2, ▶그림 20.6.3, ▶그림 20.6.4)

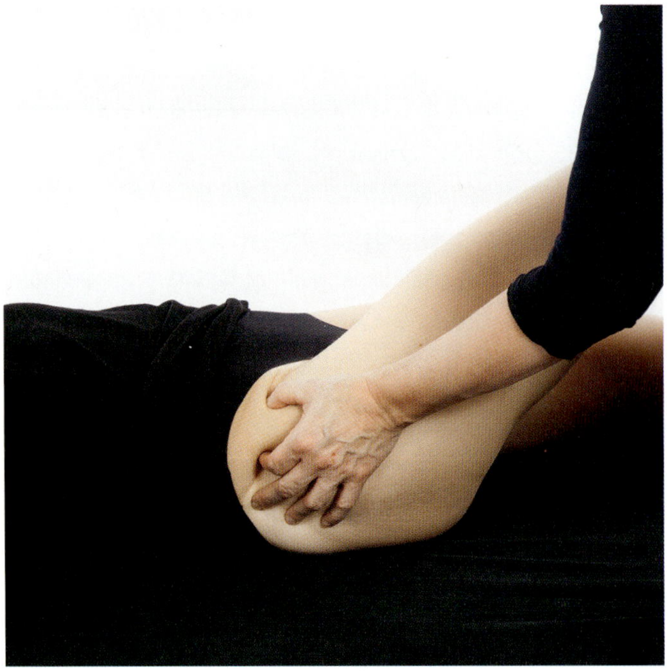

**그림 20.6.1** 허혈성 압박(기법 I)과 통증유발점 부위의 이완(기법 II) [K348]

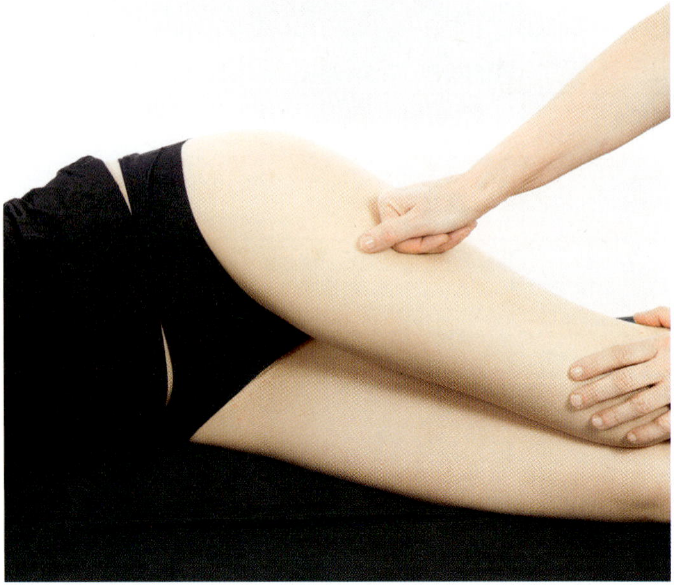

**그림 20.6.2** 엉덩정강띠(Tractus iliotibialis)의 근막 신전 (기법 III) [K348]

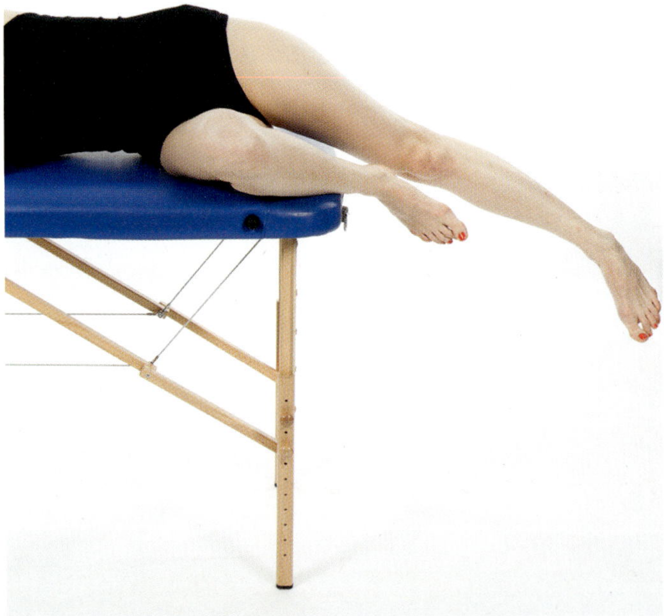

**그림 20.6.3** 넙다리근막긴장근: 자가신전 [K348]

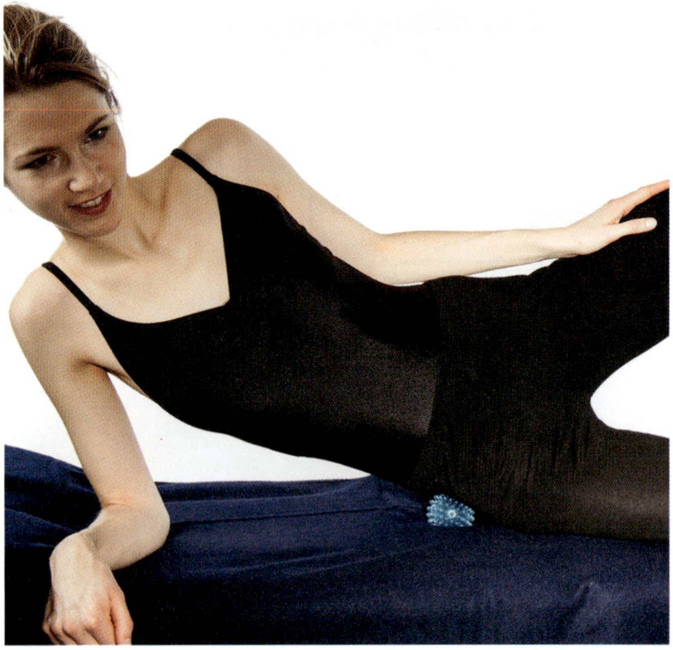

**그림 20.6.4** 넙다리근막긴장근: 마사지 볼을 이용한 자가치료. 이 공은 정확히 통증 유발점들 아래에 위치시켜야 한다. 다른 발을 벌리면(Abduction), 공의 압박은 허혈성 압박처럼 증가한다 [K348]

# 20.7 넙다리빗근 M. sartorius

## 통증유발점과 그 연관부위

▶그림 20.7.0

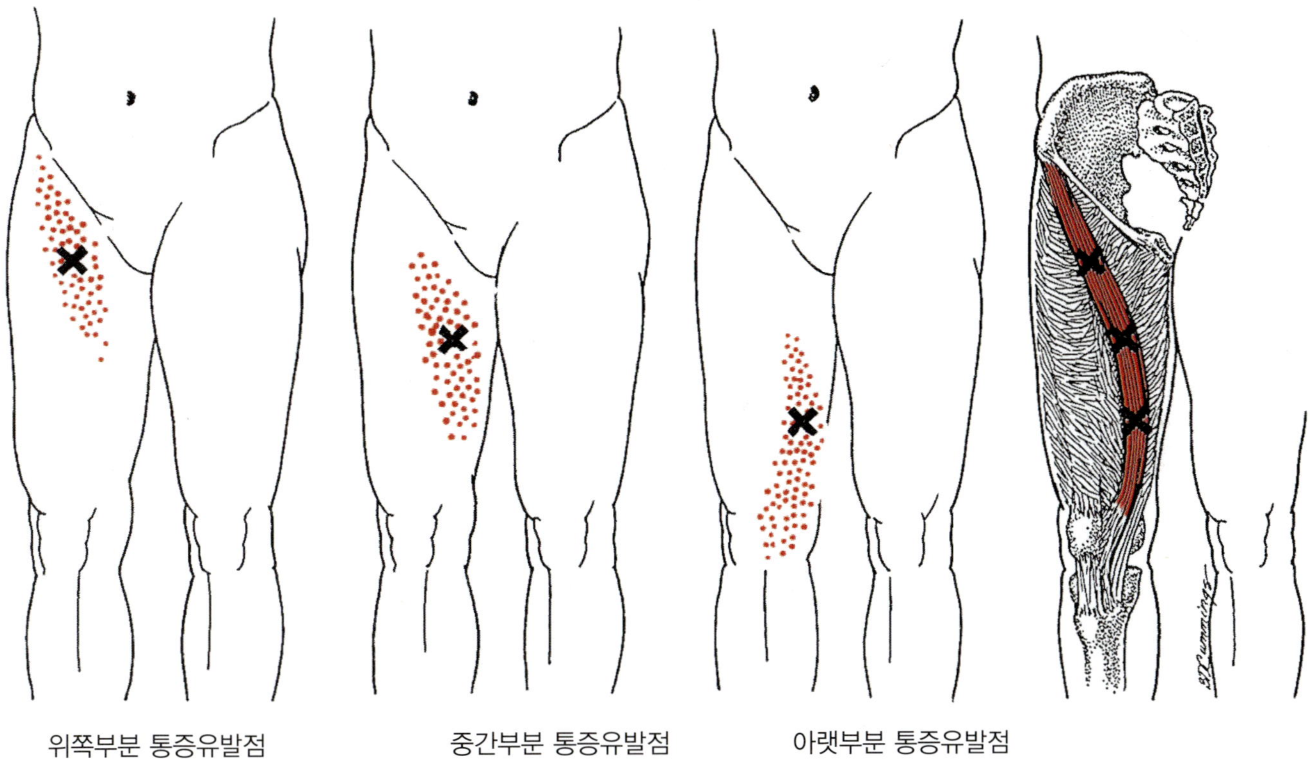


**그림 20.7.0** [G178]

## 해부학

| 이는곳 | 위앞엉덩뼈가시(Spina iliaca anterior superior) |
|---|---|
| 닿는곳 | 정강뼈거친면(Tuberositas tibiae)과<br>종아리근막(Fascia cruris) 안쪽에 위치한<br>얕은거위발(Pes anserius superficialis) |
| 신경지배 | 넙다리신경(N. femoralis) (L1–L3) |

## 기능

엉덩관절의 굽힘, 벌림, 가쪽돌림, 무릎관절의 굽힘, 종아리의 안쪽돌림

## 연관 통증

샅굴부터 무릎까지의 모든 근육들에 통증

## 증상

- 샅굴부위 통증, 안쪽 무릎통증
- 폐색(Entrapment): 가쪽넙다리피부신경(N. cutaneus femoris lateralis)에 의한 넓적다리 감각이상증(Meralgia paraesthetica). 이 완전 감각신경 가지(rein sensible Ast)는 넙다리빗근(M. sartorius)를 통과하는데 그 곳에서 협착이 일어난다. 증상으로는 타는 듯한 통증과 넓적다리의 앞안쪽(anteromedial)에서 무릎까지의 감각이상(Paraesthetica)가 있다.

## 통증유발점을 찾는 방법

**자세:** 바로 누운 자세

이 근육은 패트릭 검사(Patrick test)에서 다리를 들어올렸을 때 그 윤곽이 가장 뚜렷하게 보이며, 이때 근육의 결을 따라 촉진이 용이하다. 이 근육은 가쪽(lateral)에서 시작하여 놀라울 만큼 안쪽으로 멀리 이어지며 거위발(Pes anserius)에 닿는다.

## 발생 요인

- 일반적으로 넙다리빗근의 근막 통증유발점들은 단일근육의 증후군으로 발생하지는 않는다. 이 근육은 대개 기능적으로 연관된 다른 근육들과 함께 활성화된다.
- 운동, 축구, 스키를 타다 돌면서 넘어짐, 엉덩관절증으로 인한 통증을 회피하기 위한 자세(Schonhaltung).
- 다리 축(Axis of leg)이 안쪽(medial)으로 삐뚤어짐.

**주 의**

이 근육은 대개 골반이 작은 달리기 선수들에게서 뚜렷하게 두드러진다. 이들에게 엉덩허리근(M. iliopsoas)은 샅굴 아래에서 강력한 넙다리빗근에 의해 거의 완전히 덮혀진다. 넙다리빗근은 명백히 엉덩관절을 굽힘에 있어 많은 역할을 하고 이로 인해 과부하될 수 있다. 골반이 넓은 달리기 선수들은 엉덩관절을 굽힐 때 오히려 엉덩허리근을 활성화시키고 과부하시킨다.

## 치료, 자가 치료, 훈련, 인체공학

- 기법 I–IV.
- 근막 통증유발점들은 앉은 상태에서 근막 통증유발점들에 압박을 가하고 무릎 굽힘과 무릎 폄을 반복함으로써 자가 치료를 잘 할 수 있다.

(▶그림 20.7.1, ▶그림 20.7.2, ▶그림 20.7.3, ▶그림 20.7.4).

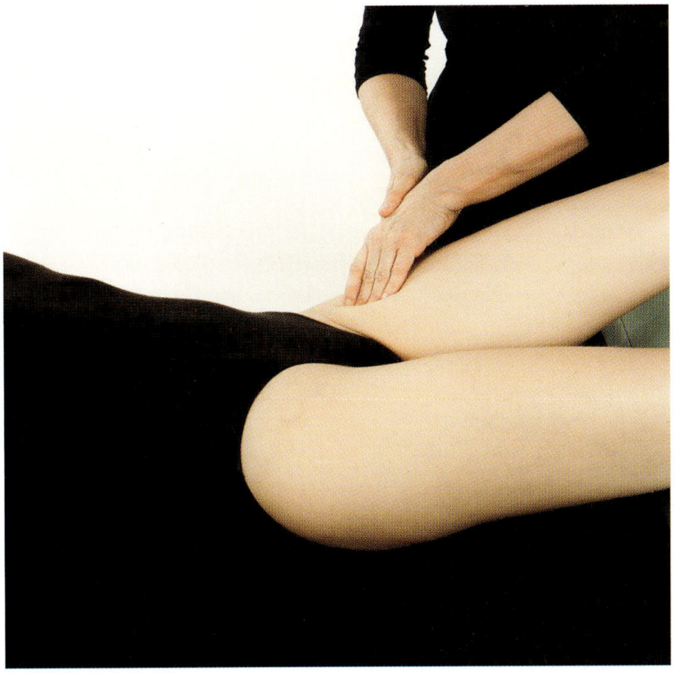

**그림 20.7.1** 넙다리빗근: 허혈성 압박(기법 I), 가쪽돌림, 다리를 굽히면 근육의 촉진이 용이하다 [K348]

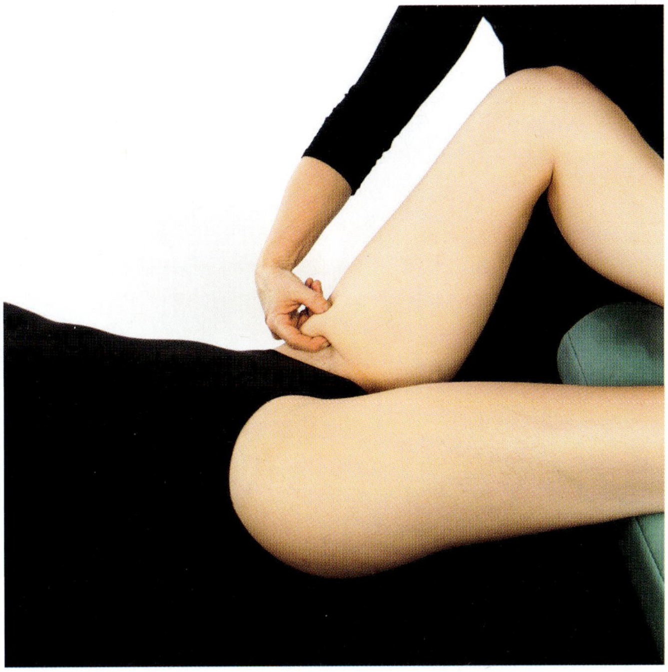

**그림 20.7.2** 허혈성 압박(기법 I), 집게 촉진법을 이용한 통증유발점 부위의 이완 [K348]

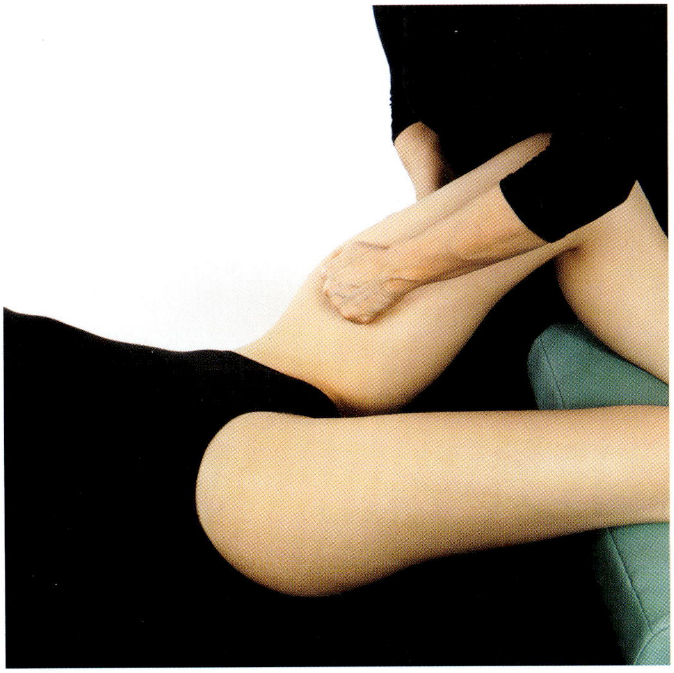

**그림 20.7.3** 근막 신전 (기법 III) [K348]

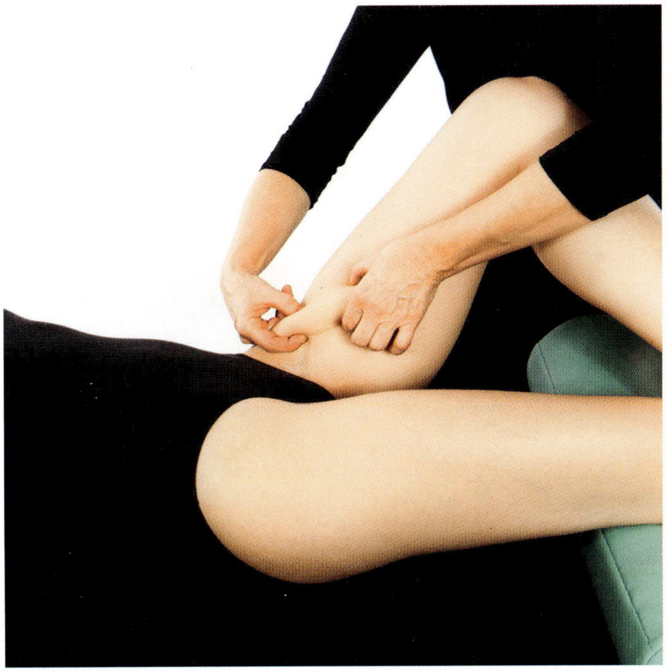

**그림 20.7.4** 근막 신전 (기법 IV) [K348]

# 20.8 두덩근 M. pectineus

## 통증유발점과 그 연관부위

▶그림 20.8.0

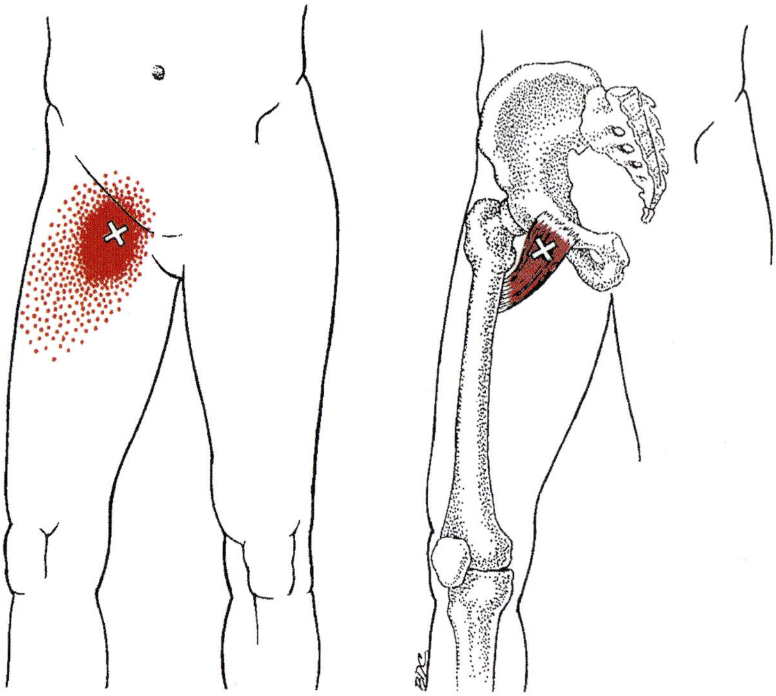

그림 20.8.0 [G178]

## 해부학

| 이는곳 | 앞쪽 두덩뼈가지에서 두덩뼈결절(Tuberculum pubicum)까지 |
|---|---|
| 닿는곳 | 넙다리뼈에서, 작은돌기(Trochanter minor)의 먼쪽(distal)부터 두덩근선(Linea pecitnea)으로 그리고 거친선(Linea aspeara)의 몸쪽(proximal) |
| 신경지배 | 넙다리신경(N. femoralis) (L2-L3)과 폐쇄신경(N. obturatorius)의 앞가지(Ramus anterior) (L2-L3) |

## 기능

엉덩근육의 모음과 굽힘, 안정화

## 연관 통증

샅굴 부위에 위치한 이 근육 바로 위에서의 국소 통증

## 증상

샅굴오목의 통증, 벌림(Abduction) 시 가동성 제한. 수동적 엉덩관절 굽힘(Flexion), 모음(Adduction), 안쪽돌림(Innenratation) 시 통증

## 통증유발점을 찾는 방법

**자세:** 바로 누운 자세

이 근육은 샅굴인대(Lig. inguinale)의 먼쪽(distal), 긴모음근(M. adductor longus)의 가쪽(lateral), 엉덩허리근으로부터 안쪽(medial)에 위치하고 있다. 엉덩관절을 90°로 굽혔을 때 이 근육을 촉진하기 용이하다. 치료사가 한쪽 손으로 굽힘과 모음을 방해하도록 힘을 주면, 다른 손으로 두덩근의 평평한 근육구조가 긴장하는 것으로 뚜렷하게 느낄 수 있다. 이것은 넙다리 삼각(Scarpa-Triangle, Trigonum femorale; 긴모음금과 엉덩허리근 사이의 움푹한 곳)을 채운다. 또한 여기서 넙다리동맥(A. femoralis)의 맥박을 촉진할 수 있다. 근막 통증유발점들은 대개 긴모음근에서 아주 가까운 곳에 위치한다.

## 발생 요인

등산, 승마, 수영, 격투기, 다리를 꼬아 앉는 자세, 엉덩관절증(Coxarthrosis).

**주 의**

두덩근은 대개 동양식 격투기를 하는 운동선수들에게서 나타난다. 한쪽 다리를 매우 빠르게 굽혔다가 벌리면서 높게 올리는 발차기 동작은 이 근육을 과부하시킨다. 이 통증은 관절통증과 거의 구분할 수 없다. 이러한 얕은부분에 위치한 근육의 치료는 간단하며 종종 치료 즉시 완치가 된다.

## 치료, 자가 치료, 훈련, 인체공학

기법 I-II, 엉덩관절을 벌린 상태와 가볍게 편 상태(Extension)에서의 신전 (▶그림 20.8.1, ▶그림 20.8.2, ▶그림 20.8.3)

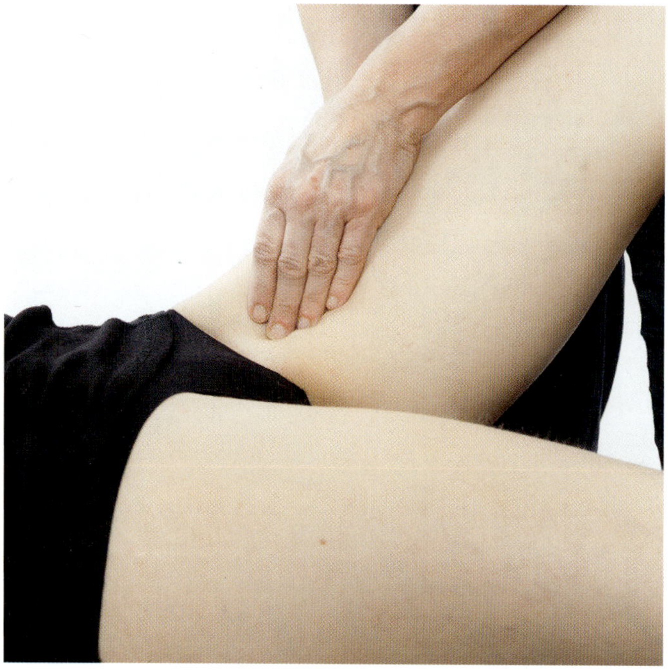

**그림 20.8.1** 두덩근: 허혈성 압박(기법 I). 이 근육은 샅굴부위의 굽힘/모음에 반대작용을 하므로 긴모음근의 가쪽에서 촉진이 가능하다 [K348]

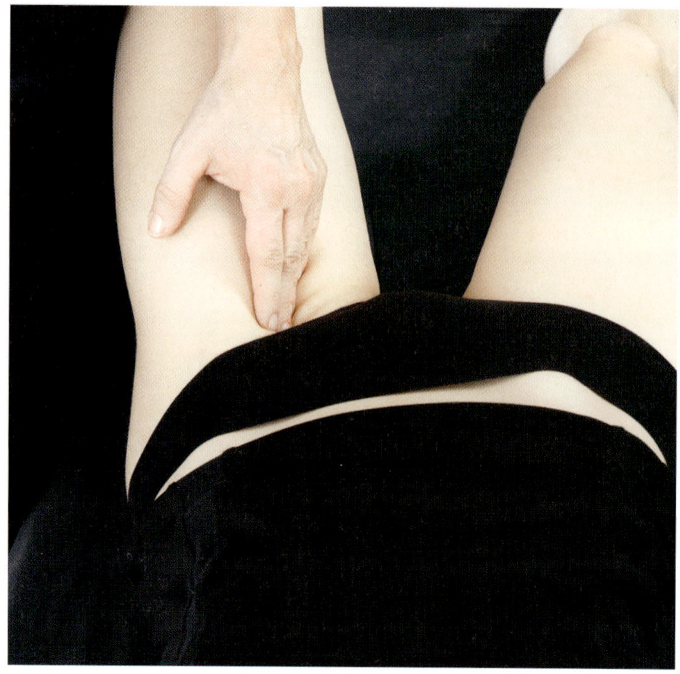

**그림 20.8.2** 두덩근: 통증유발점 부위의 이완 (기법 II) [K348]

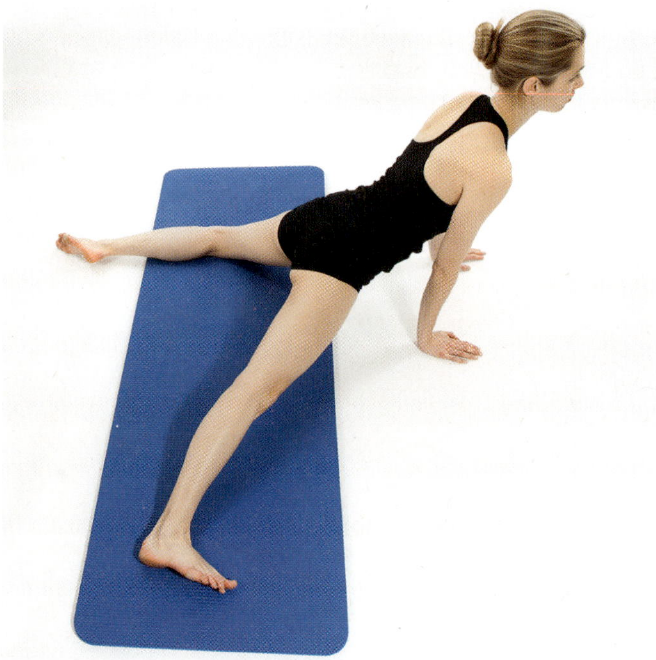

**그림 20.8.3** 두덩근: 무릎을 굽힌 상태에서 엉덩관절을 폄과 동시에 모았을 때 왼쪽 두덩근의 자가신전, 신체 오른쪽 부분에서 두덩정강근(M. gracilis)의 신전 [K348]

## 20.9 넙다리네모근: 넙다리곧은근

M. quadriceps femoris: M. rectus femoris

### 통증유발점과 그 연관부위

▶그림 20.9.0

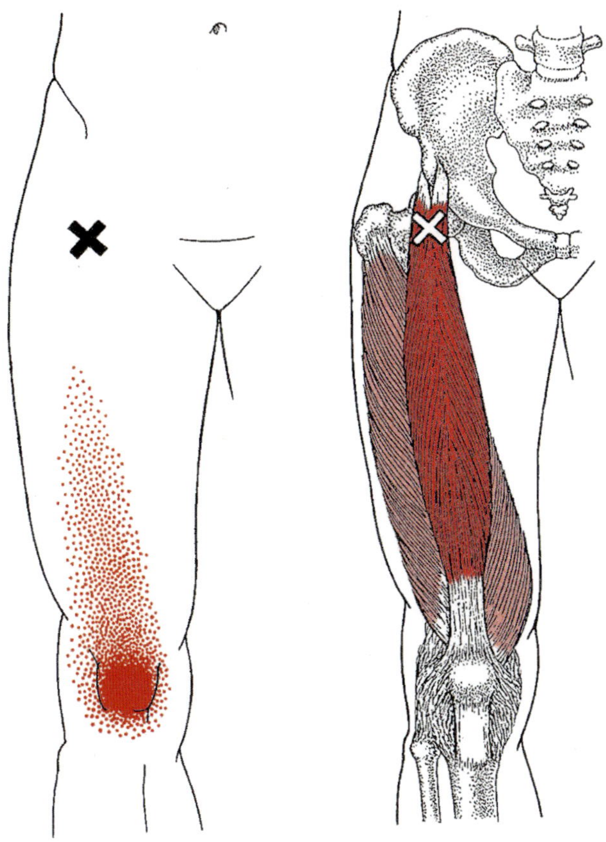

그림 20.9.0 [G178]

## 해부학

| 이는곳 | 앞아래엉덩뼈가시(Spina iliaca anterior inferior)와 엉덩관절의 절구(Acetabulum) 위쪽 모서리 |
|---|---|
| 닿는곳 | 정강뼈거친면(Tuberositas tibiae)에 무릎 인대(Lig. patellae)로서 |
| 신경지배 | 넙다리신경(N. femoralis) (L1-L3) |

## 기능

- 엉덩관절 굽힘과 무릎 폄
- 쪼그리고 앉을 때, 내리막길을 내려갈 때, 계단을 내려갈 때, 앉아있다가 일어설 때 넙다리네모근의 다른 부분들과 함께 주로 편심(eccentric) 기능

## 연관 통증

근육의 이는곳과 무릎 부근

## 증상

- 넙다리곧은근의 근막 통증유발점들 은 계단을 내려갈 때 전이통증을 유발한다.
- 스키를 탈 때, 자전거를 탈 때, 노를 저을 때와 같이 무릎을 장시간 굽힐 시의 통증
- 수축된 넙다리곧은근은 무릎뼈를 누르는 압력이 강해진다. 유연성 운동은 무릎뼈 안쪽을 너무 강한 마모로부터 보호하기 위해 중요하다. 무릎뼈의 가동성은 도수 치료와 근육을 늘린 후에 흔히 눈에 띄게 좋아진다.

## 통증유발점을 찾는 방법

**자세:** 똑바로 누운 자세, 앉은 자세

넙다리네모근의 근막 통증유발점들은 대체로 찾기 어렵다. 따라서 모든 근육의 부분들에 닿기 위해서 근막 신전(기법 III)으로 시작하는 것을 권장한다. 넙다리곧은근의 근막 통증유발점들은 대개 근육의 이는곳 몸쪽(proximal)에서 찾을 수 있다.

## 발생 요인

- 안장을 너무 내린 채로 자전거 타기, 쭈그렸다 일어나기, 뒤넙다리근육들(Ischiocrural muscles)의 수축과 같이 무릎을 굽히고 있을 시 근육의 과부하.
- 직접적 외상에 따른 근육의 타박상.

주 의

무릎은 보통 통증 또는 제한된 가동성 때문에 최대한 굽혀지지 않을 수 있다. 이럴 때 해당 근육을 늘리기 위해서는 밑에 놓인 다리를 엉덩관절을 이용해 굽히고 무릎을 천천히 펴주는 것을 권장한다. 이 방법은 무릎을 끝가지 굽히지 않고서도 위쪽 다리의 넙다리곧은근 유연성을 강화시킨다.

## 치료, 자가 치료, 훈련, 인체공학

- 기법 I-IV, 근막 통증유발점들은 앉은 자세에서 근막 통증유발점들의 압박과 반복된 능동적 무릎 굽힘 및 폄을 통해 자가 치료를 잘 할 수 있다.
- 무릎뼈 가동술(Patella mobilization)과 무릎뼈 테이밍(Patella-Tapes) (▶그림 20.9.1, ▶그림 20.9.2, ▶그림 20.9.3, ▶그림 20.9.4).

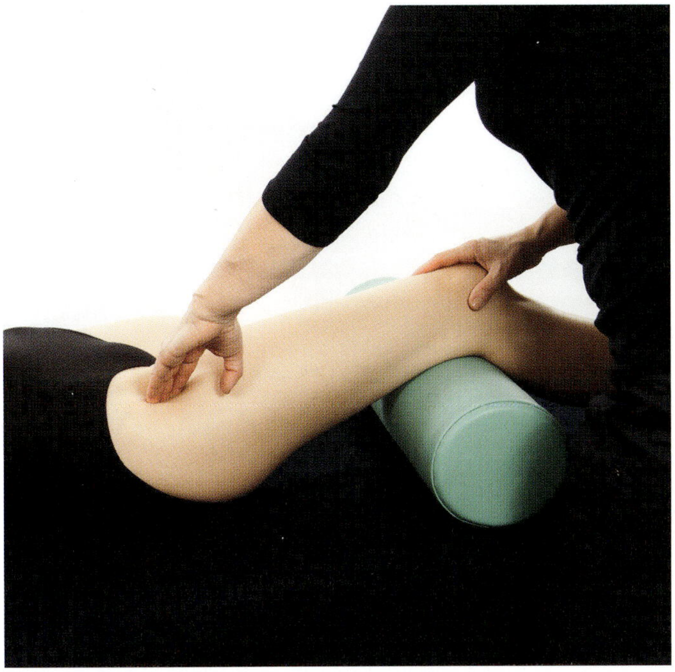

**그림 20.9.1** 넙다리곧은근: 근육의 이는곳 부근에서 허혈성 압박(기법 I)과 통증유발점 부위의 이완(기법 II) [K348]

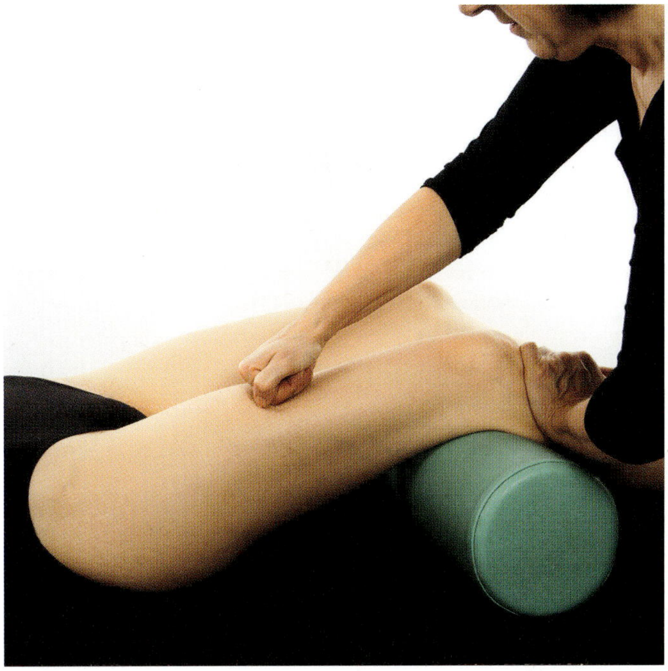

**그림 20.9.2** 넙다리곧은근: 근막 신전 (기법 III) [K348]

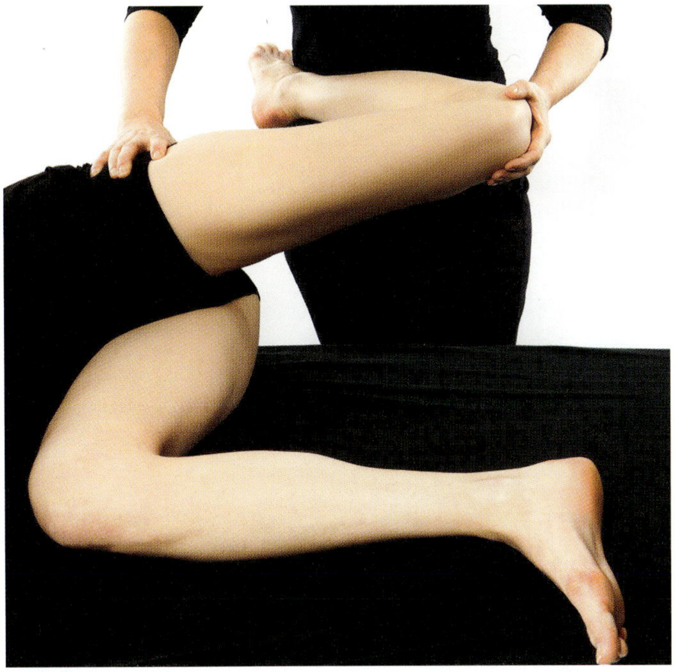

**그림 20.9.3** 넙다리곧은근: 무릎을 최대한으로 굽히지 않은 채 근육 신전. 밑에 놓인 다리의 무릎을 피면 추가적으로 더 당겨진다 [K348]

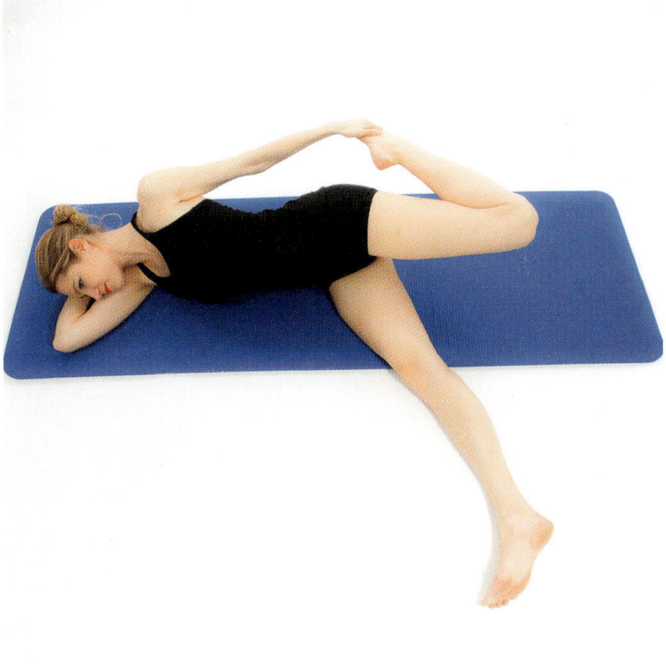

**그림 20.9.4** 엉덩관절을 굽히고 아래에 놓인 다리의 무릎을 편 상태에서, 위쪽 다리의 넙다리곧은근 자가신전 [K348]

# 20.10 넙다리네모근: 안쪽넓은근, 중간넓은근

M. quadriceps femoris: M. vastus medialis, M. vastus intermedius

## 통증유발점과 그 연관부위

▶그림 20.10.0

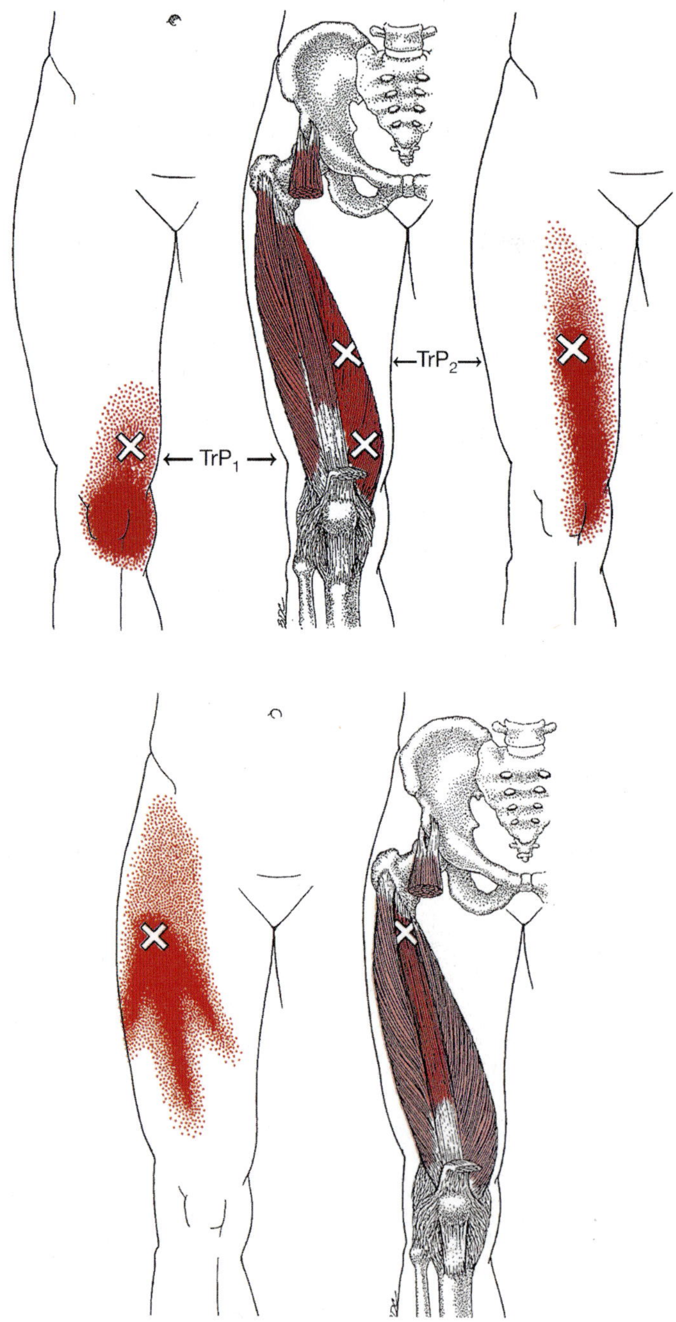




**그림 20.10.0** [G1 78]

## 해부학

| 안쪽넓은근 (M. vastus medialis) | |
|---|---|
| 이는곳 | 거친선(Linea aspera)의 안쪽선(Medial lip) |
| 닿는곳 | 넙다리네모근의 근육들은 모두 함께 무릎뼈(Patella)에 닿고 무릎 인대(Lig. patellae)로서 정강뼈거친면(Tuberositas tibiae)에 닿는다. |
| 신경지배 | 넙다리신경(N. femoralis) (L2–L4) |

| 중간넓은근 (M. vastus intermedius) | |
|---|---|
| 이는곳 | 넙다리뼈의 앞쪽과 가쪽면 |
| 닿는곳 | 무릎 인대로서 정강뼈거친면에 |
| 신경지배 | 넙다리신경(N. femoralis) (L2–L4) |

## 기능

- 안쪽넓은근: 무릎관절 폄과 무릎뼈 안쪽의 안정화
- 중간넓은근: 무릎관절 폄
- 쭈그려 앉았다 일어설 때, 산에서 내려올 때, 앉을 때 모든 넙다리네모근의 편심 활성화

## 연관 통증

- 안쪽넓은근: 무릎의 앞쪽과 안쪽면
- 중간넓은근: 근막 통증유발점들은 넓적다리를 거쳐 거의 무릎 안쪽까지 방사된다.

## 증상

- 스키나 자전거를 탈 때 처럼 무릎을 장시간 굽힐 시 통증
- 안쪽넓은근: 초기의 통증단계는 방해단계(Inhibition phase)로 연결되고 활성화 시 무릎은 약해진다.
- 계단을 내려갈 때 중간넓은근에 위치한 근막 통증유발점들의 통증

## 통증유발점을 찾는 방법

**자세:** 바로 누운 자세(안쪽넓은근), 앉은 자세(중간넓은근)

안쪽넓은근의 근막 통증유발점들은 대개 찾기 어렵다. 여기에는 보통 근육기능을 저하시킬 수 있는 잠재적 근막 통증유발점들이 위치하기 때문에, 이 근육을 철저히 진찰하는 것이 중요하다.

앉은 자세에서는 넙다리곧은근이 가까워지고 안쪽(medial)이나 가쪽(lateral)으로 밀릴 수 있기 때문에, 중간넓은근의 보다 쉬운 진찰을 위해 앉은 자세를 권장한다.

## 발생 요인

- 너무 낮은 안장으로 자전거 탈 때, 쪼그렸다 일어날 때처럼 무릎을 굽힌 상태에서 해당 근육의 과부하.
- 오금의 수축은 넙다리네모근들을 과부하시킨다.
- 직접적인 외상에 의한 근육의 타박상.

**주 의**

근막 통증유발점들은 통증과 관련하여서는 잠재적으로 연관될 수 있고, 기능장애와 관련해서는 오히려 직접적 연관이 있을 수 있다. 안쪽넓은근은 근막 통증유발점들로 인해 즉각적인 통증을 느끼지 못할 수 있기 때문에, 철저하게 검사해야 한다.

## 치료, 자가 치료, 훈련, 인체공학

- 기법 I–IV.
- 근막 통증유발점들은 앉은 자세에서 근막 통증유발점들의 압박과 능동적으로 무릎을 굽히고 및 피는 것을 반복함으로서 자가 치료가 용이하다 (▶그림 20.10.1, ▶그림 20.10.2, ▶그림 20.10.3, ▶그림 20.10.4).

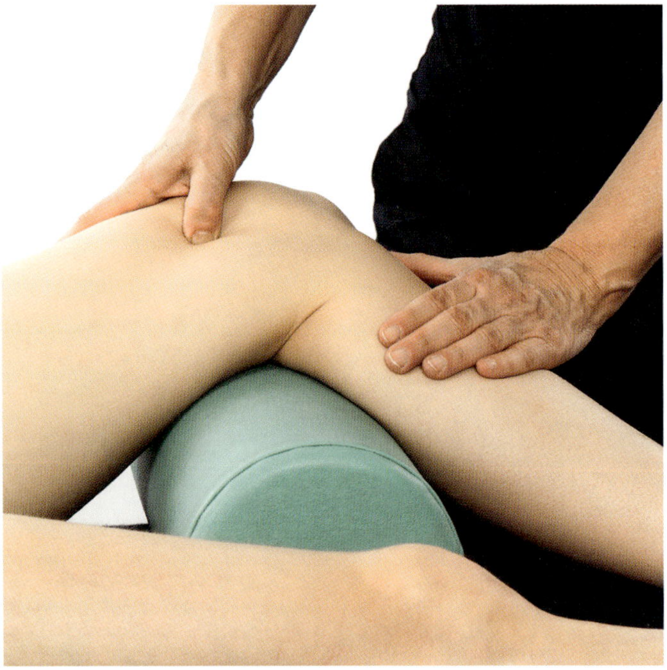

**그림 20.10.1** 안쪽넓은근: 허혈성 압박(기법 I)과 통증유발점 부위의 이완(기법 II)

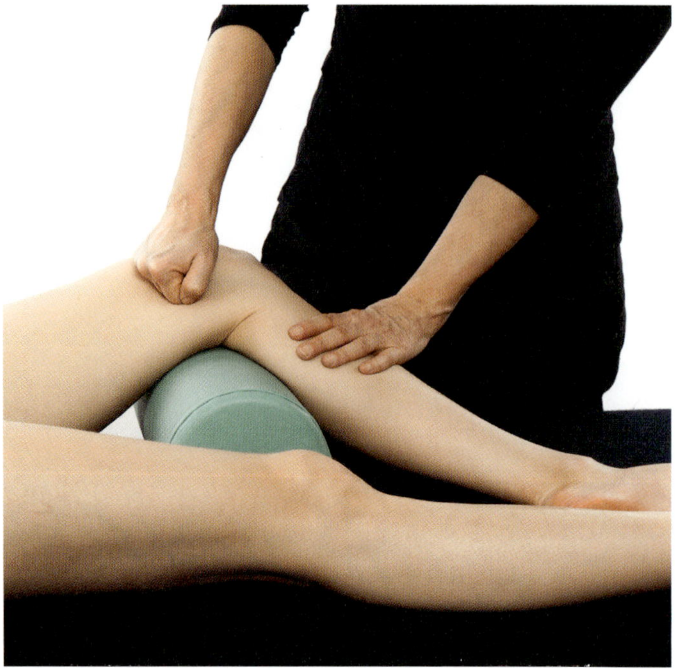

**그림 20.10.2** 안쪽넓은근: 근막 신전 (기법 III) [K348]

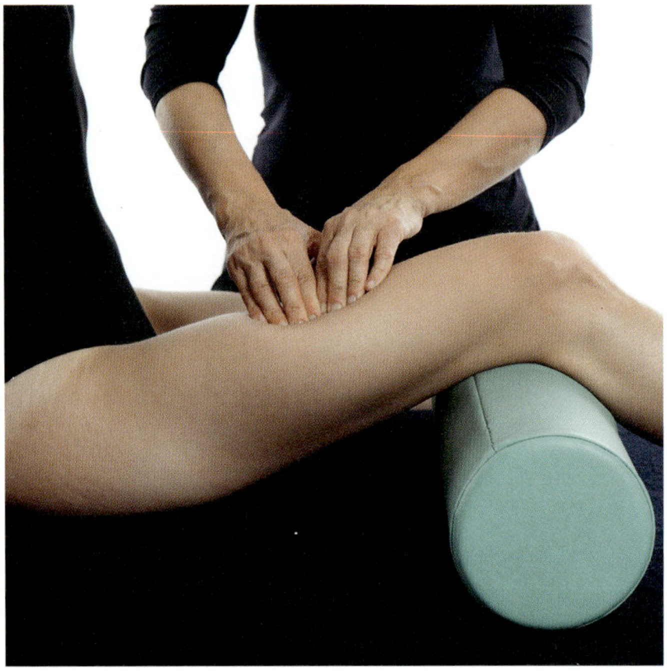

**그림 20.10.3** 중간넓은근: 넙다리곧은근(M. rectus femoris)은 엉덩관절 굽힘을 통해 가까워지고 이완된다. 이 근육은 가쪽 또는 안쪽으로 밀릴 수 있고, 이로 인해 중간넓은근에 접촉할 수 있다 [K348]

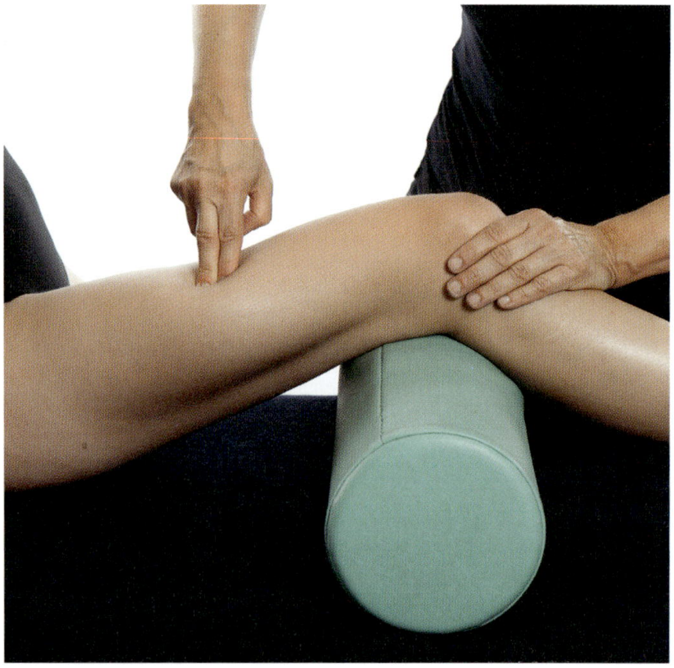

**그림 20.10.4** 중간넓은근: 넙다리곧은근과 중간넓은근 사이의 근막분리 (기법 IV) [K348]

# 20.11 넙다리네모근: 가쪽넓은근

M. quadriceps femoris; M. vastus lateralis

## 통증유발점과 그 연관부위

▶그림 20.11.0

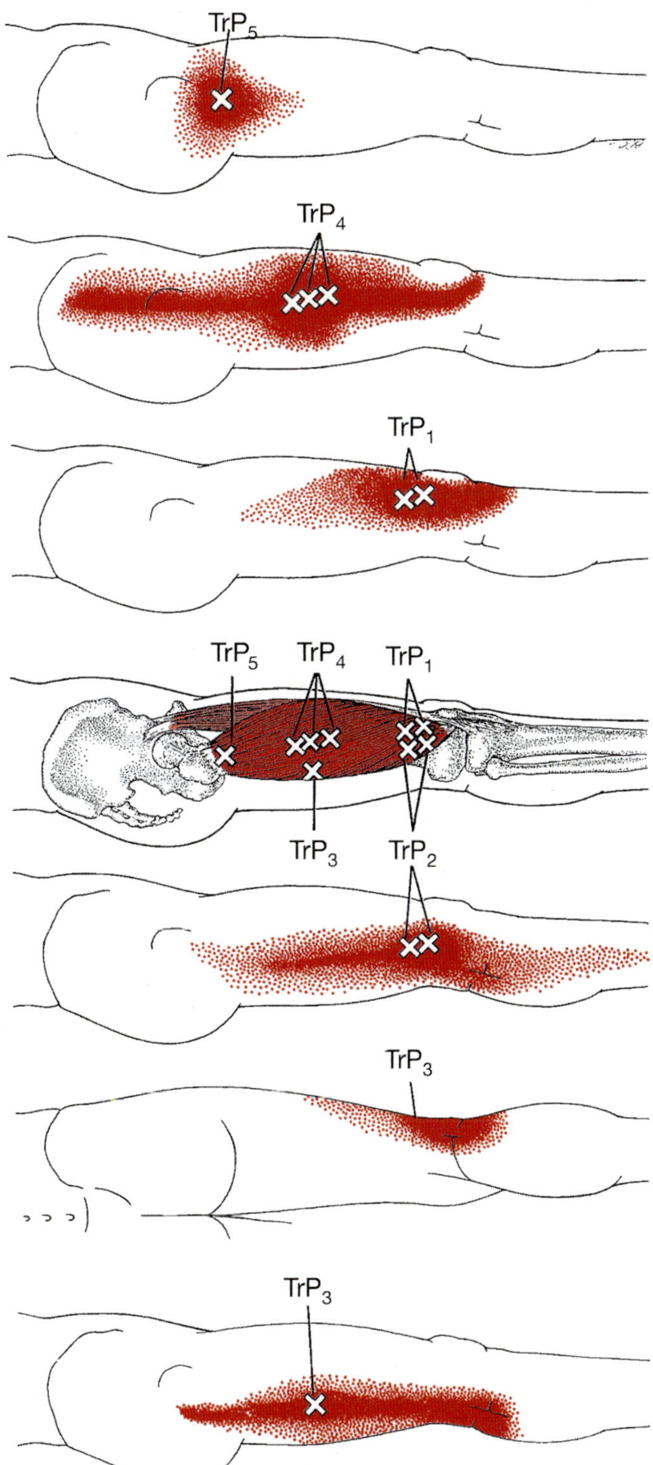


**그림 20.11.0** [G 1 78]

## 해부학

| | |
|---|---|
| 이는곳 | 큰돌기(Trochanter major)의 가쪽 면, 돌기사이선(Linea intertrochanterica), 볼기근거친면(Tuberositas glutea), 거친선(Linea aspera)의 가쪽선(Labium laterale) |
| 닿는곳 | 가쪽무릎지지띠(Retinaculum patelllae laterale)와 정강뼈거친면(Tuberositas tibiae) |
| 신경지배 | 넙다리신경(N. femoralis) (L2–L4) |

## 기능

무릎 폄: 앉을 때와 쭈그려 앉을 때 편심(eccentric) 운동, 쭈그려 앉았다 일어날 때 동심(concentric) 운동

## 연관 통증

근막 통증유발점들은 큰돌기를 거쳐 몸쪽(proximal)으로, 큰돌기 둘레로, 넓적다리의 모든 근육들을 따라 무릎 가쪽까지 통증을 유발하며, 그 외에도 다리오금(Fossa poplitea)까지와 정강이 가쪽으로도 통증을 발생시킨다.

## 증상

- 넓적다리의 가쪽 통증, 무릎과 다리오금 통증
- 이 근육은 무릎뼈를 가쪽으로 당기고, 기능을 제한할 수 있으며, 무릎뼈의 가동성을 제한할 수 있다.

## 통증유발점을 찾는 방법

**자세:** 바로 누운 자세 또는 엎드린 자세

이 근육은 부피가 매우 크고 근육의 힘살이 뒤쪽(dorsal)으로 매우 멀리 이어지며 엉덩정강띠(Tractus iliotibialis)를 지나서까지 감지할 수 있다. 가쪽넓은근의 통증유발점들은 해당 근육의 수많은 부위에서 생성될 수 있다. 넓적다리의 가벼운 벌림(Abduction)은 엉덩정강띠를 이완시키고 엉덩정강띠 아래와 뒤에서 근막 통증유발점들의 촉진을 용이하게 한다. 근막 통증유발점들은 근육 전체의 수많은 부위에서 찾을 수 있다.

## 발생 요인

- 자전거 탈 때, 산행할 때, 근력 운동을 할 때 해당 근육의 편심 과부하.
- 해당 근육의 측면에 직접적인 외상을 통한 근막 통증유발점들의 생성.
- 뒤넙다리근육들(Hamstrings)의 수축.

### 주 의

▶그림 20.11.2와 ▶그림 20.11.3의 근막 통증유발점 1번과 2번은 엉덩정강띠의 엉덩정강뼈 환 증후군(Scheuersyndrom; ITBS, Iliotibial band syndrom)과 혼동하기 쉽다. 이것들은 엉덩정강띠의 앞쪽과 뒤쪽에 매우 가깝게 위치하고 있다. 촉진을 할 때 흔히 측면 무릎통증이 똑같이 재현된다. 많은 경우, 무릎관절 윗부분 가쪽(lateral)에 위치한 근막들에서 국소적 경련반응이 일어날 수 있다.
결합조직기법과 안쪽(medial)으로의 무릎뼈가동술은 무릎뼈와 가쪽위관절융기(Epicondylus) 사이의 마찰을 줄여준다.

## 치료, 자가 치료, 훈련, 인체공학

기법 I–IV, 신전, 다리의 기능성 축(funktionelle Beinachse) 훈련 (▶그림 20.11.1, ▶그림 20.11.2, ▶그림 20.11.3, ▶그림 20.11.4)

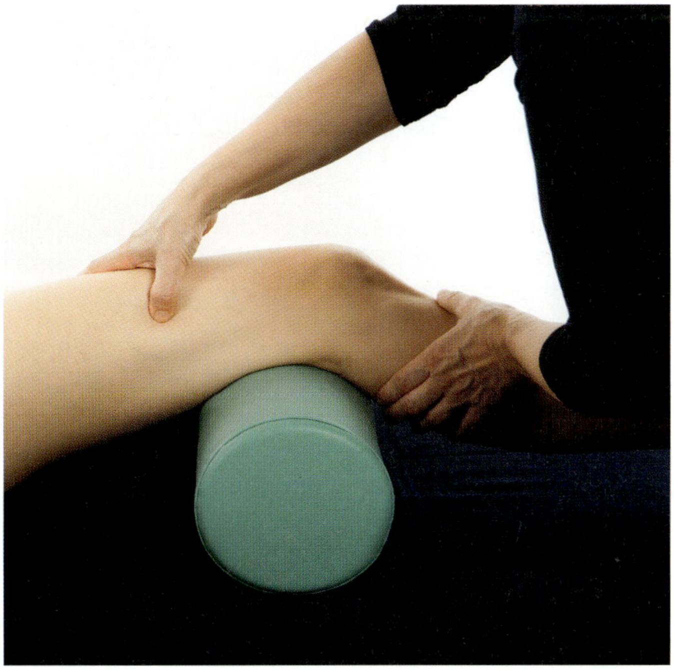

**그림 20.11.1** 가쪽넓은근: 허혈성 압박(기법 I) 과 통증유발점 부위의 이완(기법 II) [K348]

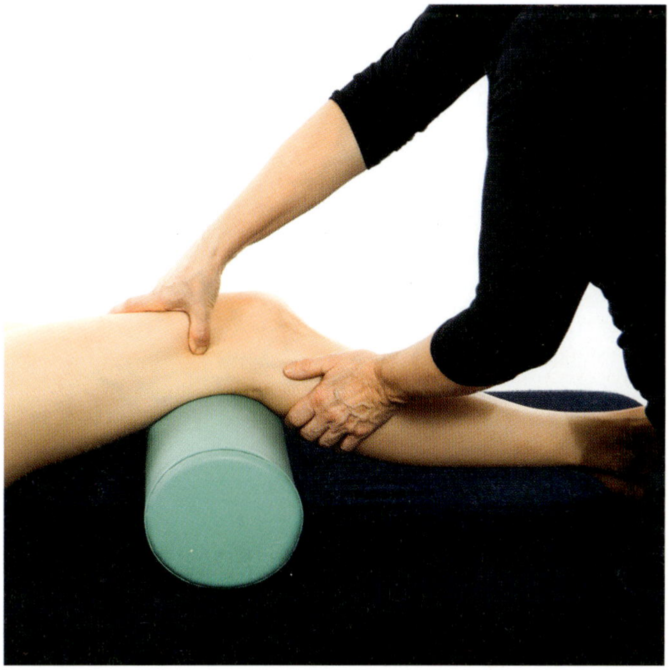

**그림 20.11.2** 가쪽넓은근: 먼쪽(distal)에 위치한 통증유발점들에 대한 허혈성 압박(기법 I)과 이 통증유발점 부위의 이완(기법 II) [K348]

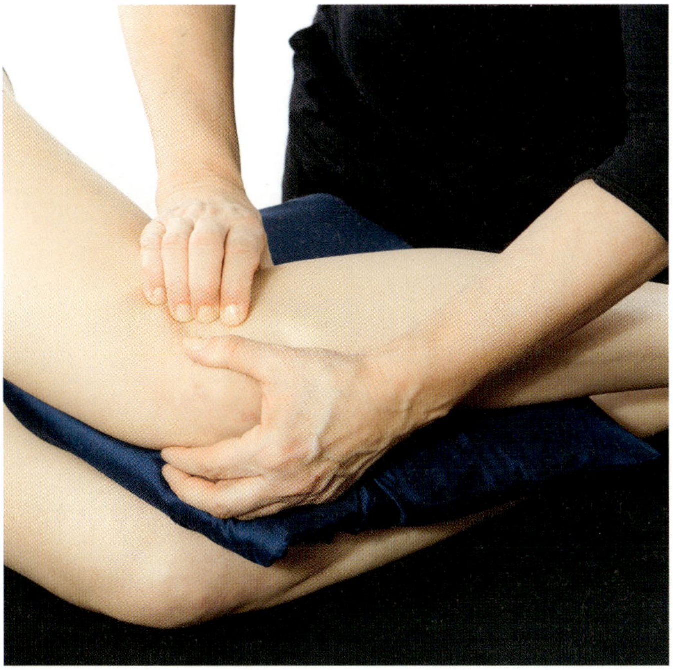

**그림 20.11.3** 가쪽넓은근: 안쪽으로의 무릎뼈가동술을 동반한 근막 신전 (기법 III) [K348]

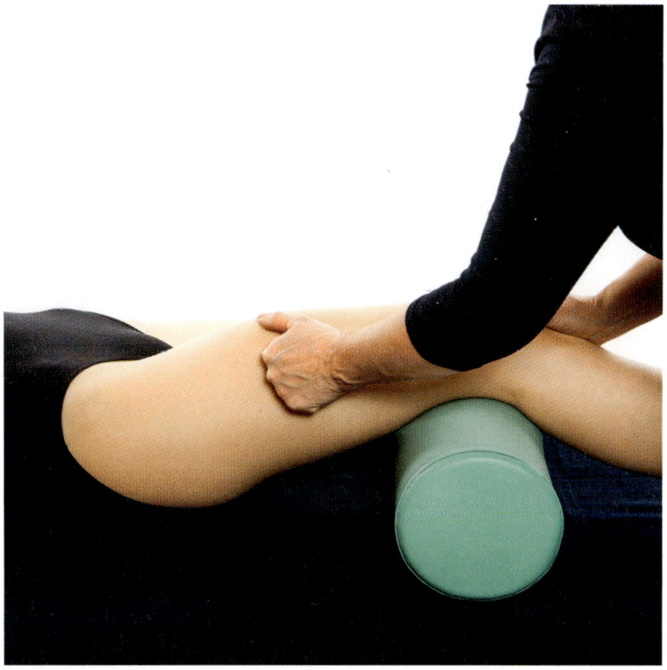

**그림 20.11.4** 가쪽넓은근: 전체 근육의 근막 신전 (기법 III) [K348]

# 20.12 긴모음근과 짧은모음근

Mm. adductor longus und brevis

## 통증유발점과 그 연관부위

▶그림 20.12.0

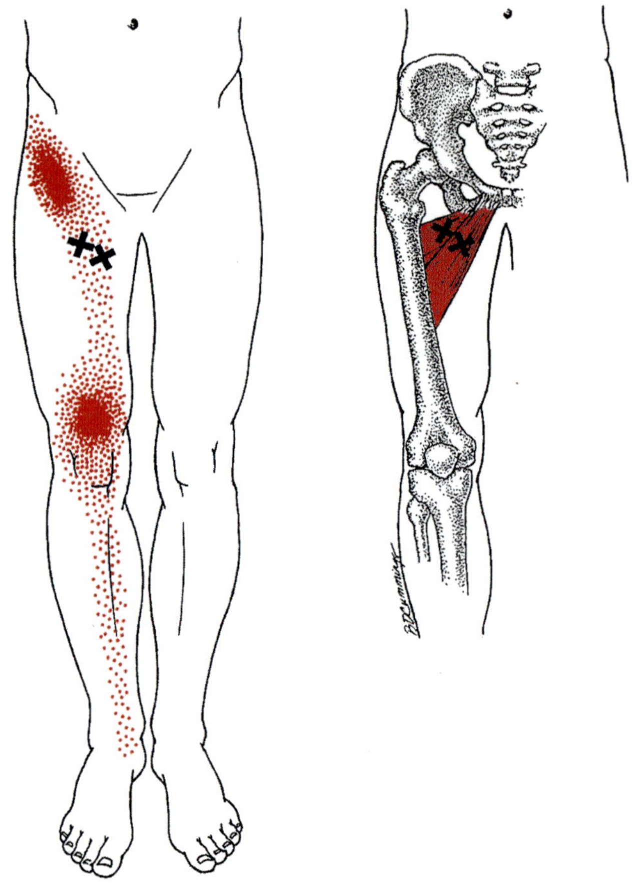



**그림 20.12.0** [G178]

## 해부학

| 긴모음근 (M. adductor longus) | |
|---|---|
| 이는곳 | 두덩뼈위가지(Ramus superior ossis pubis)의 섬유연골결합(Symphysis) 근처 |
| 닿는곳 | 넙다리뼈(Femur)의 중간 1/3부분, 거친선(Linea aspera) |
| 신경지배 | 폐쇄신경(N. obturatorius)의 앞가지(Ramus anterior) (L2-L4) |

| 짧은모음근 (M. adductor brevis) | |
|---|---|
| 이는곳 | 두덩뼈아래가지의 섬유연골결합 근처 |
| 닿는곳 | 넙다리뼈의 위쪽 1/3부분 |
| 신경지배 | 폐쇄신경의 앞가지 (L2-L4) |

## 기능

모음(Adduction), 엉덩관절의 굽힘(이에 대한 역할이 매우 적음), 디딤발의 안정화

## 연관 통증

샅굴부위 깊은 곳에서 넓적다리의 앞안쪽(anteromedial) 부근과 무릎 및 정강이의 안쪽(medial) 부위로 방사

## 통증유발점을 찾는 방법

**자세:** 바로 누운 자세, 옆으로 누운 자세, 이때 치료할 다리는 아래쪽에 위치시키고, 위쪽의 다리는 엉덩관절과 무릎을 굽힌 상태여야 한다 (▶제 20장 13번)

긴모음근은 섬유연골결합 근처의 샅굴부위 안쪽에서 가장 눈에 띄는 근육이다. 근막 통증유발점들은 손쉽게 촉진이 가능하다.

짧은모음근은 긴모음근과 두덩근아래에 위치하고 해당 근육은 이 근육들을 통과하여 깊은 곳에서 진찰해야한다.

## 증상

활동 및 부하가 늘어날 때 샅굴부위통증와 무릎통증. 긴모음근은 모든 엉덩관절 근육들 중 샅굴부위통증을 가장 많이 유발하는 근육이다.

## 발생 요인

- 축구, 미끄러짐, 승마, 근력 운동 시 과부하.
- 다리를 꼬아서 앉는 자세와 엉덩관절증(Coxarthrosis)은 발생 요인일 뿐만 아니라 유지 요인이기도 하다. 긴모음근의 근막통증유발점들은 추측컨대 샅굴부위통증을 가장 많이 유발하는 원인이다 (Travell & Simons 2000).

**주 의**

모음근들은 자주 수축된다. 그러나 엉덩관절의 잠재적 가동성을 유지하고 엉덩관절증으로 인한 통증을 유발하는 움직임들(엉덩관절 굽힘, 엉덩관절 모음, 엉덩관절 안쪽돌림)을 회피하기 위한 동작(Schonha ltung)을 억제하기 위해 충분히 늘어나야 한다. 이 근육들은 부하가 없는 상태에서 가장 효과적으로 늘릴 수 있다 (▶그림 20.14.4).

## 치료, 자가 치료, 훈련, 인체공학

기법 I-IV, 두 팔로 땅을 짚고 다리를 세워서 엎드린 자세에서 다리를 벌린 상태 또는 벽에 다리들을 받친 상태에서의 신전 (▶그림 20.12.1, ▶그림 20.12.2, ▶그림 20.12.3, ▶그림 20.12.4)

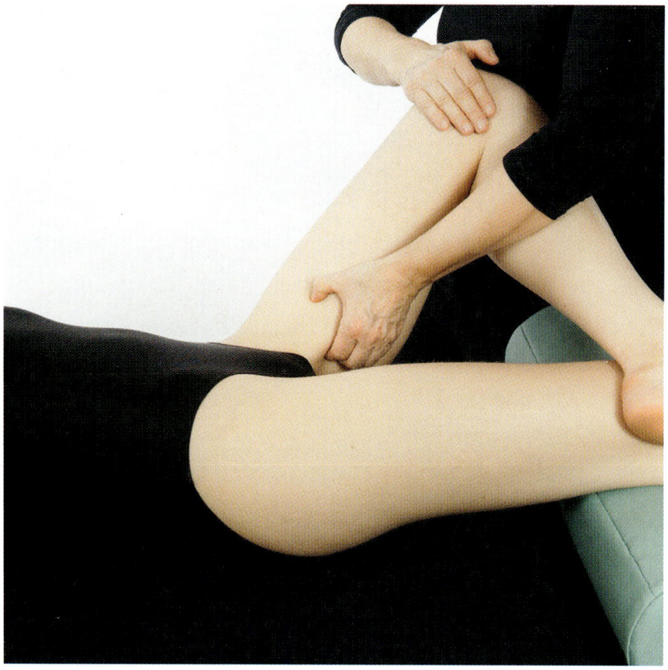

**그림 20.12.1** 긴모음근과 짧은모음근: 허혈성 압박 (기법 I), 압박에 저항하는 근육의 긴장 [K348]

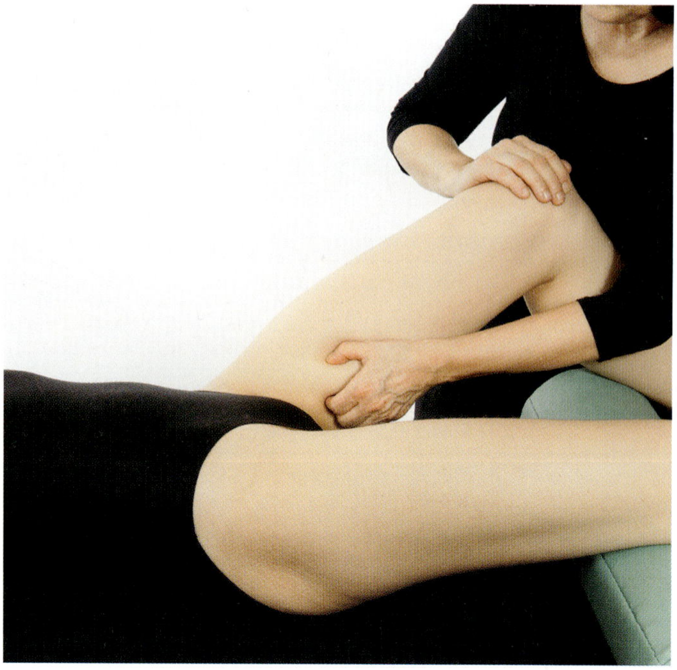

**그림 20.12.2** 긴모음근과 짧은모음근: 집게 촉진법을 이용한 통증유발점 부위의 이완(기법 II) [K348]

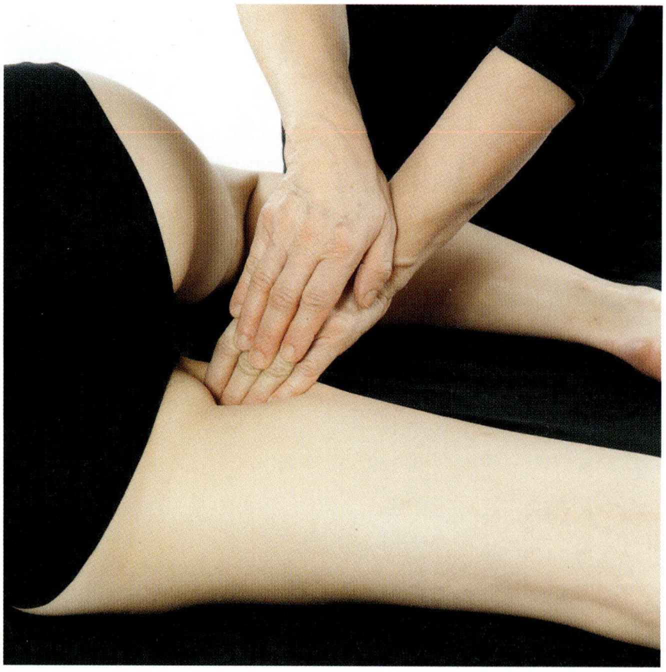

**그림 20.12.3** 긴모음근과 큰모음근(M. adductor magnus) 사이의 근막분리(Faszientrennung) [K348]

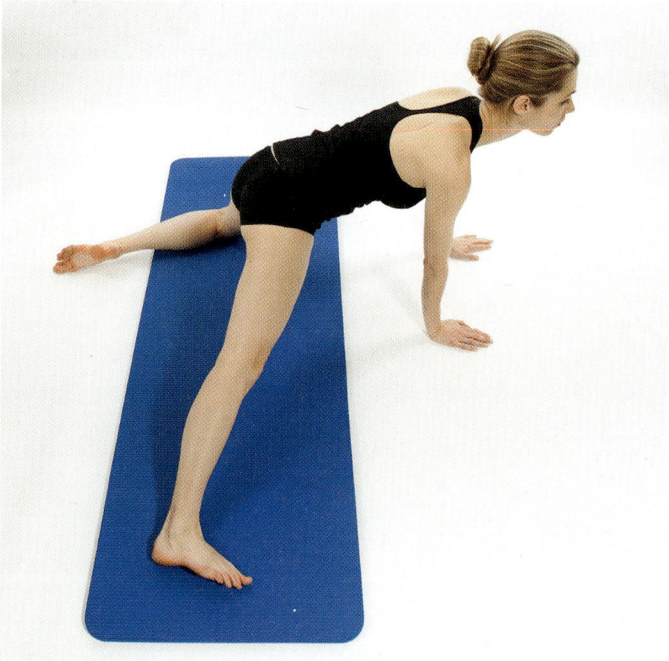

**그림 20.12.4** 긴모음근과 짧은모음근: 왼쪽에서의 근육 신전(Muskeldehnung), 오른쪽에서의 두덩정강근(M. gracilis) 신전 [K348]

# 20.13 큰모음근 M. adductor magnus

## 통증유발점과 그 연관부위

▶그림 20.13.0

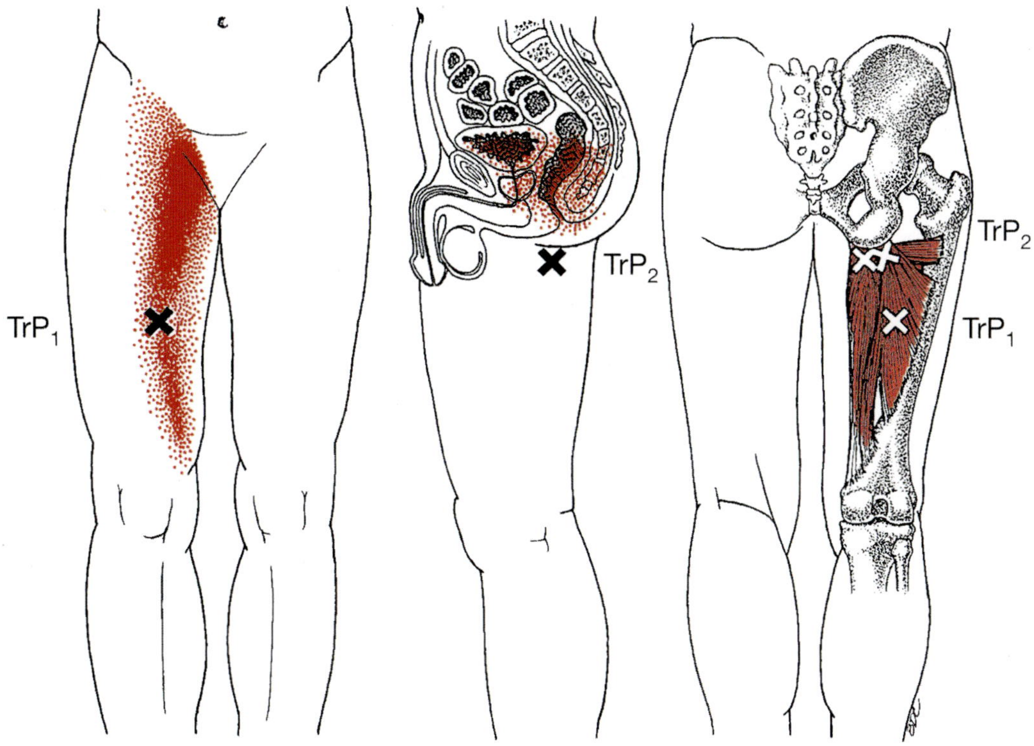


그림 20.13.0 [G178]

## 해부학

| | |
|---|---|
| 이는곳 | 두덩뼈아래가지(Ramus inferior ossis pubis)와<br>궁둥뼈가지(Ramus ossis ischii)에서<br>궁둥뼈결절(Tuber ischiadicum)까지 |
| 닿는곳 | 거친선(Linea aspera), 안쪽<br>위관절융기(Epicondylus medialis)의<br>모음근결절(Tuberculum adductorium) |
| 신경지배 | 폐쇄신경(N. obturatorius) L2–L4 과 정강신경<br>(N. tibialis) L3–L5 |

## 기능

- 엉덩관절의 모음과 폄
- 엉덩관절의 안정화

## 연관 통증

- 몸쪽(proximal)으로 샅굴부위까지 통증의 방사
- 앞안쪽(anteromedial) 넓적다리에서 무릎까지의 통증
- 질, 곧창자, 방광의 전반적(generalized)이고 광범위(diffuse)한 통증

## 증상

- 샅굴부위 통증과 넓적다리 안쪽면에서의 통증
- 아랫배통증
- 엉덩관절의 제한된 벌림(Abduction)

## 통증유발점을 찾는 방법

**자세:** 옆으로 누운 자세

큰모음근(M. adductor magnus)은 아래에 놓은 다리의 궁둥뼈결절(Tuber ossisi ischii) 부근에서 진찰된다. 그 손은 두덩정강근(M. gracilis)와 반막모양근(M. semimembranosus) 또는 두덩정강근과 긴모음근 및 짧은모음근 사이에서 넙다리뼈(Femur) 방향으로 밀어 넣는다.

## 발생 요인

- 기계체조, 무용, 아이스스케이팅과 같이 한쪽발로 디디는 체육활동을 통한 과부하.
- 미끄러운 지반을 보행.
- 다리를 꼬은 채로 앉음.
- 유발요인 뿐만 아니라 유지요인으로서의 엉덩관절증(Coxarthrosis).

**주 의**

큰모음근은 넓적다리 안쪽면에서 가장 큰 근육이다.
근막 통증유발점들은 대부분 궁둥뼈결절(Tuber ischiadicum) 부근에서 찾을 수 있다.

## 치료, 자가 치료, 훈련, 인체공학

기법 I–IV, 다리를 벌리고 엉덩관절을 굽히면서 신전 (▶그림 20.13.1, ▶그림 20.13.2, ▶그림 20.13.3, ▶그림 20.13.4)

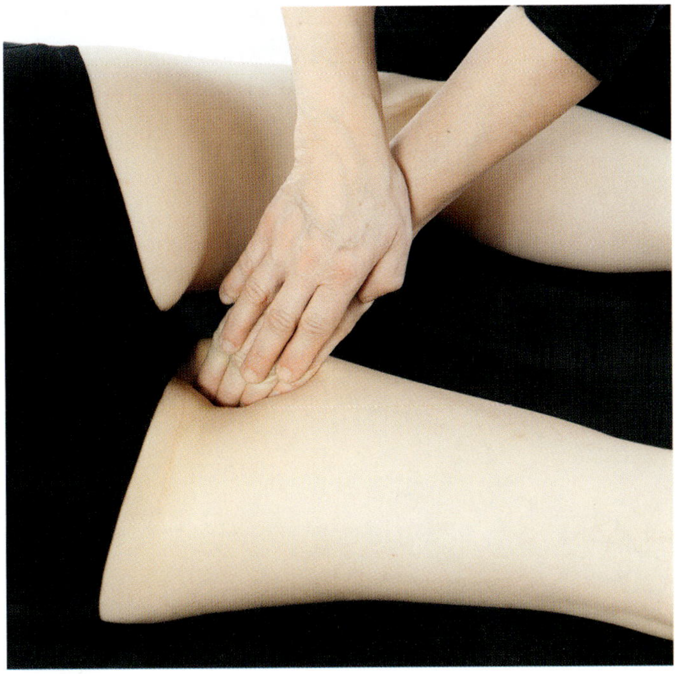

**그림 20.13.1** 큰모음근(M. adductor magnus): 허혈성 압박(기법 I), 통증유발점 부위의 이완(기법 II) [K348]

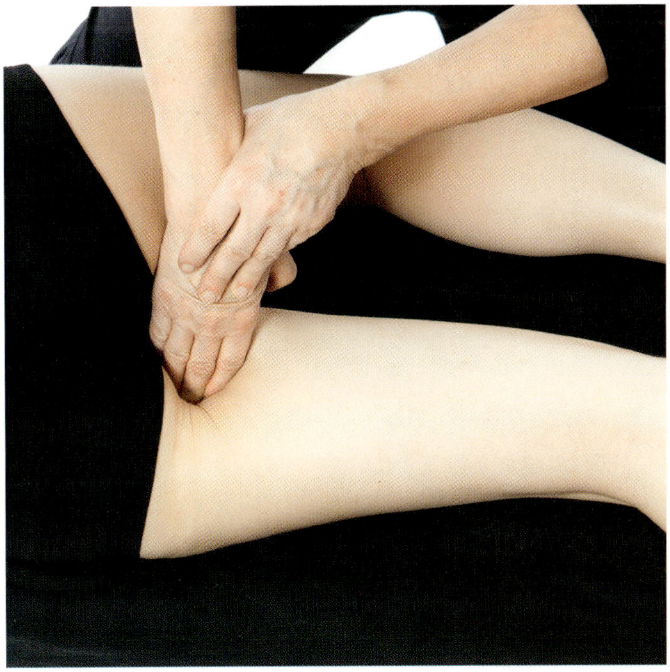

**그림 20.13.2** 큰모음근: 궁둥뼈결정 부근에서 통증유발점 부위의 이완 [K348]

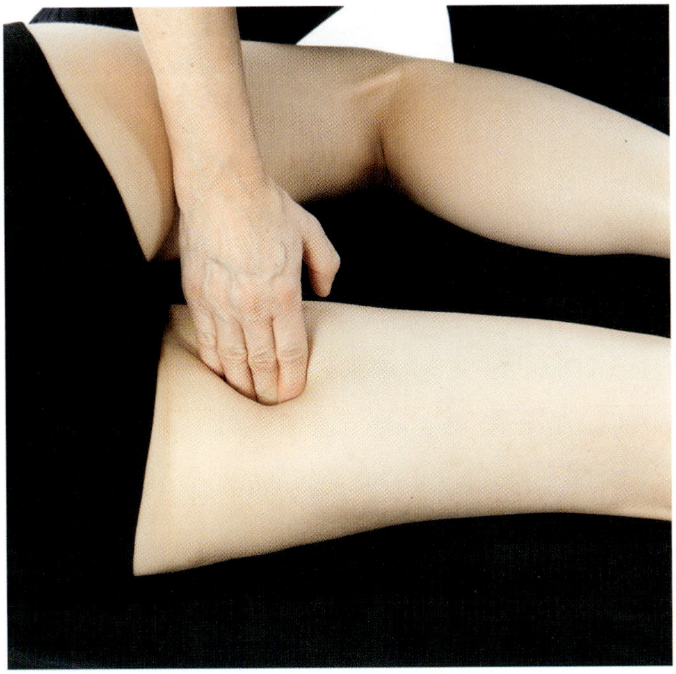

**그림 20.13.3** 큰모음근: 긴모음근(M. adductor longus)과 큰모음근 사이의 근막분리 (기법 IV) [K348]

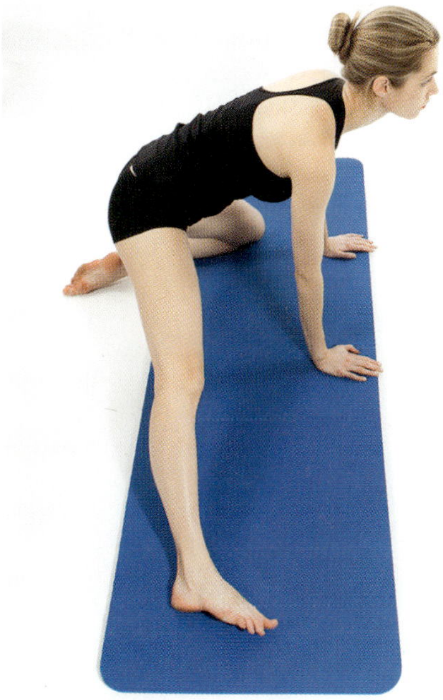

**그림 20.13.4** 큰모음근: 엉덩관절을 벌리고 굽히면서 자가신전 [K348]

## 20.14 두덩정강근 M. gracilis

### 통증유발점과 그 연관부위

▶그림 20.14.0

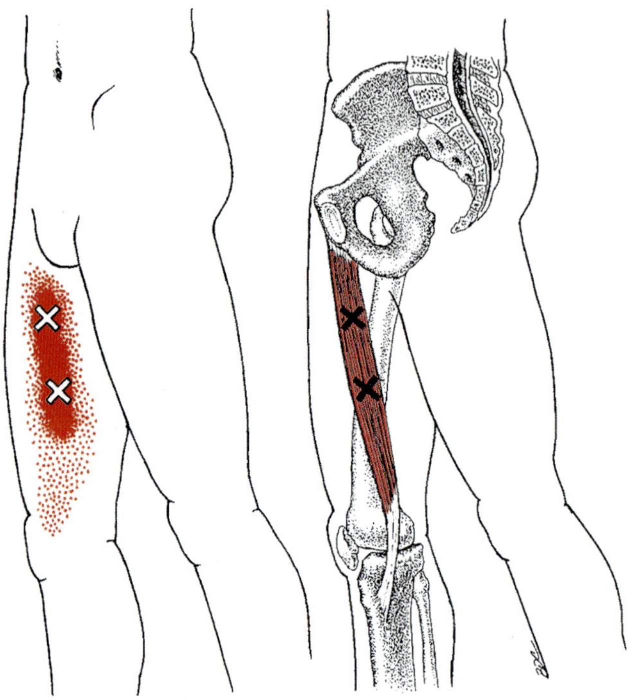

그림 20.14.0 [G178]

## 해부학

| 이는곳 | 두덩뼈아래가지(Ramus inferior ossis pubis), 섬유연골결합근처 |
|---|---|
| 닿는곳 | 얕은 거위발(Pes anserinus superficialis)에서 정강뼈의 안쪽 면 |
| 신경지배 | 폐쇄신경(N. obturatorius) (L2–L4) |

## 기능

- 무릎관절을 편 상태로 엉덩관절의 모음과 굽힘
- 무릎관절의 굽힘과 무릎을 굽힌 상태로 정강뼈의 안쪽돌림

## 연관 통증

넓적다리 안쪽 면의 국소적 통증

## 증상

- 넓적다리 안쪽 면의 얕고, 국소적이며, 날카롭게 찌르는 듯한 통증
- 이 통증은 때때로 안정 시에도 존재하고 다리 위치를 변경해도 나아지지 않는다. 보행할 때 통증이 오히려 완화된다.

## 통증유발점을 찾는 방법

**자세:** 바로 누운 자세

두덩정강근(M. gracilis)은 긴모음근(M. adductor longus)의 뒤쪽(dorsal)에 위치하고 있다. 근막 통증유발점들은 근육의 중간 부분에 위치한다.

## 발생 요인

- 배구나 농구와 같이 한 다리로 높게 뛰는 행위를 통한 과부하.
- 근육의 과도한 벌림에 의한 과도한 늘어남 (다리 찢기).

**주의**

두덩정강근은 모음근 중 유일하게 관절을 두 개 포함하고 엉덩관절을 벌리고 무릎을 필 때 늘어난다. 이 근육은 무릎을 편 상태로 다리를 벌리면, 넓적다리 안쪽 면의 몸쪽(proximal)에서 볼 수 있다. 먼쪽(distal)에서는 얕은 거위발(Pes anserinus superficialis)의 일부분이다.

## 치료, 자가 치료, 훈련, 인체공학

기법 I–IV, 무릎을 편 상태로 엉덩관절을 벌리면서 신전 (▶그림 20.14.1, ▶그림 20.14.2, ▶그림 20.14.3, ▶그림 20.14.4)

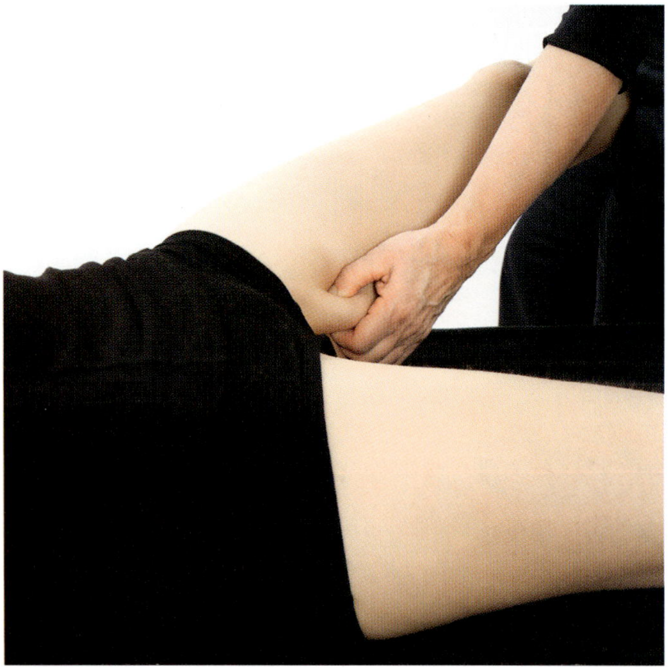

**그림 20.14.1** 두덩정강근: 허혈성 압박(기법 I) 과 통증유발점 부위의 이완(기법 II) [K348]

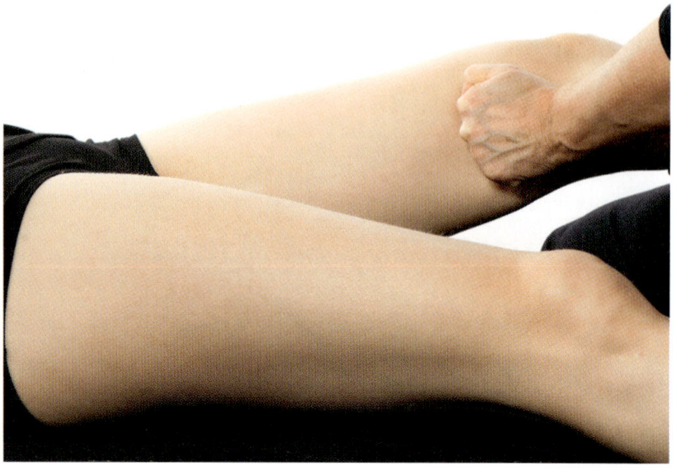

**그림 20.14.2** 두덩정강근: 근막 신전 (기법 III) [K348]

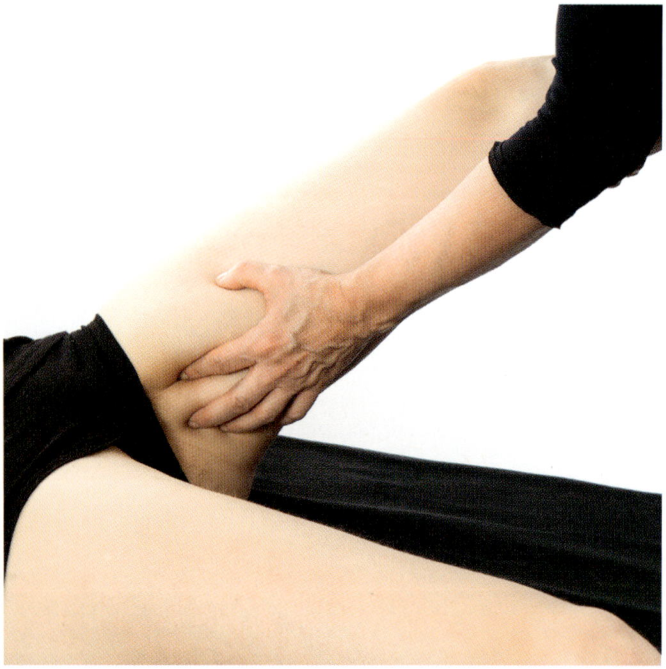

**그림 20.14.3** 두덩정강근: 긴모음근과 두덩정강근 사이의 근막 분리 [K348]

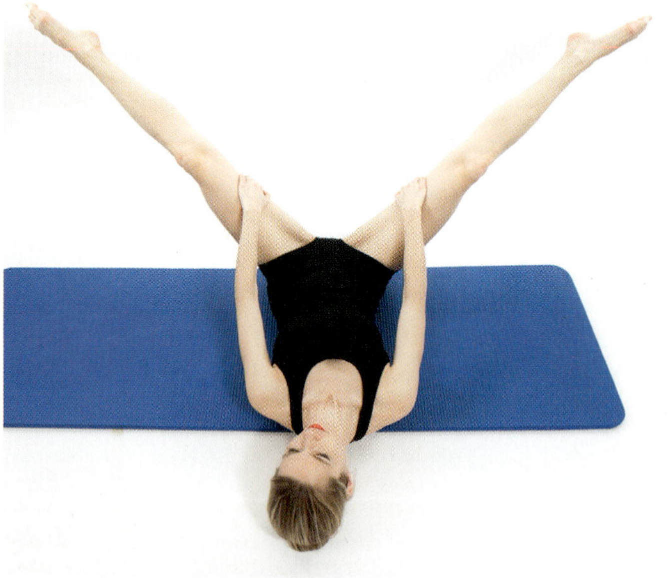

**그림 20.14.4** 두덩정강근: 무릎을 피고 엉덩관절을 벌리면서 자가신전. 벽에 다리들을 받쳐놓으면 부하와 통증 없이 늘릴 수 있다 [K348]

# 20.15 넙다리두갈래근, 반힘줄근, 반막모양근

Mm. biceps femoris, semitendinosus, semimembranosus

## 통증유발점과 그 연관부위

▶그림 20.15.0

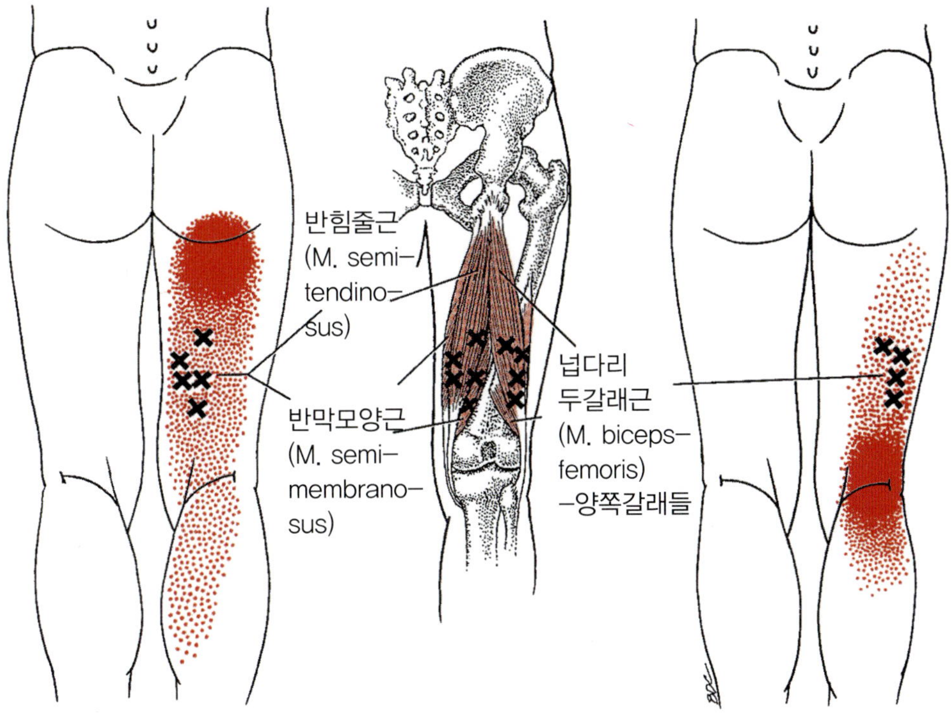


**그림 20.15.0** [G178]

## 해부학

| 넙다리두갈래근 긴갈래 (M.biceps femoris caput longum) | |
|---|---|
| 이는곳 | 궁둥뼈결절(Tuber ossisi ischii) |
| 닿는곳 | 짧은갈래(Caput breve)와 함께 종아리뼈 머리 (Caput fibulae) |
| 신경지배 | 정강 신경(N. tibialis) (L5-L2) |

| 넙다리두갈래근 짧은갈래 (M. biceps femoris caput breve) | |
|---|---|
| 이는곳 | 거친선(Linea aspera)의 가쪽 선 중간 1/3 부분 |
| 닿는곳 | 긴갈래(Caput longum)와 함께 종아리뼈 머리 |
| 신경지배 | 온종아리신경(N. peroneus communis) (S1-S2) |

| 반힘줄근 (M.semitendinosus) | |
|---|---|
| 이는곳 | 궁둥뼈결절 |
| 닿는곳 | 얕은 거위발(Pes anserinus superficialis) |
| 신경지배 | 정강 신경(L5-L2) |

| 반막모양근 (M. semimembranosus) | |
|---|---|
| 이는곳 | 궁둥뼈결절 |
| 닿는곳 | 깊은 거위발(Pes anserinus profundus) |
| 신경지배 | 정강 신경(L5-L2) |

## 기능

- 넙다리두갈래근 긴갈래: 엉덩관절 폄, 무릎 굽힘, 무릎을 굽혔을 때 정강뼈의 가쪽돌림
- 넙다리두갈래근 짧은갈래: 무릎 굽힘, 정강뼈 가쪽돌림
- 반힘줄근과 반막모양근: 엉덩관절 폄, 무릎 굽힘, 정강뼈 안쪽돌림

## 연관 통증

- 넙다리두갈래근: 다리오금(Fossa poplitea)과 위쪽으로 넓적다리의 뒤가쪽 면을 지나 엉덩 틈새까지
- 반막모양근과 반힘줄근: 아래쪽 엉덩이와 뒤안쪽으로 넓적다리를 지나 안쪽 장딴지 위쪽 절반까지

20

## 증상

만성적인 근육 염좌(Muscle strain), 걸을 때, 앉아 있을 때, 누워있을 때 통증은 심해진다.

## 통증유발점을 찾는 방법

**자세:** 엎드린 자세

근막 통증유발점들은 이 근육들의 아래쪽 절반에 있는 모든 뒤넙다리근육들(Hamstrings)에서 발견된다. 수동적으로 무릎을 굽혀주면 깊숙하게 위치하고 있는 근막 통증유발점들의 발견을 용이하게 한다. 큰 근육덩어리는 대개 깊은 곳에 위치한 근막 통증유발점들의 지속적인 탐색이 필요하다.

## 발생 요인

- 정지-출발(Stop-and-go)을 반복하는 운동 종류들에 의한 근육의 과부하.
- 축구, 단거리 달리기, 테니스를 할 때 관절을 두 개 포함하는 근육들의 염좌.
- 허리를 굽힐 때 엉덩관절 굽힘의 한계로 인한 과도한 늘어남.
- 기계체조와 발레를 할 때 과도한 늘어남.
- 의자 모서리의 압박은 근육의 에너지 위기를 심화시킨다.

**주 의**

뒤넙다리근육들(Ischiocrural muscles)은 결합조직기법들(기법III과 기법 IV)을 이용한 치료 후에 늘리기가 매우 쉬워진다. 결합조직기법들은 넙다리두갈래근, 반막모양근, 반힘줄근 사이의 유착을 해소하며 궁둥신경(N. ischiadicus)의 활강이 용이하게 한다. 궁둥통증(Ischialgia)의 나머지 증상들은 보통 이를 통해 해결이 된다.

## 치료, 자가 치료, 훈련, 인체공학

기법 I, II, III, IV, 상체를 받친 상태로 디딤발의 뒤넙다리근육들(Ischiocrural muscle)을 늘리면 허리뼈(LWS)를 뒤로 굽힐(kyphosierte Stellung) 필요가 없다
(▶그림20.15.1, ▶그림 20.15.2, ▶그림 20.15.3, ▶그림 20.15.4)

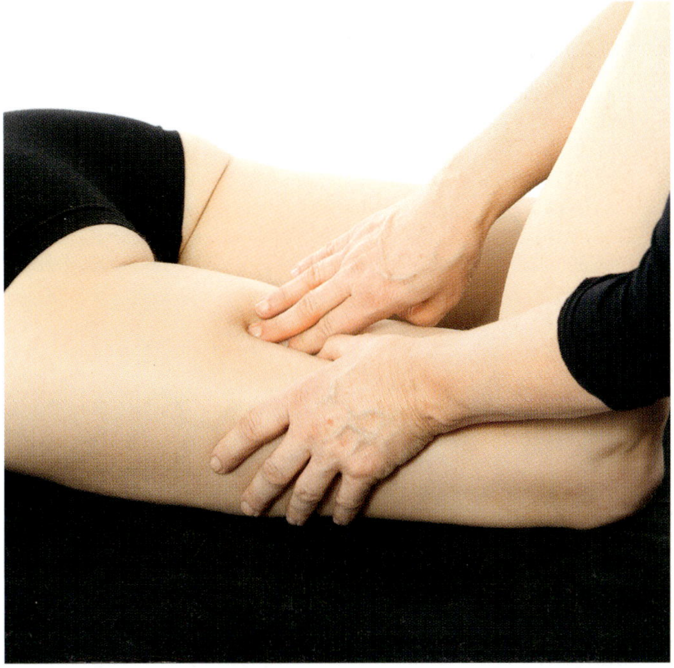

**그림 20.15.1** 반막모양근: 허혈성 압박(기법 I) 과 통증유발점 부위의 이완(기법 II) [K348]

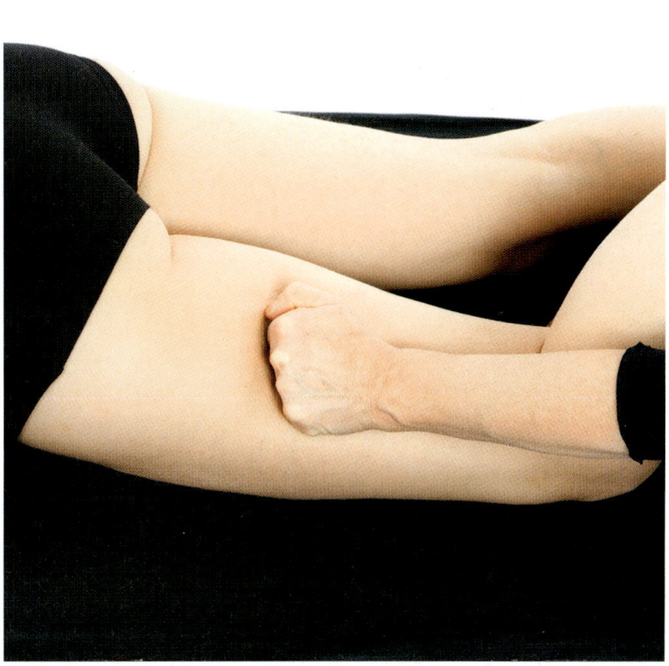

**그림 20.15.2** 뒤넙다리근육들: 근막 신전 [K348]

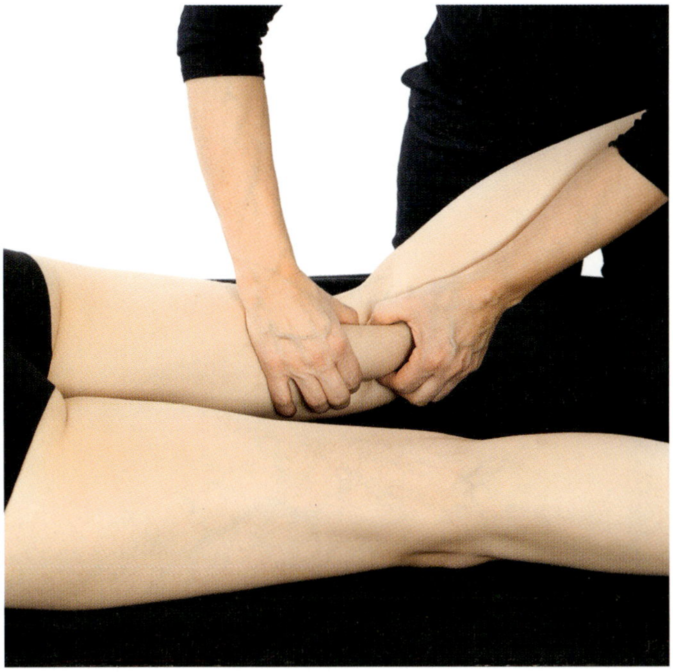

**그림 20.15.3** 뒤넙다리근육들: 무릎관절의 안쪽(medial) 면에서 반막모양근과 반힘줄근의 근막 분리 및 떼어내기 [K348]

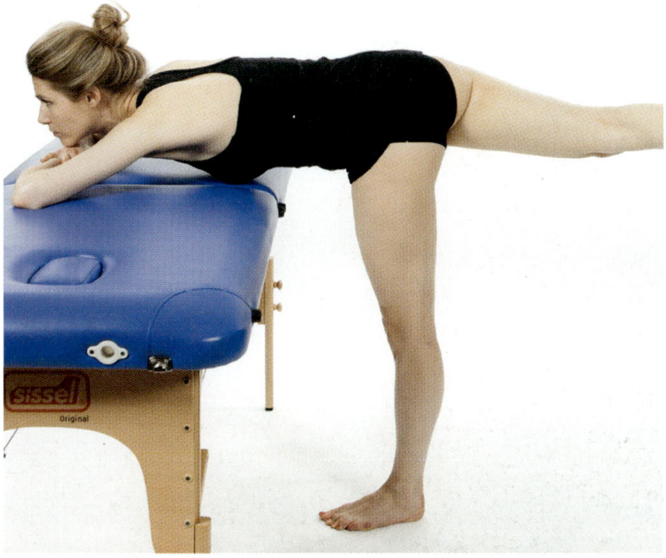

**그림 20.15.4** 뒤넙다리근육들: 왼쪽 뒤넙다리근육들의 자가신전. 디딤발 근육들의 신장은 허리뼈(LWS)가 중립자세(neutral position)를 이루면서 근육 신장이 이뤄진다 [K348]

## 20.16 오금근 M. popliteus

### 통증유발점과 그 연관부위

▶그림 20.16.0

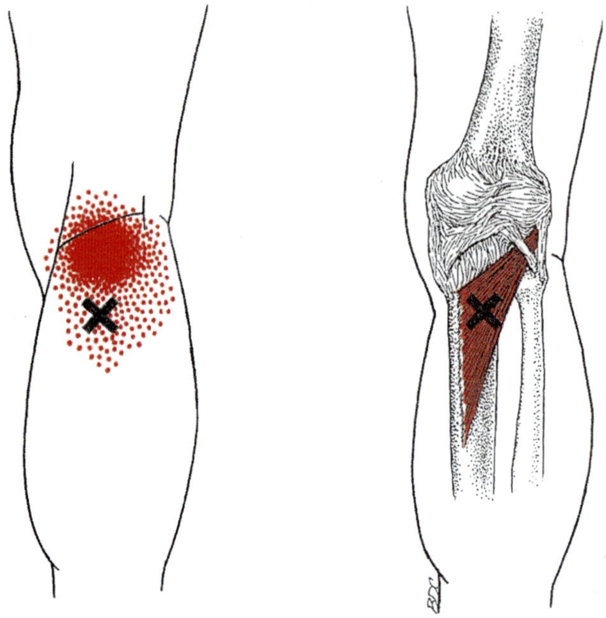

**그림 20.16.0** [G178]

### 해부학

| 이는곳 | 넙다리가쪽위관절융기(Epicondylus lateralis femoris)와 무릎관절 주머니, 가쪽 반달연골(Meniscus), 가쪽 종아리뼈머리의 일부 섬유들(활꼴오금인대;Lig. popliteum arcuatum) |
|---|---|
| 닿는곳 | 정강뼈 몸쪽(proximal) 1/3 부분의 뒤쪽 면 |
| 신경지배 | 정강신경(N. tibialis) (L5 - S2) |

### 기능

- 정강뼈(Tibia)가 고정되고 허벅지가 바깥쪽으로 회전할 때, 무릎 관절을 풀어줌
- 오금근(M. popliteus)은 쭈그려 앉았을 때 넙다리뼈(Femur)가 너무 앞으로 밀리는 것을 막는다.

### 연관 통증

다리오금(Fossa poplitea) 부근, 근막 통증유발점들에서 몸쪽(proximal)으로

### 증상

- 쭈그려 앉았을 때, 산에서 걸어 내려갈 때 또는 뛰어 내려갈 때, 계단을 내려갈 때, 다리오금의 통증
- 무릎의 불안정감

### 통증유발점을 찾는 방법

**자세:** 엎드린 자세

무릎을 최소 110° 이상 굽히면 다리오금에 위치한 모든 근육들을 이완시킨다. 이를 통해 오금근과 다리오금의 깊은 곳을 잘 검사할 수 있다. 근막 통증유발점은 또한 정강뼈의 뒷면 안쪽(medial)과 무릎관절의 약간 먼쪽(distal)에서 촉진하기 용이하다. 치료사가 직접 환자의 종아리를 바깥쪽으로 돌리면(passive external rotation), 이 근육은 신전된다. 환자가 종아리가 안쪽으로 돌리면, 이 근육은 긴장된다.

### 발생 요인

- 무릎부상으로 인한 근육의 과부하. 무용, 산을 뛰어 내려갈 때, 축구, 아이스하키, 정지–출발(Stop–and–go)을 반복하는 스포츠류를 할 때 돌면서 넘어짐, 염좌 또는 미끄러짐.
- 장기간의 고정(Immobilization).

**주의**

오금근의 근막 통증유발점들은 반드시 감별진단을 통해 베이커 낭종(Baker's cyst)과 구별되어야 한다. 이 낭종은 흔히 무릎관절의 부상이나 질병 후에 형성되는 다리오금(Fossa poplitea)에서의 고통스러운 종창(swelling)을 유발한다. 이 환자는 무릎관절을 최대한으로 굽혔을 때 불편하다고 느낀다. 이 낭종은 종창으로서 촉진되고 누워 있을 때 보다 서 있을 때 두드러지게 식별된다. 베이커 낭종은 초음파로 잘 볼 수 있다. 오금근의 근막 통증유발점들은 다리오금에서 통증을 유발하지만, 그래도 종창은 유발하지 않는다.

### 치료, 자가 치료, 훈련, 인체공학

기법 I–III, 스텝퍼(Stepper)를 이용한 또는 "제자리 서기(Am Ort Steher)"(기능 운동학;Functional Kinetics) 근육 훈련 (▶그림 20.16.1, ▶그림 20.16.2, ▶그림 20.16.3, ▶그림 20.16.4)

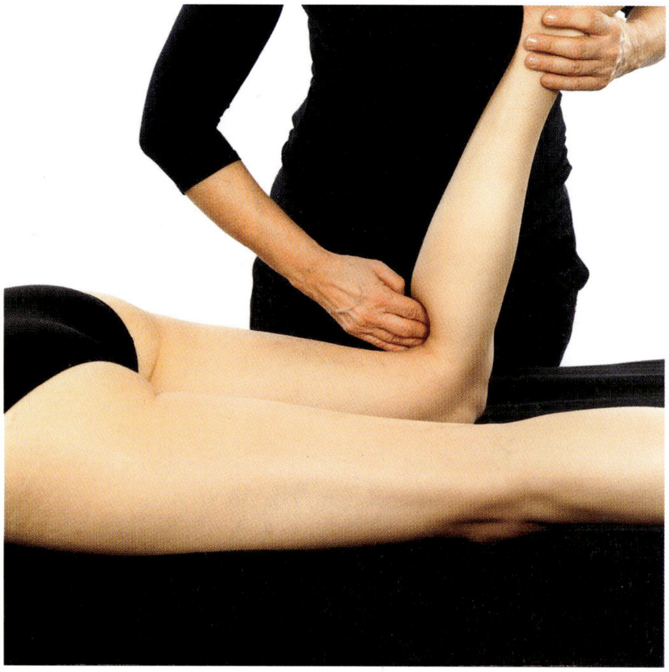

그림 20.16.1 오금근: 허혈성 압박(기법 I) [K348]

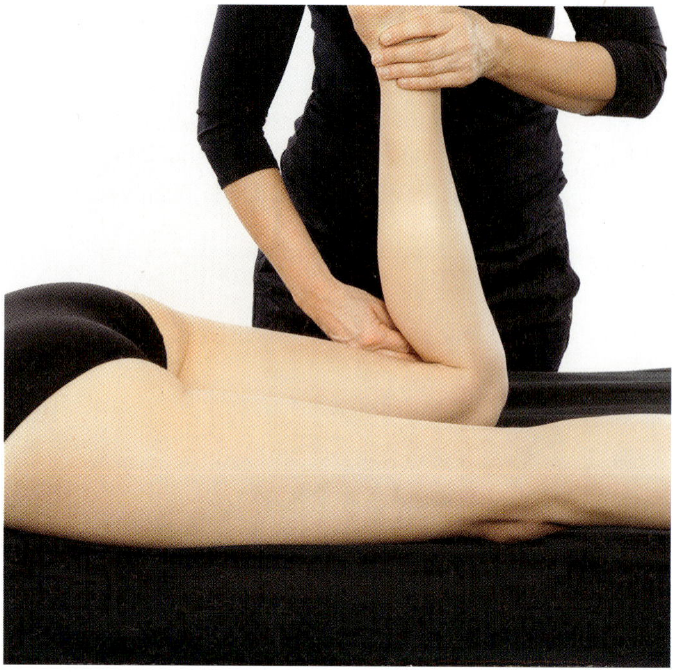

그림 20.16.2 오금근: 무릎을 120° 굽히면서 통증유발점 부위의 이완(기법 II) [K348]

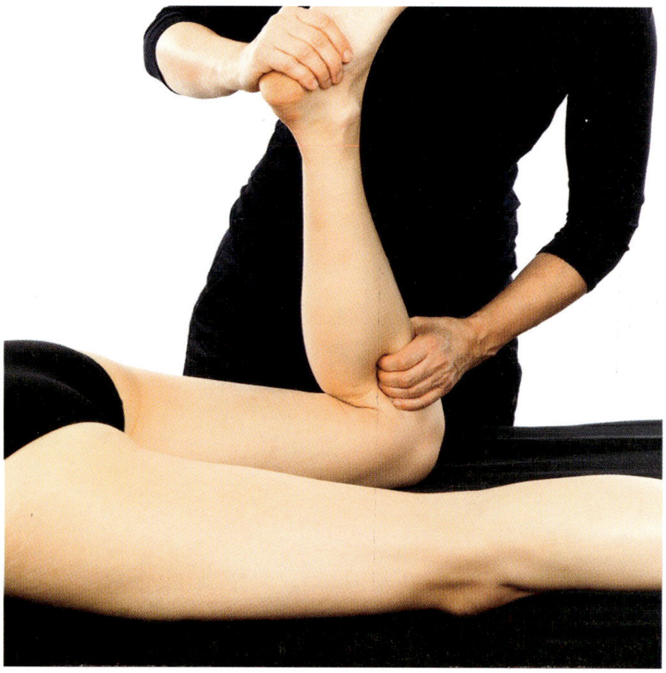

그림 20.16.3 오금근: 정강뼈 뒤쪽면의 먼쪽(distal) 근육 부위들에 허혈성 압박 [K348]

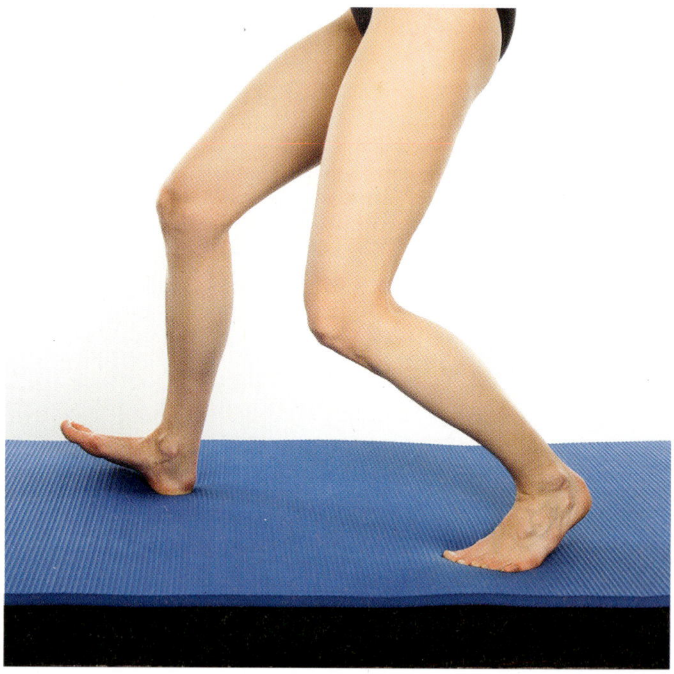

그림 20.16.4 오금근: 기능 운동(Functional training), "제자리 서기(Am Ort Steher)". 체중을 빠른 속도로 앞발과 뒷발 영역으로 교대하며 옮긴다. 무릎은 약간 굽히고, 다리 축은 통제되어야 한다 [K348]

CHAPTER

# 21 종아리와 발
Unterschenkel und Fuß

## 21.1 앞정강근 M. tibialis anterior

### 통증유발점과 그 연관부위

▶그림 21.1.0

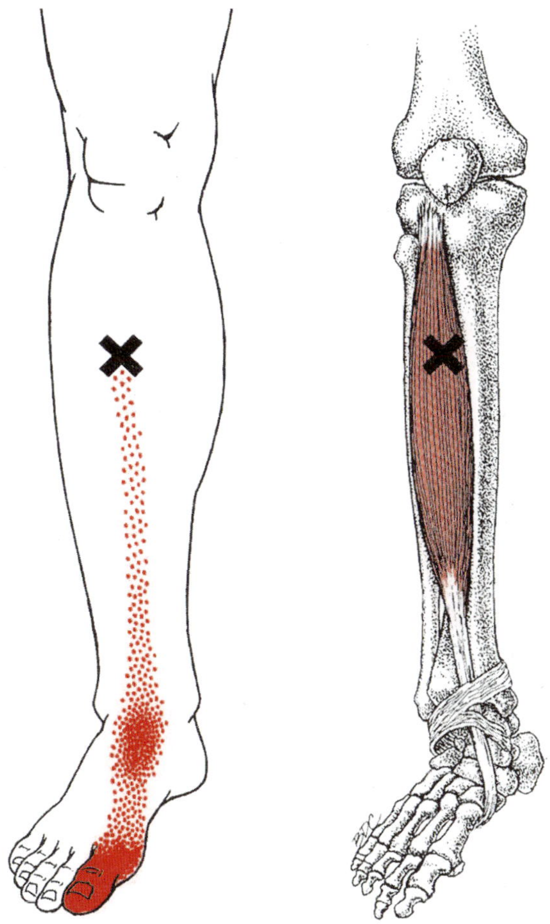

그림 21.1.0 [G178]

## 해부학

| 이는곳 | 종아리뼈(Tibia)의 가쪽면,<br>종아리뼈사이막(Membrana interossea) 및<br>종아리근막(Fascia cruris)의 넓은 면 |
|---|---|
| 닿는곳 | 안쪽쐐기뼈(Os cuneiforme I) 및 첫째발허리뼈(Os metatarsale I)바닥면 |
| 신경지배 | 깊은종아리신경(N. peroneus profundus) (L4–L5) |

## 기능

- 발등굽힘(Dorsalextension), 안쪽들림(Inversion), 뒤침(Supination), 안쪽들림 및 뒤침
- 운동발의 족하수 방지
- 뒤꿈치로 체중을 디딜 시 최고의 활성화
- 체중을 지탱하는 발의 안정화

## 연관 통증

종아리뼈 위쪽에서부터 안쪽복사뼈, 발등 그리고 엄지발가락의 위쪽과 안쪽 면으로 퍼져나간다.

## 증상

- 안쪽복사뼈와 엄지발가락의 연관 통증 및 예민함
- 윗발목관절의 동작 시 통증, 발을 디딜 시 뚝뚝 거리는 소리, 비틀거림
- 근육의 신전 능력 제한

## 통증유발점을 찾는 방법

**자세:** 바로 누운 자세

경련을 일으키는 섬유다발들은 종아리뼈의 바로 옆에 위치한다. 근육 상부 1/3의 압통과 지압은 대개 전이양상을 유발한다.

## 발생 요인

- 무거운 신발 착용에 따른 근육의 과부하, 장거리 달리기와 스케이트를 탈 때, 높이 뛰다가 발이 걸렸을 때(예. 덤불에서) 그리고 접질렸을 때.
- 추간판탈출증(Disc herniation).

**주 의**

전방구획증후군(Anterior compartment syndrome)은 근육구획 내의 압력상승으로 발생되고 근막 통증증상과 혼동해서는 안 된다. 근육구획은 단단한 근막과 뼈로 둘러싸여 있다. 근육 배위 전체의 분산된 경화와 압통은 전방구획증후군을 가리킨다. 이 압력은 정맥 흐름을 방해하며, 더욱 붓게 만든다. 이로 인한 허혈은 구획 내의 근육과 신경의 괴사를 유발한다. 운동선수들에게 이 증후군은 급격한 근육생성의 결과로 대개 자신도 모르는 새 발생한다.

## 치료, 자가 치료, 훈련, 인체공학

방법 I–IV, 발바닥굽힘(Plantarflexion) 및 가쪽들림(Eversion)과 함께 신전, 앞정강근(M. tibialis anterior)의 이완을 위한 뒤정강근(M. tibialis posterior)의 운동 (▶그림 21.1.1, ▶그림 21.1.2, ▶그림 21.1.3, ▶그림 21.1.4)

21

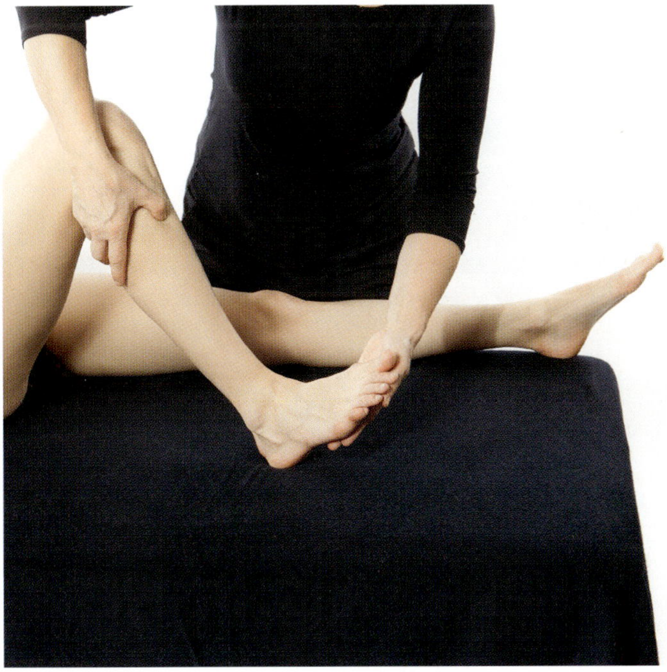

**그림 21.1.1** 앞정강근: 허혈성 압박(기법 I)과 통증유발점 부위의 이완(기법 II) [K348]

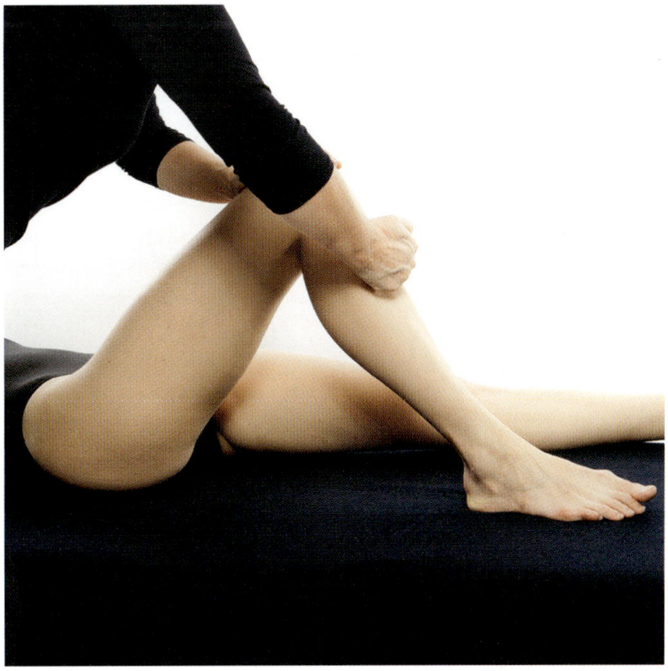

**그림 21.1.2** 앞정강근: 근막 신전(기법 III) [K348]

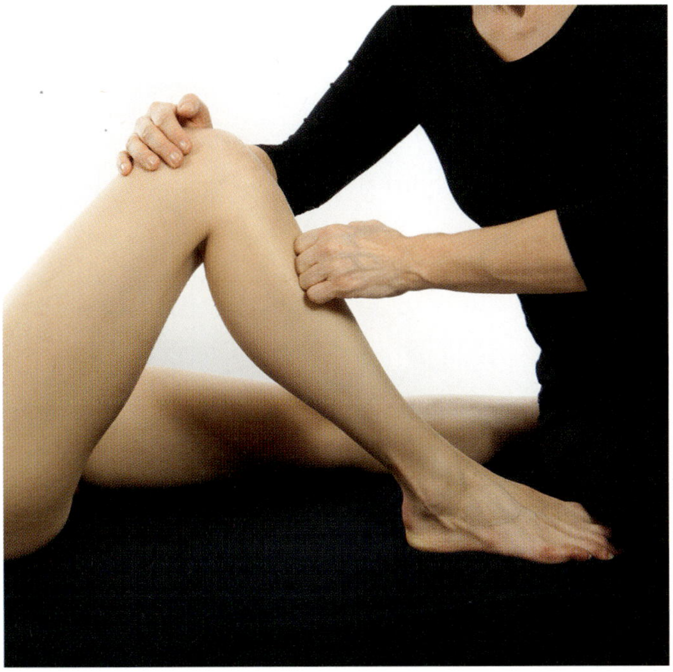

**그림 21.1.3** 앞정강근: 앞정강근과 정강뼈 가장자리 사이의 근막분리 [K348]

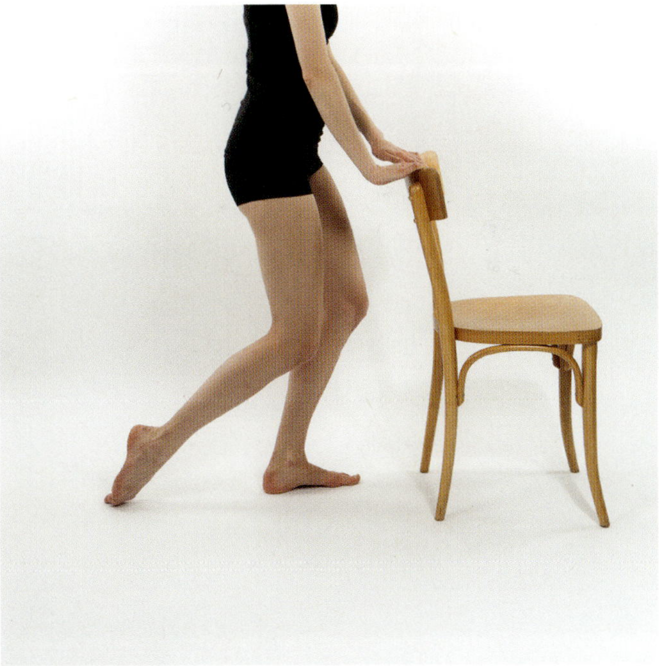

**그림 21.1.4** 앞정강근: 발바닥 굽힘과 가쪽들림을 동반한 자가 신전 [K348]

# 21.2 긴종아리근, 짧은종아리근, 셋째종아리근

Mm. peroneus longus, brevis und tertius

## 통증유발점과 그 연관부위

▶그림 21.2.0

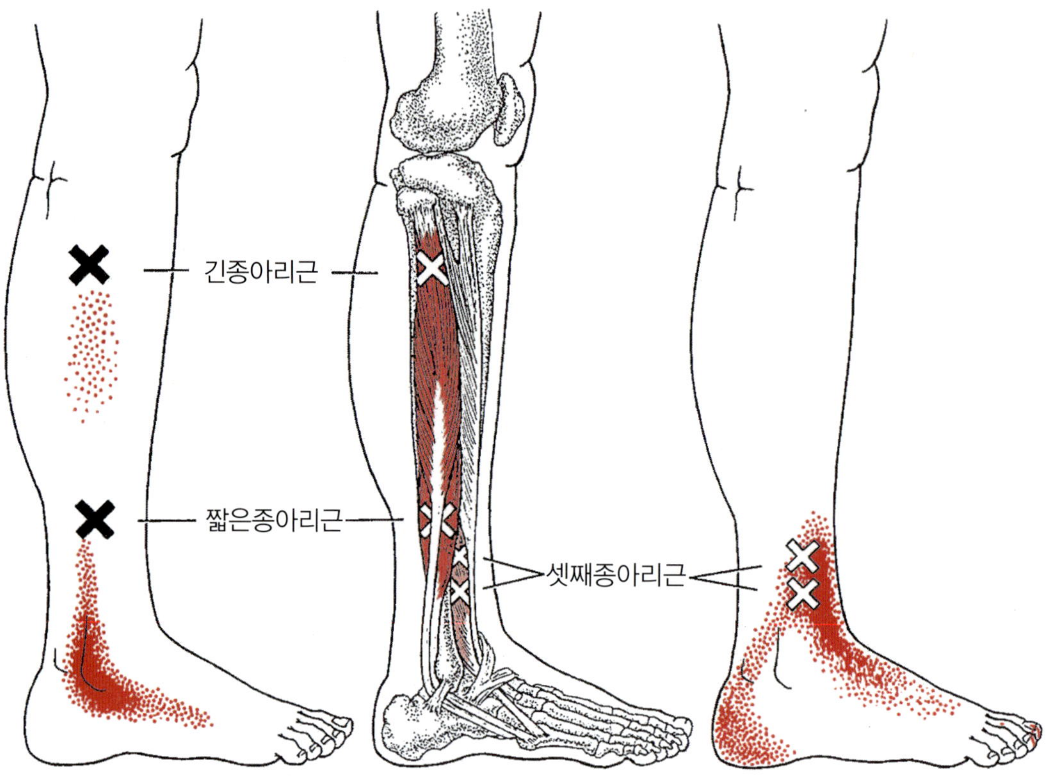


**그림 21.2.0** [G178]

## 해부학

| 긴종아리근 (M. peroneus longus) | |
|---|---|
| 이는곳 | 종아리뼈(Fibula)의 가쪽면(몸쪽 2/3) |
| 닿는곳 | 첫째발허리뼈(Os metatarsale I), 안쪽쐐기뼈(Os cuneiforme I) |
| 신경지배 | 얕은종아리신경(N. peroneus superficialis) (L5–S1) |

| 짧은종아리근 (M. peroneus brevis) | |
|---|---|
| 이는곳 | 종아리뼈의 가쪽면(먼쪽 2/3) |
| 닿는곳 | 제 5번 발허리뼈(Os metatarsale V) |
| 신경지배 | 얕은종아리신경 (L5 – S1) |

| 셋째종아리근 (M. peroneus tertius) | |
|---|---|
| 이는곳 | 종아리뼈의 앞모서리(먼쪽 1/2)과 앞종아리근육사이막(Septum intermusculare cruris anterius) |
| 닿는곳 | 제 4번과 5번 발허리뼈(Os metatarsale IV et. V) |
| 신경지배 | 얕은종아리신경 (L5–S1) |

## 기능

- 긴종아리근과 짧은종아리근: 발바닥굽힘(Plantarflexion), 가쪽들림(Eversion), 엎침(Pronation), 가쪽들림, 엎침
- 셋째종아리근: 발등굽힘(Dorsalextension), 가쪽들림(Eversion), 엎침(Pronation)
- 모든 종아리근육들은 디딤기 시 발의 기계적 안정화에 관여한다.

## 연관 통증

가쪽복사뼈의 위쪽, 뒤쪽, 아래쪽 종아리와 발의 가쪽 면, 발꿈치 가쪽 면

## 증상

- 윗발목관절의 통증과 약화.
- 폐색(Entrapment): 긴장한 긴종아리근은 온종아리신경(N. peroneus communis)을 종아리뼈 방향으로 압박할 수 있다. 종아리에 위치한 통증유발점을 해소하면, 이로 인해 나타나는 발등굽힘근(Dorsalextensor)들과 종아리근들(Mm. peronei)의 약화 및 발등부터 제1–2발가락의 지각감퇴를 동반한 정강이부근 생리적 신경차단의 증상들 또한 없어진다.

## 통증유발점을 찾는 방법

**자세:** 바로 누운 자세, 옆으로 누운 자세(심즈자세/횡와위)

긴종아리근의 섬유다발은 자주 긴장하며, 종아리뼈몸통을 따라 종아리뼈머리의 2–4cm 아래에서 촉진가능하고 촉진 시 압통이 있다.

## 발생 요인

- 안쪽들림과 비틀린 상태에서의 낙상은 근육을 과다 신전시킨다.
- 석고붕대 후 상태.
- 대항근인 앞정강근과 뒤정강근의 만성 긴장.
- 평발환자들은 디딤기 시 종아리근들에 과부하가 걸리기 때문에, 대개 종아리근 부위에 통증유발점이 발생한다.
- 몰톤 기형(Morton–Anomalie) (▶ 21.7절), 긴발가락굽힘근과 긴엄지굽힘근 (▶ 21.3절).

**주 의**

윗발목관절 염좌외상에서 인대뿐만 아니라 종아리근들도 과다신전된다. 이러한 근육의 과다신전을 통해 통증유발점이 생성될 수 있고, 이는 협동장애를 빈번하게 불러일으킨다. 그리고 협동장애는 새로운 염좌를 야기한다. 따라서 종아리근들에 위치한 통증유발점의 치료와 해소 외에도, 환자에게 윗발목관절 염좌외상 이후 빠른 시일내에 안정화 운동을 알려주는 것이 매우 중요하다. 더 효과적인 안정화를 위해, 윗발목관절에 테이핑을 할 것을 추천한다.

## 치료, 자가 치료, 훈련, 인체공학

하지역학축 훈련(▶그림 21.2.1, ▶그림 21.2.2, ▶그림 21.2.3, ▶그림 21.2.4)

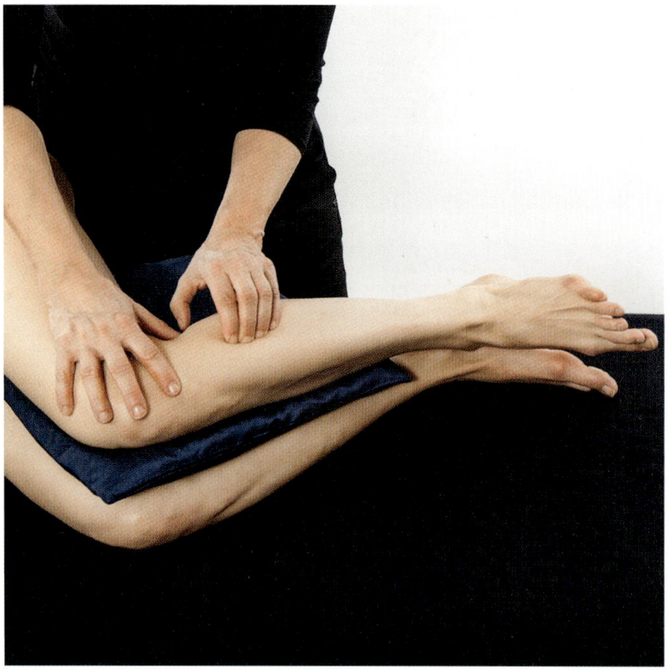

**그림 21.2.1** 긴종아리근: 허혈성 압박(기법 I)과 통증유발점 부위의 이완(기법 II)

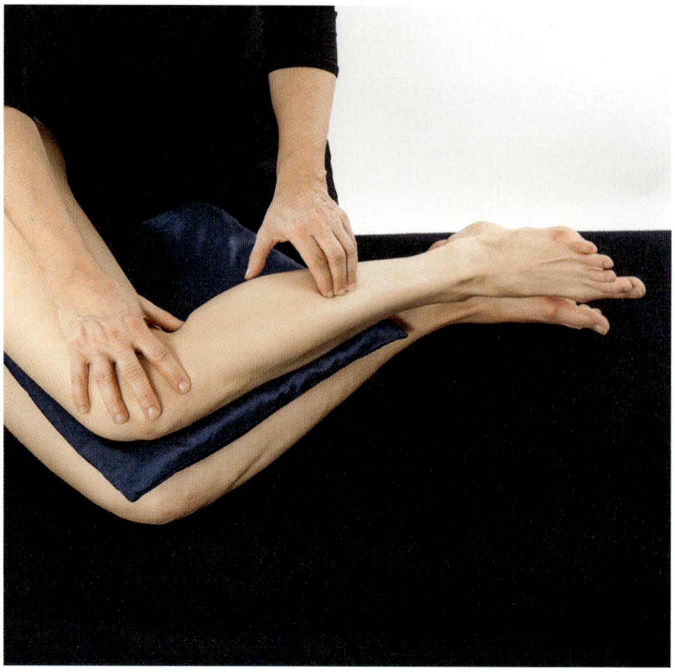

**그림 21.2.2** 짧은종아리근: 허혈성 압박(기법 I)과 통증유발점 부위의 이완(기법 II) [K348]

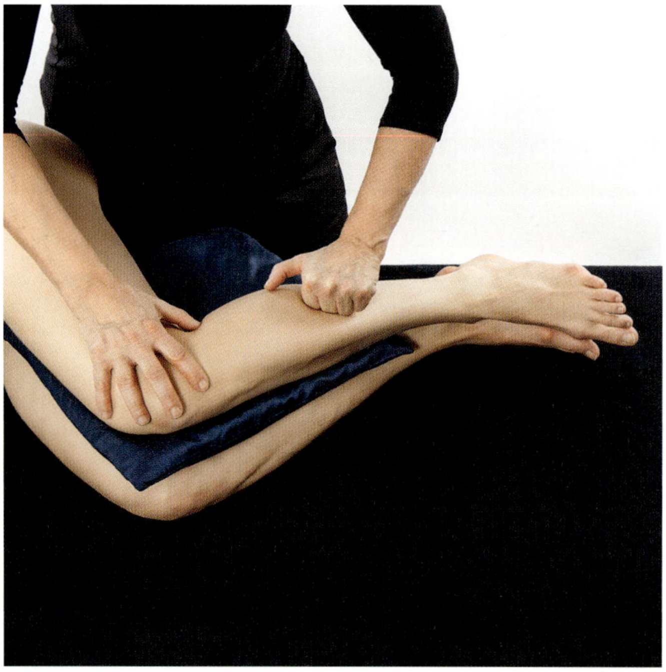

**그림 21.2.3** 긴종아리근과 짧은 종아리근: 근막신전(기법 III) [K348]

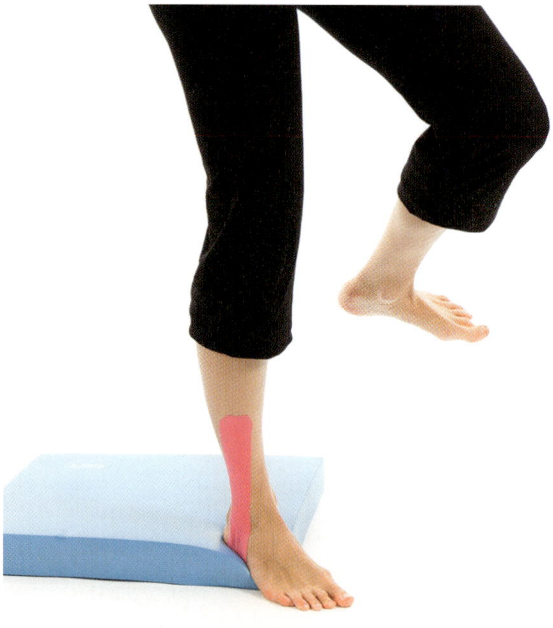

**그림 21.2.4** 종아리근: 윗발목관절 외상 후 근육 활성화, 윗발목관절 안정화를 위한 테이핑과 함께 시작한다 [K348]

# 21.3 긴발가락폄근과 긴엄지폄근

M. extensor digitorum longus, M. extensor hallucis longus

## 통증유발점과 그 연관부위

▶그림 21.3.0

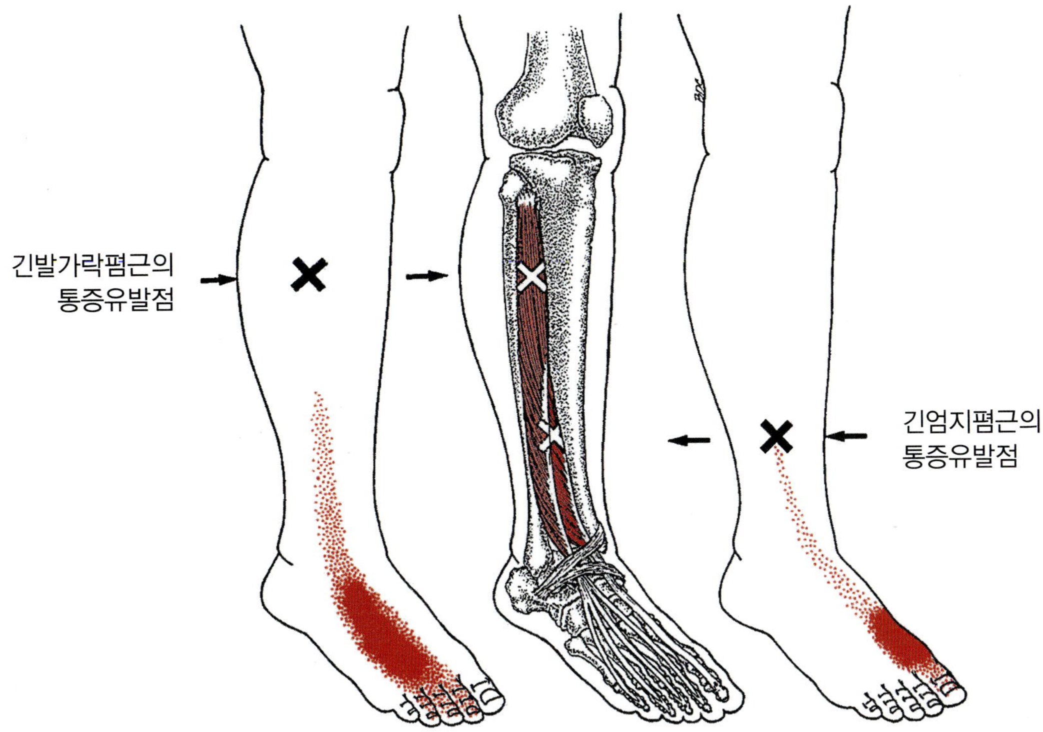


**그림 21.3.0** [G178]

## 해부학

| 긴발가락폄근 (M. extensor digitorum longus) | |
|---|---|
| 이는곳 | 정강뼈 가쪽관절융기(Condylus lateralis tibiae), 종아리뼈머리(Caput fibulae)와 앞쪽능선(Crista anterior fibulae), 종아리근막(Fascia cruris)와 뼈사이막(Membrana interossea) |
| 닿는곳 | 제 2–5발가락 중간마디와 끝마디뼈의 발가락등쪽널힘줄(Dorsalaponeurosis) |
| 신경지배 | 깊은종아리신경(N. peroneus profundus) (L5–S1) |

| 긴엄지폄근 (M. extensor hallucis longus) | |
|---|---|
| 이는곳 | 종아리뼈(Fibula)와 뼈사이막 |
| 닿는곳 | 엄지발가락 끝마디뼈의 발가락등쪽널힘줄 |
| 신경지배 | 깊은종아리신경(L4–S1) |

## 기능

- 긴발가락폄근: 제2–5 발가락 첫마디뼈, 중간마디뼈, 끝마디뼈의 신전(Extension), 가쪽들림(Eversion), 엎침(Pronation)
- 긴엄지폄근: 엄지발가락 첫마디뼈와 끝마디뼈의 신전
- 양 근육은 발등굽힘(Dorsalextension)시 행동발을 보조하며, 디딤기에는 정강이를 발에 접근시키게끔 앞정강근(M. tibialis anterior)을 보조한다.

## 연관 통증

- 긴발가락폄근: 발등, 발등가쪽면부터 제2–4 발가락까지
- 긴엄지폄근: 발등, 첫번째 발허리뼈(Os metatarsale I) 위쪽, 엄지

## 증상

- 발등의 지속적 통증, 해당 근육들의 야간 경련.
- 추상족지증.
- 폐색(Entrapment): 깊은종아리신경은 근육 밑에 근경화띠에 의해 종아리뼈 쪽으로 압박될 수 있다. 생리적신경차단은 발등굽힘의 쇠약으로 이어질 수 있다.

## 통증유발점을 찾는 방법

**자세:** 바로 누운 자세, 옆으로 누운 자세

발가락 폄근의 근막 통증유발점들은 앞정강근과 긴종아리근 사이에 있으며, 긴엄지폄근의 근막 통증유발점들은 종아리 앞쪽 아래 1/2에서 찾을 수 있다.

## 발생 요인

앞발에의 체중 부담, 높은 굽, 장딴지세갈래근(M. triceps-surae)의 수축, 헛디딤, L4–L5의 신경뿌리병(Radiculo pathy)에 의한 발생.

**주 의**

정상적인 앞발은 온전한 가로궁과 이완된 발가락을 보인다. 가로궁이 무너지면, 퍼진 평발이 된다. 해당 평발에서는 긴발가락폄근과 긴엄지폄근의 세로인대만 볼 수 있으며, 앞발 관절은 관측할 수가 없다. 추상족지증은 근육의 불균형으로 인해 발생한다. 퍼진 평발에서 앞발의 긴발가락굽힘근들은 과다 신전되고, 이로 인해 발가락들에 도달하기엔 너무 짧아진다. 그 결과 추상족지증이 발생한다(Larsen 2011). 근막 통증유발점의 치료 후에는 발가락굽힘근들 뿐만 아니라 발가락 폄근들이 같이 신전된다. 이에 따라 발가락을 안쪽으로 굽히지 않고 행하는 앞발강화 운동을 통해 가로궁이 형성되고, 퍼진 평발을 막는다.

## 치료, 자가 치료, 훈련, 인체공학

기법 I–IV, 유연성운동, 앞발강화 운동 (발 위치 주의) (▶그림 21.3.1, ▶그림 21.3.2, ▶그림 21.3.3, ▶그림 21.3.4)

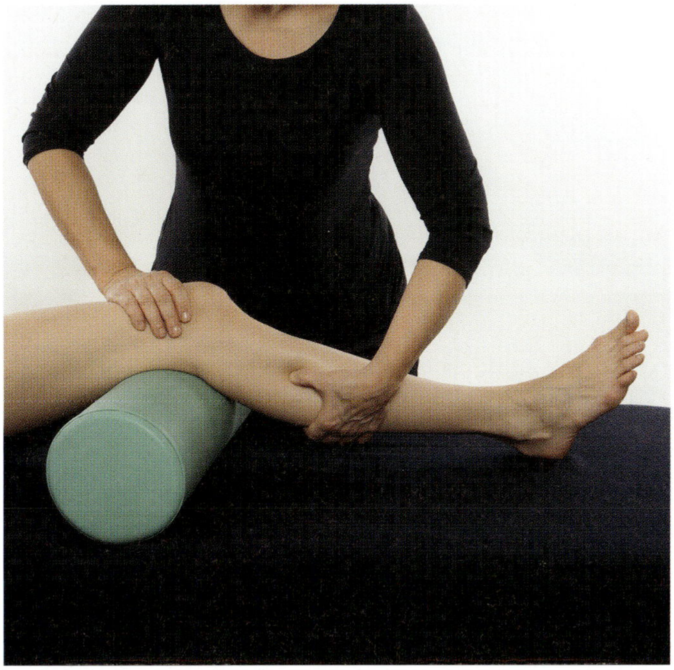

**그림 21.3.1** 긴발가락폄근: 허혈성 압박(기법I)과 통증유발점 부위의 이완(기법 II) [K348]

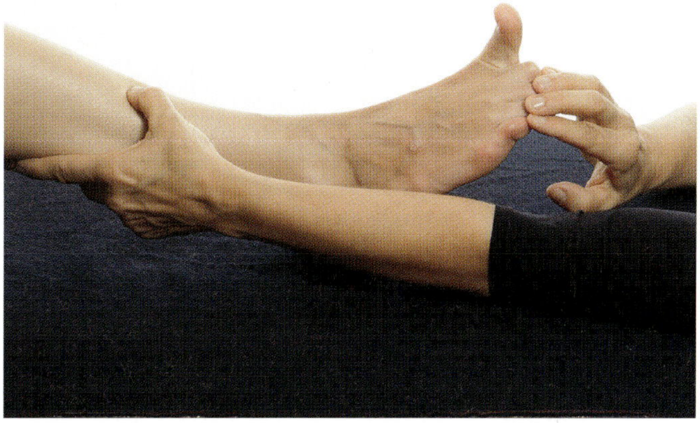

**그림 21.3.2** 긴엄지폄근: 허혈성 압박(기법 I)과 통증유발점 부위의 이완(기법 II) [K348]

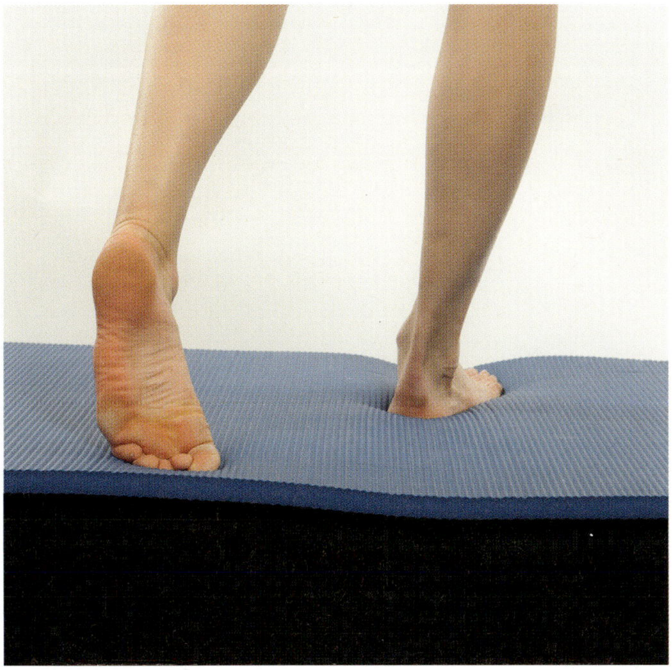

**그림 21.3.3** 긴발가락폄근: 자가신전 [K348]

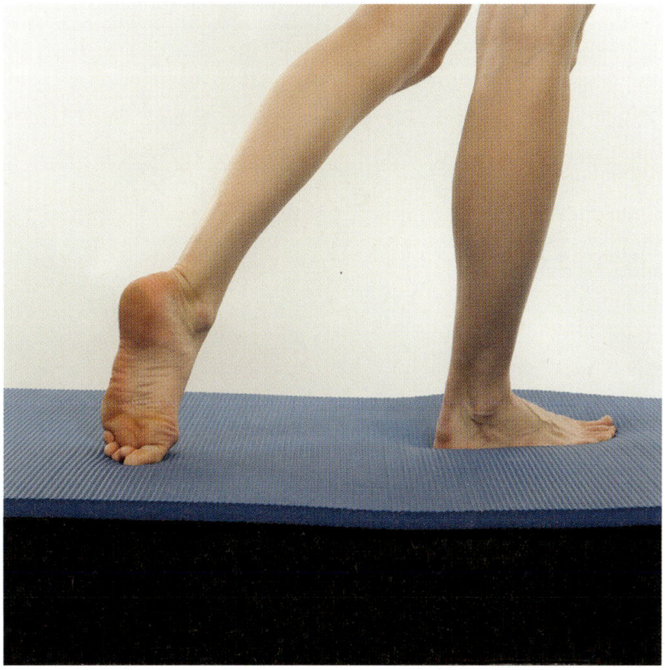

**그림 21.3.4** 긴엄지폄근: 자가신전 [K348]

## 21.4 장딴지근 M. gastrocnemius

### 통증유발점과 그 연관부위

▶그림 21.4.0

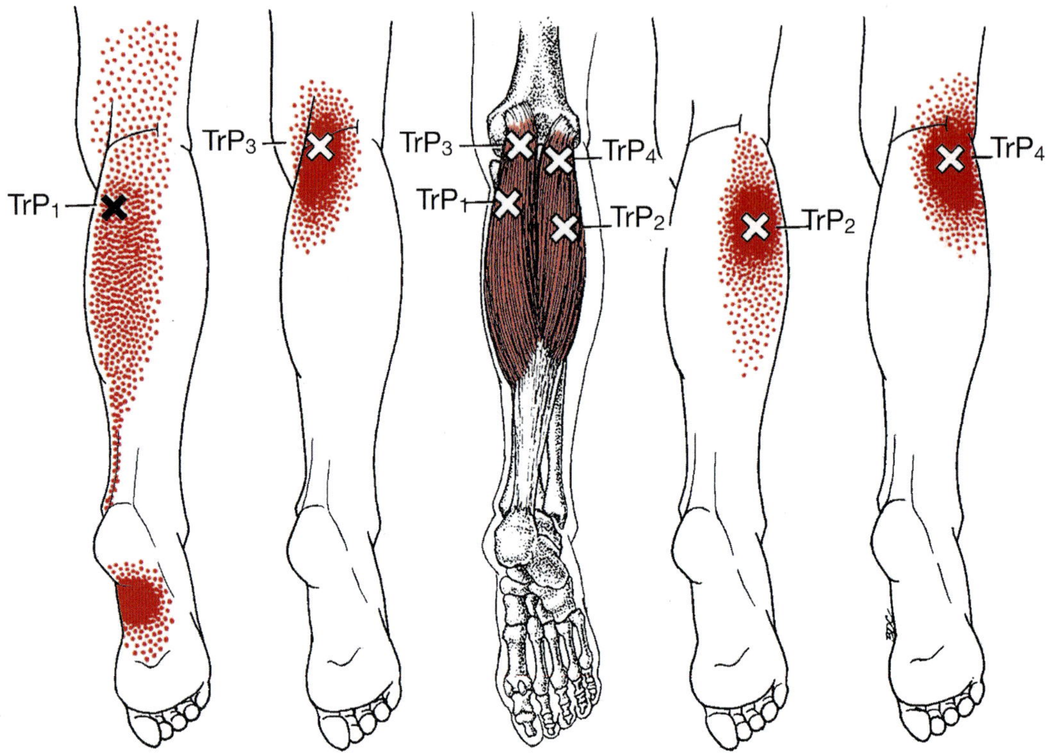


그림 21.4.0 [G178]

### 해부학

| 이는곳 | 안쪽머리(Caput mediale): 넙다리뼈의 안쪽관절융기(Condylus medialis femoris) 몸쪽 |
|---|---|
| | 가쪽머리: 넙다리뼈의 가쪽관절융기(Condylus lateralis femoris) 몸쪽 |
| 닿는곳 | 발꿈치뼈융기(Tuber calcanei) (가자미근; M. soleus과 함께 아킬레스힘줄로서) |
| 신경지배 | 정강신경(N. tibialis) |

### 기능

- 발바닥굽힘(Plantarflexion), 걸을 때나 서있을 때 장딴지근은 가자미근과 함께 체중 전부를 지지할 수 있다.
- 장딴지세갈래근(M. triceps surae)은 아랫발목관절의 가장 강력한 안쪽들림(Inversion) 근육이다.
- 근육의 움직임은 윗발목관절이 발바닥굽힘을 시작하며 무릎관절이 펴진 상태에서 굽혀질 때 가장 강하다(Travell & Simons 2002).

### 연관 통증

근막 통증유발점은 국소적으로 먼쪽으로는 아킬레스건과 발바닥 세로궁으로, 몸쪽으로는 다리오금과 넓적다리 뒤쪽 사이에 분포되어 통증을 유발한다.

### 증상

- 걸음, 뜀뛰기, 발끝걸음 따위의 운동 시 통증 증가
- 야간 장딴지 근육의 경련
- 아킬레스건통증

### 통증유발점을 찾는 방법

**자세:** 엎드린 자세

장딴지근의 양쪽 갈래에 위치한 근막 통증유발점은 집게 촉진법 또는 손바닥 촉진법으로 진찰하고 치료할 수 있다. 장딴지근 내의 근막 통증유발점들은 불규칙적으로 넓게 분포되어있으며, 촉진과 치료 시에 통증이 심하다.

무릎관절증 환자들은 다리 오금 내에 존재하는 근육들의 근막을 분리함으로써 기동성을 높일 수 있다.

### 발생 요인

- 높은 신발굽으로 인한 지속적인 수축.
- 등산이나 뜀뛰기(트램펄린)을 통한 과부하.
- 안장이 너무 낮은 상태로 자전거 타기.
- 석고붕대로 인한 종아리의 고정.
- 목이 좁은 양말은 근육 내의 에너지 수급을 방해한다.

**주 의**

정맥염(Phlebitis)이나 혈전정맥염(Thrombophlebitis)은 근육 활성도와 상관없이 지속적인 통증 및 종아리와 발에 분산된 열감, 발적, 부기, 압통의 증상으로 근막 통증증후군과 구분할 수 있다. 불확실할 때는 혈전정맥염을 초음파검사를 통해 배제해야 한다.

### 치료, 자가 치료, 훈련, 인체공학

- 기법 I–IV, 정맥판막을 보호하기 위해 기법 III 은 먼쪽(distal)에서 몸쪽(proximal)으로 시행된다. 이 근육들의 규칙적인 신전은 경련을 예방한다.
- 정맥류(Varicosis) 부근에서는 기법 I과 기법 II만 시행한다.
- 아킬레스건 통증에는 장딴지세갈래근을 계단 위에서 발꿈치를 뒤로 내리는 방법으로 편심성(eccentric) 신장 훈련을 해야 한다. 체중을 반대쪽의 이상없는 발로 이동하면 발꿈치를 부담 없이 들어올릴 수 있다. (▶ 21.5절, ▶그림 21.4.1, ▶그림 21.4.2, ▶그림 21.4.3, ▶그림 21.4.4)

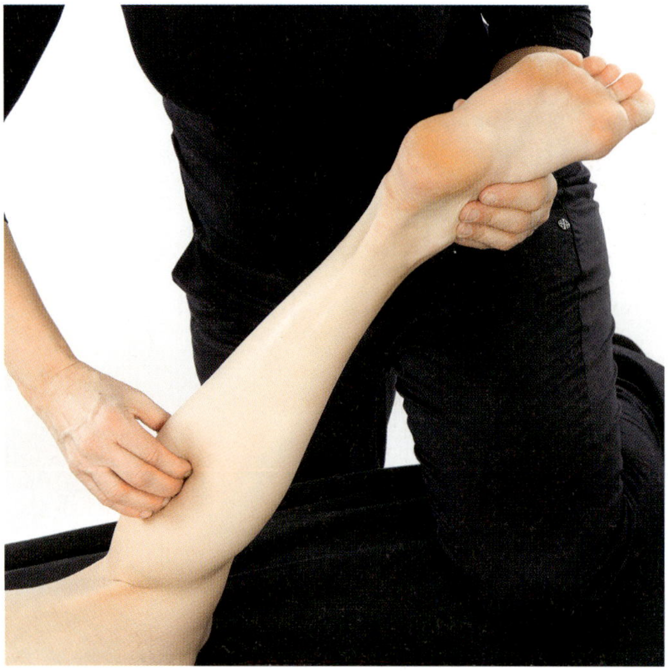

**그림 21.4.1** 장딴지근: 허혈성 압박(기법 I)과 가쪽 갈래의 통증유발점 부위의 이완(기법 II) [K348]

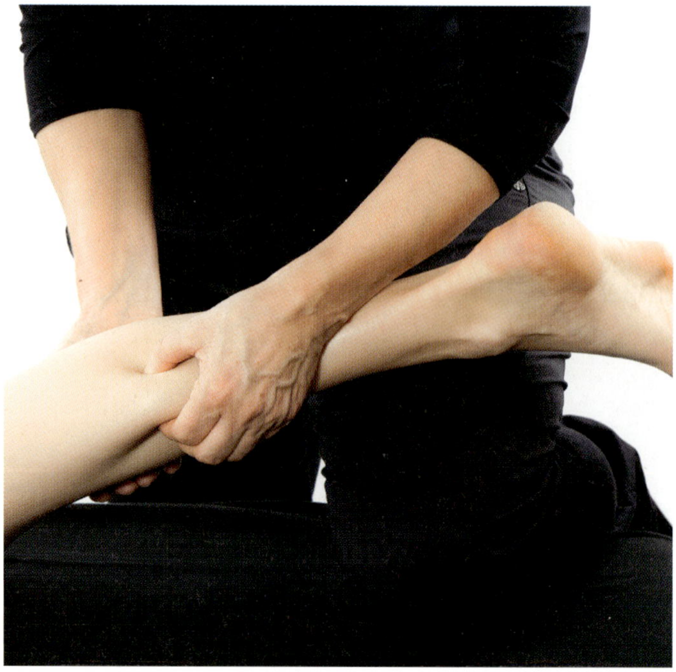

**그림 21.4.2** 장딴지근: 허혈성 압박(기법 I)과 안쪽 갈래의 통증유발점 부위의 이완(기법 II) [K348]

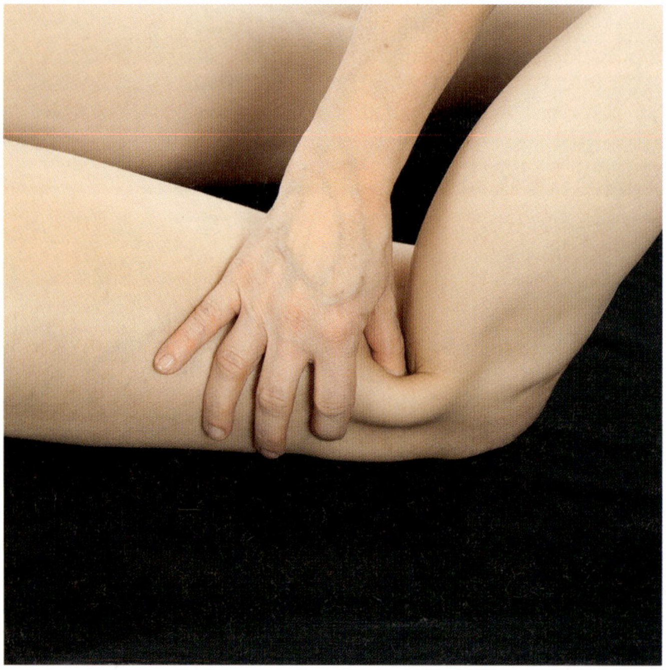

**그림 21.4.3** 장딴지근: 장딴지근, 가쪽갈래, 넙다리두갈래근, 다리 오금 사이의 근막 분리 [K348]

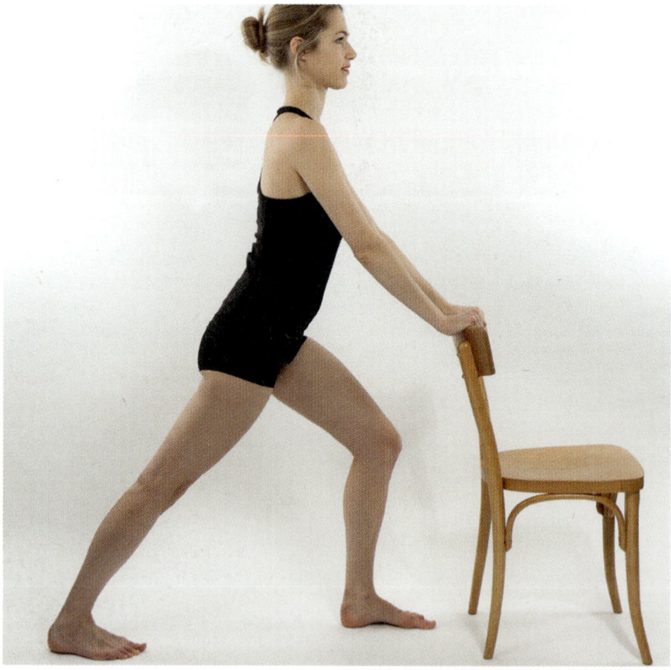

**그림 21.4.4** 장딴지근: 근육 신전 [K348]

# 21.5 가자미근 M. soleus

## 통증유발점과 그 연관부위

▶그림 21.5.0

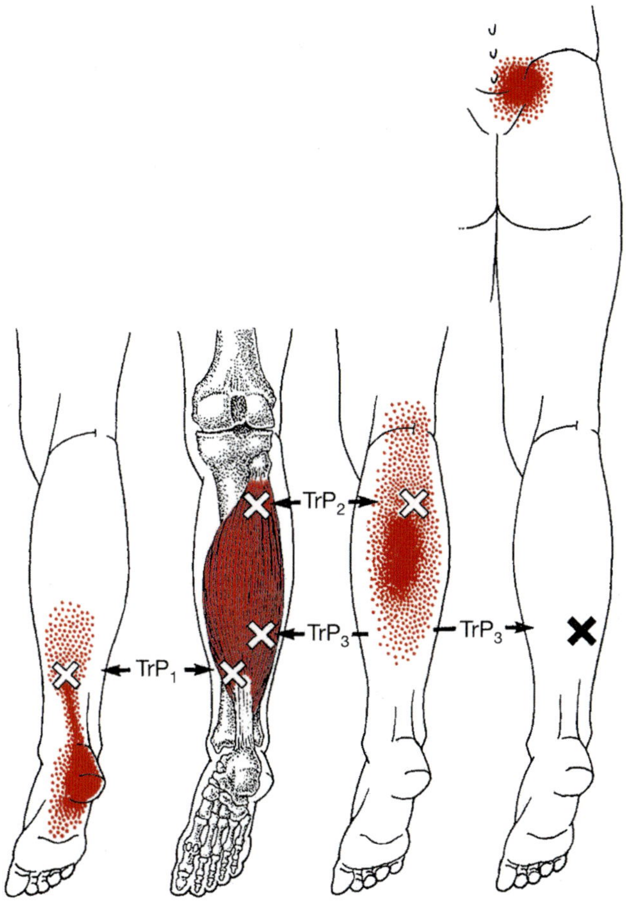


**그림 21.5.0** [G178]

## 해부학

| 이는곳 | 종아리뼈(Fibula)의 머리와 위쪽 1/3, 정강뼈(Tibia)의 중간, 가자미근의 힘줄활(Arcus tendineus musculi solei), 오금근(M. popliteus)의 먼쪽(distal) |
|---|---|
| 닿는곳 | 발꿈치뼈융기(Tuber calcanei) (장딴지근;M. gastrocnemius와 함께 아킬레스 힘줄로서) |
| 신경지배 | 정강신경(N. tibialis) (S1, S2) |

## 기능

- 발바닥굽힘(Plantarflexion), 안쪽들림(Inversion) 보조, 달리기나 뜀뛰기 시 무릎관절과 윗발목관절의 고정.
- 가자미근은 자신과 자신의 질긴 근막이 하지에서 심장으로 혈액을 다시 올려 보낼 수 있는 엄청난 펌프능력을 수행한다. 그래서 이 근육은 두번째 심장으로도 불린다.

## 연관 통증

근막 통증유발점 구역, 발꿈치 뒤쪽과 발바닥 부분, 아킬레스 힘줄의 먼 부분의 국소 통증, 간간이 엉치엉덩관절 부위(SIG; Sakroiliakalgelenk)

## 증상

- 윗발목관절에서 발바닥굽힘의 제한, 발꿈치의 통증 및 민감성, 아킬레스 힘줄의 통증.
- 폐색(Entrapment): 정강신경은 가자미근의 근경화띠들에 의해 둘러싸일 수 있고, 이로 인해 장딴지근과 발 근육의 쇠약 및 종아리와 정강이 뒤편의 분산된 감각이상(Dysaesthesia)을 유발할 수 있다.

## 통증유발점을 찾는 방법

**자세:** 엎드린 자세

최소 90° 이상의 무릎 굽힘은 그 위에 위치한 장딴지근을 이완한다. 이완된 근육을 통해 가자미근을 진찰하고 치료할 수 있다.

## 발생 요인

- 미끄럽거나 급경사의 지반에서의 보행, 모래사장에서의 보행.
- 넘어지려다 중심을 붙잡을 때.
- 높은 굽.
- 조깅.

**주 의**

아킬레스 힘줄의 닿는곳 또는 힘줄의 가운데 부분의 힘줄이상질환(Tendinopathy)에서 장딴지세갈래근(M. triceps surae)의 근막 통증유발점은 도수 기법으로 치료된다. 각 근섬유들의 증가된 근육 긴장은 힘줄과 그 닿는곳에 전이되며, 그곳에서 자극을 유발할 수 있다. 성인의 혈관공급은 우선적으로 윤활힘줄집을 통해 이뤄진다. 이 윤활집의 물질대사는 근막 신전(기법 III)을 통해 자극된다. 또한, 아킬레스 힘줄의 통증에서 최대부하가 걸린, 증상을 보이는 발을 계단 높이 아래로 내리는 편심성 신장 운동이 도움이 된다 증명되었다. (Hirschmüller, Südkamp 2010).

## 치료, 자가 치료, 훈련, 인체공학

- 기법 I–IV, 정맥판막 보호를 위해 항상 먼쪽(distal)에서 몸쪽(proximal) 시행한다.
- 발등굽힘(Dorsalextension)과 무릎굽힘을 통한 신전 (▶그림 21.5.1, ▶그림 21.5.2, ▶그림 21.5.3, ▶그림 21.5.4)

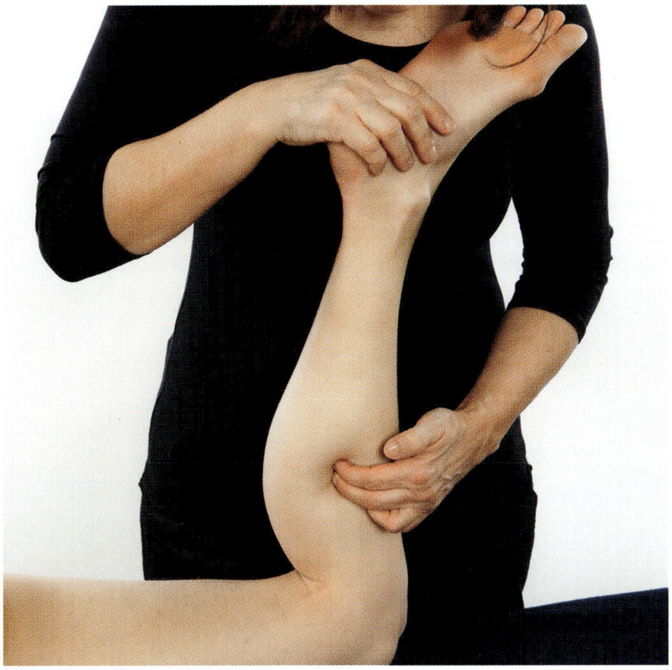

**그림 21.5.1** 가자미근: 접근하여 이완된 장딴지근 사이로 허혈성 압박(기법 I)과 통증유발점 부위의 이완(기법 II) [K348]

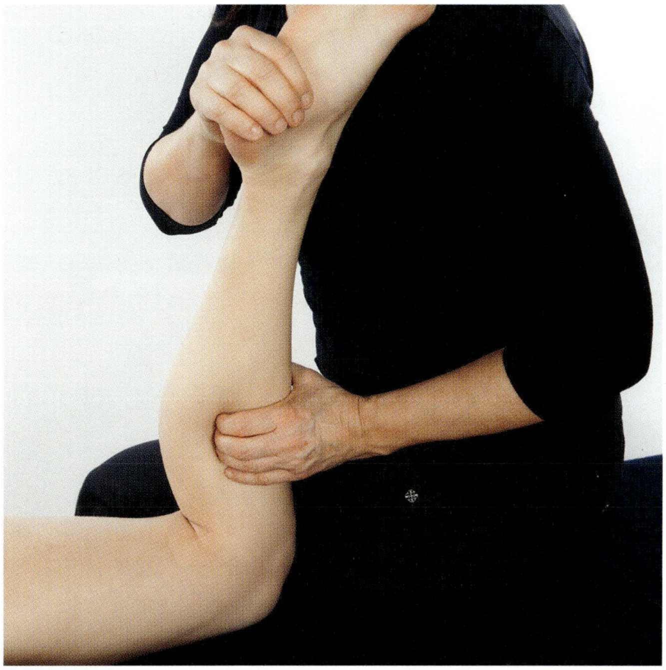

**그림 21.5.2** 가자미근: 아킬레스건의 윤활힘줄집 신전 [K348]

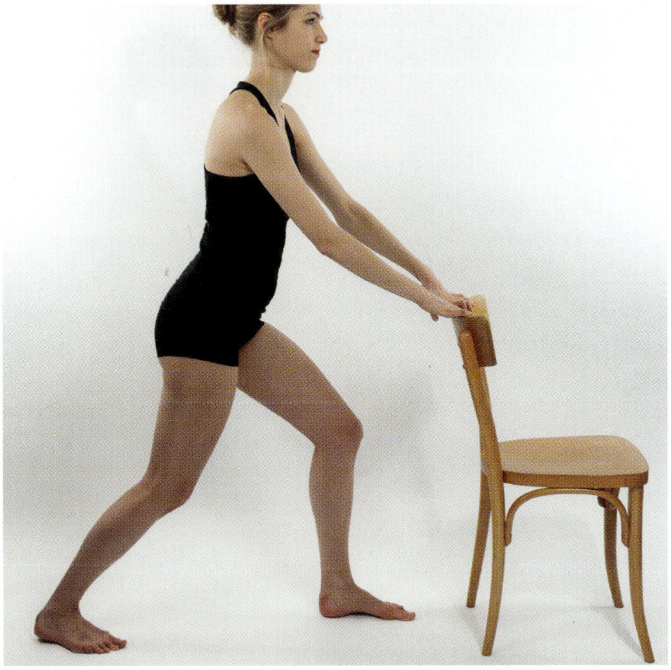

**그림 21.5.3** 가자미근: 사가신전 [K348]

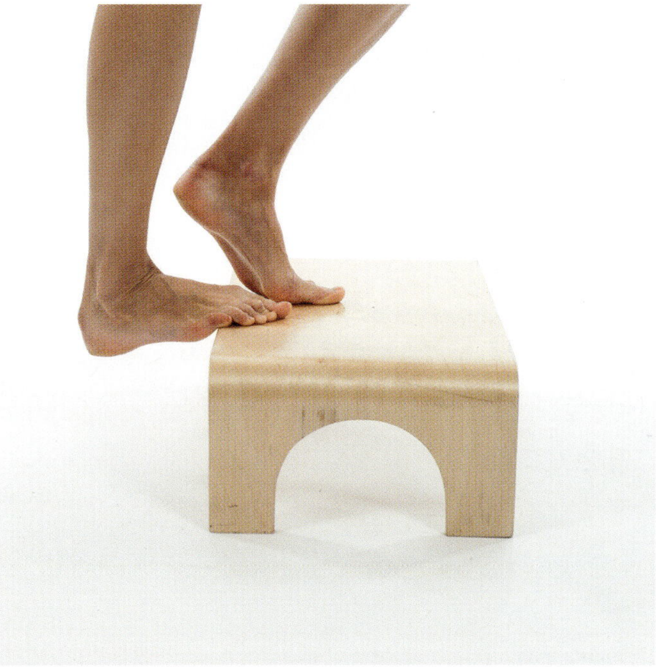

**그림 21.5.4** 가자미근: 계단높이 아래로 체중을 전부 싣는 편심성 신장 [K348]

## 21.6 뒤정강근 M. tibialis posterior

### 통증유발점과 그 연관부위

▶그림 21.6.0

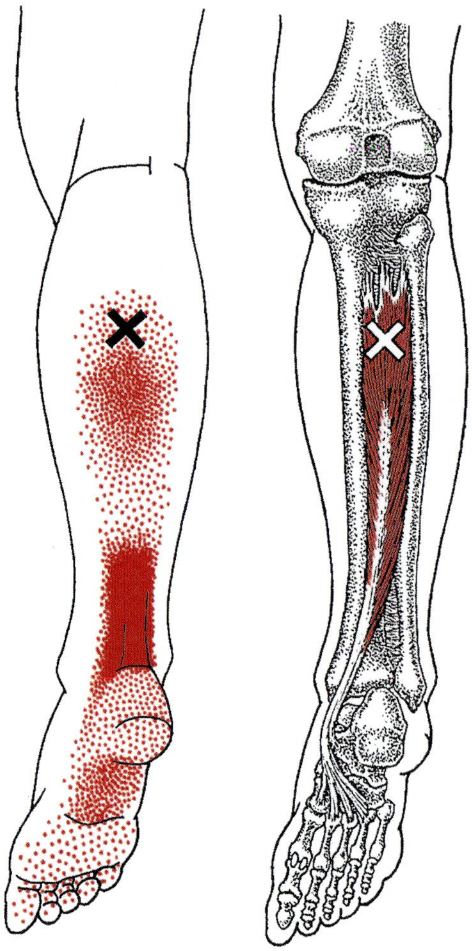

**그림 21.6.0** [G178]

## 해부학

| 이는곳 | 종아리뼈사이막(Membrana interossea) 및 정강이뼈(Tibia)와 종아리뼈(Fibula)의 경계면 |
|---|---|
| 닿는곳 | 발배뼈(Os naviculare), 쐐기뼈들(Ossa cuneiformia I–III), 입방뼈(Os cuboideum), 제 2번에서 5번 발가락의 발허리뼈 바닥(Basis ossa metatarsalia II–V) |
| 신경지배 | 정강신경(N. tibialis) (L5–S1) |

## 기능

- 발바닥굽힘(Plantarflexion), 안쪽들림(Inversion)
- 세로족궁 형성

## 연관 통증

아킬레스 힘줄, 장딴지, 발꿈치, 발바닥

## 증상

- 우툴두툴한 지면에서 보행 또는 달리기
- 뒤정강근의 힘줄윤활막염(Tendosynovitis)

## 통증유발점을 찾는 방법

**자세:** 엎드린 자세

장딴지세갈래근(M. triceps surae), 신경, 혈관 아래 위치한 이 근육의 통증유발점 도수치료는 어렵다. 무릎을 최대한 굽힌 상태에서 이완된 장딴지근을 통하여 촉진하는 것이 가장 수월하다.

## 발생 요인

- 고르지 못한 지면 또는 내리막길에서의 달리기와 조깅.
- 한 다리를 뒤로 빼고 무릎을 굽히는 서양 예식인사의 자세에서 힘줄은 몸쪽 발목뼈에 강하게 마모되며, 그 결과 뒤정강근의 힘줄윤활막염을 발생시킨다.
- 앞정강근의 근막 통증유발점은 뒤정강근을 억제한다.

**주 의**

뒤정강근(M. tibialis posterior)의 도수치료 후에 앞발을 안쪽으로 굽히고 발가락을 말아쥐지 않은 상태에서 근육이 활성화되고, 세로족궁은 똑바르게 펴진다. 이 때, 뒤정강근의 돌출된 힘줄은 안쪽 복사뼈의 뒤쪽 이레에서 볼 수 있다. 환자는 먼저 체중부하가 없는 상태에서 근육의 독립신전을 학습한다. 두번째 단계로 디딤발에서 뒤정강근의 신전이 이뤄진다. 뒤정강근은 발을 안쪽으로 굽히고, 이러한 내번은 세로족궁을 형성하고 강화한다. 더 효과적인 활성화를 위해 키네시오테이프를 추가적으로 뒤정강근의 수축을 보조할 수 있다.
상당수의 환자들은 근막 통증유발점 치료 후 장딴지세갈래근을 통하여 뒤정강근을 보다 쉽게 활성화 할 수 있다.

## 치료, 자가 치료, 훈련, 인체공학

기법 I 과 II, 근육의 활성화, 근육 보조를 위한 키네시오테이프(Kinesiotape) (▶그림 21.6.1, ▶그림 21.6.2, ▶그림 21.6.3, ▶그림 21.6.4)

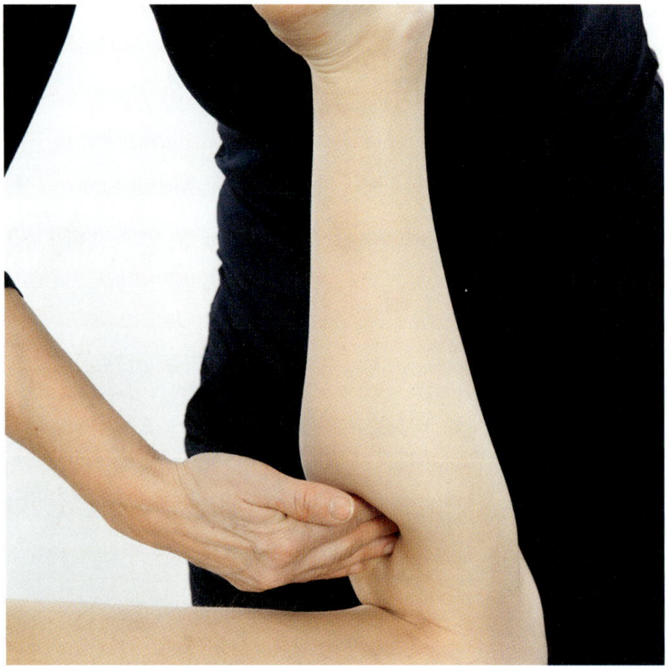

**그림 21.6.1** 뒤정강근: 이완된 장딴지세갈래근을 통한 허혈성 압박(기법 I) [K348]

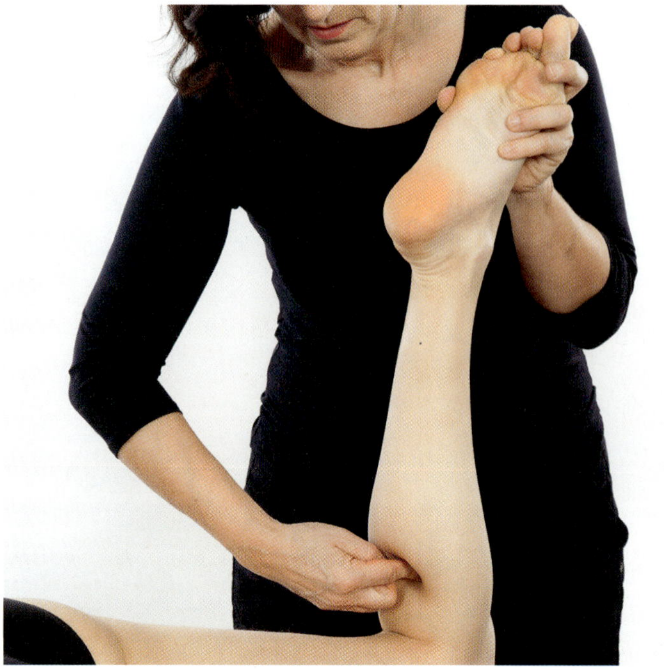

**그림 21.6.2** 뒤정강근: 이완된 장딴지세갈래근을 통한 통증유발점 부위의 이완(기법 II) [K348]

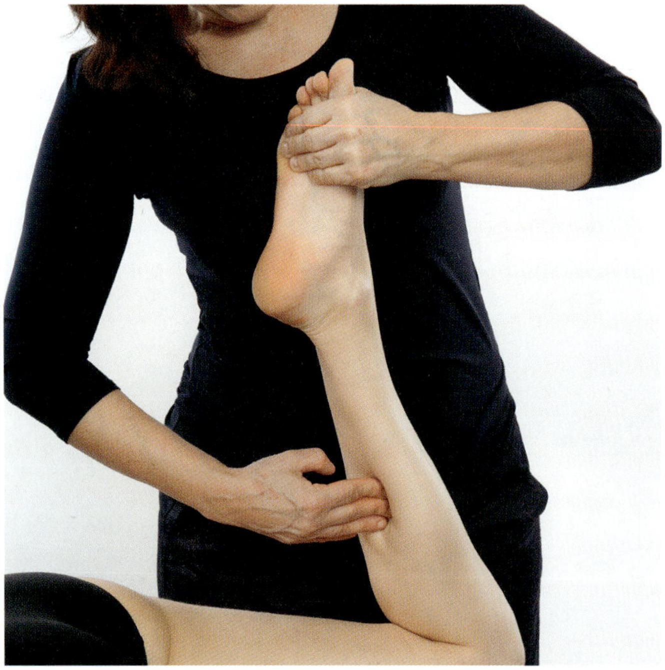

**그림 21.6.3** 뒤정강근: 무릎을 120°로 굽힌 상태에서의 통증유발점 부위의 이완 [K348]

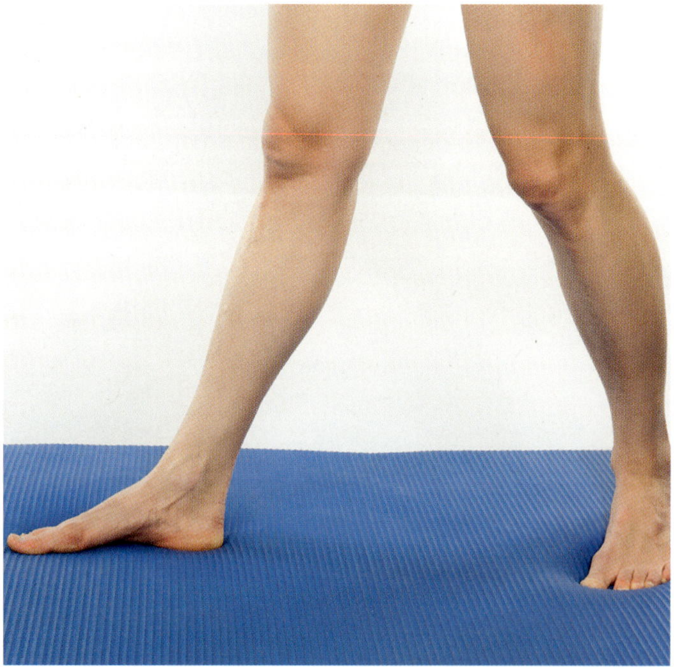

**그림 21.6.4** 뒤정강근: 안쪽들림과 앞발의 안쪽굽힘을 이용한 근육 활성화; 안쪽 복사뼈 뒤쪽과 아래쪽에서 힘줄의 도드라짐을 눈여겨봐야 한다 [K348]

# 21.7 긴발가락굽힘근과 긴엄지굽힘근

Mm. flexor digitorum longus und flexor hallucis longus

## 통증유발점과 그 연관부위

▶그림 21.7.0

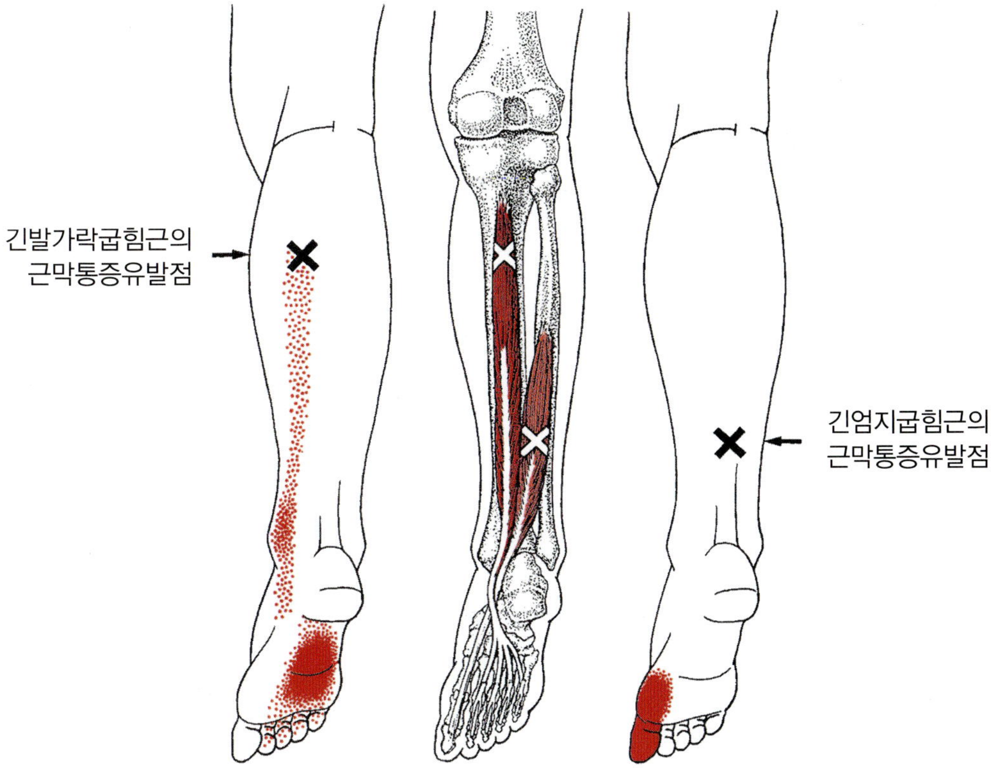


**그림 21.7.0** [G178]

## 해부학

| 긴발가락굽힘근 (M. flexor digitorum longus) | |
|---|---|
| 이는곳 | 정강이뼈(Tibia)의 뒷면 |
| 닿는곳 | 제 2번에서 5번 발가락의 끝마디뼈(Phalax distalis) |
| 신경지배 | 정강신경(N. tibialis) (S1–S3) |

| 긴엄지굽힘근 (M. flexor hallucis longus) | |
|---|---|
| Ursprung | 종아리뼈(Fibula)의 먼쪽(distal) 2/3,<br>종아리뼈사이막(Membrana interossea),<br>가쪽근육사이막(Septum intermusculare laterale) |
| Ansatz | 엄지발가락의 끝마디뼈바닥 |
| Innervation | 정강신경 (S1–S3) |

## 기능

- 발바닥굽힘(Plantarflexion), 안쪽들림(Inversion), 뒤침(Supination), 끝마디뼈의 힘찬 굽힘, 나머지 발가락관절의 굽힘
- 세로족궁의 보조, 디딤기에 발목관절의 고정

## 연관 통증

- 긴발가락굽힘근: 제 2–5 발가락 몸쪽에 해당하는 발바닥 앞쪽
- 긴엄지굽힘근: 엄지발가락부터 엄지발가락 발허리뼈 머리까지의 발바닥부위

## 증상

- 운동 시 발바닥 통증
- 긴발가락굽힘근의 과다활성으로 인한 갈퀴발가락과 망치발가락

## 통증유발점을 찾는 방법

**자세:** 무릎을 굽힌 채로 엎드린 자세

무릎을 90° 이상으로 굽힌 채로 발바닥을 굽히면 장딴지세갈래근을 이완시킨다. 이로인해 종아리뼈와 정강뼈의 뒷면에 위치한 긴발가락굽힘근의 근막 통증유발점을 수월하게 진찰하고 치료할 수 있다.

## 발생 요인

- 울퉁불퉁하거나 내리막길에서의 달리기로 인한 과부하, 발레, 춤.
- 몰톤 기형.
- 긴발가락굽힘근은 장딴지세갈래근(M. triceps surae)의 약화를 상쇄한다.

주 의

**몰톤 발가락**(Morton's Toe), 또는 옛 **그리스인 발가락**은 다음과 같은 발뼈의 변형들을 말한다: 두번째 발허리뼈가 길고 첫번째 발허리뼈가 비교적 너무 짧은 경우, 보행 시 롤링 업(rolling up) 동작과 발가락 들기(toe off)에 문제가 생긴다. 두번째 발허리뼈가 돌출되어있어서 앞발의 안쪽이나 바깥쪽으로 비대칭걸음을 하게되어서, 엄지발가락발허리관절의 롤링 업이 이뤄지지 않는다. 비대칭걸음은 다음의 근육들에 과부하를 준다: 긴발가락굽힘근과 긴엄지굽힘근, 긴종아리근, 안쪽넓은근, 중간볼기근, 작은볼기근. 이러한 신체 구조상의 변형은 대략 인구의 40%에게서 나타난다 (Travell & Simons 2002).
**몰톤 신경통**(Morton's neuralgia)는 퍼진평발과 가로족궁의 무너짐으로 발생하며, 발바닥신경들(Nn. Plantares)이 발허리뼈 사이에 조밀하게 위치하고 있기 때문에 통증과 자극이 동반된다. 먼저 앞발에 수축된 근육들을 치료한 후, 가로족궁의 형성을 위한 운동과 변형교정 족궁 지지대의 착용을 권장한다. 몰톤 신경통은 대개 세번째와 네번째 발가락 발허리뼈에서 발병하며, 드물게 두번째와 세번째 발가락에서도 발병한다.
신경이 발병 후기에 붓기 시작하면, **몰톤 신경종**(Morton's neuroma)가 된다. 이 경우엔 일반적으로 외과적 시술만이 해답이다.

## 치료, 자가 치료, 훈련, 인체공학

기법 I–IV, 모든 발가락들을 최대한 발등굽힘을 한 상태에서 신전 (▶그림 21.7.1, ▶그림 21.7.2, ▶그림 21.7.3, ▶그림 21.7.4)

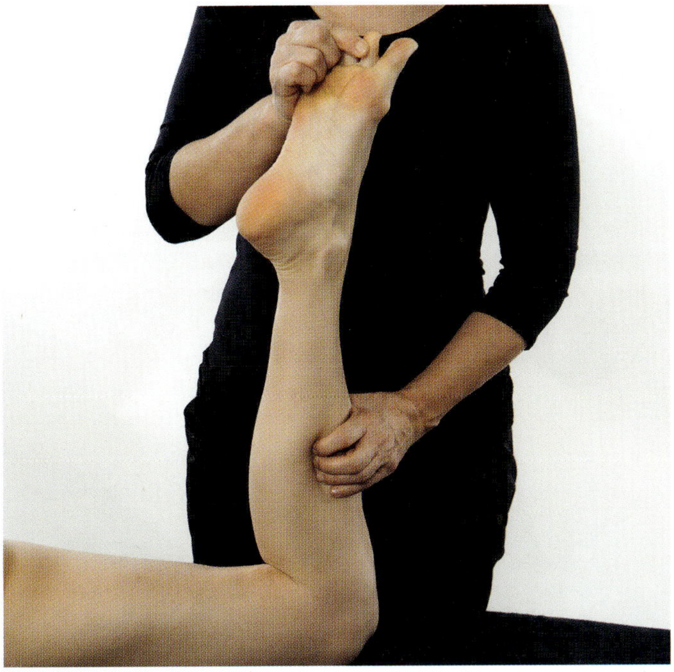

**그림 21.7.1** 긴발가락굽힘근: 허혈성 압박(기법 I) [K348]

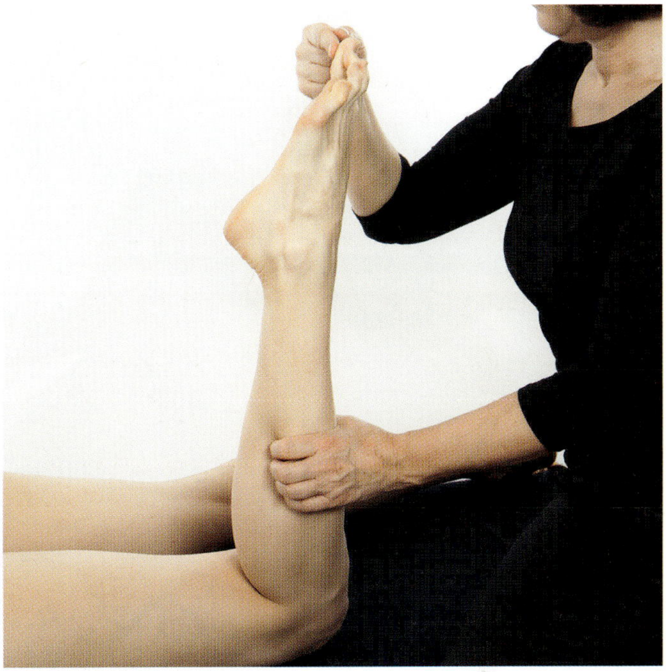

**그림 21.7.2** 긴엄지굽힘근: 허혈성 압박(기법 I) [K348]

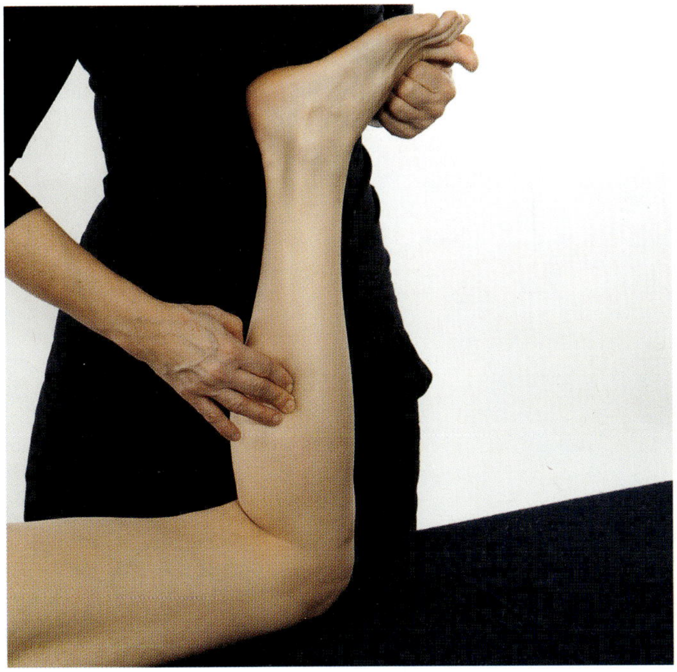

**그림 21.7.3** 긴엄지굽힘근: 통증유발점 부위의 이완(기법 II) [K348]

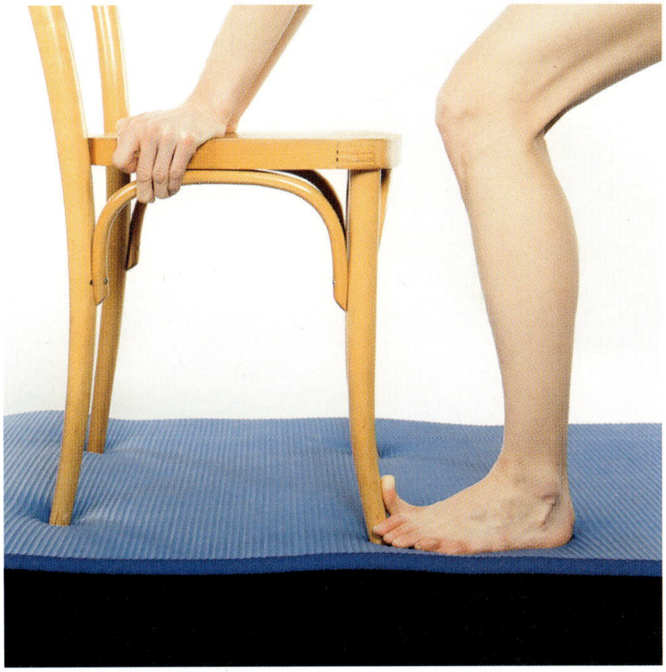

**그림 21.7.4** 긴엄지굽힘근: 자가신전 [K348]

# 21.8 짧은발가락폄근과 짧은엄지폄근

Mm. extensor digitorum brevis und extensor hallucis brevis

## 통증유발점과 그 연관부위

▶그림 21.8.0

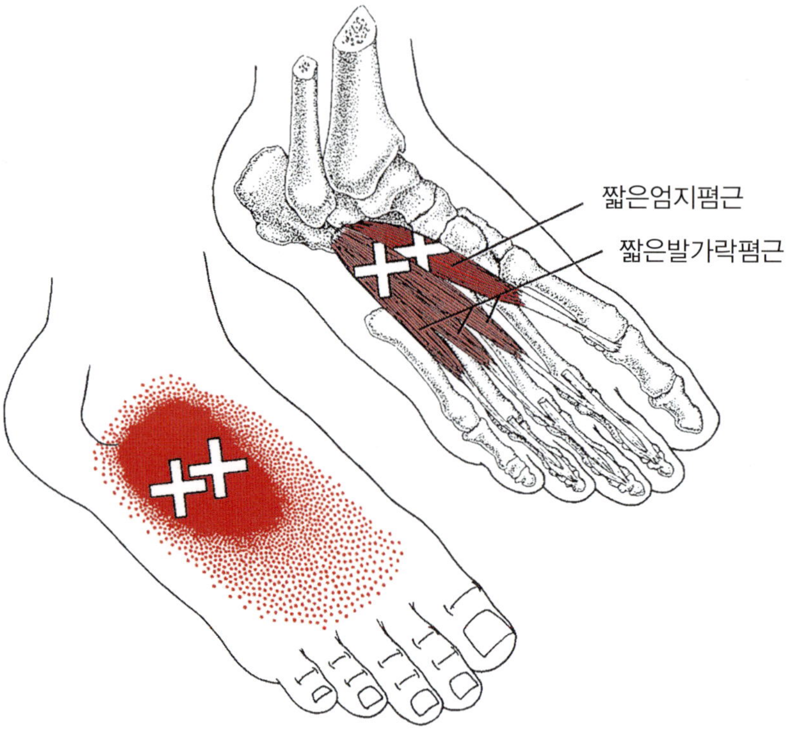


**그림 21.8.0** [G178]

## 해부학

| 짧은발가락폄근 (M. extensor digitorum brevis) | |
|---|---|
| 이는곳 | 발꿈치뼈(Calcaneus)의 뒷면 |
| 닿는곳 | 3 개의 힘줄과 함께 제 2–4 발가락의 중간마디뼈와 끝마디뼈의 발등널힘줄(Dorsalaponeurosis) |
| 신경지배 | 깊은종아리신경(N. peroneus profundus) (S1–S2) |

| 짧은엄지폄근 (M. extensor hallucis brevis) | |
|---|---|
| 이는곳 | 발꿈치뼈 뒷면의 짧은발가락폄근 안쪽 |
| 닿는곳 | 엄지발가락의 발등널힘줄 |
| 신경지배 | 깊은종아리신경(S1 - S2) |

## 기능

- 짧은발가락폄근: 제 2–5 발가락 첫마디–, 중간마디–, 끝마디뼈의 신전
- 짧은엄지폄근: 엄지발가락 첫마디뼈와 끝마디뼈의 신전
- 안쪽들림(Inverison)과 뒤침(Supination)

## 연관 통증

- 짧은발가락폄근: 바깥 발목관절 부분 발등
- 긴엄지폄근: 발등

## 증상

- 발등 위의 지속적인 통증, 신발이 압통을 유발한다.
- 안정 시 통증.
- 양 근육은 뒤침외상 시 과다신전이 일어나고, 윗발목관절아래에서 통증이 있을 수 있다.

## 통증유발점을 찾는 방법

**자세:** 무릎을 굽힌 채로 바로 누운 자세

발등 위에서 두 근육들은 뚜렷한 근육 힘살들로 인해 식별이 가능하며, 근경화증은 매우 드문 경우에만 파악이 가능하다. 그럼에도 불구하고, 환자들은 이 근육들에 압력이 가해지면 그들의 구체적인 통증을 분간할 수 있다. 발등을 살짝 굽히면, 근육들을 더욱 쉽게 식별할 수 있다.

## 발생 요인

- 윗발목관절의 뒤침외상, 맞지 않는 신발, 하지 역학축 이상, 과체중.
- 수축되어 비효율적인 긴발가락폄근과 이를 보정하는 짧은발가락폄근.
- 플립 플랍 슬리퍼 또는 너무 큰 신발의 착용으로 인한 근육 과부하.

**주 의**

뒤침외상에서 종아리근육 뿐만 아니라 짧 은발가락폄근 또한 과다신전되고 윗발목관절 아래에서 통증을 느낄 수 있다. 이 근육 부근에서 대개 통증 뿐만 아니라 붓기 또한 나타나며, 이는 근막 통증유발점 도수치료를 통해 완화시킬 수 있다.

## 치료, 자가 치료, 훈련, 인체공학

기법 I–III, 긴발가락폄근과 긴발가락 굽힘근의 유연성운동, 발의 가로궁 및 세로궁 운동 (▶그림 21.8.1, ▶그림 21.8.2, ▶그림 21.8.3, ▶그림 21.8.4)

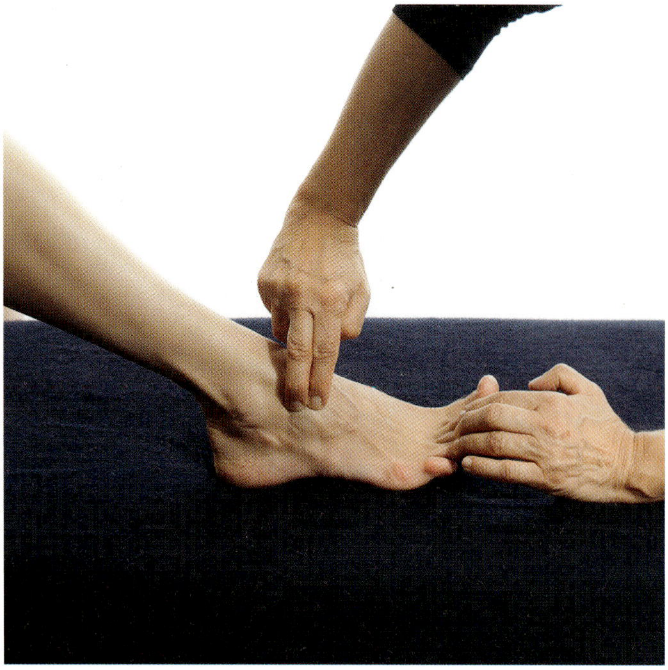

**그림 21.8.1** 짧은발가락폄근: 긴발가락폄근의 힘줄 사이의 짧은발가락폄근의 신전과 함께 근막 통증유발점 진료 [K348]

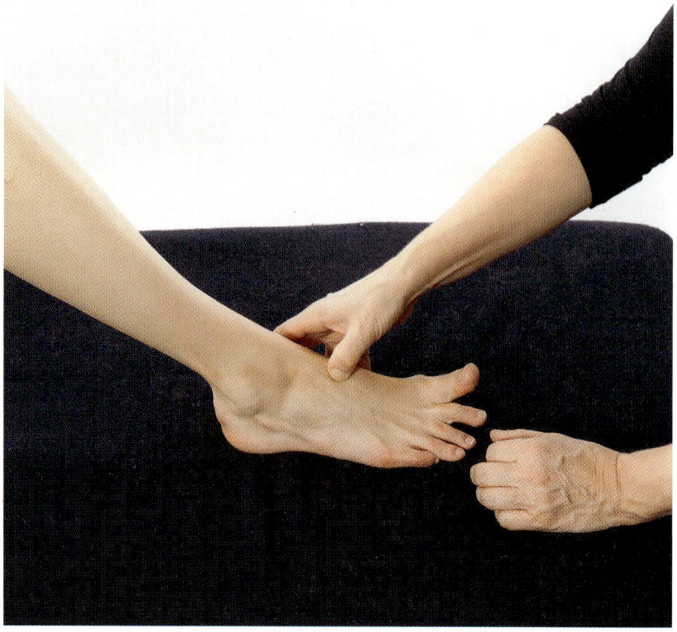

**그림 21.8.2** 짧은엄지폄근: 허혈성 압박(기법 I) [K348]

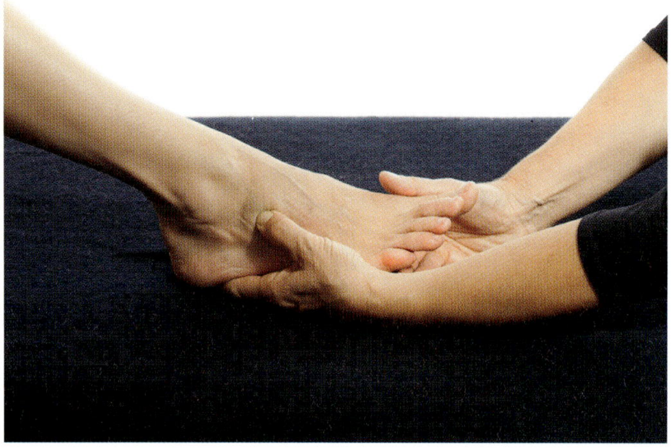

**그림 21.8.3** 짧은발가락폄근: 통증유발점 부위의 이완 (기법 II) [K348]

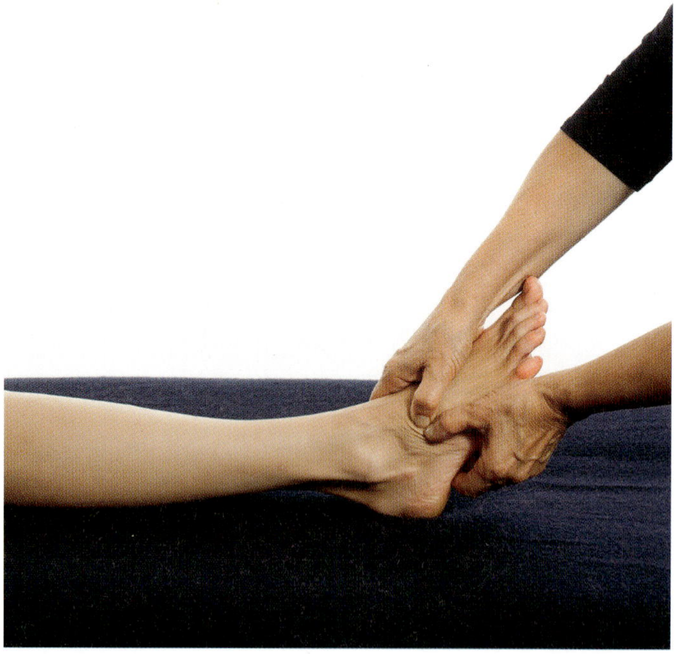

**그림 21.8.4** 짧은발가락폄근과 짧은엄지폄근: 근막신전 (기법 III) [K348]

# 21.9 짧은발가락굽힘근, 엄지벌림근, 새끼벌림근

Mm. flexor digitorum brevis, abductor hallucis, abductor digiti minimi

## 통증유발점과 그 연관부위

▶그림 21.9.0

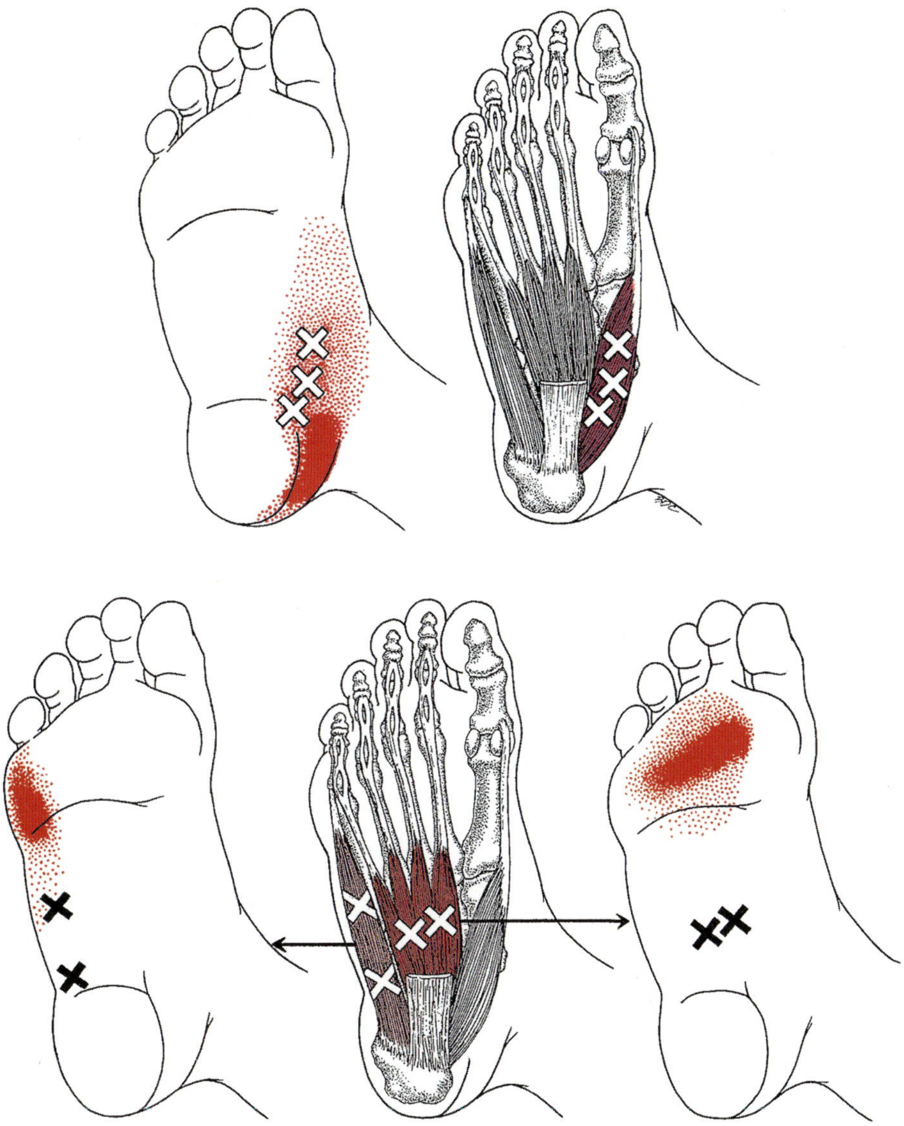

**그림 21.9.0** [G178]

## 해부학

| 짧은발가락굽힘근 (M. flexor digitorum brevis) | |
|---|---|
| 이는곳 | 발꿈치뼈(Calcaneus)의 발바닥쪽면과 발바닥널힘줄(Aponeurosis plantaris)의 몸쪽(proximal) 부분 |
| 닿는곳 | 제2번에서 5번 발가락의 중간마디뼈(Phalanx media) |
| 신경지배 | 정강신경(N. tibialis), 안쪽발바닥신경(N. plantaris medialis) (L5–S1) |

| 엄지벌림근 (M. abductor hallucis) | |
|---|---|
| 이는곳 | 발꿈치뼈융기안쪽돌기(Processus medialis tuberis calcanei), 굽힘근지지띠(Retinaculum musculorum flexorum), 발바닥널힘줄(Aponeurosis plantaris) |
| 닿는곳 | 엄지발가락의 첫마디뼈바닥, 종자뼈(Os sesamoideum) 안쪽(medial) |
| 신경지배 | 정강신경, 안쪽발바닥신경 (L5–S1) |

| 새끼벌림근 (M. abductor digiti minimi) | |
|---|---|
| 이는곳 | 발꿈치뼈융기가쪽돌기(Processus lateralis tuberis calcanei) |
| 닿는곳 | 새끼발가락의 첫마디뼈 |
| 신경지배 | 정강신경, 가쪽발바닥신경(N. plantaris lateralis) (S2–S3) |

## 기능

- 짧은발가락굽힘근: 제2–5 발가락 첫마디뼈, 중간마디뼈, 끝마디뼈의 굽힘(Flexion)
- 엄지벌림근: 엄지의 벌림(Abduction)과 굽힘
- 새끼벌림근: 새끼손가락의 벌림과 굽힘

## 연관 통증

- 짧은발가락굽힘근: 발꿈치 안쪽과 발 바깥쪽 가장자리 부위의 발바닥
- 엄지벌림근: 발꿈치의 안쪽면과 발 안쪽 가장자리
- 새끼벌림근 : 발 바깥쪽 가장자리.

21

## 증상

- 안정 시 통증과 운동 시 통증 증가
- 폐색(Entrapment): 엄지벌림근은 정강신경을 압박할 수 있다.

## 통증유발점을 찾는 방법

**자세:** 엎드린 자세와 발바닥굽힘

발바닥을 굽힐 시 이완된 발바닥 근막을 통하여 해당 근육을 진찰한다. 발바닥의 굳은 살 모양으로, 환자가 자신의 발에 체중을 어떻게 싣는 지 또는 과다 부하를 주는지 알 수 있다.

## 발생 요인

- 발가락의 안쪽말림, 맞지 않는 신발, 하지 역학축 이상, 과체중, 발바닥 외상
- 안쪽들림(Inversion)과 뒤침(Supination) 또는 가쪽들림(Eversion)과 엎침(Pronation)이 동반되는 롤링 업

**주 의**

족저근막염(Plantar fasciitis)은 아침에 기상할 때, 피로가 쌓인 저녁쯤, 운동할 때 통증을 동반하며, 환자들은 발바닥 중앙에 통증이 느껴진다고 표현한다.
족저근막염은 심부에 위치한 발가락굽힘근들(긴발가락굽힘근과 긴엄지굽힘근)의 근막 통증유발점과는 감별진단을 통해 구별되어야 한다. 이를 위해 발을 발등 쪽으로 최대한 굽히고 발가락 또한 최대한 펴야하며, 발바닥 근막을 긴장시킨다. 발바닥 근막(족저근막) 안쪽 모서리의 촉진 시 압통은 족저근막염의 전형적인 고통을 되풀이하여, 환자들의 활동성이 줄어들게 된다. 도수 기법은 대개 증상을 악화시키며 사용을 금하며, 족저근막염의 발병 시 아킬레스 힘줄이 매우 단단하게 긴장하게 되므로, 장딴지세갈래근의 신전은 증상들을 완화시킨다.
심부의 발가락 굽힘근들에 위치한 근막 통증유발점들은 발바닥을 굽힐 시 이완된 발바닥 근막을 통해 찾아내고 치료할 수 있다.

## 치료, 자가 치료, 훈련, 인체공학

기법 I – III, 유연성 운동, 스파이크 마사지 볼을 이용한 치료; 발의 위치 주의 (▶그림 21.9.1, ▶그림 21.9.2, ▶그림 21.9.3, ▶그림 21.9.4)

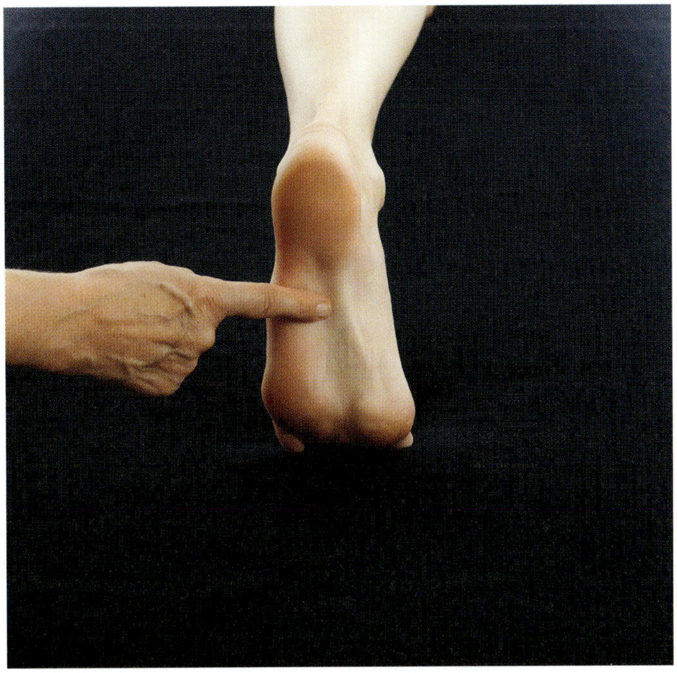

**그림 21.9.1** 통증 부위가 발바닥 근막인지 심부 발가락굽힘근들인지 구별하기 위한 족저근막 진찰: 심부 발가락 굽힘근 부위의 통증은 근막이 긴장할 경우 촉진이 불가능하다 [K348]

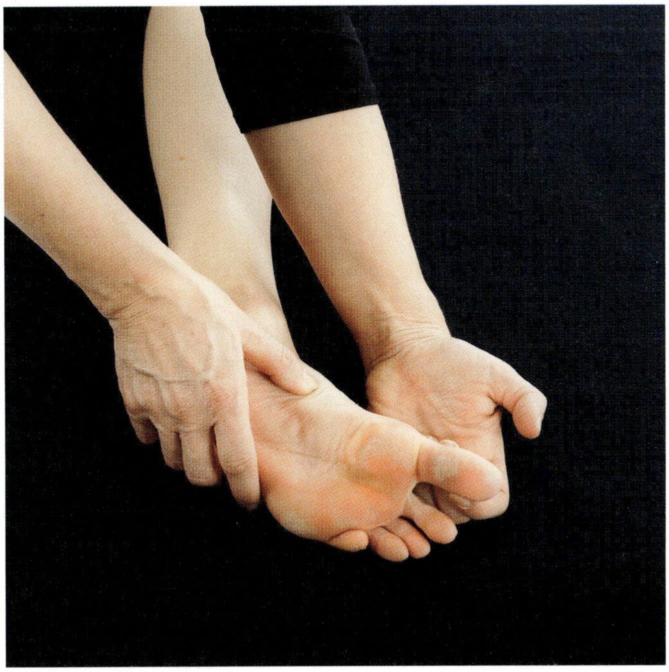

**그림 21.9.2** 엄지벌림근: 허혈성 압박(기법 I). 엄지발가락 아래의 굳은살은, 이 환자가 엄지발가락으로 롤링 업을 한다는 것을 보여준다 [K348]

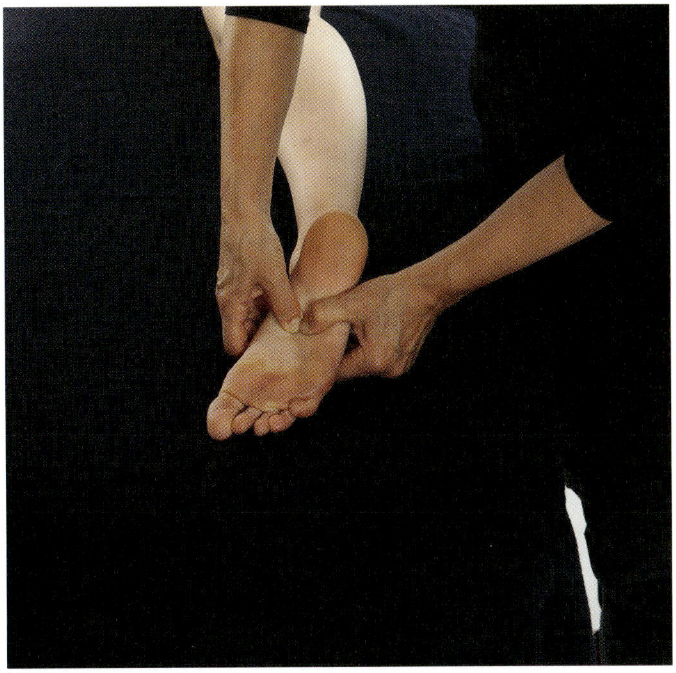

**그림 21.9.3** 짧은발가락굽힘근: 해당 근육에 가까워지고 이완된 발바닥 근막을 통한 허혈성 압박(기법 I) [K348]

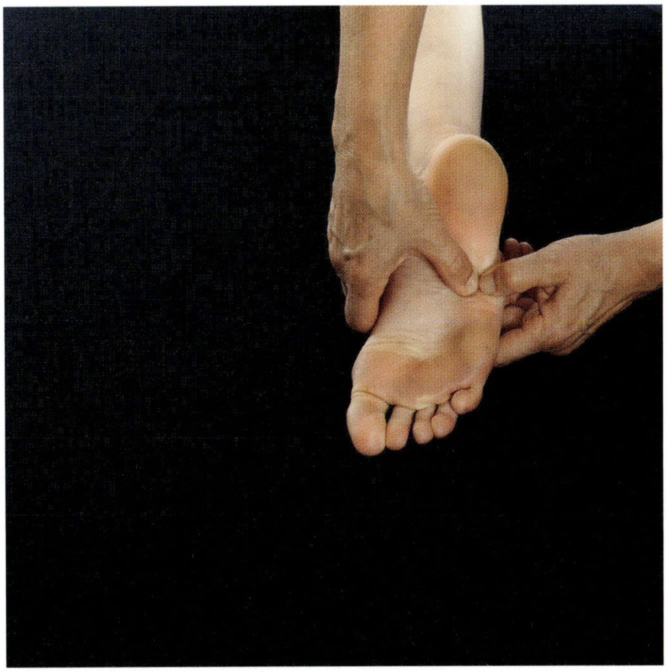

**그림 21.9.4** 새끼벌림근: 통증유발점 부위의 이완(기법 II) [K348]

## 21.10 짧은엄지굽힘근과 엄지모음근
Mm. flexor hallucis brevis und adductor hallucis

### 통증유발점과 그 연관부위

▶그림 21.10.0

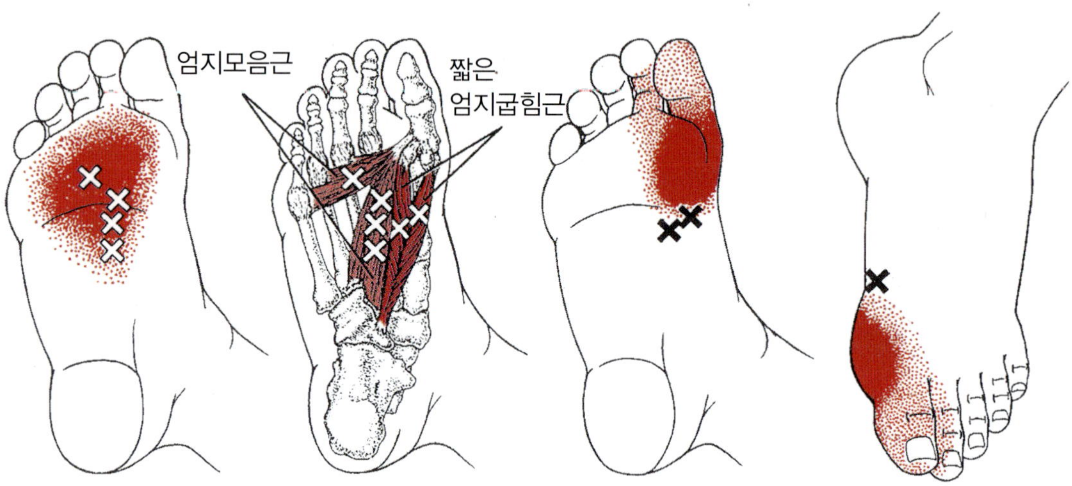


**그림 21.10.0** [G178]

## 해부학

| 짧은엄지굽힘근 (M. flexor hallucis brevis) | |
|---|---|
| 이는곳 | 쐐기뼈(Os cuneiforme), 발바닥인대(Lig. plantare), 뒤정강근(M. tibialis posterior)의 힘줄 |
| 닿는곳 | 안쪽(medial) 갈래는 종자뼈(Os sesamoideum) 안쪽, 엄지발가락의 첫마디뼈바닥으로 |
| | 가쪽(lateral) 갈래는 종자뼈 가쪽, 엄지발가락의 첫마디뼈바닥으로 |
| 신경지배 | 정강신경(N. tibialis): 안쪽발바닥신경(N. plantaris medialis) (L5–S1) |

| 엄지모음근 (M. adductor hallucis) | |
|---|---|
| 이는곳 | – 빗갈래(Caput obliquum): 입방뼈(Os cuboideum), 가쪽쐐기뼈(Os cuneiforme laterale), 제 2번과 3번 발가락의 발허리뼈(Ossa metatarsalis II, III)<br>– 가로갈래(Caput transversum): 제 3번에서 5번 발가락 첫마디뼈의 관절주머니인대, 깊은가로발허리인대(Lig. metatarsale transversum profundum) |
| 닿는곳 | 양 갈래는 종자뼈 가쪽과 엄지발가락의 첫마디뼈바닥으로 뻗는다 |
| 신경지배 | 정강신경: 안쪽발바닥신경의 깊은가지(R. profundus) (S1–S2) |

## 기능

- 짧은엄지굽힘근: 발바닥굽힘(Plantarflexion)과 엄지발가락 고정
- 엄지모음근: 엄지발가락 모음(Adduction), 족궁형성에 참여

## 연관 통증

- 짧은엄지굽힘근: 첫째 발허리뼈의 안쪽 및 발바닥 면, 흔히 엄지발가락과 두번째 발가락의 대부분까지 분포
- 엄지모음근: 제1–4발허리뼈머리 부근의 발바닥 먼쪽

## 증상

- 짧은엄지굽힘근: 궁 지지대 착용 시 통증증가, 경련
- 엄지모음근: 지각감퇴(Hypaesthesia)와 부은 느낌

## 통증유발점을 찾는 방법

**자세:** 엎드린 자세

이완된 발바닥 근막을 통해 촉진을 하며, 치료사가 환자의 발바닥을 굽히면 더욱 효과적이다. 심부에서는 발허리뼈 부근의 근경화만 감촉할 수 있다.

## 발생 요인

맞지 않는 신발, 깁스붕대로 인한 고정, 타박상, 낙상, 몰톤 기형(Morton anomaly).

주 의

스파이크 마사지 볼을 이용하면 환자가 이 근육들을 스스로 치료하기에 용이하다. 먼저 가로족궁의 아래에 마사지 볼을 위치시킨 후, 발의 움직임을 최소화 한 채로 마사지 볼에 체중을 서서히 실어가며 수행한다.
해당 근육들의 활성화 또한 마사지 볼을 이용하면 되며, 이 경우 발가락을 굽히지 않은 채로 마사지 볼을 앞발로 움켜쥐려 시도하면 된다.

## 치료, 자가 치료, 훈련, 인체공학

기법 I–III, 스파이크 마사지 볼을 이용한 자가치료 및 운동 (▶그림 21.10.1, ▶그림 21.10.2, ▶그림 21.10.3, ▶그림 21.10.4)

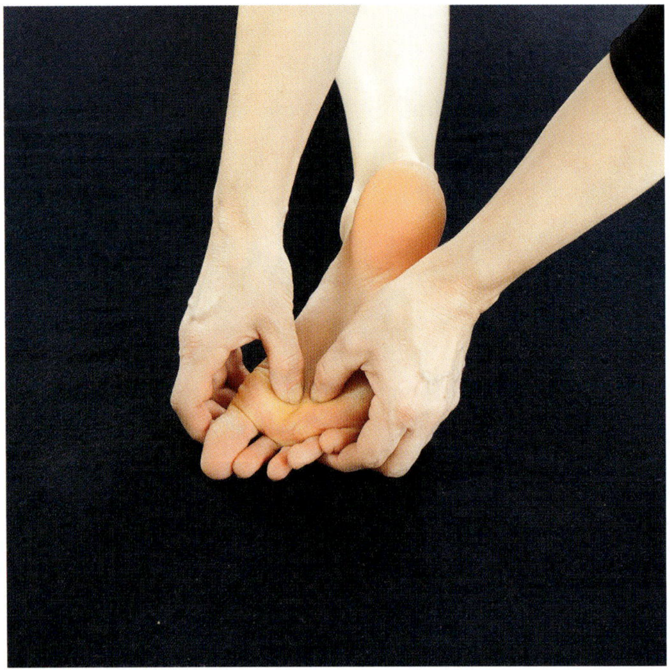

**그림 21.10.1** 엄지모음근: 허혈성 압박(기법 I)과 통증유발점 부위의 이완(기법 II) [K348]

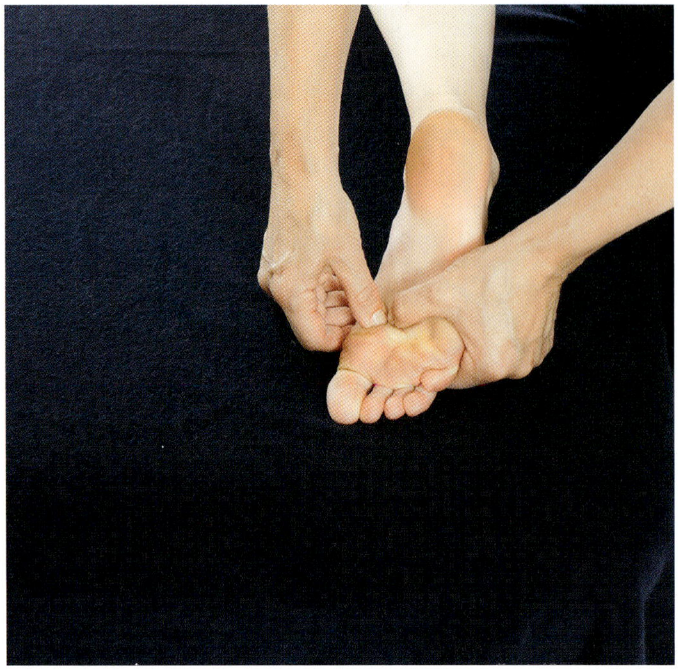

**그림 21.10.2** 엄지굽힘근: 허혈성 압박(기법 I)과 통증유발점 부위 신전(기법 II) [K348]

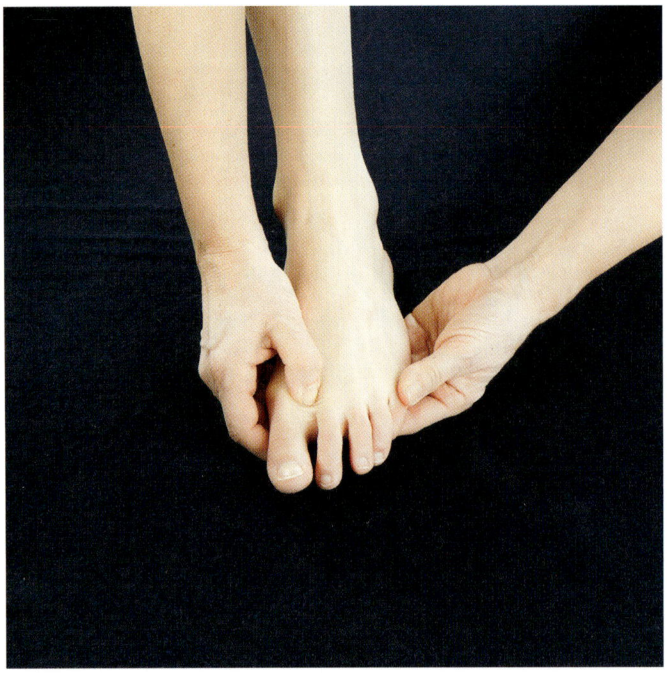

**그림 21.10.3** 엄지모음근: 제1–2 발허리뼈 사이의 근막 통증유발점 신전(기법 II) [K348]

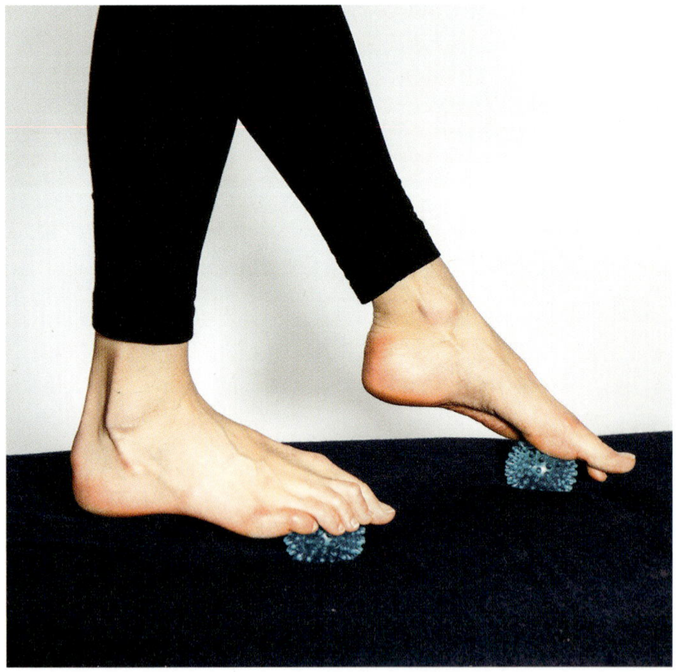

**그림 21.10.4** 엄지모음근과 짧은엄지굽힘근: 스파이크 마사지 볼을 이용한 자가치료. 마사지 볼은 정확히 통증이 있는 근육의 아래에 위치시킨다. 마사지 볼에 서서히 체중을 실으며, 볼이 최소한으로 움직이게끔 유의한다 [K348]

# 21.11 발바닥네모근과 발의 뼈사이근

M. quadratus plantae, Mm. interossei

## 통증유발점과 그 연관부위

▶그림 21.11.0

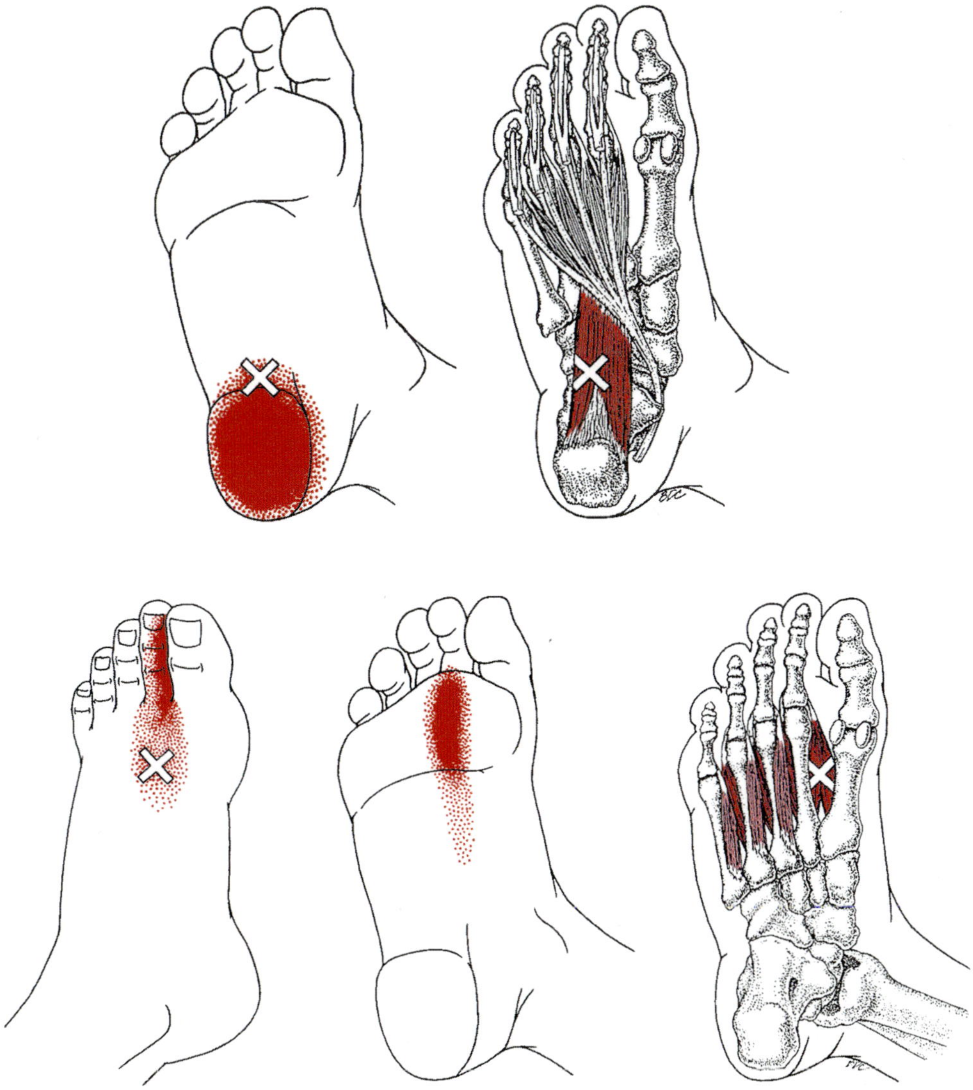

발바닥방향(plantar)에서 본
등쪽뼈사이근(Mm. interossei dorsale)와
바닥쪽뼈사이근(Mm. interossei plantare)

**그림 21.11.0** [G178]

## 해부학

| 발바닥네모근 (M. quadratus plantae) | |
|---|---|
| 이는곳 | 발꿈치뼈(Calcaneus) 발바닥쪽(plantar) 면의 안쪽(medial)과 가쪽(lateral) 모서리에서 두 갈래로 나온다. |
| 닿는곳 | 긴발가락굽힘근(M. flexor digitorum longus)의 힘줄 가쪽 모서리로 뻗고 이를 넘어서 제2번에서 5번 발가락의 중간마디뼈와 끝마디뼈로 이어진다. |
| 신경지배 | 정강신경(N. tibialis), 가쪽발바닥신경(N. plantaris lateralis) (S1–S2) |

| 바닥쪽뼈사이근 (Mm. interossei plantares) | |
|---|---|
| 이는곳 | 제 3번에서 5번 발허리뼈 안쪽 면에서 한 갈래로 나온다 |
| 닿는곳 | 제 3번에서 5번 발가락의 첫마디뼈바닥 안쪽 면 |
| 신경지배 | 정강신경, 가쪽발바닥신경 (S1–S2) |

| 등쪽뼈사이근 (Mm. interossei dorsales) | |
|---|---|
| 이는곳 | 모든 발허리뼈의 서로 마주보는 면에서 양갈래로 나온다 |
| 닿는곳 | 제2번에서 4번 발가락의 첫마디뼈바닥 |
| 신경지배 | 정강신경, 가쪽발바닥신경 (S1–S2) |

## 기능

- 발바닥네모근은 긴발가락굽힘근의 당김을 발꿈치뼈에 전달하고, 이로 인해 세로족궁의 형성을 돕는다.
- 바닥쪽뼈사이근은 제3–5발가락을 제2발가락쪽으로 당겨서 모은다.
- 등쪽뼈사이근은 발가락을 벌린다.
- 발의 양 뼈사이근들은 같이 발바닥을 굽히고, 족궁을 보조한다.

21

## 연관 통증

- 발바닥네모근: 발꿈치의 발바닥면
- 뼈사이근: 발가락에 힘줄이 부착되는 쪽에 통증

## 증상

- 발바닥네모근의 근막 통증유발점은 발꿈치 통증을 유발한다
- 뼈사이근의 근막 통증유발점은 추상족지를 유발할 수 있다
- 몰톤 신경통(Morton–Neuralgia)

## 통증유발점을 찾는 방법

**자세:** 엎드린 자세

발바닥을 굽힌 상태에서 찾기가 용이하다. 발바닥네모근의 근막 통증유발점은 이완된 발바닥 근막을 통해 감촉한다.

뼈사이근은 발허리뼈 사이에서 촉진하고 치료할 수 있다.

## 발생 요인

- 맞지 않는 신발, 깁스붕대로 인한 고정, 발목 염좌, 퍼진 평발.
- 발바닥네모근은 짧아진 장딴지세갈래근(M. triceps surae)에 대항하며, 이로 인해 과도한 신장성 수축이 일어난다.

주 의

발꿈치뼈돌기는 발꿈치 통증의 원인으로 간주되지만, 다른 쪽 멀쩡한 발꿈치의 X–선 사진을 비교하면 비슷한 크기의 돌기가 존재하는 경우가 많다. 이러한 환자들에게 발꿈치뼈돌기는 대개 발꿈치통증과는 관계가 없는 부가적인 소견이고, 가자미근이나 발바닥네모근의 근막 통증유발점이 발꿈치 통증을 일으키는 경우가 훨씬 많다.

## 치료, 자가 치료, 훈련, 인체공학

- 기법 I – III.
- 앞발의 움직임을 위해 발허리뼈들은 자기들끼리 발등 쪽과 발바닥 쪽으로 움직인다. 가로족궁을 위한 운동 시 발의 위치를 신경써야 한다. (▶그림 21.11.1, ▶그림 21.11.2, ▶그림 21.11.3, ▶그림 21.11.4).

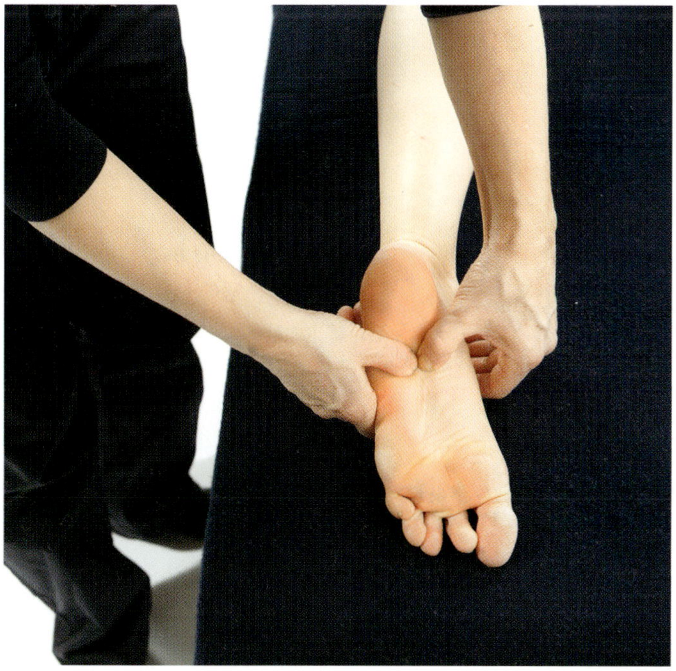

**그림 21.11.1** 발바닥네모근: 허혈성 압박(기법 I)과 통증유발점 부위 신전(기법 II) [K348]

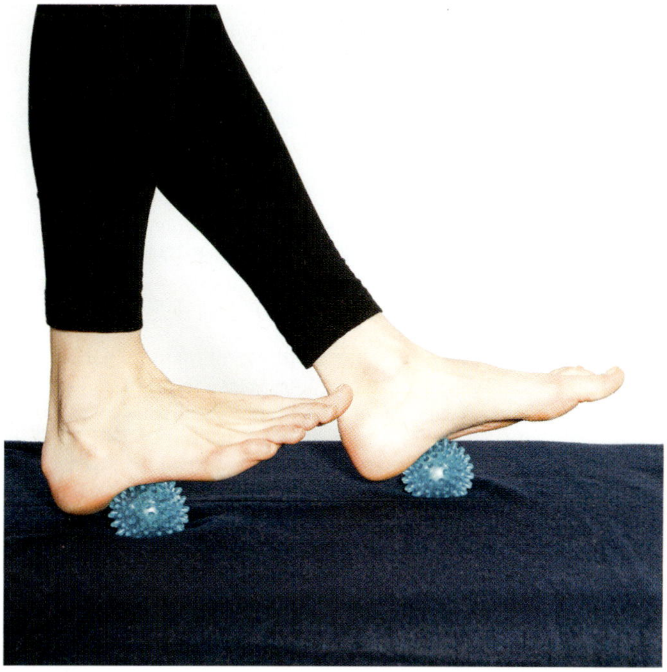

**그림 21.11.2** 발바닥네모근: 스파이크 마사지 볼을 이용한 자가치료. 마사지 볼은 통증유발 위치 아래에 위치시키고 최소한으로 움직여야 하며, 체중을 서서히 실어야 한다 [K348]

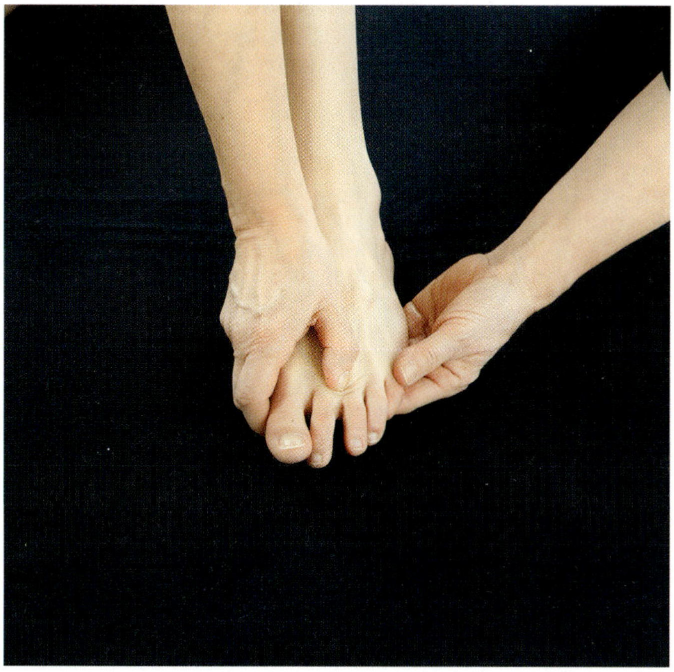

**그림 21.11.3** 등쪽뼈사이근과 바닥쪽뼈사이근: 허혈성 압박(기법 I)과 발등과 발바닥을 동시에 압박하며 통증유발점 부위를 이완 [K348]

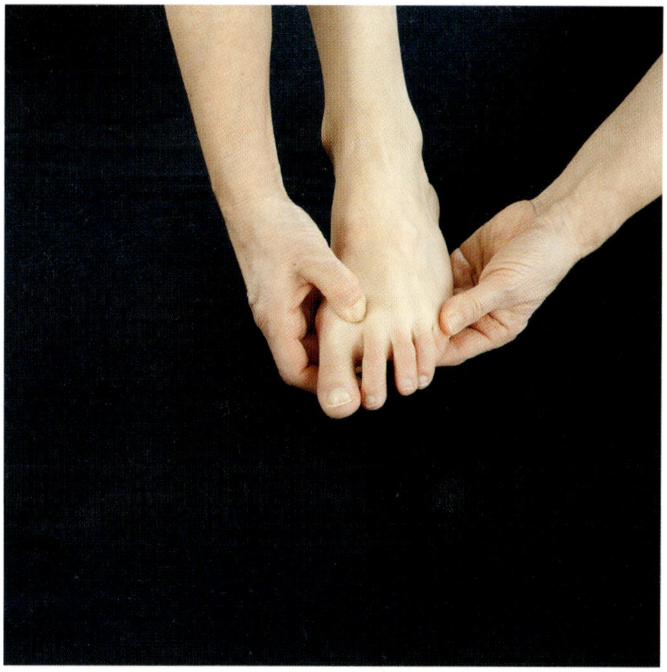

**그림 21.11.4** 등쪽뼈사이근: 통증유발점 부위의 이완과 가로족궁 조정 [K348]

# 참고문헌


Baldry PE. Akupunktur, Triggerpunkte und muskuloskelettale Schmerzen. Medizinisch Literarische Verlagsgesellschaft mbH, Uelzen, 1993

Banks S, Jacobs D, Gervirtz R, Hubbard D. Effects of Autogenic Relaxation Training on Electromyographic Activity in Active Myofascial Trigger Points. J Musculoskel Pain 1998; 6(4): 23–32

Bednar DA et al. Observation on the pathomorphology of the thoracolumbar fascia in chronic mechanical back pain. A microscopic study. Spine 1995; 20(10): 1,161–1,164

Bliss TV, Collingridge GL. A synaptic model of memory: long term potention in the hippocampus. Nature 1993; 361(6407): 31–39

Böhni U. Schmerzanalyse am Bewegungsorgan als Basis einer rationalen Differenzialtherapie. The medical journal 2006: 5–6

Bron C, Dommerholt J, Stegenga B, Wensing M, Oostendorp RAB. High prevalence of shoulder girdle muscles with myofascial trigger points in patients with shoulder pain. 2011a.; 12: 139

Bron C, Gast A, Dommerholt J, Stegenga B, Wensing M, Oostendorp RAB. Treatment of myofascial trigger points in patients with chronic shoulder pain: a randomized, controlled trial. BMC Medicine 2011b; 9: 8

Brückle W, Suckfüll M, Fleckenstein W, Weiss C, Müller W. Gewebe-p$0_2$-Messungen in der verspannten Rückenmuskulatur (M. erector spinae). Z Rheumatol. 1990; 49: 208–216

Brodersen KH et al. Decoding the perception of pain from fMRI using multivariate pattern analysis. Neuroimage 2012; 63(03): 1,162–1,170

Butler DS. Mobilisation des Nervensystems. Berlin, Heidelberg: Springer; 1998

Butler DS. The Neurodynamic Techniques: A definitive guide from the Noigroup team. Noigroup Publications, Adelaide South Australia; 2005

Carano A, Siciliani B. Effects of Continuous and Intermittent Forces on Human Fibroblasts in vitro. J Orthodontics 1996; 18: 19–26

Colla F in Dommerholt J, Gröbli CH, Reilich P. Myofasziale Schmerzen und Triggerpunkte. Urban & Fischer; München 2012

Cyriax J, Gillean R. Textbook of Orthopaedic Medicine: Treatment by manipulation, massage and injection (9. ed.). London Baillière Tindall; 1977

Danneskiold-Samsøe B, Christiansen E, Andersen RB. Regional muscle tension and pain („Fibrositis"). Scand J rehabil Med 1983; 15: 17–20

Danneskiold-Samsøe B, Christiansen E, Andersen RB. Myofascial pain and the role of myoglobin. Scand J Rheumatol 1986; 15: 174–178

Dejung B. Verspannung des M. Iliacus als Ursache lumbosakraler Schmerzen. Man Med 1987; 25: 73–81

Dejung B. Verspannungen des M. serratus anterior als Ursache interscapulärer Schmerzen. Man Med 1987; 25: 97–102

Dejung B. Triggerpunkt- und Bindegewebsbehandlung – neue Wege in Physiotherapie und Rehabilitationsmedizin. Physiotherapeut 1988; 6: 3–12

Dejung B. Die Behandlung unspezifischer chronischer Rückenschmerzen mit manueller Triggerpunkt-Therapie. Manuelle Medizin 1999; 37: 124–131

Dejung B. Triggerpunkt-Therapie: Die Behandlung akuter und chronischer Schmerzen im Bewegungsapparat mit manueller Triggerpunkt-Therapie und Dry Needling. 2. korrigierte Auflage. Hans Huber; Bern 2006

Dejung B. Triggerpunkt-Therapie: Die Behandlung akuter und chronischer Schmerzen im Bewegungsapparat mit manueller Triggerpunkt-Therapie und Dry Needling. 3. korrigierte Auflage. Hans Huber; Bern 2009

Dommerholt J, Gröbli CH, Reilich P. Myofasziale Schmerzen und Triggerpunkte. Urban & Fischer; München 2012

Donaldson CCS, Skubick DL, Clasby RG, Cram JR. The evaluation of trigger-point activity using dynamic EMG techniques. Am J Pain Manag 1994; 4: 118–122

Dwyer A et al. Cervical Zygapophyseal Joint Pain Patterns. A study in Normal Voluteers. Spine 1990; 15(6): 453–457

Fernández-Carnero J, La Touche R, Ortega-Santiago R, Galandel-Rio F, Pesquera J, Ge HY, Fernández-de-Las-Peñas C. Short-term effects of dry needling of active myofascial trigger points in the masseter muscle in patients with temporomandibular disorders. Journal of Orofacial Pain 2010b; 24(1): 106–12

Fordyce WE. Behavioral Methods for Chronic Pain and Illness. C.V. Mosby, Saint Louis; 1976: 72–73

Freiwald J. Dehntechniken auf dem Prüfstand. Deutsches Turnfest. Kongressbericht Turnfestakademie. Leipzig, 2000: 188–197

Freiwald J. Dehnen. Ein Thema – fünf Perspektiven, Physiopraxis 2007; 10: 29–30

Furlan AD, van Tulder MW, Cherkin D, Tsukayama H, Lao L, Koes BW, Berman BM. Acupuncture and dry-needling for low back pain (Review). Cochrane Database Syst Rev. 2005; 25(1): 944–63

Gautschi R. Triggerpunkt-Therapie. In van den Berg F. et al. Angewandte Physiologie: Komplementäre Therapien verstehen und integrieren. Stuttgart: Thieme; 2005

Gautschi R. Manuelle Triggerpunkt-Therapie: Myofasziale Schmerzen und Funktionsstörungen erkennen, verstehen und behandeln. Stuttgart: Thieme; 2010

Gautschi R. Manuelle Triggerpunkt-Therapie: Myofasziale Schmerzen und Funktionsstörungen erkennen, verstehen und behandeln. 2. Auflage, Stuttgart: Thieme; 2013

Gautschi R., Triggerpunkt-Therapie. In: van den Berg F. et al. Angewandte Physiologie: Schmerz. Stuttgart: Thieme; 2008

Gerwin RD, Shannon S: Hong CZ, Hubbard D, Gervitz R: Interrater reliability in myofascial trigger point examination. Pain 1997; 69: 65–73

Gisler T. Stretching – ein Auslaufmodell? Einflussnahme auf Muskeltonus, Muskellänge und artikuläre Strukturen. Sportmedizin und Sporttraumatologie 2007; 55(4): 139–148

Göbel H., Heinze A.: Prophylaxe der chronischen Migräne mit Botulinumtoxin Typ A, Schmerz 2011; 25: 563–571

Grob D. Dvorak J. Sakralblock: Indikationen und Wirksamkeit. Praxis 1998; 87: 305–308

Gröbli C. Klinik und Pathophysiologie von myofaszialen Triggerpunkten. Physiotherapie1997; 1: 17–26

Gürtler A. Ein Fall für vier: Kopf- und Wangenschmerzen, Physiopraxis 2011; 7–8

Gunn CC. The Gunn Approach to the Treatment of chronic pain. Intramuscular Stimulation for Myofascial Pain of Radiculopathic Origin. 2nd ed. New York: Churchill Livingstone; 2004

Haak R A, Kleinhaus F W, Ochs S. The viscosity of mammilian nerve axpolasm measured by electron spin resonance, Journal of Physiologie 1976; 263: 115–137

Hägg GM. Static work loads and occupational myalgia – a new explanation model. In Anderson PA, Hobart DJ, Darnoff JV (eds) J Electomyogr. Kinesiology, Elsevier 1991; 141–144

Hagberg H, Kvarnström S: Muscular endurance and electromyographic fatigue in myofascial shoulder pain. Arch Phys Med Rehabil 1984; 65: 522–525

Hahn R. The nocebo phenomen: concept, evidence, and implication for public health. Preventive medicine 1997; 26: 607–611

Ham RS, Marcy ML. Normal aging: A Review of Systems, the Maintenance of Health in Primary Cara Geriatrics. Boston: John Wright, PSG, Inc. 1983

Headley BJ: Physiologic risk factors. In: Management of Cumulative Trauma Disorders. Edited by Sanders M Butterworth-Heinemann, London 1997: 107–127

Henk M. Motoren des Lebens, Die neue Biologie der Muskeln. Geo Magazin 2009; 07: 92–108

Hirschmüller A, Südkamp N: Tendinopathien der Achillessehne – Auf der Stufe zum Erfolg. Physiopraxis 2010; 1: 26–29

Hou CR, Tsai LC, Cheng KF et al. Immediate Effects of Various Physical Therapeutic Modalities on Cervical Myofascial Pain and Trigger-Point Sensitivity. Arch Phys Med Rehabil 2002; 83: 1,406–14

Hubbard DR: Chronic and reccurent muscle pain: Pathophysiology and treatment review of pharmacologic studies. J Musculoskel Pain 1996; 4: 124–143

Hubbard DR, Berkoff GM. Myofascial trigger points show spontaneous needle EMG acitivity, Spine 1993; 18(13): 1,803–7

Iannetti GD, Mouraux A. From the neuromatrix to the pain matrix (and back) Exp Brain Res 2010; 205(01): 1–12

Irnich D. Leitfaden Triggerpunkte. München: Urban & Fischer; 2009

Ivanchev GA. (Myofaszialer Schmerz). (Russisch) Kazan: Russian Kazan University Press; 2007

Jackson RP et al. The Neuroradiographic Diagnosis of Lumbar Herniated Nucleus Pulposus. Spine 1989; 14: 1,362–1,367

Jänig W, Symphatikus und Schmerz: Ideen, Hypothesen, Modelle, Der Schmerz, Springer 1993

Jeanmonod D, Magnin M, Morel A. Low treshold calcium spike bursts in the human thalamus. Brain 1996; 119: 363–375

Jones M, Darren A. Rivett. Clinical reasoning in der manuellen Therapie. München Jena: Urban Fischer München; 2006

Kellgren J H, Deep pain sensibility. The Lancet, 1949

Kietrys DM, Palombaro KM, Azzaretto E, Hubler R, Schaller B, Schlussel JM, Tucker M. Effectiveness of Dry Needling for Upper-Quarter Myofascial Pain: A Systematic Review and Meta-analysis. Journal of Orthopaedic and Sports Physical Therapy 2013; 43(9): 620–34.

Kysely H, Dehnen. Ein Thema – fünf Perspektiven, Physiopraxis 2007; 10; 31

Larsen CH, Gut zu Fuß ein Leben lang. Erfolgsmethode Spiraldynamik mit 50 wirkungsvollen Übungen. 4. Auflage, München: Wilhelm Goldmann Verlag; 2011

Laurent C, Johnson-Wells, Hellstom S et al. Localisation of hyaluron in various muscular tissues. A morphological study in the rat. Cell tissue Res. 1991; 263: 201–205

Licht G, Müller-Ehrenberg H, Mathis J, Berg G, Greitemann G. Untersuchung myofaszialer Triggerpunkte ist zuverlässig. Intertester-Reliabilität an insgesamt 304 Musklen überprüft. Manuelle Medizin 2007; 45: 309–319

Lucas K, Karen R, Polus B et al. Latent Myofascial Trigger Points: Their Effects on Muscle Activation and Movement Efficiency. J Bodywork Mov Ther 2004; 8: 160–166

Lundborg G, Myers R, Powell H. Nerve compression injury and increased endoneurial fluid pressure: a „miniature compartment syndrome" J of Neurology, Neurosurgery and Psychiatry 1983; 46: 1,119–1,124.

Macdonald AJ: Abnormally tender muscle regions and associated painful movements, Pain 1980; 8: 197–205

Marhauer S. Clinical Reasoning in der Physiotherapie. Physiopraxis 2003; 7: 18–21

Mayoral del Moral O. Dry needling treatments for myofascial trigger points. J Musculoskeletal Pain 2010; 18: 411–6

McNulty WH. Needle Electromyographic Evaluation of Trigger Point Response to a Psychological Stressor – Psychophysiology 1994; 31: 313

Melzack R, Wall PD. Pain mechanisms: a new theory. Science. 1965; 150: 971–9

Melzack R, Wall PD. The Challenge of Pain. 2nd ed. London: Pelican; 1988: Chapter 11

Melzack R. Wall PD. The challenge of Pain. 2nd ed. London Penguin; 1991: Chapter 9,11

Menche N. Biologie, Anatomie, Physiologie. München: Urban & Fischer; 2012

Mense S. Muskeltonus und Muskelschmerz. Man Med 2005; 43/3: 156–161

Mense S, Pongratz D. Chronischer Muskelschmerz: Steinkopff Darmstadt 2003

Mense S. Neue Entwicklungen im Verständnis von Triggerpunkten. Manuelle Medizin 1999; 3: 115–120

Mense S. Sensorische Nervenendigungen, Mechanorezeptoren, In: Bennighoff A, Drenckhahn D, Hrsg. Anatomie. Bd.2. 16. Aufl. München: Urban & Fischer; 2007b

Mense S, Simons DG. Muscle Pain: Understanding its Nature, Diagnosis and Treatment. Philadelphia: Wiliams and Wilkins; 2001

Monti RR, Roy RR, Hodgson JA et al. Transmission of forces within mammilian skeletal muscles. J. Biomech 1999; 32: 371–380

Mumenthaler M. Neurologie. Stuttgart: Thieme 2001

Müller-Ehrenberg H. Persönliche Mitteilung 2013

Müller W, Hrycai P. Generalisierte Tendomyopathie. Therapiewoche Schweiz 1993; 9(5), 299–305

Müller-Wohlfahrt Hans-Wilhelm, Peter Ueblacker, Lutz Hänsel. Muskelverletzungen im Sport. Stuttgart: Thieme 2010

Myburgh C, Lauridsen HH, Larsen AH, Hartvigsen J. Standardized manual papation of myofascial triggerpoints in relation to neck/shoulder pain; the influence of clinical experience on inter-examiner reproducibility, Man. Ther. 2011; 2: 136–140

Myers TW. Anatomy Trains: Myofasziale Leitungsbahnen. Elsevier Urban und Fischer, München 2004

Oesch P. Die Rolle der Zygapophysealgelenke in der Aetiologie lumbaler Rückenschmerzen. Physiotherapie 1994; 11: 28–34

Palla S. Myoarthropathischer Schmerz des Kausystems in Mense S, Pongratz D. Chronischer Muskelschmerz: Steinkopff Darmstadt 2003

Papadopulos JS. Schmerzlosigkeit bei Gelenkschäden erheblichen Grades. Orthop Praxis 1981; 1: 24–30

Pease A, Pease B. Warum Männer nicht zuhören und Frauen nicht einparken können. Ullstein Buchverlag GmbH, Berlin; 2012

Pipelzadeh MH, Naylor II. The in vitro enhancement of rat myofibroblast contractility by alterations of the pH of the physiological solution. Eur J Pharmacol 1998; 357: 257–259

Pongratz D. Treatment of primary fibromyalgia with 5-HT-3 receptor antagonists – facts and prospects. Kongressband Rheuma-Symposium 2000, Hochrheininstitut für Rheumaforschung, Bad Säckingen

Radanov B. Lernen Sie den Schmerz zu verstehen. Zeitschrift Gesundheit Sprechstunde 2005

Reilich P, Gröbli C, J Dommerholt (Hrsg). Myofasziale Schmerzen und Triggerpunkte. München: Urban & Fischer; 2012

Reitinger A, Radner H, Tilscher H, Hanna M, Windisch A, Feigl W. Morphologische Untersuchung an Triggerpunkten. Man Med 1996; 34: 256–262

Rickards LD. The effectiveness of non-invasive treatments for active myofascial trigger point pain: A systematic review of the literature. International Journal of Osteopathic Medicine 2006; 9 : 120–136

Rolf I. Rolfing. Harper, London; 1977

Russel IJ. Fibromyalgie Syndrom. In Mense S, Simons DG (Hrsg): Muscle Pain, Lippincot Williams and Wilkins, Philadephia; 2001

Sandkühler J. Learning and memory in pain pathways. Pain 2000; 88: 113–118

Schleip R. Faszien und Nervensystem. Osteopathische Medizin 2003; 1ff

Schleip R. Myofasziale Triggerpunkte und Faszien in Irnich D. Leitfaden Triggerpunkte. Jena München: Urban & Fischer; 2009

Schleip R, Müller D. Faszinierende Faszienforschung. Zeitschrift Physiotherapie med 2013; 3: 5–9

Schmid A. Wie beeinflusst Manuelle Therapie den Schmerz? Zeitschrift Manuelle Therapie 2013; 17: 162–167

Seidel H, Bräuer D. Selektive Muskelermüdung – Theoretischer Ansatz zum besseren Verständnis der Beanspruchung durch Zwangshaltungen. Kurzfassung der Beiträge des 7. Kongresses der Ges. für Arbeitshygiene und Arbeitsschutz der DDR. Dresden 1988: 185

Shah JP, Philipps TM, Danoff JV, Gerber LH. An in vivo Microanalytical Technique for Measuring the Local Biochemical Milieu of Human Skeletal Muscle. J Appl physiol 2005; 99: 1,977–1,984

Shah JP et al. Biochemicals associated with pain and inflammation are elevated in sites near to and remote from active myofascial triggerpoints. Arch Phys Med Rehabil 2008a; 89: 16–23

Shah JP. Uncovering the biochemical milieu of myofascial trigger points using in vivo microdialysis: an application of muscle pain concepts to myofascial pain syndrome. J Bodywork Movement Ther 2008b; 12: 371–378

Shaklock M. Neurodynamics. Physiotherapy 1995; 81: 9–16

Shacklock M. Angewandte Neurodynamik Neuromuskuloskelettale Strukturen verstehen und behandeln. München Jena: Urban & Fischer; 2008

Simons DG, Stolov WC. Microscopic features and transient contraction of palpable bands in canine muscle. Am J Phys Med 1976; 55: 65–88

Simons DG. Clinical and etiological update of myofascial pain from trigger points. J Musculoske Pain 1996: 97–125

Späth M. Differentialdiagnostik nach betroffener Struktur und Genese 14.1.1. Muskelerkrankungen in Irnich D. Leitfaden Triggerpunkte, Jena München: Urban & Fischer; 2009

Speck C. Treatment of post-operative shoulder disorders by physical therapists with and without additional manual trigger point education: A randomised controlled trial. Klinische Studie im Rahmen einer Ausbildung zum MSc, Akademie Physiotherapie Thim van der Laan 2010 (in press)

Sternbach RA. Pain Patients, Traits and Treatment. Academic press, New York 1974: 40–51

Tanno H. Flügel außer Kontrolle, Skapulastabilität erkennen und behandeln. Physiopraxis 2011; 1: 26–29

Tolk J, Harten P. Outpatient trial in a rheumatologists practice: intravenous tropisetron in fibromyalgia. Kongressband Rheuma Symposium, Hochrheinische Rheumaforschung, Bad Säckingen 2000

Travell JG, Simons DG. Handbuch der Muskel-Triggerpunkte: Untere Extremität, 1. Auflage. München; Urban & Fischer 2000

Travell JG, Simons DG. Handbuch der Muskel-Triggerpunkte: Obere Extremität, Kopf und Rumpf. 2. Auflage. München; Urban & Fischer 2002

Treede R-D, Magerl W. Modern concepts of pain and hyperalgesia: Beyond the polymodal C-nociceptor. 1995; NIPS 10: 216–228

Trojan J, Diers M. Update: Physiologie und Psychologie des Schmerzes, Manuelle Therapie 2013; 17: 153–161

Upton A R M, McComas A J, The double crush in nerve entrapment syndromes. Lancet 1973; 2: 359–362

van den Berg F. Angewandte Physiologie: Band 1, Das Bindegewebe des Bewegungsappartes verstehen und beeinflussen. Stuttgart: Thieme; 1999

van den Berg F. Angewandte Physiologie: Band 1, Das Bindegewebe des Bewegungsapparates verstehen und beeinflussen. Stuttgart: Thieme; 2003

van den Berg F. Angewandte Physiologie: Das Bindegewebe des Bewegungsappartes verstehen und beeinflussen. Stuttgart: Thieme; 2011

van Kerkhof Pieter. Homepage physiosupport, Schmerzhemmung, Januar 2010

van Wingerden BAM. Connective Tissue in Rehabilitation. Scipro, Vaduz 1995

Vernon H, Schneider M. Chiropractic management of myofascial trigger points and myofascial pain syndrome: a systematic review of the literature. Journal of Manipulative and Physiological Therapeutics 2009; 32(1): 14–24

Wall PD, Jones M. Defeating Pain. Chapter 9, 10. New York: Plenum Press: 1991

Warren CG, Lehmann JF, Koblanski JN. Elongation of Rat Tail Tendon: Effect of Load and Temperature. Arch Phys Med Rehabil 1971; 52: 465–474

Wiemann K. & Klee A. Dehnen und Stretching – Effekte, Methoden, Hinweise für die Praxis. In: Sportpraxis, 1999; 40: Teil 1: Heft 3, S. 8–12, Teil 2: Heft 4, S. 37–41

Zieglgänsberger W, Berthele A, Tolle TR. Understanding neuropathic Pain. CNS Spectr. 2005; 10: 298–308

Zieglgänsberger W. Ostschweizer Physiotherapie Symposium, Buchs SG, 2005

# 찾아보기

# 근육

## ㅇ



## ㅈ



## ㅊ



## ㅋ



## ㅌ



## ㅎ